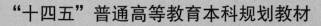
"十四五"普通高等教育本科规划教材

供本科护理学类专业用

健 康 评 估

（第 3 版）

主　编　张立力　孙玉梅

副主编　李晓慧　吴　茵　李　静　高学琴　马春花

编　者　（按姓名汉语拼音排序）

陈惜遂（汕头大学医学院第一附属医院）　　孙玉梅（北京大学护理学院）

高井全（丽水学院医学院）　　　　　　　　王　焕（天津医科大学护理学院）

高学琴（哈尔滨医科大学附属第二医院）　　王苏容（南通大学医学院护理学院）

韩　影（华北理工大学护理与康复学院）　　魏洪娟（齐齐哈尔医学院护理学院）

贾红红（哈尔滨医科大学大庆校区）　　　　吴　茵（苏州大学附属第一医院）

李　静（山东大学护理与康复学院）　　　　夏继凤（宁夏医科大学护理学院）

李晓慧（大连大学护理学院）　　　　　　　夏杰琼（海南医学院国际护理学院）

林可可（北京中医药大学护理学院）　　　　徐　静（承德医学院护理学院）

刘红霞（滨州医学院基础医学院）　　　　　杨　莉（遵义医科大学护理学院）

马春花（广州医科大学护理学院）　　　　　杨智慧（南方医科大学护理学院）

乔红梅（北京大学第三医院）　　　　　　　余艳萍（山西医科大学护理学院）

秦莉花（湖南中医药大学护理学院）　　　　张　洪（广东医科大学护理学院）

宋长平（北华大学护理学院）　　　　　　　张立力（南方医科大学护理学院）

孙　柳（首都医科大学护理学院）

秘　书　杨智慧（南方医科大学护理学院）

北京大学医学出版社

JIANKANG PINGGU

图书在版编目（CIP）数据

健康评估 / 张立力，孙玉梅主编 . —3 版 . —北京：
北京大学医学出版社，2024.3
ISBN 978-7-5659-3060-7

Ⅰ . ①健⋯　Ⅱ . ①张⋯②孙⋯　Ⅲ . ①健康 - 评估 -
高等学校 - 教材　Ⅳ . ① R471

中国国家版本馆 CIP 数据核字（2023）第 232089 号

健康评估（第 3 版）

主　　编：张立力　孙玉梅

出版发行：北京大学医学出版社

地　　址：（100191）北京市海淀区学院路 38 号　北京大学医学部院内

电　　话：发行部 010-82802230；图书邮购 010-82802495

网　　址：http：//www.pumpress.com.cn

E-mail：booksale@bjmu.edu.cn

印　　刷：北京瑞达方舟印务有限公司

经　　销：新华书店

责任编辑：郭　颖　孙敬怡　责任校对：靳新强　责任印制：李　啸

开　　本：850 mm×1168 mm　1/16　印张：24　字数：690 千字

版　　次：2024 年 3 月第 3 版　2024 年 3 月第 1 次印刷

书　　号：ISBN 978-7-5659-3060-7

定　　价：69.00 元

第3轮修订说明

国务院办公厅印发的《关于加快医学教育创新发展的指导意见》提出以新理念谋划医学发展、以新定位推进医学教育发展、以新内涵强化医学生培养、以新医科统领医学教育创新；要求全力提升院校医学人才培养质量，培养仁心仁术的医学人才，加强护理专业人才培养，构建理论、实践教学与临床护理实际有效衔接的课程体系，提升学生的评判性思维和临床实践能力。《教育部关于深化本科教育教学改革全面提高人才培养质量的意见》要求严格教学管理，把思想政治教育贯穿人才培养全过程，全面提高课程建设质量，推动高水平教材编写使用。新时代本科护理学类人才培养及教材建设面临更高的要求和更大的挑战。

为更好地支持服务高等医学教育改革发展、本科护理学类人才培养，北京大学医学出版社有代表性地组织、邀请全国高等医学院校启动了本科护理学类专业规划教材第3轮建设。在各方面专家的指导下，结合各院校教学教材调研反馈，经过论证决定启动27种教材建设。其中修订20种教材，新增《基础护理学》《传染病护理学》《老年护理学》《助产学》《情景模拟护理综合实训》《护理临床思维能力》《护理信息学》7种教材。

修订和编写特色如下：

1．调整参编院校

教材建设的院校队伍结合了研究型与教学型院校，并注重不同地区的院校代表性；由知名专家担纲主编，由教学经验丰富的学院教师及临床护理教师参编，为教材的实用性、权威性、院校普适性奠定了基础。

2．更新知识体系

对照教育部本科《护理学类专业教学质量国家标准》及相关考试大纲，结合各地院校教学实际修订教材知识体系，更新已有定论的理论及临床护理实践知识，力求使教材既符合多数院校教学现状，又适度引领教学改革。

3．创新编写特色

本着"以人为中心"的整体护理观，以深化岗位胜任力培养为导向，设置"导学目标"，使学生对学习的基本目标、发展目标、思政目标有清晰了解；设置"案例""思考题"，使教材贴近情境式学习、基于案例的学习、问题导向学习，促进学生的临床护理评判性思维能力培养；设置"整合小提示"，探索知识整合，体现学科交叉；设置"科研小提示"，启发创新思维，促进"新医科"人才培养。

4．融入课程思政

将思政潜移默化地融入教材中，体现人文关怀，提高职业认同度，着力培养学生"敬佑生命、救死扶伤、甘于奉献、大爱无疆"的医者精神，引导学生始终把人民群众生命安全和身体健康放在首位。

5．优化数字内容

在第 2 轮教材与二维码技术初步结合实现融媒体教材建设的基础上，第 3 轮教材改进二维码技术，简化激活方式、优化使用形式。按章（或节）设置一个数字资源二维码，融拓展知识、微课、视频等于一体。设置"随堂测"二维码，实现即时形成性评测及反馈，促进"以学生为中心"的自主学习。

为便于教师、学生下载使用，PPT 课件统一做成压缩包，用微信"扫一扫"扫描封底激活码，即可激活教材正文二维码、导出 PPT 课件。

第 2 轮教材的部分教材主编因年事已高等原因，不再继续担任主编。她们在这套教材的建设历程中辛勤耕耘、贡献突出，为第 3 轮教材建设日臻完善、与时俱进奠定了坚实基础。各方面专家为教材的顶层设计、编写创新建言献策、集思广益，在此一并致以衷心感谢！

本套教材供本科护理学类专业用，也可供临床护理教师和护理工作者使用及参考。希望广大师生多提宝贵意见，反馈使用信息，以逐步完善教材内容，提高教材质量。

前　言

随着"健康中国"战略对高等护理教育发展的新需求，在北京大学医学出版社支持下，本书编写组以《护理学类专业教学质量国家标准》为纲领，以符合本科护理学专业人才培养目标要求、体现教育改革成果；确保教材质量，形式新颖、创新；与临床实际工作相结合为指导思想，对第2版《健康评估》教材进行了修订，力求使本教材成为更具学科指导性、更贴近临床、更受广大师生欢迎的优秀教材。

本版教材在内容方面延续上版教材的系统性和逻辑性，在常见症状评估部分，以常用、重要为原则，删减部分症状，保留发热、疼痛、呼吸困难、心悸、恶心与呕吐、意识障碍、抑郁症状。增加了孕产妇、婴幼儿/儿童、老年人特殊人群的评估内容，并单独成章，以帮助学生深刻理解生命全周期、健康全过程理念在健康维护中的应用。

本次修订在编写形式上较前两版也更多样、更丰富、更生动。全书以绪论，健康史采集，心理、社会评估，身体评估，常见症状评估，实验室检查，心电图检查，影像学检查，特殊人群的评估，健康资料的分析与记录10章为主要结构。每章在正文前面均有基本目标、发展目标和思政目标三个内容的导学目标，在基本目标中包含识记、理解、应用3个层次的学习目标；在发展目标中体现学科知识整合、科研创新。在每章节相关内容处，学生通过随堂测，对照学习目标检查是否达到要求，以评价学习效果。在每章节中均编写了1个或几个临床真实案例，每个案例后面提出了问题，以帮助学生掌握学习内容与知识点，促进医学基础课程尽早与临床课程联系，提高学生的学习兴趣及培养临床思维能力、分析问题及解决问题的能力。正文中还插入了相关内容的"知识链接""科研小提示""整合小提示"以开阔学生视野、扩大知识面，增强学生对本门课程的学习兴趣。此外，本教材还提供了更多的知识拓展内容，以及案例解析、随堂测等辅助资源，将在对应内容旁或章前以二维码形式呈现，学生可以通过扫描二维码直接浏览。每个章/节内容的最后附有小结，对正文的内容进行梳理及提出重点要求，以帮助学生回顾和总结已学习过的内容，使知识条理化，便于记忆。每章后设置思考题，其中一题以案例分析形式给出，附有答案（思考题的答案也将以二维码的形式呈现），以指导学生根据护理程序要求，学会以患者为中心的整体护理，用临床思维的方法去分析问题、解决问题。也有的问题未给答案，以启发学生进行独立思考。

本教材由来自国内26所高等院校、医院具有丰富教学及临床经验的护理学专业教师、医师参加编写。在编写过程中，编委们广泛参阅了国内外有关教材和专著，并结合我国国情及个人多年的教学和临床实践经验，在教材中既编入了学生学习本门课程所必须掌握的基本理论、基本知识和基本技能，又注意了从临床护理工作实际需要出发，删繁就简，以使内容深入浅出，简单、实用。本教材还反映临床各学科的新进展、新技术，故具有思想性、科学性、实用性、先进性、启发性。

本教材内容丰富，可作为本科类护理学专业的教材，也可作为护士执业资格考试、护理学专业教师及临床护理人员学习提高之参考书。

本教材的全体编者都以高度认真、负责的态度参与了编写，但由于时间仓促，缺点及疏漏在所难免，望各院校师生在使用本教材过程中，提出宝贵意见和建议。

张立力　孙玉梅

目　录

绪 论

第一章

第一章数字资源

导学目标

通过本章内容的学习，学生应能够：

◆ **基本目标**

1. 解释健康评估的概念。
2. 描述健康评估的主要内容。

◆ **发展目标**

1. 理解学习健康评估的重要意义。
2. 结合课程特点和要求，制订实现课程目标的计划和方法。

◆ **思政目标**

1. 认识专业内涵、树立职业自豪感、强化社会责任感和爱国精神。
2. 具备严谨求实的科学态度、细致入微的职业素养、尊重和爱护患者的仁爱精神。

一、学习健康评估的意义和重要性

健康评估是一门研究收集护理对象的主、客观资料，以确定其健康状况及护理需要的基本理论、基本知识、基本技能和培养临床思维能力的临床学科。该课程是护理学专业的核心基础课程，学生在已掌握的医学基础知识、护理学基本理论、护理程序的基本概念基础上，通过本课程的学习，将学会对护理对象生理、心理、社会的主观资料的评估，身体评估、实验室及其他检查等客观资料的评估，并学习、掌握对资料的整理、综合、分析、判断，以正确做出护理诊断，还应学会对评估结果的正确记录，为后续学习临床护理专业课程奠定坚实的基础。

根据现代护理理念，在临床工作中开展和实施了以人为中心、以护理程序为基础的整体护理。护理评估是护理程序的第一步骤，也是最重要、最关键的一步，它既是执行护理程序的基础，又贯穿于整个护理过程中，通过评估所收集的资料是否全面、客观，将直接影响到护理诊断准确性、护理计划的有效性。因此，护理专业的学生掌握健康评估的基本知识、技能和方法，是实施整体护理的前提和保障。

1986年，加拿大渥太华召开的第一届全球健康促进大会通过了《渥太华宪章》，健康促进概念被首次提出。在宪章中明确了健康促进的定义："健康促进是促使人们维护和改善他们自身健康的过程。"上述定义明确了健康促进的目的是"维护和改善自身健康"，强调了健康促进是一个"过程"。健康评估是一个有计划、系统地收集评估对象的健康资料并对资料的价值进行判断的过程，也就是对护理对象在一定时间内健康状况以及患病风险的评估。护理对象只

1

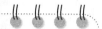

有了解自己的健康状况以及患病风险，才有可能维护和改善自身健康。因此，健康评估是健康促进的关键因素，不仅为健康促进计划的制订和实施提供了基础，也为监控个体和群体健康状况提供了可能性。通过健康评估制订个性化的健康促进计划，进一步实施针对性的健康干预，改善并维护自身健康，使得其能够幸福长久地生活。

2019年12月28日，我国第一部关于基本医疗卫生与健康促进的专门法律《中华人民共和国基本医疗卫生与健康促进法》诞生，这部法律将对我国基本医疗卫生事业与健康促进工作产生积极影响，也成为推动《"健康中国"2030规划纲要》顺利实施的重要依据。护理专业学生作为未来护理队伍主力军，应深刻认识到掌握健康评估知识、熟练健康评估技能、具备人文关怀品质对提高国民健康水平、维护百姓健康、实现健康中国战略的意义和重要性。

二、健康评估课程的内容

1. 健康史的采集 健康史是护理人员通过对护理对象或知情者进行有目的、有计划的系统询问而获得。本书主要介绍健康史采集的基本原则与技巧和健康史的主要内容。健康史采集看似简单，但要全面系统、真实、准确则需要掌握相应的技巧，熟悉健康史问诊的内容，也要有相应的理论知识和临床经验作为基础。通过本书学习希望学生能够根据患者的具体情况选择适宜的健康史采集技巧，全面、系统地收集护理对象的健康史。

2. 心理、社会评估 人的心理与社会属性决定了健康的内涵，健康不仅仅是没有躯体疾病，还包括心理、社会和社会适应能力的完好状态。本书主要介绍心理与社会评估的意义、内容与方法，通过心理、社会评估为制订相应护理诊断及促进和维护心理健康的护理措施提供依据。心理与社会资料多可以通过问诊获得，但由于其真实性易受多种因素影响，应结合护理人员的观察来综合判断，必要时，可借助量表进行评估。

3. 身体评估 是指评估者用自己的感官或借助简单的工具对护理对象进行细致的观察和系统的检查，以认识正常人体应有的身体特征，发现异常体征的评估方法。体征是护理对象体表或内部结构发生的、能客观检查到的改变，如水肿、心脏杂音等。本书讲述了身体评估的内容、基本评估方法、异常体征的发生机制及临床意义等。身体评估是获取护理对象客观资料、制订护理诊断的重要手段。学生既要了解相关知识，又必须掌握身体评估的技能和技巧，以便获得护理对象准确的客观资料。

4. 实验室检查 是运用物理学、化学、生物学等实验技术，对护理对象的血液、体液、分泌物、排泄物及组织细胞等标本进行检验，获得反映机体功能状态、病理生理变化或病因等资料，用以判断机体的健康状况，协助疾病诊断、判断疗效等。实验室检查也是客观资料的重要组成部分，可帮助护理人员观察、判断病情，做出恰当的护理诊断。本书讲述了临床常用的实验室检查项目及其参考区间、临床意义等。为了适应护理学专业教学需要，本书还详述了与护理工作密切相关的实验室标本采集的目的、采集方法与保存方法、注意事项等有关内容。

5. 心电图检查 心电图是应用心电图机描记心肌生物电流的动作图像，是检查某些心脏疾病的重要手段，并对心脏病患者的病情观察、危重症患者的监护都具有非常重要的意义。本书详述了心电图基本知识，正常心电图、临床常见异常心电图的特征及临床意义，心电监护在临床的应用等。本书还收集了多幅临床典型心电图图形，以帮助学生理解与记忆。心电图检查结果是进行健康评估的重要客观资料之一。

6. 影像学检查 包括放射学检查、超声检查和核医学检查3个部分。本书重点介绍了不同影像学检查的基本原理、检查前患者的准备与护理、各项影像学检查的临床应用等。影像学检查结果也是客观资料的重要组成部分。

7. 常见症状评估 症状是指在疾病状态下，机体生理功能发生异常时的体验和感受，如

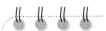

发热、呼吸困难、咯血等，还包括焦虑、抑郁等心理方面的症状。本书详述了常见症状的病因、发生机制、护理评估（如健康史的采集、身体评估、实验室及其他检查）、相关护理诊断。症状是护理对象重要的主观资料，学生应学会对护理对象所出现的症状进行护理评估后正确做出护理诊断，为制订整体护理的护理措施奠定基础。

8．特殊人群的评估　本书是在成人身体评估的基础上，针对人的不同生长阶段，对孕产妇、新生儿、儿童和老年人等特殊对象进行评估，在阐述各阶段解剖生理、身心变化特点的基础上，详述评估要点和注意事项。一方面强化学生对生命全周期的认识，另一方面为学生进行社区实践、实施连续护理奠定基础。

9．健康资料的分析与记录　健康评估的主要目的之一是根据所收集的资料形成护理诊断。本书介绍了在形成护理诊断过程中应遵循的诊断性思维的基本原则、常用的思维方法以及形成护理诊断的步骤。同时，对健康评估所收集到的资料进行综合、分析、归纳和整理，并以文件的形式记录下来，即为护理病历。护理病历反映了护理人员为护理对象进行护理的全过程，是执行护理程序、实施整体护理必不可少的文件。学生应掌握护理病历的书写内容、要求，并按要求书写完整的护理病历，这既是学生必须掌握的一项基本功，也是培养临床思维能力的重要途径。

三、健康评估课程的学习方法与要求

健康评估是从医学基础课程过渡到临床护理课程的一门重要课程，其学习方法及要求与之前学习课程有很大不同，除课堂讲授外，最突出的变化是从在实验室学习转为面向人体的学习，不仅要在示教室内进行各种技能训练，还要进入医院与患者接触进行临床实践，在学习和实践中要处处体现以"人"为中心的护理理念。此外，学生还应注意，学习本门课程除要认真学习收集主、客观资料的基本理论和基本知识外，还要注意通过训练牢固掌握各种基本技能、技巧和培养临床思维方法，以提高发现问题、分析问题和解决问题的能力。因此，要理论联系实际，反复实践，勤学苦练，才能学好本门课程，为今后临床各专科护理课程的学习打下坚实的基础。学习本课程的具体要求如下。

1．明确学习健康评估课程的重要性，牢固掌握本课程的基本理论、基本知识，勤学苦练，熟练掌握基本技能、技巧。

2．掌握健康史采集的基本原则与技巧，按健康史内容的要求，独立进行健康史采集。

3．掌握临床常见症状评估及心理、社会评估的基本理论、基本知识，并能利用上述基本知识和交谈技巧收集患者的主观资料，最后确立护理诊断。

4．能熟练地进行系统、全面和规范的身体评估，发现患者的异常体征，并能解释其临床意义。

5．熟悉临床常用实验室检查项目、检查目的、正常参考区间及异常改变的临床意义；掌握实验室标本采集的方法及其保存、运送的要求等。

6．掌握心电图机操作方法，了解心电监护在临床的应用。能区分正常心电图及临床常见异常心电图图形，并能说明其临床意义。

7．了解影像学检查的基本知识、检查目的，掌握检查前患者的准备和检查结果的临床意义。

8．能根据所收集的健康史资料，身体评估、实验室及其他检查的客观资料，进行整理、综合、分析后，正确做出护理诊断。结合护理病历的格式与内容要求，学会书写完整、规范的护理病历。

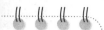

小 结

　　健康评估是一门研究收集护理对象的主、客观资料，以确定其健康状况及护理需要的基本理论、基本知识、基本技能和培养临床思维能力的临床学科。通过对该概念的深入学习，不难理解本书结构主要包括健康史采集、心理社会评估、体格检查、常见症状评估、心电图检查、实验室检查、影像学检查、特殊人群评估、健康资料的整理和记录等理论和技能内容。

　　评估作为护理程序的始动环节，是护理实践的基础，是实施整体护理质量的前提和保障。健康促进是促使人们维护和改善自身健康的过程。护理对象只有了解自己的健康状况以及患病风险，才有可能维护和改善自身健康。因此，健康评估是健康促进的关键因素。

　　学生在了解健康评估在护理实践和维护自身健康重要意义后，调动自身的学习主动性和积极性，充分利用各种资源，学好这门课程就显得非常重要。

（张立力）

随堂测 1-1

思考题

1. 请结合自身学习习惯和课程要求，谈谈如何学好健康评估课程。
2. 健康评估与健康促进有什么联系？

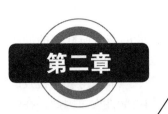

导学目标

通过本章内容的学习，学生应能够：

◆ **基本目标**

1. 解释健康史采集的目的和意义。
2. 说明健康史采集的基本原则、常用技巧及主要内容。
3. 恰当运用问诊技巧进行全面系统的健康史采集。

◆ **发展目标**

1. 分析和比较临床常用的不同健康史组织形式的优势与不足。
2. 对健康史采集的内容提出独到的意见和建议。

◆ **思政目标**

具备严谨细致的职业态度、能力和职业素养，尊重、关心和爱护患者。

第一节　健康史采集的方法与技巧

案例 2-1

男性，72岁，3天前着凉后出现咳嗽、咳痰，伴发热，自测体温最高 39.0 ℃，门诊以"肺内感染"收入呼吸科病房。

请回答：

1. 在进行健康史采集前，需要考虑哪些问题？做好哪些准备？
2. 在健康史采集过程中，可能会遇到哪些问题？应如何应对？

健康评估是系统地收集和分析护理对象的健康资料，以明确其健康状况及所存在的健康问题，进而做出护理诊断的过程。从所收集的资料的性质来讲，可分为主观资料和客观资料。主观资料是指通过与护理对象本人、其家属或其他知情者的交谈所获得的健康资料，统称为健康史（history of health）。其中护理对象所感受到的不适或痛苦，如疼痛、乏力、腹泻等，称为症状（symptom）。客观资料是指通过医护人员的观察或借助仪器设备的检查所获得的健康资料，包括身体评估、实验室检查、心电图检查等检查结果。

健康史的采集是健康评估的首要步骤，通过与护理对象及其知情者的交谈所获得的健康史，可以对护理对象的健康状况做出初步的判断，甚至可以明确其主要的护理诊断。健康史不仅是确定护理诊断和制订护理计划的重要依据，同时为后续的身体评估、实验室等辅助检查的重点提供了线索。例如，对于一位咳嗽、发热的患者，考虑肺部感染的可能性大，因此，在全面系统评估的基础上，胸部与肺评估、血常规检查等将是该患者评估的重点。此外，健康史的采集过程，也是护士与护理对象建立治疗性护患关系的重要契机。护士在进行资料收集的同时，应充分体现出对护理对象的关心和爱护，给予情感和精神上支持和鼓励，为其提供必要的健康指导，展示出护士良好的职业素养和专业形象。

健康史的采集是通过交谈实现的。广义上讲，交谈（interview）是指两个人或者两个以上的人进行对话，以达到沟通思想、交流信息、加深感情的目的，是社会交往的重要手段。在健康评估过程中，交谈的主要目的是收集有关护理对象健康状况的信息，以期发现其可能存在的护理诊断或护理问题，故而也称为问诊（inquiry）。由于问诊的对象可能是患者本人，也可能是其家人或其他知情者，因此本章将使用问诊对象或交谈对象等表示。为使问诊有效进行，达到预期目的，护士必须遵循一定的原则，运用相应的技巧。问诊技巧不仅与收集资料的数量和质量密切相关，而且还关系到能否成功建立治疗性护患关系。因此，同学们需要认真学习和掌握交谈技巧，并在实践过程中不断积累经验。

一、健康史采集前的准备

在健康史采集前，护士应做好如下准备。

1. 问诊内容的准备　为保证健康史采集的有效进行，应熟练掌握健康史采集的主要内容及询问的先后顺序等。必要时，可将问诊提纲写在纸上，以免遗漏。

2. 预测可能出现的问题　事先了解护理对象的基本情况，预测健康史采集过程中可能遇到的问题以及需采取的相应措施。

3. 问诊环境的选择　问诊环境应安静、舒适。此外，还要注意能够保护隐私，必要时应选择单独的房间进行。这既是对护理对象的尊重，也是营造良好的交谈氛围的环境保障。

4. 问诊时机的选择　应根据具体情况选择适当的时机进行健康史的采集，必要时可与护理对象商量后决定。

二、健康史采集过程

健康史采集过程中，必须保持高度的同情心和责任感。态度要诚恳、热情，耐心倾听问诊对象的诉说。同时要注意观察问诊对象的非语言行为，如眼神、动作等所传递的信息。

健康史的采集过程可分为导入阶段、健康史的采集阶段以及结束阶段。

（一）导入阶段

1. 有礼貌地称呼对方　应根据问诊对象的年龄、性别、职业、文化背景等不同而有所选择。应避免以床号称呼对方。

2. 自我介绍　护士应先做自我介绍，包括姓名、职称以及在护理过程中的角色等。

3. 有关说明　应向问诊对象介绍问诊的目的及所需的大概时间，并保证其隐私将受到保护。

（二）健康史的采集阶段

为在有限的时间内全面、准确地收集健康史的有关资料，应注意采取以下原则和技巧。

1. 营造良好的交流氛围　由一般性交谈逐渐过渡到健康状况的询问，如询问护理对象的年龄、职业等，并积极寻求与护理对象的共通之处，以缓解其紧张情绪，主动表达和提供更多、更准确的信息。

2．循序渐进逐步深入　一般由简单问题开始，逐步深入进行有目的、有层次、有顺序的询问。如首先可询问护理对象"您哪儿不舒服？""您来此的主要目的是什么？"然后，再通过一系列问题逐步深入了解其本次患病的原因、经过、有关症状的特点等。

3．采取适当的提问形式　健康史的采集主要是通过护士的一系列提问逐渐进行的，不同的提问方式有不同的效果，应根据具体情况采取适当的提问形式。

（1）开放式问题：提问没有可供选择的答案，可以使护理对象就有关问题进行更详细的描述，如"发热后，您是如何处理的？"其缺点是护理对象可能抓不住重点，甚至离题而占用大量时间。

（2）封闭式问题：可以用简单的一两个词，或"是""否"就能回答的问题，如"请告诉我您的年龄。""您吸烟吗？"等。除年龄、性别等特定问题外，封闭式问题还用于护理对象存在焦虑、语言受限或身体不适等情况下。其缺点是不利于护理对象表达自己的感受及提供额外信息，使获得的资料不够准确和全面。若过多使用，还会使护理对象产生压抑感、被动感，不利于主动参与交谈。

（3）在询问敏感问题时，可采用委婉的提问方式，以消除其对回答这类问题的顾虑，例如"许多跟您一样的患者都很关心性传播方面的问题，您对这方面有什么疑问吗？"

（4）避免暗示性提问：暗示性提问是一种能暗示提问者倾向性的提问方式，如"您的大便发黑吗？"此时，护理对象可能会为了迎合提问者而随声附和。更恰当的提问方式可以是"大便是什么颜色的？"或者采用提供打乱顺序的备选清单的方式进行提问，如"是隐痛、锐痛、刀割样痛，还是刺痛？"这样的问题既可避免患者的主观臆断，又提供了预期的答案。

4．适时的解释和说明　由于健康史所涉及的内容比较多，在由一个内容转向另一个内容时，可给予一定的解释和说明。如"我现在已经了解了您这次患病的情况，为了更好地为您提供护理，还需要了解一下您平时生活习惯等，您能说一说您平时的饮食习惯吗？"

5．避免使用医学术语　护士应使用护理对象能够理解的、熟悉的词汇与之交谈，避免使用医学术语，否则容易造成误解或交谈的中断。

6．采取接受和尊重的态度　倾听往往是最有效的沟通技巧，可以使护理对象感到自己的话受到重视而愿意继续交谈下去。对护理对象所说的话不要予以评判或给予不切实际的保证。护士也可以适时给予语言上的支持，如"作为一个母亲，我很理解您的难处"等。在问诊过程中，可通过护理对象的语言及非语言行为察觉其躯体不适或情绪反应，给予适当调整。对不愿回答的问题，不要强迫其回答。若为重要的资料，则需向护理对象做好解释，解除其顾虑。

7．切入/重回主题　在问诊过程中，经常遇到护理对象抓不住重点、离题或试图避免谈及某项问题等情况。如果断然中断谈话或改变话题，往往会令对方感到不舒服，甚至产生敌对情绪而破坏交谈气氛。此时，必须运用相应技巧帮助对方回到原来的主题，并就重点问题展开描述。如"看来您的经历很丰富，后面跟您好好聊聊，现在请您再说一下这次发烧的情况。"

8．非语言性沟通技巧　在问诊过程中，除要掌握语言性沟通技巧外，还应善于运用非语言性沟通技巧。

（1）保持双目平视：表示交谈双方是平等的，对交谈有兴趣，愿意与之交谈，可以使护理对象畅所欲言，避免产生受压制感。

（2）体态语言：如护士以舒适的姿势坐下来，暗示出交谈需要一定的时间以及对交谈的兴趣；适时点点头或会意地一笑表示听清楚并接受对方所说的话等，鼓励对方继续说下去。

（3）距离：是指交谈双方在谈话时所保持的距离。过远或过近均可影响交谈的有效进行。过近，容易使人感到不舒服；过远，则容易使人感到彼此缺乏信任、对交谈缺乏兴趣。理想的距离与交谈双方的关系及文化背景等有关。健康史采集过程中，护患之间一般以彼此能清楚观察对方的反应，听到对方适中音量的交谈，而不受对方体味的干扰为宜。

（4）触摸：是非语言行为中最亲密的一种形式，表示彼此关系密切，具有鼓励和关爱的含义，有助于建立彼此信任的关系。但在不同的文化背景下，其被接受的程度及表现形式不同，在运用触摸技巧时应加以注意。

知识链接

触摸的文化差异

不同的国家或地区对触摸有不同的习俗：在马来西亚，不要触摸被其视为神圣不可侵犯的头部和肩部；地中海以南国家的人，如土耳其人或者西班牙人，其彼此之间的触摸程度远高于北欧文化或亚洲文化人群。很多亚洲人和印第安原住民甚至家族成员之间的触摸都很少。意大利人喜欢不停地拍拍、碰碰人，表示亲热和友好。美国大部分人不喜欢触摸，除非是熟人或友人。

（5）沉默：沉默给人以思考和调适的机会。适当的沉默对护士及护理对象都是有益的。一方面，它为护理对象提供了思考所提问题、组织自己的想法及调整情绪的机会。另一方面，护士可借此观察护理对象的情绪状态及非语言性表达，以及思考护理对象所反映的问题等。

9．及时核实信息　为确保所获得的资料的准确性，在健康史采集过程中，必须对含糊不清或存有疑问或矛盾的内容进行核实。常用的核实方法有澄清、复述、解析、反问和质疑等。①澄清：对模棱两可或模糊不清的内容，请问诊对象做进一步的解释说明。如"您说您感到压抑，请具体说一下是怎样的情况。"②复述：以不同的表述方式重复问诊对象所说的内容。如"您说的是三天前您开始不爱吃东西，特别是油腻的食物，曾吐过一次，而且感觉浑身无力，一天前发现尿色变深。是这样吗？"③解析：对问诊对象所提供的信息进行分析和推论，并与其交流。问诊对象可以对你的解析加以确认、否认或提供另外的解释等。④反问：以询问的口气重复问诊对象所说的话，鼓励其提供更多的信息。如"您说您夜里睡眠不好？"也可用于描述护理对象非语言行为，并询问其原因。如"我注意到您总爱向窗外看，有什么原因吗？"⑤质疑：用于护理对象所说的与你所观察到或其前后所说的内容不一致时。如"您说您对自己的病没有任何顾虑，可您的眼睛却红红的，能告诉我这是为什么吗？"

（三）结束阶段

在健康史采集即将结束时，护士应有所暗示或提示，如看看表或对交谈内容做出结语等，切忌突然结束话题。结语是以简单、扼要的方式对护理对象所叙述的内容进行总结、复述。结语可使交谈双方找出所讨论的主要内容、所涉及的内容是否全面等，尤其是在护理对象语言表述漫无边际、对事件描述缺乏顺序的情况下，这样做是非常有帮助的。

三、特殊情况的问诊技巧

在问诊过程中，可能会遇到问诊对象缄默不语、伤心哭泣、充满敌意等情景，或患者病情危重、语言交流障碍等特殊情况。护士需要根据不同的情况采取适宜的问诊技巧，必要时应对问诊环境的安排、内容及时间的选择等进行适当调整。

（一）情绪改变或异常患者

1．缄默与忧伤　缄默是问诊过程中经常遇到的现象。引起缄默的可能原因有：①患者因疾病而使情绪难以控制，或护士所提问题触及其敏感处而致伤心；②对护士的提问或表现不满而沉默不悦；③护士过多、过快的直接提问使患者惶惑而被动。患者若因患病而伤心、哭泣、情绪低落，护士应予以安抚、理解以及适当的等待，待患者情绪平复后再继续询问。对于提问不当引起者，护士应及时察觉，予以避免。

2．焦虑与抑郁　患者由于疾病、住院等常会出现焦虑不安的情绪表现，常可从患者的言语、表情和行为等做出初步的判断。抑郁也是临床常见的异常情绪，需要予以充分的关注。对于焦虑的患者，应鼓励其讲出内心的感受，以确定焦虑的可能原因，给予适当的宽慰和保证，但应注意分寸。抑郁的患者表现为情绪低落，少言懒语，可较多采用直接提问，并应注意与患者的感情交流，努力成为其可信赖的朋友，以便逐渐找出其抑郁的原因。对疑有抑郁症者应请精神科会诊。

3．愤怒与敌意　患者可能由于疾病而情绪失控，迁怒他人，也可能护士举止或言语不当而致患者愤怒或怀有敌意。不论出于何种原因，护士一定不能发怒或耿耿于怀，应采取坦然、理解、不卑不亢的态度，尽量发现其发怒的原因并予以说明，注意切勿使其迁怒他人或其他部门。对于愤怒的患者，提问应缓慢而清晰，可以仅限于目前的主要病情，对于个人史等其他敏感问题应谨慎询问或分次进行，以免触怒患者。一旦患者情绪失控，护士要注意自身安全，做好防护。

（二）病情重危与临终患者

若病情紧急，为争取时间，重点应放在对目前主要问题的评估，而且要边评估边给予抢救处理，对于与目前紧急情况无关或关系不大的资料（如既往健康状况等）可在以后补充完善。若因病情危重、病痛或治疗等导致患者语言表达受限时，可适当应用非语言表达方式，突出重点以缩短评估时间，其余资料可由亲属或其他来源获得。临终或疾病晚期患者因对治疗失去信心可有拒绝、抑郁、沮丧、孤独等情绪，应给予特别的关心，引导其做出反应。此时，亲切的言语、关切的目光以及表示愿意在床旁多待些时间等对患者都是极大的安慰和鼓励。对诊断、预后等的回答要力求中肯，更不要与其他医务人员的回答相矛盾。

（三）儿童与老年人

不同年龄阶段的患者，由于所处的生理及心理发展阶段不同，其参与健康史采集的能力不同。对于成年人来说，健康史采集的主要对象可以是其本人。而对于儿童或婴幼儿来说，信息的主要提供者可能是其父母或保姆等。此时，应特别注意保持儿童或婴幼儿本人参与交谈的重要性。护士可通过自我介绍、询问某些问题或让其触摸仪器等，使其感到自己也是其中的一员。如果是老年人，则可能存在听力、视力、记忆力等生理功能的减退，交谈时应注意减慢语速、提高音量，以及采取面对面交流的方式，使其能看清你的表情及口型等。同时应注意观察患者的反应，必要时应做适当的重复及核实。

（四）文化程度低的患者

文化程度低一般不妨碍其提供适当的健康资料。但要注意的是他们常对病痛的忍耐力较强，常不能主动陈述；对医护人员的尊重以及对环境的生疏等而表现得过于顺从。交谈时，态度应诚恳、热情，鼓励其谈出真实的感受，解除不必要的顾虑；语言应通俗易懂，减慢语速，对不易理解的问题应做必要的重复及核实。

（五）认知功能或语言沟通障碍的患者

认知功能障碍常继发于颅脑疾患、代谢紊乱、药物副作用和严重失眠。认知功能障碍者因不能回答护士的问题，从而使问诊难以进行。护士应通过询问患者的亲属、目击者或其他医务人员获取相关信息。但与患者之间不能进行正常的语言沟通并不意味着患者一定存在认知障碍，听力受损、语言障碍等均可影响语言沟通。此时，护士可借助书面形式或手势与患者进行沟通。

（六）有文化差异的患者

不同文化背景的人在语言及非语言沟通方式、对健康或疾病的看法、与他人分享自己的想法以及维护隐私等方面存在着许多差异。护士应注意自己与患者之间可能的文化差异，理解和尊重他人的文化。如果存在误解或交流困难，应向在跨文化交流方面富有经验的人士寻求帮助，以避免出现文化强迫或文化休克。

若语言不通，则最好找到翻译，并请如实翻译，不可只是解释或总结。同时要注意反复核实。有时也可借助体语、手势等非语言交流手段。

作为初学者，在面临复杂的临床情景时，往往会感到无措，这是很正常的。每一位医护人员都是在不断的学习 - 实践 - 反思的过程中逐渐积累经验，由初学者成长为经验丰富的临床专家。当我们心中怀着一颗为他人解除病痛之苦的仁爱之心，就会自觉地付出更多的努力成为一名优秀的医护人员。

随堂测 2-1

（孙玉梅）

第二节 健康史的主要内容

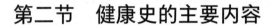

案例 2-2

女性，42 岁，3 年前开始常于劳累后出现心悸、气促，休息后可缓解，未在意。1 周前着凉后出现咳嗽，继而出现心悸、气促，逐渐加重，呼吸困难，不能平卧。1 天前发现下肢水肿，遂来医院就诊。

请回答：

1. 健康史采集应包括哪些内容？为什么？
2. 对于该患者，上述资料主要属于哪部分内容？其描述是否全面？

健康不仅仅是没有躯体疾病，还包括心理及社会的完好状态。因此，健康史的内容应包括生理、心理、社会及文化等多维度的整体的健康信息。由于医疗卫生体系、社会文化背景以及临床实践场所的不同，健康史采集的重点内容以及详略程度也会有所不同。一般来讲，初次接诊的护理对象应进行全面系统的健康史采集，以便对其健康状况进行全面系统的评估；对于再诊的护理对象可以在以往健康史的基础上进行补充询问。而对于病情急重的患者，则应注意在短时间内获得重要的信息，以便于及时救治，待病情稳定后再补充其他信息。全面系统的健康史采集是健康评估的基础。本节主要以住院患者为例介绍全面系统的健康史采集的主要内容，为此本节的护理对象均以患者表示。此外，由于所采取的理论框架不同，健康史的组织形式等也存在一定的差异。目前临床应用较多的组织形式是生理 - 心理 - 社会医学模式、功能性健康型态模式两种。

一、生理 - 心理 - 社会医学模式

该模式主要是在传统的生物医学模式的基础上，增加了相应的心理、社会层面的内容。该模式的侧重点还是在生理层面，同时注意到了心理和社会层面的影响，比较符合我国目前患者的主要需求特点，也易于被临床护士所理解和接受。由于该模式所收集的健康史与医生的病史采集有许多相近之处，彼此有较多的重复，给护理与医疗工作的界定带来一定的困扰，值得今后更深入的研究和探讨。

（一）一般资料

一般资料包括姓名、性别、年龄、出生地、民族、婚姻状况、文化程度、职业等。许多健康问题的发生与性别、年龄、出生地、婚姻状况及职业等有关。不同的民族往往有不同的饮食、生活习惯和宗教信仰。文化程度及职业等可帮助我们理解和预测患者对健康状况的变化等的反应、选择适宜的健康教育方式等。其中，年龄应为实足年龄，不应以"儿童""成人"等代替。职业应记录具体的工种。

除此以外，还应包括患者的通讯地址、电话、联系人及联系方式等，以便与其家人联系和今后的随访。同时应注明资料来源（若资料来源并非患者本人，应注明其与患者的关系）及可靠程度、健康史采集日期等，便于今后查阅时参考。

（二）入院原因

1. 主诉（chief complaint） 是患者感觉最痛苦或最主要的症状或体征及其经过时间，也是本次就诊的主要原因。陈述时要简短、扼要，具有高度的概括性。确切的主诉可以初步反映病情的轻重缓急。如"发热、头痛16小时""乏力、食欲缺乏5天，尿黄3天"。对当前无明显症状或体征，诊断资料和入院目的十分明确者，也可以用以下方式记录，如"胸片发现右肺阴影1周""乳腺癌术后半年，第5次化疗"。

2. 现病史（history of present illness） 是关于患者目前所出现的健康问题的发生、发展及应对的全过程的描述。主要内容如下。

（1）起病情况与患病时间：不同疾病的起病或发作有不同的特点。有的疾病起病急骤，如脑栓塞、心绞痛等；有的疾病起病隐匿，如结核病、肿瘤等。脑血栓常发生于睡眠时，而脑出血则常发生于激动或紧张的状态下。详实的起病情况可为寻找病因提供重要线索。患病时间是指起病至就诊或入院的时间。时间长者可按年、月、日计算；起病急骤者可按小时、分钟计算。几个症状先后出现者，应按其出现的时间顺序分别加以描述。

（2）主要症状的特点：包括主要症状出现的部位、性质、发生的频率、持续时间和程度、诱发因素、加重或缓解因素等。症状出现的部位、性质等常为寻找病因提供重要依据，同时也是确定护理诊断及制订相应护理措施的重要依据。如上腹痛常提示为胃、十二指肠或胰腺病变；右下腹痛则多为阑尾炎所致。心肌梗死常为心前区压榨性痛；胃、十二指肠溃疡多表现为周期性、节律性隐痛。支气管哮喘常于接触过敏原后发作；而胆道、胰腺疾病疼痛多因进食而诱发或加重，禁食后可缓解。

（3）伴随症状：与主要症状同时或随后出现的其他症状。伴随症状常可为确定病因提供重要线索。如胸痛伴咳嗽、咳痰或咯血者提示为肺部疾病所致；腹泻伴呕吐，则可考虑为饮食不洁或误食毒物所致的胃肠炎。对伴随症状也应详细询问其特点，并提出相应护理诊断。

（4）病情的发展演变过程：包括有关症状的变化及有无新的症状出现等。如有消化性溃疡史者突然出现全腹剧烈疼痛，则应考虑胃肠道穿孔的可能。

（5）所采取的处理措施及其效果：包括疾病发生后，患者所采取的措施、曾接受的诊疗及护理、所采取措施的效果等。这些内容不仅反映了患者对疾病的态度、重视程度以及应对型态，同时也为制订护理措施提供了参考。曾进行的治疗应问明药物名称、剂量及时间等，记录时所提及的药物名称、曾做的诊断应以双引号进行标注。

（三）日常生活型态及自理能力

对日常生活型态及自理能力的了解有助于发现其可能存在的不良生活方式，并可根据其不同的生活方式找出适宜的方法帮助其维持和恢复健康。此外，还应注意疾病对其日常生活的影响，因此，应询问其患病前后的变化。主要内容如下。

1. 饮食与营养型态 平素的饮食习惯包括饮食类型及营养搭配、每日的进食量及餐次、饮水情况、进食和饮水有无特殊习惯、咀嚼及吞咽习惯、营养状况等。此次患病后在饮食习

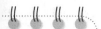

惯、食欲及体重等方面有无变化或特殊要求等。

2．排泄型态　应注意询问二便。①排便：平素有无规律及时间，每日排便的次数、性状和量，有无排便困难及影响排便的因素，是否使用泻药或其他辅助排便的方法等。此次患病后有无排便习惯的改变及可能的原因等。②排尿：平素每日排尿的次数、性状和量，有无尿频、尿痛、排尿困难等。此次患病后排尿习惯有无改变及可能的原因等。

3．休息与睡眠型态　是指睡眠、休息及放松的方式与习惯。主要内容包括平素睡眠有无规律、每日睡眠时间、晚间入睡及晨起的时间、是否午睡、是否需要药物或其他方式辅助睡眠、醒后是否感觉精力充沛，此次患病后有无睡眠规律及睡眠质量的改变等。

4．自理能力及日常活动　自理能力是指完成日常活动，包括进食、穿衣、洗漱、如厕、做饭、购物等的能力。应注意有无自理能力受限，受限的范围、程度、原因及表现，有无使用辅助器具等。此外，还要了解其平素的锻炼及休闲习惯，如有的人喜静而少活动，有的人喜动而乐于各种锻炼，而这些习惯常与疾病的发生、发展有一定的联系。

若日常生活型态及自理能力的改变已在现病史中描述，则不必重复，可标注为"详见现病史"。

（四）既往史

收集既往史的主要目的是了解患者过去所存在的健康问题、求医经验及其对自身健康的态度等。患者过去所患疾病可影响其目前健康状况及需求，同时，通过对其过去健康问题反应的了解可以预测其对目前及将来健康问题的可能反应。因此，既往史的收集可以为制订和选择今后的治疗与护理方案提供重要的依据。

既往史包括以下内容：①既往的健康状况；②曾患过疾病的时间、诊疗经过及转归情况等；③有无外伤史、手术史以及住院经历等，有者应详细询问其时间、原因，手术的名称，外伤的诊疗与转归等。

（五）个人史

1．出生及成长情况　包括出生地、居住地与居留时间（尤其是疫源地和地方病流行地区）、传染病接触史及预防接种史等。对于儿童应详细了解其出生、喂养、生长发育等情况。

2．月经史　对于青春期后的妇女应询问其月经初潮年龄、月经周期和经期的天数、经血的量和色、经期症状、有无痛经和白带及末次月经日期。对于已绝经妇女还应询问其绝经年龄。记录格式如下：

$$初潮年龄 \frac{经期（天）}{月经周期（天）} 末次月经时间（LMP）或绝经年龄$$

3．婚育史　婚姻史包括婚姻状况、结婚年龄、对方的健康状况、性生活情况、夫妻关系等；女性应询问妊娠与生育次数和年龄、人工或自然流产的次数，有无死产、手术产、产褥热和计划生育状况；男性应询问有无生殖系统疾病等。

4．嗜好　主要了解患者有无烟、酒、麻醉品或其他特殊嗜好。若有，应详细询问应用的时间与摄入量，以及有无戒除等。

（六）过敏史

应记录有无对食物、药物或其他接触物的过敏史。若有，应记录发生时间、过敏原和过敏反应的具体表现。

（七）家族史

主要是了解其直系亲属，包括父母、兄弟、姐妹及子女的健康状况、患病及死亡情况。特别应注意询问有无遗传性、家族性、传染性疾病或同样疾病，以及直系亲属死亡年龄及死因等，以明确遗传、家庭及环境等对患者目前的健康状况和需求的影响。

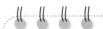

（八）心理、社会状况

心理、社会状况主要通过交谈以及在交谈过程中对患者言行举止的细心观察进行分析和判断，必要时可进行相应的检查，或借助某些测评工具，如焦虑量表、社会支持量表等进行评定（详见第三章心理、社会评估）。

良好的护患关系、隐私的保护及必要的解释是做好心理、社会状况评估的关键和基础。许多心理、社会资料在健康史采集之初很难准确获得，但常可在今后的护理过程中，随着患者对医护人员信任的增加而逐渐明晰。

心理、社会状况评估是健康评估的重要内容之一，涉及的内容也较为广泛，结合目前国内的临床实际工作情况，心理、社会状况的评估主要包括以下几个方面。

1．情绪状态　情绪表现包括内部体验、外部表情及生理反应。评估时，应鼓励患者谈出自己的心境、持续时间、原因、对目前状况的感受以及对未来的看法等。通过患者的自我描述，结合评估者对其语音、语调、外部表情及行为的观察等判断其目前的情绪状态，尤其是患病等对其情绪的影响，注意有无焦虑、抑郁、失望、沮丧、恐惧、愤怒等。记录时，患者的描述尽量引用其原话。

临床上较常见的情绪反应为焦虑和抑郁。必要时，可采用相应的评定量表进行测评。

2．对所患疾病的认识　除本次入院的主要疾病外，还应包括同时伴发的其他疾病，尤其是伴发的各种慢性病。主要包括患者对所患疾病的病因、发展与转归、预防与康复措施等相关知识的了解情况以及对自我参与护理的意愿与态度。通过这些资料可确认患者是否存在认识上的误区或相关的知识缺乏等，为确定护理诊断及制订有针对性的护理计划提供重要依据。

3．应激与应对能力　应注意询问日常生活中，对应激事件的反应、可利用的应对资源、所采取的主要应对方式及其效果等；近期有无重大应激事件，由此而引起的应激反应、所采取的应对措施及其效果、期望得到的帮助等。必要时可参考应激与应对的有关量表或问卷，如生活事件量表（LES）、特质应对方式问卷、医学应对问卷、社会支持评定量表等。

4．社会支持系统　主要通过家庭关系、社会交往及社会保障等方面加以体现。

家庭是个体最大的支持来源。家庭关系作为最重要、最直接的社会关系，对个体的身心健康、成长与发展以及疾病的康复等具有举足轻重的作用。家庭关系包括家庭的成员结构、成员间的相互关系与家庭氛围，患者在家庭中的角色、地位及其与家人的关系等，由此可以判断患者是否拥有良好的家庭支持系统以及对其休养和康复可能带来的影响等。

社会交往是指家庭以外的人际关系及交往情况。人际交往能够提高人们适应环境、适应社会的能力。在交往过程中，人们可以不断认识和完善自己，协调与他人的关系，形成集体意识和归属意识，并从中得到群体的支持和帮助。良好的社会交往可获得良好的社会支持，因而有利于个体的身心健康。评估内容包括患者与周围人（如朋友、同事、领导等）的人际关系、经常参加的社交活动及所扮演的角色等，以了解其是否存在人际关系紧张、社交障碍等。此外，还应注意了解患者可利用的其他社会资源等。

5．生活与工作环境　应注意了解其生活及工作环境中是否存在影响其目前健康状况的因素，所从事的工作及工作环境、与工业毒物接触情况及时间等。

6．经济状况　包括主要的经济来源、收入状况等。经济收入常是较为敏感的隐私问题，评估时并非要了解其准确的经济收入，而主要是要了解其经济收入能否满足今后的诊疗及护理需要，因求医住院而给家庭可能带来的经济问题及影响，以及患者对此所做出的反应等。

7．文化评估　文化是特定的社会群体在长期的社会活动过程中形成的共有的行为和价值模式，并通过知识、艺术、价值观、信仰、习俗、道德、法律等形式得以表现。不同社会环境中的人们所形成的文化氛围不同。当人们生活在熟悉的文化氛围中，就产生亲切感，容易得到认同、理解和尊重。反之，则会产生孤独、压抑等情绪体验。评估时，应注意可能存在的文

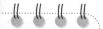
化差异给患者带来的影响。

文化强迫与文化休克

文化休克是指在试图理解或适应不同文化群体时，由于不同的文化价值观、信念和习惯而经历的不舒服、无助以及不知所措的感觉。文化休克的程度与文化差异的程度及个人的背景因素等有关：文化差异越大，个人所处的文化越单纯，过去接触其他文化的经验越少，其文化休克的程度越大。

文化强迫是指有意或无意地将自己的文化价值观、信念和行为强加于来自另一文化的个人或群体。在护理过程中，若护士不了解患者的不同文化背景的可能影响，就可能出现文化强迫，导致患者出现应激、不合作、文化冲突以及伦理或道德问题。

二、功能性健康型态模式

Gordon 的功能性健康型态（functional health patterns）由与人的身体功能、生理健康、心理健康及社会适应有关的 11 个方面的具体内容组成，不仅适用于个体健康状况的评估，也适用于家庭及社区。应用功能性健康型态框架进行健康资料的收集有助于护士形成相应的护理诊断，也可避免与医生和其他医务人员所收集资料的重复性。该模式在国外有着较为广泛的使用。

（一）患者的基本情况

包括人口社会学资料、入院原因、既往史、过敏史（具体内容参见生理 - 心理 - 社会模式）。

（二）健康感知 - 健康管理型态（health perception-health management pattern）

评估患者是如何认知和维持自身的健康的，包括患者对自身健康的感知与评价、维护健康所采取的行为以及对目前和既往治疗的依从性等。

1. 主观资料 对健康状态的感知和患者为维持健康采用的行为。

2. 客观资料 外貌、修饰、姿势、表达、生命体征、身高、体重。

（三）营养与代谢型态（nutritional-metabolic pattern）

评估患者的饮食习惯和代谢需求，包括饮食摄入状况、营养状况、代谢状况等。

1. 主观资料 饮食习惯，包括食物和液体摄入；皮肤及毛发情况；体重变化等。

2. 客观资料 身体评估，包括对皮肤、口腔、腹部和第 V、IX、X、XII 脑神经的检查。

（四）排泄型态（elimination pattern）

评估患者排便与排尿功能，包括患者排便与排尿习惯、有无任何排便与排尿障碍等。

1. 主观资料 排便和排尿的习惯，有无规律。

2. 客观资料 皮肤检查、直肠检查。

（五）活动 - 运动型态（activity-exercise pattern）

评估患者的日常生活及工作所必需的活动，以及日常的运动、休闲、娱乐习惯等。

1. 主观资料 需要能量消耗的日常活动情况及可能的影响因素。

2. 客观资料 肌肉骨骼系统的检查，包括步态、体位、关节活动能力、肌肉紧张度和力量、心血管检查、外周血管检查以及胸部检查。

（六）性－生殖型态（sexuality-reproduction pattern）

评估患者性需求的满足程度以及对性满意程度的感知，包括确定患者的生殖和发育水平，了解其在性活动、性关系等方面存在的问题以及目前健康状态对其性活动、性表达所产生的生理、心理影响。

1. 主观资料　性身份、性活动、性关系、对性伙伴的满意程度；生育模式。

2. 客观资料　生殖器检查、乳房检查。

（七）睡眠－休息型态（sleep-rest pattern）

判断患者对自己睡眠、休息、能量水平的认知，以及为改善休息和睡眠所采取的措施。

1. 主观资料　睡眠与休息习惯、有无辅助睡眠、对有效睡眠和休息习惯的认知。

2. 客观资料　外表、注意力时间、睡眠脑电图检查。

（八）认知－感知型态（cognitive-perceptual pattern）

可分为感觉-知觉型态和认知型态。

1. 感觉-知觉型态

（1）主观资料：对听觉、视觉、嗅觉、味觉、感觉（轻触觉、疼痛、振动觉）的认知；辅助用具的使用。

（2）客观资料：视觉、听觉检查，疼痛评估、颅神经检查，味觉、嗅觉和触觉的检查。

2. 认知型态

（1）主观资料：对信息、决策力、思维过程的认知。

（2）客观资料：精神状态检查。

（九）角色－关系型态（role-relationship pattern）

评估患者对于在家庭、工作、社会中的责任感和扮演角色的认知及满意度，以及在人际关系和交往中所遇到的任何困难。

1. 主观资料　对家庭、工作、社交角色的认知和个人满意度。

2. 客观资料　与重要他人间的交流、重要他人的来访、家谱图。

（十）自我感知－自我概念型态（self-perception-self-concept pattern）

评估患者对自我身份、能力、外表、自我价值的认知。

1. 主观资料　对自我价值、个性及感受的认知。

2. 客观资料　身体姿势、体位移动、眼神接触、语音与语调、情绪、心态和思维内容。

（十一）压力－应对型态（coping-stress-tolerance pattern）

评估患者在生活中所面临的压力及其数量、应对压力方法的有效性，对家庭、朋友等支持系统的利用以及其宗教信仰等。

1. 主观资料　对生活压力事件和应对能力的认知。

2. 客观资料　行为、思想过程。

（十二）价值－信仰型态（value-belief pattern）

明确影响患者做出选择和进行决策的价值观、人生观、宗教信仰、精神信念等；与患者健康状况相关的价值观、目标、信念和期望之间的可能冲突。

1. 主观资料　对什么是正确的、适宜的、有意义的认知；宗教信仰；价值观与信念。

2. 客观资料　宗教信仰、宗教行为与规范、牧师的来访。

该模式对心理社会层面的健康状况关注较多，与我国目前的临床实际需求状况等有所出入，使其在临床的实际应用受到一定的限制。部分学者以及一些临床机构尝试将其中的主观资料部分作为健康史的主要内容加以组织，而客观资料部分依然沿用传统的模式。

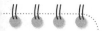

科研小提示

目前有关健康史的不同组织形式尚存在各自的不足，还需要在实践中不断深入的研究和完善。

小 结

1. 健康史是通过交谈而获得的有关护理对象健康状况的主观资料，是健康评估的重要组成部分，其来源可以是护理对象本人，也可以是其家属或其他知情者。

2. 健康史采集前应根据护理对象的基本信息做好相应的准备，健康史采集过程可分为导入阶段、采集阶段以及结束阶段。不同阶段有不同的技巧和要求，应熟练应用各种技巧以保证健康史采集的全面、系统和准确。此外，还应注意患者出现情绪异常、病情危重等特殊情况下的问诊技巧。

3. 健康史不仅包括护理对象的身体功能状况，还包括心理和社会健康状况，因此，所涉及的内容比较广泛。可根据不同的理论框架采取不同的组织形式。目前比较常用的组织形式有两种，即生理 - 心理 - 社会医学模式和功能性健康型态模式。前者包括患者的一般资料、入院原因、日常生活型态及自理能力、既往史、个人史、过敏史、家族史，以及心理、社会状况。后者则是在患者的一般资料、入院原因、既往史、过敏史的基础上，由11个方面的具体内容组成。

（孙玉梅）

随堂测 2-2

思考题

1. 请结合自己或他人患病就诊的经历，谈谈你对健康史采集的理解。可尝试用思维导图的形式展示自己的思考过程。

2. 设想一下自己在面对患者进行健康史采集时，会有哪些顾虑？为什么？

3. 案例分析

地点：北京市某三甲医院呼吸科病房　时间：2021 年 10 月 24 日

情景：护士小张正在接诊一位新入院的患者。女性，32 岁，已婚。22 日晚上开始出现咽痛、咳嗽，自服感冒冲剂无明显效果，23 日下午自觉发热，测体温 37.8 ℃，未予特殊处理。24 日早上自觉症状加重，遂来医院就诊。在门诊进行相关检查后收入病房。小张在询问患者婚育史时，患者突然沉默不再说话，随后默默流泪。

（1）如果你是小张，你会怎么处理？为什么？

（2）能否根据上述资料总结该患者本次就诊的主诉？若能，请写出其主诉；若不能，请说明理由。

（3）该患者的现病史是否完整？有无需要补充的资料？

（4）为了进一步明确患者的可能病因，还应该重点询问哪些信息？

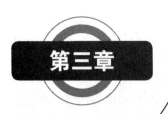

第三章 心理、社会评估

导学目标

通过本章内容的学习，学生应能够：

◆ **基本目标**

1．理解心理与社会评估的目的和意义。

2．复述心理与社会评估的主要内容和基本概念。

3．描述心理与社会评估常见异常表现的类型和主要特点。

◆ **发展目标**

1．采用恰当的方法对患者的心理与社会状况进行评估。

2．分析心理与社会评估异常表现的临床意义，提出相关护理诊断 / 问题。

◆ **思政目标**

　　遵循以人为本的生命价值观，把患者看作具有生理及社会需求的整体，注重人文关怀，保护患者隐私。

第一节　概　述

案例 3-1

　　王某，66 岁，一年前退休，有失落感，不能适应生活。近半年常失眠、头痛，有时血压偏高。曾到各大医院检查，疑有脑血管硬化，体检血压偏高，神经系统未见异常体征。患者常为之着急、忧愁、焦虑不安，整天沉默不语，暗自流泪。怕自己瘫痪成了废物，连累家人，故不如一死了之，曾服大量安眠药自杀未遂。

请回答：

1．该患者心理情绪状况对健康有何影响？

2．如何对其心理情绪状况进行评估？

一、心理、社会评估的意义

人不仅具有生物学属性，而且具有心理和社会属性。人的生理功能与其心理、社会功能密

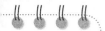

切相关。心理、社会评估是健康评估的重要组成部分。

心理评估（psychological assessment）主要在于明确被评估者的心理状态的过程，主要包括认知功能、情绪、应激与应对、健康行为、自我概念等，解释其某种行为或现象出现的原因，识别其潜在的心理危机或心理健康问题，为制订心理干预措施提供依据。

社会评估（social assessment）主要在于确定疾病发生发展过程中患者的社会功能及所处的社会环境，主要包括角色与角色适应、家庭、文化、环境等，明确患者健康状况，采取相应的护理干预，降低和解除消极影响，为促进个体的社会适应能力及身心健康提供依据。

二、心理、社会评估的方法

心理、社会评估的方法主要包括观察法、会谈法、心理测量学方法和医学检测法等，每种方法各有优势和不足，应综合酌情使用，优化评估手段。

（一）观察法

观察法（observation）是一种有目的、有计划地通过直接观察或间接观察被评估者的行为与表情及在人际互动中的表现，从而获得其心理、社会方面的健康资料的方法。在心理、社会评估中，离不开对被评估者的观察，这是评估者获得信息的常用手段。观察法的成功取决于观察的目的与任务、观察和记录的手段以及观察者的毅力和态度，对观察结果的解释容易受观察者本人影响。心理、社会评估常用的观察法有如下两种。

1. 自然观察法 是指在自然条件下，对个体的心理、社会活动的外在表现进行观察。自然观察法在护理实践中应用比较广泛，如护士在日常护理过程中对患者行为与心理反应的观察，判断患者是否适应角色变换，获得其心理健康资料。自然观察法所获得的资料较真实和客观，直接观察和记录被评估者的外显行为、精神状态、面部表情和衣着等情况，但难以获得其认知方式和内心想法。

2. 控制观察法 又称实验观察法，指在预先精心设计实验环节下，观察被评估者对特定刺激的反应。控制观察法可获取具有较强可比性和科学性的结果，但实验条件、实验环境和程序中的人为因素以及被评估者意识到正在接受实验，可能会干扰实验结果的客观性。因此，控制观察常用于科学研究，而日常的心理、社会评估以自然观察法为宜。

（二）会谈法

会谈法（interview）是心理、社会评估中最常用的一种基本方法。会谈过程中可以灵活提问，使资料收集具有弹性；在倾听患者回答问题的同时，注意察言观色，分析环境状况，及时辨别真伪，还可能获得意想不到的信息。会谈过程中，护士应灵活运用相应的沟通技巧，取得患者的信任，以真实、全面而准确地了解患者的心理和社会状况。会谈法是会谈双方互动的过程，是一种有目的的会话，依据在访谈过程中的控制程度不同，可将会谈法分为自由式会谈和结构式会谈两种类型。

1. 自由式会谈 是指事先不拟定会谈内容和问题，或不按固定的问题顺序去提问，会谈双方进行自由交谈。自由式会谈是开放式的，气氛比较轻松，患者较少受到约束，有更多的机会表述自己的想法，收集的信息量大。其不足之处是用时相对较多，会谈内容较松散，易偏离主题，浪费时间，影响评估的效率。

2. 结构式会谈 是指按照事先设计好的会谈提纲或主题有目的、有计划、有步骤地进行会谈。结构式会谈对内容有所限定，在会谈过程中可根据提纲或评估表逐项提问，再根据患者的回答进行评定。结构式会谈具有省时、高效、切题等优点，但容易限制患者的表述，遗漏信息，缺乏灵活性，会使患者感到拘谨或有例行公事的感觉。

（三）心理测量学方法

心理测量学方法是依据心理学的原理和技术，利用心理测量工具，如标准化测验或量表，对个体的外显行为进行观察或评定，并将结果按数量或类别加以描述的过程。依据心理测量工具的不同，可将心理测量学方法分为心理测验法和评定量表法。

1. 心理测验法（psychological test）　是依据心理学理论，使用一定的操作程序，在标准情境下，用统一的测量手段测试个体对测验项目做出的行为反应的方法。心理测验的基本要素包括：①行为样本。指能够表现人的某种心理特质的一组代表性的行为。心理测验测量的是人的行为，即被试者对测验题目的反应。心理测验中的测验项目是按一定法则和心理学原理，抽取一定数量的、具有代表性的行为样本所构成的项目集，能反映某种心理品质。②标准化。首先要保证测验内容、指导语、实施方法、计分和结果解释的一致性；其次要建立一个用作比较的常模。其目的是尽可能控制无关变量，使不同的被测验者所获得的结果具有可比性。③客观性。指测验结果尽可能不受被试者和主试者主观因素的影响，如测验题目的选择必须采用客观的方法，测验题目难度的确定也必须客观和适当。心理测验的客观性与行为样本的代表性和测验程序的标准化水平密切相关。心理测验作为心理评估的主要技术和工具，有其自身的特点，包括：①间接性。心理特质是内在的、抽象的东西，无法直接测量。心理测验即是通过测量外显行为去推论个体的内在特质。②相对性。心理特质的测量不像物理特征的测量，没有绝对的零点，而是一种相对的比较，即与常模比较。测验分数不是一个确切的点，只能是一个范围或最佳估计。③客观性。心理测验的客观性实质上就是测验的标准化问题。心理测验采用标准化、数量化的原则，同时对结果的解释可参照常模进行比较，避免了主观因素的影响，因此评估结果较为客观。

2. 评定量表法（rating scale）　是指应用量表，即一套预先已标准化的测试项目，对被评估者的某种心理品质进行测量、分析和鉴别的方法。依据测试项目不同的编排方式，可分为二择一量表、数字等级量表、描述评定量表、Likert评定量表、检核表、语义量表和视觉类似物量表等。依据量表评估的方式可分为自评量表和他评量表两种基本形式。自评量表是被评估者依据量表内容自行选择答案进行判断的方法，可比较真实地反映被评估者内心的主观体验；他评量表则是评估者根据对被评估者的行为观察或会谈结果对其进行的客观评定。常用的评估量表较多，如生活事件量表、社会支持量表、应对方式量表等，在选用量表时应依据测量的目的和被评估者的具体情况进行合理选择。

（四）医学检测法

医学检测法主要用于心理评估，其内容包括对患者进行体格检查和实验室检查，如测量体温、脉搏、呼吸、血压等。检测结果可为心理评估提供客观依据，并对通过会谈法、观察法或心理测量学法收集资料的真实性和准确性进行验证。

在心理、社会评估过程中，为保证所收集资料更为完整、全面，评估结果更为科学、可信，护士可依据不同的评估目标及患者的特点，综合应用多种不同的评估方法。

小　结

人的健康不仅仅是躯体没有疾病，还包括心理和社会功能的完好状态。心理评估主要在于明确被评估者的心理状态的过程，主要包括认知功能、情绪、应激与应对、健康行为、自我概念等，解释其某种行为或现象出现的原因，识别其潜在的心理危机或心理健康问题，为制订心理干预措施提供依据。社会评估主要在于确定疾病发生发展过程中患者的社会功能及所处的社会环境，主要包括角色与角色适应、家庭、文化、环境等，明确患者健康状况，采取相应的护理干预，降低和解除消极影响，为促进个体的社会适应能力及身心健康提供依据。心理社会评估是健康评估的一个重要组成部分。心理社会

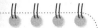

评估的主要方法包括会谈法、观察法、医学检测法、心理测量学方法等。不同的评估方法都有各自的优势与不足，应根据实际情况及评估内容的不同选择适宜的评估方法。在心理社会评估过程中，护士应依据不同的评估目标及患者特点，综合应用最适合的评估方法。

（魏洪娟）

第二节　心理评估

> **案例 3-2**
>
> 　　男性，30岁。因高热1周以伤寒疑似病例入院。体检：T 40.2 ℃，P 85 次 / 分，面色潮红，意识模糊，乱语躁动，兴奋不安，把邻床的阿姨错认为母亲。
> 　　请回答：
> 　　1. 该患者是哪种功能性健康型态失常？如何进一步评估？
> 　　2. 该患者现存的护理诊断有哪些？

一、认知功能

（一）基础知识

认知是指人们根据自身感知到的外界刺激与信息推测和判断客观事物的心理过程，包括感知觉、注意、记忆、思维、定向力等。感知觉使我们从周围环境中获取大量的基本信息，记忆使这些信息在我们头脑中得以保存，思维与想象使我们对这些记忆信息的操作成为可能，而注意为各个环节的顺利进行提供了有力的保证。

1. 感知觉（sensation）　感觉是人脑直接作用于感觉器官的客观事物的个别属性（如大小、声音、味觉等）的反映，是最基本的认知过程。知觉（perception）是人脑直接作用于感觉器官的客观事物的整体的反映。感觉是知觉的基础，感觉越清晰、越丰富，知觉就越完整、越正确。在认识事物的过程中常是多种感觉器官同时参与，而以知觉的形式直接反映事物。因此，人们常把感觉和知觉联系在一起，统称为感知觉。感知觉是思维的基础，对维持大脑正常活动具有重要意义。

2. 注意（attention）　是心理活动对一定对象的指向和集中，为个体在清醒状态下，时刻伴随着各种心理活动的特殊心理现象，具有选择、保持及活动的调节和监督功能，可分为无意注意和有意注意。

（1）无意注意：是指没有目的也无需做意志努力的注意，如浓郁气味引起的注意。

（2）有意注意：是指有目的并需要做一定意志努力的注意，受意识的调节与支配，是人生活、学习和工作不可缺少的认知能力之一，是注意的一种高级形式。

3. 记忆（memory）　为个体将所经历过的事物通过识记、保持、再认和再现（回忆）等方式，积累经验的心理过程。按信息在大脑中保存时间的长短，可分为瞬时记忆、短时记忆和长时记忆。

（1）瞬时记忆：又称感觉记忆，指个体的感觉器官感应到刺激时所引起的短暂的记忆，有鲜明的形象性，但信息存贮的时间极短，为 0.25 ~ 2秒，稍不注意，转瞬即逝。

（2）短时记忆：指感觉记忆中经过注意能保存到 1 分钟以内的记忆，记忆容量有限，不超过 1 分钟。

（3）长时记忆：指能够长期甚至永久保存的记忆，一般来源于短时记忆的加工和重复。保存时间长，为 1 分钟以上到几天、几个月、几年，甚至终生，记忆的牢固与否主要取决于记忆信息的意义重大与否。

4．思维（thinking） 为人脑对客观事物间接的、概括的反应，以及认识事物本质特征及其内部规律的理性认知过程。思维活动是人类认知活动的最高形式，在感知觉基础上产生，并借助语言和文字进行表达。

（1）思维的分类：根据思维的凭借物不同分为 3 种。

动作思维：指在实践活动中、人们以实际行动为支柱在头脑中解决具体问题的操作过程，是 0～3 岁婴幼儿的主要思维方式。

形象思维。指主要用直观形象和表象解决问题的思维过程，为幼儿期或成人在进行艺术创作时的主要思维方式。

抽象思维：又称为逻辑思维，为人类思维的核心。抽象思维是依赖抽象概念和理论知识来解决问题的思维过程，如护士根据收集到的资料对患者做出护理诊断。

（2）思维活动的过程：人类从感性认识上升到理性认识是通过一系列思维过程实现的。任何思维活动都是分析与综合、比较与分类及抽象与概括这些过程协同作用的结果，其中分析与综合是思维的基本过程。

分析与综合：分析是指在人脑中将事物的整体分解为各个部分或各个方面、把整体属性或特征区分出来。综合则是在人脑中将事物的各个部分、特征或属性结合起来形成一个整体的过程。综合是思维的重要特征。

比较与分类：比较是在分析综合的基础上，将各事物或现象加以对比，找出事物间的异同点及其关系的思维活动。分类是在比较的基础上确认事物主次并将其联合为组、属、种、类的过程。

抽象与概括：抽象是从事物许多特征中找出共同本质属性，排除非本质属性的思维过程。概括是把各类事物和现象的共同特征和属性综合起来，形成对一类事物本质属性的认识。

（3）思维的形式：概念、判断和推理是思维的 3 种基本形式。

概念：是指人脑反映客观事物本质特性的思维形式，在抽象概括的基础上形成。通过抽象与概括，舍弃事物次要的、非本质的特性，把握事物的本质特性。概念是最基本的思维形式。

判断：是指人们比较和评价客观事物及其相互关系并做出结论的思维形式。判断可以以现实为基础，也可以脱离现实；可以以社会常模为依据，也可以违背社会常模。判断不仅反映出思维的过程，而且也表现出人们对事物的评价、情感和愿望。

推理：是指人们由已知的判断，经过分析与综合推出新判断的过程，包括演绎和归纳两种形式。

5．语言（language） 是人们进行思维的工具，是思维的物质外壳。思维的抽象与概括总是借助语言得以实现，思维和语言是一个密切相关的统一体，共同反映人的认知水平。语言能力分为接受性语言能力和表达性语言能力两种。接受性语言能力是指理解语句的能力，包括倾听、阅读等感受过程。表达性语言能力是传递思想、观点、情感的能力，包括说话、书写等表达过程。

6．定向力（orientation） 是指个体对时间、地点、人物及自身状态的判断认识能力，包括时间定向、地点定向、空间定向和人物定向等。

7．智能（intelligence） 也称智力，是人们认识客观事物并运用知识解决实际问题的能力。智能是认知方面的各种能力的综合，与感知、记忆、注意和思维等有密切的关系。智能水平一般与年龄、文化程度和职业等有关。

（二）常见认知障碍

认知障碍是指认知过程异常，包括感知觉障碍、注意障碍、记忆障碍、思维障碍、语言障碍、定向力障碍和智能障碍。

1．感知觉障碍

（1）感觉障碍：是指感觉系统对外界刺激不能产生正常的感觉反应，也称为感觉异常。感觉障碍的常见类型如下。

感觉过敏：对外界刺激的感受性增高，如对皮肤轻触感到难忍的疼痛，多见于神经衰弱、癔症及神经系统器质性疾病。

感觉减退：对外界刺激的感受性降低，如对强烈疼痛仅有轻微的感觉，常见于入睡前瞌睡状态、抑郁状态和意识障碍。

内感性不适（体感异常）：指机体存在难以描述、难以忍受的不舒适感觉，性质和部位难以确定，如感到挤压、游走等，多见于神经症、癔症、抑郁症和精神分裂症等。

（2）知觉障碍：主要包括错觉和幻觉。

错觉：是对客观事物歪曲的知觉。生理性错觉常发生于在光线暗淡、恐惧、紧张、暗示或期待的状态下，如杯弓蛇影，一般通过验证可被很快纠正或清除。病理性错觉产生后不但个体不能纠正，且常有恐怖色彩，多出现在谵妄状态时。

幻觉：指没有现实刺激作用于感觉器官而出现的知觉体验，是一种虚幻的知觉，多见于精神分裂症患者。

2．注意障碍　主要表现注意的范围、稳定性和强度的改变。根据注意障碍的特点分为注意增强、注意减弱、注意涣散、随境转移、注意迟钝、注意狭窄、注意固定，其中以注意减弱和注意狭窄最为常见。

3．记忆障碍　指任何原因引起的记忆能力的下降。常见于颅脑外伤、脑血管病、颅内占位性病变等，也可以是心因性的。记忆障碍的常见类型如下。

（1）遗忘：指对识记过的事物不能再认或回忆，可分为永久性遗忘和暂时性遗忘。临床上可分为4种。

顺行性遗忘：指对紧接着疾病发生以后一段时间的经历不能回忆，多见于各种原因引起的意识障碍，如脑震荡、脑挫裂伤者不能回忆受伤后一段时间内的事。

逆行性遗忘：指对紧接着疾病发生以前一段时间的经历不能回忆，多见于脑外伤。

进行性遗忘：指记忆的丧失随着病情的发展而发展，而不仅仅是存在某一时间阶段的遗忘，主要见于阿尔茨海默病。

心因性遗忘：具有选择性遗忘的特点，即所遗忘的事情选择性地限于痛苦经历或可能引起心理痛苦的事情，主要见于癔症和应激性精神障碍。

（2）记忆减退：指识记、保存、再认和回忆能力的普遍减退。早期多表现为回忆减弱，尤其是对日期、年代、专有名词、概念等的回忆发生困难；严重时远记忆力也减退，如回忆不起个人经历等。常见于神经衰弱、脑血管病和其他脑器质性损害者，也可见于正常老年人。

（3）记忆错误：指由于再现歪曲而引起的记忆障碍，可分为错构、虚构和潜隐记忆。

错构：对过去曾经历的事件在发生地点、时间和情节上出现错误回忆，但患者坚信不疑，多见于脑部器质性疾病等。

虚构：对自己记忆的缺失部分，以虚构一套事情来填补，其内容多很生动，多变，常转瞬即忘，见于外伤性或中毒性精神病等。

潜隐记忆：又称歪曲记忆，是将他人的经历或者自己曾经的所见所闻回忆成自己的亲身经历，或者将本人的真实经历回忆成自己所见所闻的他人的经历。

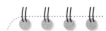

（4）记忆增强：指病态的记忆增强，患者对过去很远的、极为琐碎的小事都能回忆出来，常包括许多细节。这种记忆增强实际并非记忆能力的增强，而是过分增强了对某事物的感知过程。多见于躁狂症、强迫症等。

4．思维障碍　是各类精神疾病常见的症状，分为思维形式障碍和思维内容障碍。

（1）思维形式障碍：包括思维联想障碍和思维逻辑障碍。常见的表现如下。

思维奔逸：是一种兴奋性的联想障碍，表现为思维联想速度加快、数量增多及内容丰富生动，但思维逻辑联系非常肤浅，患者常缺乏深思而信口开河，多见于躁狂症。

思维迟缓：与思维奔逸相反，是一种抑制性联想障碍，思维活动量显著减少，速度缓慢，联想困难，反应迟钝，常见于抑郁症。

思维松弛：又称为思维散漫，表现为联想松弛，内容散漫，缺乏主题，使人不易理解。

破裂性思维：患者在意识清楚的情况下，出现思维联想过程破裂，缺乏内在意义上的连贯性和逻辑性，致使他人无法理解其意义，多见于精神分裂症。

思维贫乏：为联想数量减少，概念与词汇贫乏，表现为沉默少语，谈话言语单调，见于精神分裂症等。

病理性赘述：思维活动停滞不前、迂回曲折，联想枝节过多，极易偏离中心，做不必要的累赘的描述，多见于脑器质性、癫痫性及老年性精神障碍。

（2）思维内容障碍：主要表现为妄想和强迫观念。

妄想：是一种在意识清醒的情况下产生的歪曲的信念，为病态推理和判断的结果。

强迫观念：是指某一概念在大脑内不自主地反复出现，明知没必要，但无法摆脱，主要见于强迫症。

5．语言障碍　主要指局限性脑或周围神经病变所致的语言障碍，包括失语和构音困难。

（1）失语（aphasia）

运动性失语：不能说话，或只能讲一、两个简单的字，常表现用词不当，对答和复述均有困难，但能理解他人的语言和书面文字。

感觉性失语：不能理解他人的语言，自述流利，但内容不正常，发音用词错误，不能理解自己所言，严重时他人完全听不懂。

命名性失语：称呼原本熟悉的人名、物品名能力丧失，但能叙述如何使用，他人告知名称时，能辨别对与错。

失写：能听懂他人语言及认识书面文字，但不能书写或写出的句子有遗漏、错误，抄写能力尚存。

失读：丧失对文字、图画等视觉符号的认识能力，不能识别词句、图画。

（2）构音困难（dysarthria）：为语言表达阶段所包括的各结构的损害或生理过程失调所造成的语言表达障碍。主要由发音的肌肉麻痹、共济失调或肌张力增高所致。主要表现为发音不清但用词正确。

6．定向力障碍　定向力是人们对时间、地点、人物、自身状态的判断认识能力。

定向力障碍者不能将自己与时间、空间、地点和人物联系起来。一般来说，时间定向力最先丧失，人物定向力最后丧失。多见于脑器质性疾病，是意识障碍的重要标志，也可见于精神分裂症。

7．智能障碍　智力是人们认识客观事物并运用知识解决实际问题的能力。智能障碍指智慧和能力的全面减退。先天性智能障碍主要见于精神发育迟滞，后天性智能障碍见于各种类型的痴呆。

（三）认知的评估

1．感知觉评估　可通过会谈法询问被评估者感知觉有无改变或异常。如"您觉得最近视力有变化吗？""您有夜间视物困难吗？""您的视力对您的生活有何影响吗？"等。同时可进行相应的感知觉检查，如视力、听力、嗅觉、味觉等检查，以进一步明确其感知觉的功能状况。

2．注意力评估

（1）无意注意评估：通过观察患者对周围环境变化有无反应进行判断，如对所住病室开、关灯有无反应等。

（2）有意注意评估：可指派任务让患者完成，同时观察其执行任务时的专注程度。也可询问其"能集中精力做事或学习吗"等。

3．记忆力评估

（1）回忆法：为评估记忆最常用的方法，可用于测量短时记忆和长时记忆。评估短时记忆可让被评估者重复听到的一句话或一组由 5～7 个数字组成的数字串，如电话号码等。评估长时记忆可让患者说出当天进食过哪些食物，或自己的生日，或家人的名字，或叙述孩提时代的重要事件等。

（2）再认法：是评估记忆最常用的方法，可用于测量感觉记忆、短时和长时记忆，尤其当回忆法无法使用时，可以弥补回忆法的不足。

（3）评定量表测评：常用量表有韦氏记忆量表（Wechsler memory scale，WMS）及其修订版、Rivermead 行为记忆测验（Rivermead behavioral memory test，RBMT）、再认记忆测验（recognition memory test，RMT）、临床记忆量表等。

4．思维评估 主要针对思维形式和思维内容进行评估。

（1）概念化能力评估：可在健康指导后，请被评估者对所接受的信息进行总结概括，以此判断其对相关知识的概念化，同时注意其言语的速度、连贯性等，评估其语言表达能力及有无联想障碍等。

（2）判断力评估：询问患者有关日常生活或工作中可能出现的情况并做出判断，评估其有无判断能力受损。如"您感到疼痛时怎么处理？""如果您违反了交通规则，警察示意您停下，您将怎么办？"等。

（3）推理能力评估：根据患者的年龄特征提出问题评估其归纳推理和演绎能力，可让被评估者解释一些成语的意义，或比较两种不同事物的异同点等。

（4）思维内容评估：通过询问患者评估其有无思维内容障碍，如"您觉得家人或周围人对您的态度如何？"等。也可以通过知情人来了解被评估者有无思维内容的异常表现。

5．语言能力评估 一般通过被评估者对自身健康状况的描述即可对语言能力做出初步判断。必要时，可通过以下方式评估语言能力。

（1）提问：提出由简单到复杂，由具体到抽象的问题，观察个体能否理解及回答是否正确。

（2）复述：说出简单词句，让患者重复说出。

（3）命名：给出一些常用物品，要求患者说出名称，不能说出者则说出其用途。

（4）自发性语言：可通过其对自身健康状况的描述，观察陈述是否流利，用词是否恰当，或完全不能陈述。

（5）阅读：诵读单个或数个词、短句或一段文字，默读一段短文或一个简单的故事，然后说出其大意，评价读音及阅读理解的程度。

（6）书写：要求患者随意写出一些简单的字、数码、自己的姓名、物品名称或短句；让患者写出评估者口述字句；让患者抄写一段字句。

6．定向力评估 主要通过询问被评估者相应的问题来判断有无定向力障碍。

（1）时间定向力：可询问"现在是几点钟？""今天是星期几？""请告诉我今年是哪一年？"等。

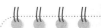

（2）地点定向力：可询问"您现在在什么地方？""您家住在哪里？"等。

（3）空间定向力：可询问"我站在您的左边还是右边？""呼叫器在哪儿？"等。

（4）人物定向力：可询问"您叫什么名字？""您知道我是谁吗？"等。

7．智能评估　可通过被评估者对健康史的描述，对其智能是否有损害及其损害的程度做出粗略的判断。必要时，可进行相应的量表测评。常用的智能测评量表有简明智力状态检查量表（mini-mental state examination，MMSE）、长谷川痴呆量表、神经行为认知状况测试等。

（四）相关护理诊断

1．有急性意识障碍的危险　与感觉器官疾病、神经精神性疾病、药物副作用等有关。

2．记忆功能障碍　与神经精神性疾病、应激事件、注意力不集中等有关。

3．言语沟通障碍　与思维障碍、意识障碍、言语发育障碍等有关。

4．有沟通增强的趋势　与导致沟通障碍的疾病逐渐好转有关。

5．知识缺乏：缺乏疾病预防与康复的相关知识。

案例 3-3

女性，46 岁，家庭妇女。2 天前因车祸发生下肢挤压伤急诊入院，因范围较大、伤势严重，可能会影响到将来的下肢功能，欲行切开复位术。2 个孩子正在读中学和小学，家里主要由其丈夫打工养活，没买医疗保险，现忧心如焚，唉声叹气，终日以泪洗面。

请回答：

1．如何对该患者进行心理评估？

2．该患者现存的护理问题有哪些？

二、情绪

（一）基础知识

1．情绪的定义　情绪（emotion）是人对客观世界的一种特殊反应形式，即人对客观事物是否符合自己需要而产生的态度体验。也可以说是主体对外界刺激给予肯定或否定的心理反应。当人的需要获得满足或基本满足时，便产生积极的情绪，如愉快、高兴、欢乐、满意、喜悦；当人的需要得不到满足，便产生消极的情绪，如愤怒、哀怨、忧郁、焦虑、紧张等。

2．情绪的表达　情绪可以通过多种形式表达，由主观体验、外部表现和生理唤醒组成。当情绪产生时，这三种层面共同活动，构成一个完整的情绪情感体验过程。

（1）主观体验：是个体对不同情绪和情感状态的自我感受。每种情绪都有不同的主观体验，只有个人内心才能真正感受到或意识到，如感到很内疚、痛苦等。

（2）外部表现：情绪的外部表现通常称为表情，包括面部表情、姿态表情和语调表情。①面部表情：主要是通过眼睛、颜面和口部肌肉的变化来表达，其中以眼部变化尤为突出，因而成为鉴别情绪的主要标志。②姿态表情：指以手势、身体姿势等传达情绪情感，是人们判断和推测情绪的外部指标。如踢翻凳子表达愤怒等。③语调表情：则是通过言语的声调、节奏和速度的变化来表达个体心理活动的过程等。

（3）生理唤醒：是指伴随情绪所产生的生理反应，包括呼吸、心率、血压、皮肤颜色、温度、皮肤电反应、脑电反应及内分泌系统反应等。如激动时，满脸通红、血压升高、心搏加快、手心出汗；恐惧时皮肤苍白、心搏加快等。

3．情绪的种类

（1）基本情绪：为最原始的情绪，可分为 4 种最基本类型。

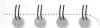

快乐：为追求的目标得以实现导致紧张解除时产生的情绪体验。快乐的程度取决于所追求目标价值的大小、追求过程中所达到的紧张水平及实现目标的意外程度等，其程度可从满意、愉快到欢乐、狂喜。

愤怒：由于愿望不能达到，一再受阻碍时引起内心的紧张积累而产生的情绪体验，其程度可从轻微不满、生气、愤怒到大怒、暴怒。愤怒的程度与干扰的程度、次数及挫折的大小有关。愤怒对个体的身心伤害非常明显。

悲哀：个体失去某种其重视或追求的东西或目标时产生的情绪体验，其程度取决于失去的事物的价值，可从遗憾、失望到难过、悲伤、哀痛。悲哀带来紧张的释放可导致哭泣。悲哀并不总是消极的，有时会转化为前进的动力。

恐惧：是面临或预感危险而又缺乏应对能力时产生的情绪体验，其程度可以从担心、害怕到恐惧、惊恐。

（2）情绪状态：是指在某种生活事件或情境的影响下，在一定时间内，情绪活动在强度、紧张水平和持续时间上的综合表现。

心境：是影响人的整个精神活动的一种微弱而又比较持久的情绪状态，它具有比较平稳、持久和弥漫性的特点。

激情：是一种迅速而猛烈的具有暂时勃发性质的情绪状态，具有明显激烈的机体内部变化和外部表现。

应激：是当环境刺激威胁到个体的重要需求和应对能力时，所产生的一类特殊心理反应，表现为机体与环境之间适应或缺乏适应。

4. 健康情绪的特征　①情绪的发生发展有明确原因；②情绪反应强弱与刺激强弱呈正比，反应适度；③情绪发生后，随时间推移，由强渐弱，稳定而灵活；④可以自我调节和控制。

（二）情绪的评估

1. 会谈法　个人的情绪感受可直截了当地用口头语言方式表达，而且大多能够正确地反映自己的情绪感受。会谈时，除了要明确被评估者的情绪状态（包括其主观感受及可能的生理反应，如有无睡眠障碍、食欲变化等），还应注意了解其可能的原因及持续的时间等。

2. 观察法与医学检测法

（1）外部表情的观察：个体在产生各种情绪时，面部表情、体态表情和言语表情等外部表情动作的变化。评估者可通过评估对象的表情变化来了解其情绪特点和心理需要。如高兴时常表现为笑容满面；悲伤时，唉声叹气；愤怒时，咬牙切齿等。

（2）生理反应的评估：观察和评估其呼吸频率、心率、血压、皮肤颜色和温度等有无变化。必要时可进行激素水平的测量等。

3. 评定量表测评　为评估情绪较客观的方法。常用的量表有：①Avillo情绪与情感形容词量表，适合于不能用语言表达自己情绪、情感或对自己的情绪、情感定位不明者；②Zung焦虑自评量表（self-rating anxiety scale，SAS），可测量有无焦虑症状及其严重程度，适用于具有焦虑症状的成年人，具有广泛的应用性；③Zung抑郁自评量表（self-rating depression scale，SDS），可测量有无抑郁症状及其严重程度，使用简便，能直观地反映个体的主观感受；④综合性医院焦虑抑郁量表（hospital anxiety and depression scale，HADS）等。

（三）相关护理诊断

1. 情绪调控受损　与疾病、环境因素等有关。

2. 焦虑　与需求未满足、过度担心、环境不适应等有关。

3. 恐惧　与疾病、环境因素等有关。

4. 悲伤　与患病住院、抑郁等有关。

5. 睡眠型态紊乱　与心理应激、情绪异常、环境改变等有关。

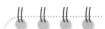

6. 疲乏 与兴趣缺乏、精力不足等有关。

7. 有自残/自杀的危险 与情绪抑郁、沮丧、无价值观等有关。

8. 有对他人/自己实施暴力的危险 与自控能力下降、易激惹等有关。

案例 3-4

男性，45岁，某单位主任，兼营茶馆。追求完美，8小时内工作繁忙，8小时外忙于生意和应酬，总觉得时间不够用，走路带小跑，做什么都急匆匆。近几个月来出现头昏，工作效率下降，常半夜抽烟、乏力、失眠，测得 BP 148/98 mmHg，初步诊断为高血压。

请回答：

1. 该患者的高血压主要是什么原因导致的？
2. 该患者现存的护理诊断有哪些？

三、应激与应对

（一）基础知识

1. 应激（stress） 是指个体的平衡状态受到破坏或威胁时进行适应和应对的过程。可引起个体产生应激的各种因素称为应激源（stressor）。应激源可以是来自体内的，也可以是来自体外的；可以是正性的，也可以是负性的；可以是积极的，也可以是消极的。按照属性可分为4类（表3-1）。

表3-1 应激源的分类

应激源	因素
生理性应激源	各种机体功能失调或组织结构残缺，如饥饿、疾病、外伤、衰老等
心理性应激源	各种心理挫折或心理冲突，如孤独、无助、缺乏自信、焦虑、恐惧等
环境性应激源	寒冷、炎热、射线、噪声、空气污染、生活环境改变等
社会文化性应激源	家庭功能失调、职业压力、经济困难、角色改变、文化差异等

2. 应激的中介因素

（1）认知评价（cognitive appraisal）：是个体根据自身情况对应激源的性质和意义做出的估计，是应激反应过程中的关键中介因素之一。认知评价在心理应激中发挥重要的作用，同样的应激源，由于认知评价不同，引起的应激反应可以截然不同。

（2）应对方式（coping strategies）：是个体对生活事件以及因生活事件而出现的自身不平衡状态所采取的认知和行为措施。不同的应对方式对应激反应的产生和发展起着促进或限制的作用，影响个体的身心健康。根据应对的指向性，分为情感式应对和问题式应对。

情感式应对：指解决自身情境反应的应对活动，指向的是应激反应，倾向于采用过度进食、用药、饮酒、远离应激源等行为回避或忽视应激源，用于处理由应激所致的情感问题。

问题式应对：是指直接解决事件或改变情境的应对活动，指向的是应激源，倾向于通过有计划地采取行动、寻求排除或改变应激源所致影响的方法，用于处理导致应激的情境本身。在应激可以由行动直接处理时，问题式应对方式更积极有效；反之则情感式应对更为有效，可暂时缓解紧张情绪，有助于发现解决问题的能力，但过度持续地使用情感式应对可导致焦虑或抑

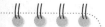

郁，甚至出现自毁行为。

（3）社会支持（social support）：是个体与社会各方面包括亲属、朋友、同事和同伴等社会人，以及家庭、单位、党团、工会等社团组织所产生的精神和物质上的联系程度。能为个体提供精神与物质支持，是应激过程中个体"可利用的外部资源"，具有减轻或缓冲应激的作用。配偶及家庭成员是个体社会支持最重要的来源，其次是朋友和同事。

（4）个性特征（personality）：是个体的整个精神面貌，即具有一定倾向性、稳定性的各种心理特征的总和。个性影响个体对应激源的感知、应对方式，并与其社会支持资源有着密切关系，个性与个体应激反应的形成和程度有关。

3．应激反应（stress reaction） 是应激源引起的机体非特异性适应反应，通常称为应激的身心反应，包括生理、情绪、认知和行为等方面的反应。

（1）生理反应：主要特点为肾上腺髓质兴奋，分泌大量儿茶酚胺，导致呼吸和心率增快，心肌收缩力和心排血量增加，血压和血糖升高，脑和骨骼肌的血流量增多，皮肤和内脏血管收缩、血流量减少、汗腺分泌增加、瞳孔扩大等，为机体适应和应对应激提供充足的能量准备。若反应有效，机体适应成功，则恢复内环境的稳定。若应激源持续存在，机体会因长期的资源耗竭，而导致躯体因损伤而患病，甚至死亡。

（2）认知反应：个体在应激时产生的情绪反应及其强度受多种因素的影响，差异很大。适度的应激水平使个体保持适度的紧张和焦虑，从而有助于任务的完成。若应激水平过高，会引起过度焦虑和恐惧，还可出现抑郁、愤怒、敌意、过度依赖和无助感等。这些负性情绪反应可与其他心理行为活动产生相互影响，使自我意识变狭窄，注意力下降、判断能力和社会适应能力下降等。

（3）情绪反应：适度的紧张和焦虑情绪有助于采取积极的应对措施，但过强应激水平可产生强烈的情绪反应，如重度焦虑，甚至恐惧等则会导致认知能力下降，进而影响其应对能力，严重者还可出现抑郁、愤怒、敌意、过度依赖和无助感等负性情绪反应。

（4）行为反应：由于应激源的类型、强度以及个体的中介因素不同，可以产生不同行为反应。常见的行为反应有逃避或回避应激源、攻击他人、吸烟、酗酒或吸毒等。

（二）应激的评估

1．会谈法 可围绕应激源、应激心理中介因素及应激反应等预先设定访谈提纲。

（1）应激源：通过询问问题了解被评估者近1年内是否经历重大生活事件和是否有日常生活困扰及其对个体的影响。如："目前让您感到紧张焦虑的事情有哪些？""近来您的生活有哪些改变？""您所处的环境是否让您感到紧张不安或烦恼？"等。

（2）应激心理中介因素：围绕被评估者对应激源的认知评价、应对方式、社会支持、个性特征等进行询问。如"这件事对您意味着什么？""您认为自己是否有能力应对这件事？""您通常会采取哪些方式来缓解紧张或压力？""当您遇到困难时，您的家人、朋友、同事或单位组织会为您提供帮助吗？""在您遇到困难时，您会主动向您的家人、朋友或同事寻求帮助吗？""您对家人、亲友或同事的帮助是否满意？""在您做事或做决定时，是喜欢一个人独立完成，还是愿意他人的参与？""遇到不开心的事情时，您是喜欢说出来，还是更愿意闷在心里？"等。

（3）应激反应：通过询问以了解被评估者应对措施的有效性及应激的身心反应。如"您能否解决您所遇到的问题和烦恼？""您采取的措施是否有效？""您是否感到身心疲惫？"等。

2．评定量表测评

（1）应激源强度的评估：目前用于应激源的评定主要有 Holmes 和 Rahe（1967）编制的"社会再适应评定量表"（social readjustment rating scale，SRRS）、住院患者压力评定量表、张亚林和杨德森于 1986 年编制的生活事件量表（life event scale，LES）等。

（2）应激心理中介因素评估：主要使用针对应对方式、社会支持以及个性特征的评定量表。①应对方式评估：常用的有 Jaloviee 应对量表、简易应对方式问卷、特质应对方式问卷及医学应对问卷等。②社会支持评估：常用的有肖水源（1993）提出的社会支持评定量表、领悟社会支持量表等。③人格测验：包括人格调查和投射技术两类。常用的人格调查有明尼苏达多相人格问卷（Minnesota Multiphasic personality inventory，MMPI）、艾森克人格问卷（Eysenck personality questionnaire，EPQ）等。常用的投射技术有罗夏墨迹测验、主题统觉测试等。

（3）应激反应的评估：由于应激常致焦虑和抑郁，因此测量焦虑和抑郁的量表可作为测量应激反应的有效工具。

3．观察法与医学检测法　主要观察和检测有无因应激所致的生理功能变化、认知和行为异常，如有无心率、心律、血压改变；呼吸频率和形态的变化情况；有无厌食、腹痛等消化功能改变等。

（三）相关护理诊断

1．应对无效　与应对方式不良、支持系统不足等有关。

2．有无能为力感的危险　与应对方式不良、支持系统不足有关。

3．有创伤后综合征的危险　与创伤、应对方式不良、支持系统不足等有关。

4．无效性否认　与应对方式不良、认知障碍等有关。

5．有对他人 / 自己实施暴力的危险　与酒精或药物依赖、情绪不稳等有关。

6．焦虑　与患病住院、环境改变、应对无效等有关。

7．恐惧　与疾病预后不佳、应对无效等有关。

四、健康行为

（一）基础知识

1．行为（behavior）　是机体在环境因素影响下发生的内在生理和心理活动的反应，表现为机体外显的活动、动作。

2．行为与健康的关系　从身心健康的角度看，人类行为与健康有着非常密切的关系，不仅是因为个体在疾病过程中出现的各种行为表现，更重要的是个体的行为对健康状况有着巨大的影响。目前严重威胁人类健康和生命的已经不再是由生物因素所致的传染病和营养不良，而是由于心理社会因素和人类行为方式等所致的心脑血管病、糖尿病或恶性肿瘤。改善不良行为方式可以预防这些疾病的发生，并有利于疾病的治疗。目前对于健康行为的研究已受到人们的普遍重视，因为多发病、常见病的发生多与行为因素和心理因素有关，各种疾病的发生、发展最终都可找到行为和心理因素的相关性。

（二）常见健康保护行为和损害行为

健康行为（health behavior）是人们为了增强体质、维持和促进健康而进行的各种活动，对人的身心健康具有重要意义。研究显示，人的行为与其健康状况存在着密切的关系。Matarazzo（1984）曾将影响健康的行为分为健康保护行为和健康损害行为两类。

1．健康保护行为　是指对维护健康有积极影响的行为，也称行为免疫。世界卫生组织提出的 4 大健康保护行为是不吸烟、饮酒不过量、锻炼身体和平衡膳食。美国加利福尼亚州公共卫生局人口研究室经过多年的研究总结出 7 项健康保护行为：①从不吸烟；②有规律地锻炼身体；③适当的睡眠（每晚 7 ～ 8 小时）；④保持正常体重；⑤适度饮酒或不饮酒；⑥每天食早餐；⑦两餐之间吃零食。

2．健康损害行为　是指偏离个人、团体及社会健康期望方向的一组相对明显和确定的对

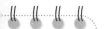

健康有不良影响的行为，或称行为病因。通常可分为以下4类。

（1）不良生活方式和习惯：主要包括不良饮食习惯和缺乏运动，如饮食过度、高脂饮食、高糖饮食或低纤维素饮食、挑食、嗜好致癌性食物和进食过快等。

（2）日常健康危害行为：主要包括吸烟、酗酒、吸毒和不良性行为等。这些行为不仅给自己的身心健康带来不利影响，还会给家庭、社会带来难以估量的危害，吸毒、不良性行为可导致艾滋病等传染病的传播。

（3）不良病感行为：是指个体从感知到自身有病到疾病康复全过程所表现出来的一系列不良行为，如疑病行为、恐惧、讳疾忌医，不及时就诊、不遵从医嘱、迷信或放弃治疗、自暴自弃等。

（4）致病行为模式：是指可导致特异性疾病发生的行为模式，也称作危害健康的人格类型。研究发现A型性格是冠心病的主要危险因素，而C型性格者比较容易罹患癌症。

（三）健康行为评估

1. 会谈法 通过询问了解患者是否存在不良的生活方式、习惯、健康损害行为等。

2. 观察法 主要包括个体的健康行为或健康损害行为发生的频率、强度和持续时间等，如饮食的量、种类、有无节食或暴饮暴食行为；日常运动类型、频次；有无吸烟、酗酒、吸毒行为或皮肤注射痕迹或瘢痕；是否存在A型或C型性格（行为模式）的表现等。

3. 评定量表测评 用于行为评估的测量工具包括健康促进生活方式问卷、酒精依赖疾患识别测验、A型行为评定量表等。

（四）相关护理诊断

1. 久坐的生活方式 与不良生活习惯有关。

2. 健康维护行为／自我管理无效 与健康知识缺乏、个人应对无效等有关。

3. 肥胖／超重 与缺乏足够的运动、进食高能量食物、健康知识缺乏等有关。

案例 3-5

女性，33岁。因关节疼痛、面部红斑、低热3周入院。双面颊部有2 cm×3 cm蝴蝶形红斑，初步诊断为系统性红斑狼疮。入院后即用糖皮质激素治疗，现体重增加10 kg，终日唉声叹气，不愿照镜子，不愿见人。

请回答：

1. 该患者有无自我概念紊乱？

2. 该患者现存的护理问题有哪些？

五、自我概念

（一）基础知识

1. 自我概念（self concept） 是人们通过对自己的内在和外在特征，以及他人对其反应的感知与体验而形成的对自我的认识与评价，是个体在与其所处的心理和社会环境的相互作用过程中形成动态的、评价性的"自我肖像"。

自我概念是心理健康的重要标志，自我概念紊乱可极大影响个体维持健康能力，因此，自我概念是衡量个体心理健康的重要标准之一。

2. 自我概念的形成与发展 自我概念并非与生俱来，它是个体与他人相互作用的"社会化产物"。自我概念的形成与变化受诸多因素影响，可做如下归纳。

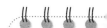

（1）早期的生活经历：个体在早期生活经历中得到的身心社会反馈是积极的、令人愉快的，建立的自我概念多半是良好的；反之，则是消极的。

（2）生长发育过程中的正常生理变化：如青春期第二性征的出现、妊娠、衰老过程中皮肤弹性的丧失和脱发等，均可影响个体对自己身体的感知。

（3）健康状况的改变：如疾病、外伤等，可致个体身体外观暂时或永久改变，对其身体意象及自我认同均有较大影响。

（4）人格特征：控制观理论认为在长期社会学习经历中形成的相当稳定的人格特征，影响着个体对外界事物的感受。内控型控制观者，将事物的结果归因于个人的行动和选择，常与积极的自我概念相联系；外控型控制观者，将事物的结果归因于命运、运气或外部力量，多与消极的自我概念相联系。

（5）其他：文化、环境、社会经济状况、人际关系、职业和个人角色等也可在一定程度上影响个体的自我概念。

3．自我概念的组成

（1）身体意象（body image）：也称体像，是指个体对自己身体外形及身体功能的认识和评价，包括对身体外形、身体功能、性功能和健康状况的感知。身体意象是自我概念中最不稳定的部分。若个体无限放大自身某种缺陷，则会出现体像障碍倾向。

（2）社会认同（social identity）：也称社会自我，是个体对自己的社会人口特征，如年龄、性别、职业、政治和（或）学术团体会员资格以及社会名誉、地位的认识与感受。

（3）自我认同（personal identity）：也称精神自我，是个体对自己智慧、能力、性格、道德水平等的认识与判断。

（4）自尊（self-esteem）：是个体尊重自己、维护自己的尊严和人格，不容他人任意歧视、侮辱的一种心理意识和情感体验。任何对自我的负性认识和评价都会影响个体的自尊。在生活中，人们可获得多种情感体验，自尊则是带有正性评价和情感色彩的描述，是人格中具有积极意义的部分，与个人的自我价值有关，是应该努力培养的品质。

4．自我概念的分类　有关自我概念的分类方法较多，国内外较为认可的是 Rosenberg 分类法。

（1）真实自我：为自我概念的核心，是人们对其身体内外在特征及社会状况的如实感知与评价，包括社会认同、自我认同、体像等方面。

（2）期望自我：又称理想自我，是人们对"我希望我成为一个什么样的人"的感知。期望自我在一定程度上受社会期望的左右，是人们获取成就、达到个人目标的内在动力。但是它含有真实和不真实的成分，真实成分越高，与真实自我越接近，个体的自我概念越好，否则可产生自我概念紊乱和自尊低下。

（3）表现自我：指个体真实自我的展示与暴露，为自我概念最富于变化的部分。个体自我暴露的程度取决于与交往对象的熟悉和信任程度。与此同时，某种因素的驱动也会使个体有意无意地掩盖自我；此外，表现自我还容易受"观众效应"的影响。由此可见，对个体自我概念的评估结果取决于暴露自我的多少以及与真实自我的相关程度。

（二）自我概念紊乱

由于疾病或外伤使身体某一组成部分缺失、外观改变或生理功能障碍，心理及精神障碍等患者易出现自我概念紊乱。自我概念紊乱的主要表现如下。

1．行为方面　可分为语言和非语言行为表现。

（1）语言行为，如"我真没用""看来我是无望了"。

（2）非语言行为，如不愿见人、不愿照镜子、不愿与他人交往、不愿看身体外形改变的部位、不愿与他人讨论伤残或不愿听到相关的谈论等。部分个体可表现出过分依赖、生活懒散、逃避现实，甚至自杀倾向。

2. 情绪方面 可有焦虑、抑郁、恐惧等情绪改变。表现为注意力无法集中，易激惹，姿势与面部表情紧张，神经质动作；肢端颤抖、快语、无法平静；情绪低落、心境悲观、自我感觉低沉、自觉生活枯燥无味、哭泣。

3. 生理方面 可出现心悸、食欲缺乏、睡眠障碍、运动迟缓以及机体其他功能的减退。

（三）自我概念的评估

1. 会谈法 是了解被评估者自我概念的主要方法之一。会谈可围绕其对自己的身体意象、社会与自我认同、自尊的看法来设置会谈提纲。如可询问"您觉得您是怎样的一个人？""您对自己满意吗？""您最引以为豪的个人成就有哪些？""您最希望自己在什么方面有所改变？"等。

2. 观察法 注意观察被评估者在与他人互动过程中外表、言语和非语言行为及情绪反应等。

（1）外表：衣着是否整洁，穿着打扮是否得体。

（2）非语言行为：是否有不愿见人、不愿照镜子、不愿与他人交往、不愿看体貌改变的部位、不愿与他人讨论伤残或不愿听到这方面谈论的行为等。

（3）语言行为：有无"我真没用"等语言流露。

（4）其他：有无着急、害怕、易激惹等焦虑表现，有无失眠、食欲缺乏、易疲劳等抑郁情绪。

3. 投射测验 可在受测者没有戒心的情况下，收集到其从内心深处透露或投射出来的心理活动。通过专业分析了解受测者的真实动机和态度。其中最著名的投射测验是罗夏墨迹测验和主题统觉测试。画人测验则适用于儿童等不能很好地理解和回答问题者，可以让患者画自画像并对其进行解释，从中了解患者对自我概念的理解与认识。

4. 评定量表测评 可直接用于测量个体自我概念的常用量表有 Rosenberg 自尊量表、Tennessee 自我概念量表、Piers-Harries 儿童自我意识量表、Michigan 青少年自我概念量表及 Coopersmith 青少年自尊量表，也有专用于评定护士的职业自我概念量表。实践应用时可根据要评估的内容及每个量表的适用范围进行选择。

（四）相关护理诊断

1. 体像紊乱 与身体外形及功能变化有关。

2. 自我认同紊乱 与人格障碍有关。

3. 长期低自尊 与自我认同降低、事业失败、家庭矛盾等有关。

4. 情境性低自尊 与疾病或外伤导致机体功能下降等有关。

小 结

1. 人的健康不仅仅是躯体没有疾病，还包括心理和社会功能的完好状态。心理、社会评估是健康评估的一个重要组成部分。

2. 心理、社会评估的主要方法包括会谈法、观察法、医学检测法、量表评定等。不同的评估方法都有各自的优势与不足，应根据实际情况及评估内容的不同选择适宜的评估方法。

3. 心理评估主要包括认知功能评估、情绪评估、应激与应对评估、健康行为评估、自我概念评估等。

随堂测 3-1

（魏洪娟）

第三节　社会评估

　　社会是由具有一定联系、相互依存的人们组成的有文化、有组织的系统。人不仅是自然存在物，还是社会存在物，社会属性是人的重要属性。因此，不仅要重视患者的生理评估，还应对其进行社会评估。社会评估的主要内容包括角色与角色适应、家庭、文化和环境评估等。

一、角色与角色适应

　　角色（role）是指社会对处于某种特定社会位置的个体所规定的行为标准和行为期望，即个体在社会群体中被赋予的身份及该身份应发挥的功能。在社会生活中，个体往往拥有多重角色身份，如某个人在家庭是父亲、丈夫；在单位是公司领导；在医院是患者。

　　（一）角色的分类

　　角色总体上可分为3类。

　　1. 第一角色　又称基本角色，直接决定个体的主体行为，是由每个人的年龄、性别所赋予的角色，如儿童角色、妇女角色、老人角色等。

　　2. 第二角色　又称一般角色，是个体为完成每个生长发育阶段中的特定任务，由所处的社会情形所确定的角色，如母亲角色、护士角色等。

　　3. 第三角色　又称独立角色，是为完成某些暂时性发展任务临时承担的角色，如患者角色等。

　　以上3种角色的分类是相对的，在不同的情况下可以相互转换。当个体的角色发生改变时，角色行为者必须对自己的行为做出相应调整，否则会出现角色适应不良。

　　（二）常见的角色适应不良

　　角色适应不良（role maladjustment）是指个体的角色实践与角色期望不协调或无法达到角色期望的要求。常见的类型如下。

　　1. 角色冲突（role conflict）　指角色之间或内部发生矛盾、对立，使个体难以适应而发生的心理冲突与行为矛盾。角色冲突有两类，一是不同角色承担者之间的冲突，如医患冲突。它常是由角色利益上的对立、角色期望的差别以及偏离角色规范等原因引起的。二是角色内冲突：①个体需要同时承担两个或两个以上在时间和精力上相互冲突的角色，如孩子生病需要母亲照顾，而单位工作也需要母亲参与，不可能同时既照顾孩子又完成工作，最终个体可能因为其中一个角色未能达到角色期望而产生懊恼或罪恶感。②当一个人所承担的几种角色间出现了行为规范互不相容的情况时，也会发生角色冲突。如在主干家庭中，如果出现"婆媳之争"，儿子往往处在角色冲突的地位。作为儿子，其角色规范要求他维护母亲的尊严，但作为丈夫，其角色规范又要求他维护妻子的利益。

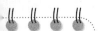

2．角色模糊（role ambiguity） 指个体对一个给定的角色的期待或规定缺乏明确的理解和认识，对角色的行为规范不清楚。导致角色模糊的原因可能有：涉及的角色期望太复杂，角色转变的速度太快，或与其角色伙伴之间的沟通不良等。如新患者入院后，如果护士未能及时与其沟通，对其进行健康教育，使得患者对住院期间自己的角色不明确，不知道该如何配合治疗，则可能出现角色模糊。

3．角色匹配不当（role incongruity） 指个体的自我概念、自我价值观，或自我能力与其角色期望不匹配。

4．角色负荷过重（role overload）和角色负荷不足（role underload） 角色负荷过重指在一定期限内对个体的角色期望过高；角色负荷不足则是对个体的角色期望过低而使个体的能力没有发挥出来。

5．角色失败（role failure） 亦称角色崩溃，是指角色承担者被证明已不可能继续承担或履行该角色的权利和义务，不得不中途退出角色。它是最严重的角色适应不良现象，会给社会造成比较严重的后果并使角色承担者受到很大打击。

（三）患者角色

个体患病后，即无可选择地进入了患者角色，其原有的社会角色部分或全部被患者角色所替代，以患者的行为来表现自己。患者若不能正常地行使其权利和义务，就可能出现角色适应不良。患者角色适应不良的类型包括：

1．患者角色缺如 是指患者被确诊后尚未进入患者角色，不能正视或厌倦疾病的存在，否认或不接纳自己患病的现实，即对患者角色的不接纳和否认。多见于初次生病、初次住院，尤其是初诊为癌症的患者。产生患者角色缺如可能是因为患者短时间内不能接受疾病诊断或对自己疾病的严重程度过于忽视。

2．患者角色冲突 指个体在适应患者角色过程中与其常态下的各种角色发生心理冲突和行为矛盾。当个体成为患者角色后，由于时间、空间及精力的限制和行为模式的改变，势必会不能顾全其他角色，由此产生角色冲突，若患者不能很好地由常态下的社会角色转变为患者角色，则对其治疗和康复会带来负面影响。如一位即将参加高考的学生因腹痛住院治疗，同时，该患者担心长时间住院会影响其学习，因此住院期间每天坚持学习到深夜，致其得不到应有的休息而影响康复。

3．患者角色强化 指患者对自己所患疾病表现得心理反应过度的角色行为特征。表现为患者对自己所患疾病过度关心，过度依赖医院环境，过度要求亲友的照顾等。患者角色强化的特点是患者的角色行为超过了与其疾病严重程度相应的行为强度。例如：已适应和习惯依赖呼吸机辅助呼吸的患者，既希望又害怕撤除呼吸机。

4．患者角色减退 在个体逐渐接受和适应患者角色之后，由于某些原因重新转回常态角色，去承担本应免除的责任与义务，与此同时，患者角色行为退化，甚至消失。例如，一位慢性阑尾炎住院准备择期手术的患者，在得知自己儿子因事故急诊手术时，立即放弃自己的治疗去照顾儿子。此时，患者将其"母亲"角色上升为第一位，承担起照顾孩子的职责，原有的患者角色消退。

5．患者角色异常 患者受病痛折磨感到悲观、失望等不良心境的影响导致行为异常，如对医务人员的攻击性言行，病态固执、抑郁、厌世，以至自杀等。

（四）角色与角色适应的评估

角色与角色适应的评估可通过会谈、观察两种方法收集资料。护士通过会谈来确认患者在家庭、工作和社会生活中所承担的角色、对角色的感知，以及有无角色适应不良，并观察患者有无角色适应不良的生理和心理反应。

1．角色感知的评估 可通过以下问题询问患者在家庭、工作和社会生活中所承担的角色数量。如"您从事什么职业？""担当什么职务？""目前在家庭、单位或社会所承担的角色与任务有哪些？"

通过询问患者对自己所承担的角色权利和义务是否适当来了解其角色感知情况。如"目前您在家庭/单位/社会中所承担的角色有哪些任务？""您是否清楚这些角色的权利和义务？""您认为自己承担的角色数量和责任是否合适？"

2. 角色适应的评估 通过询问患者对自己角色的满意程度、与自己的角色期待是否相符、是否感到不能胜任角色等来评估其有无角色适应不良。如"您觉得这些角色现实、合理吗？""您对自己的角色期望有哪些？""您认为自己的表现与自己的角色期待相符合吗？""平日您觉得时间够用吗？""您感到工作/生活压力大吗？"

在会谈过程中应注意患者有关角色适应不良的叙述，并判断其类型，如"我觉得我有很多事情要做，我的时间根本不够用""我感到很疲惫"等多提示角色负荷过重。"因为工作，我没能很好地陪伴、照顾家人"多提示有角色冲突。"我不清楚作为一个新爸爸，我该做些什么"提示有角色模糊。

3. 患者角色适应的评估 通过询问患病后的角色改变、患病对家庭和工作的影响、能否安心养病等来评估其是否存在患者角色适应不良。如"患病住院后，您认为您的角色发生了哪些改变？""角色改变对您有哪些影响？""您感到期望的角色受挫吗？""您是否可以安心养病？""有哪些问题会影响您安心养病？"等。

观察有无患者角色适应不良的心理、生理反应，如疲乏、经常头痛、失眠、心悸、内疚、焦虑、烦躁、抑郁等。观察有无患者角色适应不良的行为表现，如过分依赖医护人员、不按规律服药、不能遵从医嘱、自伤或自杀等。

二、家庭

家庭（family）是由相互具有婚姻、血缘或收养关系的个体所组成的社会生活基本单位。家庭有狭义和广义之分，狭义的家庭是指一夫一妻制构成的社会单元；广义的家庭则泛指人类进化的不同阶段上的各种家庭利益集团，即家族。家庭是个体生活的主要场所，家庭功能健全与否、家庭关系和谐与否，与每个人的身心健康密切关联。

（一）家庭结构

家庭结构（family structure）是指家庭成员组成的类型及成员间的相互关系，分为外部结构和内部结构。家庭外部结构是指家庭人口结构；家庭内部结构是指家庭成员间的互动模式，包括权力结构、角色结构、沟通过程及价值观四个方面。

1. 家庭人口结构 即家庭规模或类型（family form）。现阶段，家庭按其规模和人口特征可分为以下几种：核心家庭、主干家庭、单亲家庭、重组家庭、无子女家庭、同居家庭和老年家庭（表3-2）。

表3-2 家庭人口结构类型

类型	人口特征
核心家庭	夫妻俩和婚生或领养的子女
主干家庭	核心家庭成员加上夫妻任何一方的直系亲属，如祖父母、外祖父母、叔姑姨舅等
单亲家庭	夫妻任一方和婚生或领养的子女
重组家庭	再婚夫妻和前夫或（和）前妻的子女，以及婚生或领养的子女
无子女家庭	仅夫妻两人
同居家庭	无婚姻关系而长期居住在一起的夫妻和其婚生或领养的子女
老年家庭	仅老年夫妇，其婚生或领养的子女离家

2. 家庭权力结构（family power structure） 指家庭成员在影响力、控制力和支配权方面的相互关系。具体而言，家庭权力指对家庭财产和收入的管理与支配权、劳动成果的分配权、家庭生产和生活等重大家庭事务的管理与决策权等。常见的家庭权力结构如下。

（1）传统权威型：由家庭所在的社会文化传统规定而来的权威，如父系社会的家庭，父亲是一家之主，家庭成员均以父亲为权威人物，而不考虑其社会地位、经济收入、职业状况等。

（2）情况权威型：家庭权力会因家庭情况的变化而产生权力转移。即养家能力越强、经济状况越好的家庭成员权力越大。如在家庭中，如果丈夫失业靠妻子赚钱养家，则权力会自然由丈夫转移到妻子。

（3）分享权威型：家庭成员权力均等，共同协商决定家庭事务，这类家庭又称民主家庭。

（4）感情权威型：由感情生活中起决定作用的成员做决定。

3. 家庭角色结构（family role structure） 是指家庭对每个处于特定位置的家庭成员所期待的行为和规定的家庭权利和义务。家庭的角色结构在不同层面上，其成员扮演不同角色。如按伦理层面，可分为父亲、母亲、儿子等；按家庭职责，可分为持家者、照顾者、供应者等；按人际互动中的行为特征，可分为"顽固的爸爸""唠叨的母亲""乖巧的孩子"等。

4. 家庭沟通过程（family communication process） 沟通作为信息传递的过程，最能反映家庭成员间的相互作用与关系，家庭内部沟通良好是家庭和睦和家庭功能正常的保证；反之则会出现家庭内部沟通过程障碍，而表现出以下特征：①家庭成员自卑；②家庭成员以自我为中心，不能理解他人的需求；③家庭成员在交流时采用间接和掩饰的方式；④家庭内信息的传递是含糊的、不直接的、有矛盾或防御性的。

5. 家庭价值观（family values） 指家庭成员对家庭活动的行为准则和生活目标的共同态度和基本信念。它可影响家庭的权力结构、角色结构和沟通形式，并决定家庭成员的行为。护士评估患者的家庭价值观，尤其是家庭健康观，有助于确认健康问题在家庭生活中的地位，从而制订出确实可行的家庭护理计划。

知识链接

家庭生活周期表

周期	定义	主要任务
新婚期	结婚到第一个孩子出生前	互相沟通，适应新的家庭关系，性生活协调，计划生育
生产期	最大孩子 0 ~ 30 个月	适应父母角色，应对经济压力、照顾婴幼儿的压力
成长期	最大孩子 30 个月 ~ 6 岁	抚育孩子，培养其社会化技能
稳定期	最大孩子 6 ~ 13 岁	教育孩子，确保孩子的身心健康发育
维持期	最大孩子 13 ~ 20 岁	与孩子沟通，对孩子进行责任和义务教育、性教育等
高原期	最大孩子离家至最小孩子离家之间	继续为孩子提供支持，逐步调整自己以适应环境的改变
中年期	所有孩子离家至退休	适应空巢状态，巩固婚姻关系，计划退休生活
老年期	退休至死亡	应对退休、衰老、疾病、丧偶、孤独和死亡等

（二）家庭功能

家庭功能（family function）是家庭对人类生存和社会发展所起到的作用和效能。其主要功能是延续种族，满足家庭成员需求，实现社会对家庭的期望。家庭功能不是固定不变的，随着社会快速发展，家庭功能也在不断地转变。

1．生物功能 是家庭的原始和基本的功能。家庭具有繁衍后代，满足家庭成员衣、食、住、行等方面的基本生活需求，以保证家庭成员的身体健康等生物学功能。

2．经济功能 家庭的经济功能包括家庭中的生产、分配、交换和消费，它是家庭其他功能的物质基础，用于满足个体基本生存的需要。家庭成员通过参加社会化劳动来维持经济功能，以满足其对衣、食、住、行、教育、健康、娱乐等方面的需求。

3．文化功能 指家庭通过亲朋往来、娱乐、求学、就业等活动以传递社会道德、娱乐、法律、风俗、时尚等的过程。家庭通过其文化功能培养家庭成员的社会责任感、社会交往意识与技能。

4．教育和社会化功能 教育包括父母教育子女和家庭成员之间相互教育两个方面，其中父母教育子女在家庭教育中占有重要的地位。社会化是指一个人通过学习群体文化，把自己融于群体中的过程。家庭是孩子社会化的主要场所。孩子从家庭成员中学会语言、社会行为和技巧等，从而能适应社会。

5．抚养和赡养功能 表现为家庭代际关系中双向义务与责任。抚养是上一代对下一代的抚育培养；赡养是下一代对上一代的赡养帮助。此外，夫妻之间也有相互供养的责任。家庭的抚养和赡养功能是人类和社会延续的重要保障。

6．健康照顾功能 指家庭成员间的相互照顾和保护，为患者家庭成员提供各种照顾和支持的功能。包括提供合理的饮食、衣物，保持利于健康的环境，提供保持健康的各种资源等。

（三）家庭资源与危机

家庭资源（family resources）是指为了应对家庭压力事件、维持家庭的基本功能，家庭所必需的物质和精神上的支持。一般可按其来源可分为家庭内部资源和家庭外部资源。内部资源包括家庭为其成员提供的经济支持、精神和情感支持、信息支持、健康照顾等。外部资源包括家庭所能获得的社会支持、文化资源、宗教信仰组织的支持、居住环境及社区内的医疗保健机构等。

家庭危机（family crisis）是指因出现了家庭难以应付的各种压力性事件，而导致家庭稳定受损、家庭功能失衡的状态。家庭危机包括：①由意外事件如自然灾害等引发的危机，这类家庭危机往往无法预测。②家庭发展所伴随的危机，如离婚、退休等。③家庭经济状况改变造成的危机，如失业、破产等。④家庭成员行为违反家庭期望，如家庭暴力、犯罪等。⑤家庭成员健康受损。

（四）家庭的评估

家庭评估的主要方法是会谈、观察和量表测量。家庭评估的内容包括家庭的基本资料、家庭生活周期、家庭结构、家庭功能、家庭资源情况。

1．家庭的基本资料的评估 家庭基本资料的评估包括家庭住址、联系电话、宗教信仰、家庭的人口组成、家庭成员的健康史，尤其是家族遗传病史。可通过询问来确定家庭基本情况。如"您的家在哪里？""您的家庭成员都健康吗？"

2．家庭生活周期的评估 护士可通过会谈来评估患者的家庭生活周期。先通过询问患者确定家庭所处的生活周期。如"您结婚了吗？""您有孩子吗？""您的孩子上学了吗？"再根据患者所处家庭生活周期的不同阶段，进行有侧重点的评估。如对处于老年期的家庭，可重点评估其是否习惯退休后生活、有什么爱好、配偶身体状况如何等。

3．家庭结构的评估 护士可通过会谈法与观察法来评估患者的家庭结构。

（1）家庭权力结构评估：重点是询问家庭的决策过程。如"您家的大小事情一般是由谁做主？""当家里有麻烦时，通常由谁提出意见或解决办法？"

（2）家庭角色结构评估：重点是询问家庭中各成员所承担的角色，家庭各成员的角色行

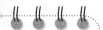

为是否符合家庭的角色期望，以及是否存在家庭成员角色适应不良。同时，观察家庭各成员的角色行为，以判断能否胜任其角色。

（3）家庭沟通过程评估：重点了解家庭内部沟通过程是否良好，如"您的家庭和睦吗？""有意见时大家能直接地提出来吗？"

（4）家庭价值观评估：重点是了解家庭成员的日常生活规范和行为方式。如"家庭成员如何看待吸烟、酗酒等生活行为？""家庭是否倡导成员间相互关爱？""家庭成员的主要行为方式如何？"

4. 家庭功能的评估 护士在与患者及其家庭成员的接触过程中，可通过询问、观察获取相关资料。如"您认为您家的收入够用吗？""您的家和睦、快乐吗？""您的家庭成员间能否彼此照顾，尤其对患病的成员？"

此外，可酌情选用评定量表来评估患者的家庭功能。常用评定家庭功能的量表有：家庭关怀指数问卷、家庭功能评定量表。

5. 家庭资源的评估 护士可通过会谈和观察来评估患者的家庭资源。在与患者的交流中，护士可通过询问以下问题来获取资料：如"您觉得您的家庭经济条件如何？能否支付您的住院费用？""您的家人是否有时间和精力并乐意照顾您？""您家离医院近吗？医疗护理水平如何？能否满足您的就医需求？"

三、文化

文化是一定历史、地域、经济、社会和政治的综合反应，即特定人群为适应社会环境和物质环境而具有共同的行为和价值模式。文化在一定的社会背景下产生和发展，并被人们自觉、广泛地接受，从而形成的生活与行为方式，包括思想意识、宗教信仰、道德规范、知识、艺术、信念、习俗、法律等。

（一）文化要素

文化以一个统一的不可分割的社会整体存在，在社会功能中发挥重要作用。首先，文化是一个民族或国家精神信仰、道德取向、价观念、思维方式等的总和，是社会或民族的重要标志。其次，每种文化都提供具有约束性、起制约作用的行为规范体系，如风俗、道德、法律、价值观念等，并通过家庭启蒙、学校教育、社会示范等文化手段规范人的行为。再次，文化具有承载和传递文明的功能，使个体可以在较短的时间内掌握人类在较长的时间中积累的经验、知识和价值观念。最后，文化能够凝聚国家的共同利益和人民的理想追求，形成强烈的感召力和向心力，从而使整个社会凝聚起来。

1. 价值观（value） 是指个体对生活方式与生活目标价值的看法或思想体系。个体在长期的社会化过程中，通过后天学习逐步形成。

2. 信念（beliefs）与信仰（faith） 信念是自己认为可以确信的看法，是个人在自身经历中积累起来的认识原则，是与个性和价值观相联系的一种稳固的生活理想。如健康信念，不同的个体对健康和疾病的理解不同，继而会影响到其健康行为和就医行为。信仰是指人们对某种事物或思想的极度尊崇和信服，并以此作为自己的精神寄托和行为准则，如宗教信仰。

3. 习俗（convention） 又称风俗，为历代传承，久积而成的风尚，是人们生活中历代相传的程序化的行为方式。习惯则指由多次重复或练习而巩固下来的行为方式。风俗与习惯常相伴相随。例如，相同地域的社会群体有着相似的生活习惯和共同的喜好、禁忌。

（二）文化的评估

护士主要通过与患者的会谈，来了解其价值观、健康信念与信仰、宗教信仰、民族习俗等。也可通过观察日常进食情况评估患者的饮食习俗；通过观察患者与他人交流时表情、眼神、手势、坐姿等评估其非语言沟通文化；通过观察患者有否进行宗教活动，如祷告、做礼拜等获取有关其文化和宗教信仰的信息；通过观察患者在医院期间的表现评估其有无文化休克。

1．价值观的评估 价值观存在于潜意识中，不能直接观察，又很难言表，评估比较困难，可通过询问以下问题得到资料：①通常情况下，您认为什么对您最重要？②遇到困难时，您是如何看待的？③有无参加什么组织？④您对您患的疾病有什么看法？⑤您认为您的疾病对您有何影响？

2．健康信念与信仰的评估 信念的评估主要是了解患者对自身健康问题的看法及所处文化对健康的影响。会谈提纲：①您认为是什么原因引起您的健康问题？②您的健康问题对您有何影响？③严重程度如何？④您认为您该接受何种治疗？⑤您希望通过此项治疗达到哪些效果？⑥您的病到底给您带来哪些问题？⑦对这种病您最害怕什么？

可通过会谈来对患者的宗教信仰进行评估，会谈提纲：①您是否参加党、团等组织？②您有宗教信仰吗？③您是否经常参加组织或宗教活动？④您是否因宗教信仰而禁食某种食物？⑤患病对您的组织或宗教活动产生哪些影响？等。

3．习俗的评估 习俗的评估主要包括饮食习惯、沟通方式和传统医药的评估。

（1）饮食习惯的评估：可通过会谈直接询问患者的饮食习惯。

会谈提纲：①您平常的主食是什么？②您喜欢的食物有哪些？禁忌或不喜欢的食物又有哪些？③您喜欢什么方法烹制的食物？④一般情况下，您每天进几餐？都在哪些时间？⑤您认为哪些食物对健康有益？哪些食物对健康有害？⑥哪些情况会影响您的食欲？

（2）沟通方式的评估：可通过会谈直接评估患者的语言沟通方式，同时，通过观察患者交流时的表情、眼神、手势、语音和语调等来了解其非语言沟通习惯。

会谈提纲：①您平常讲何种语言？②喜欢别人怎么称呼您？③日常生活中，您有哪些语言禁忌？

（3）传统医药的评估：可通过直接会谈来了解患者使用过何种民间疗法，疗效如何。

四、环境

环境（environment）是指影响人们生存与发展的所有因素。是人类生存和发展的物质基础，与人类健康密切相关。

（一）分类

环境可分为人体的内环境和外环境。

1．内环境 人的内心世界和人体的各个组织系统构成了人体的内环境，包括生理环境和心理环境。内环境通过各种渠道不断地与外环境进行物质、能量和信息的交换，以维持个体的身心平衡。

2．外环境 人的外环境分为物理环境和社会环境。

（1）物理环境：包括空间、声音、温度、湿度、光线、通风状况、气味、室内装潢、布局等。各种环境因素对人体的健康和安全均会产生积极或消极影响，例如：适宜的环境温度、湿度使人感到舒适；空气湿度过小，则使人口干舌燥，鼻咽干痛；湿度过大又会让人感到压抑和烦躁。空气、水的污染威胁着人类的健康。目前，人类的多种肿瘤已被证实与过多接触或摄入环境中的有害物质、热辐射、放射线有密切关系。

（2）社会环境：包括制度、法律、经济、文化教育、生活方式、社会关系、社会支持等诸多方面。

经济：为个体提供了衣、食、住、行等基本需求和享受教育及健康服务的物质基础，因而对健康的影响最大。

文化教育：水平对健康的作用主要表现为，接受过良好文化教育的个体常能够早期识别疾病、获取健康保健信息、改变不良传统习惯，参与社会卫生和提高对卫生服务的有效利用。

生活方式：是指人与社会的行为模式，因经济、文化、政治等因素的相互作用而形成的人们在衣、食、住、行、娱乐等方面的社会行为。例如：吸烟可导致肺癌、慢性支气管炎等；暴饮暴食，高脂、高盐饮食导致的肥胖与冠心病、糖尿病等多种疾病有关。

社会关系与社会支持：个体的社会关系涵盖所有与之发生直接或间接联系的人或人群，如家人、邻居、同事、朋友或某些组织、团体的成员等。个体的关系网越大、越健全，人际关系越密切融洽，则获得的社会支持越多。社会支持包括物质、情感、信息、经济支持。一般来说，社会支持力度越大，个体的身心调节与适应越快、生活质量越高。

（二）环境的评估

环境评估重点是评估患者的家庭环境、工作环境和病室环境。

1．家庭环境评估　家庭是患者生活的主要场所，家庭物理环境会对个体的生理和心理健康造成重要的影响。护士可通过会谈了解患者的家庭环境，必要时可进行实地考察。

会谈提纲：①住所采光如何？是否明亮？②房间空气是否流通、新鲜？厨房、浴室有无换气装置？家中有无人吸烟？③室内温度、湿度如何？有无取暖或降温设备？④家庭的人均居住面积有多少？房间布局能否满足家庭成员的需要？⑤卫生间内有否防滑设施？⑥家庭内有无影响健康的危险因素？⑦家庭周围有无噪声或气体污染源？

2．工作环境评估　主要内容是评估生产环境、生产过程和劳动过程中是否存在直接危害劳动者健康的因素。工作环境中常见的影响健康的因素包括化学性因素（如重金属、刺激性气体、农药、有机溶剂等）、生产性粉尘、物理因素（如异常气压、噪声或振动、电离或非电离辐射等）、生物性因素（如细菌、病毒、寄生虫等）、其他有害因素（如劳动强度过大、劳动组织和劳动制度不合理、长时间处于不良体位等）。

会谈提纲：①工作环境是否整洁、明亮、无异味？②工作环境中有无烟雾、粉尘、石棉、化学物、强光、噪声、高压电、高温、重型机器、高空作业、电线、强酸、碱等影响健康的因素？③工作环境中有无废水、废气来源？④工作中有无针对健康危险因素采用防护措施及工具，如安全帽、安全眼镜、防护衣等？

3．病室环境评估　可通过实地考察来收集资料，重点评估医院环境中是否存在一些容易导致患者坠床、跌倒等意外损伤的因素。

知识链接

住院患者跌倒危险因素的评估

内容主要包括：①患者的平衡和活动度。②患者的认知功能。③患者有无失禁情况，是否频繁如厕。④患者有无足部问题。⑤患者是否存在视力问题。⑥患者有无眩晕。⑦患者是否使用了易致跌倒药物。⑧患者是否使用了约束带。⑨患者衣着松紧度和穿鞋是否合适。⑩住院环境中是否存在跌倒危险因素。

会谈提纲：①病房设施能否满足患者基本需求？如开水、热水供应能否满足需要？饭菜是否营养可口？睡眠环境是否安静？②病房环境是否整齐、干净、宽敞、明亮、舒适？通风状态如何？室内温度、湿度如何？有无取暖或降温设备？有无噪声监测，噪声是否在标准以下？厕所洁净、地面是否干燥、平整、防滑？走廊、厕所有无扶手？夜间灯光是否合理？③电源是否妥善安置、使用是否安全？用氧时有无防火、防油、防震标记？④药品贮藏是否安全、用药前有无执行查对制度？医疗垃圾是否得到妥善处理？

小 结

　　社会评估包括家庭评估、角色和角色适应评估、文化评估和环境评估。社会评估常用的方法包括会谈法、观察法、评定量表法等。角色和角色适应评估的内容包括患者在家庭、工作和社会生活中所承担的角色、对角色的感知，以及有无角色适应不良。通过角色和角色适应状况评估可以明确患者是否存在角色适应不良，以利于护士采取相应措施，帮助其适应并接受患病后的各种角色改变。家庭评估的内容包括家庭的基本资料、家庭结构、家庭功能、家庭资源情况。文化评估的内容包括患者的价值观、健康信念与信仰和民族习俗。环境评估的内容包括评估患者的家庭、工作和病室环境

（夏继凤）

随堂测 3-2

思考题

　　1．简述心理、社会评估的方法。

　　2．如何用回忆法评估个体的短时记忆和长时记忆？当个体因记忆模糊无法回忆时，可采用何种评估方法？

　　3．举例说明个体对应激的认知评价在应激过程中的意义。

　　4．列举观察个体的健康保护行为或健康损害行为的具体内容。

　　5．简述自我概念的影响因素。

　　6．案例分析

　　男性，48岁，教师，平素身体健康，一次单位体检中，被确诊为癌症晚期，该患者无法接受这个现实，先是否认，绝望，出现自杀倾向。

　　（1）该患者的心理反应对健康状况有哪些影响？

　　（2）如何对该患者心理反应进行评估？

身体评估

 导学目标

通过本章内容的学习，学生应能够：

◆ **基本目标**

1. 复述身体评估的基本方法和注意事项。

2. 描述身体评估的各项内容及正常表现。

3. 解释身体评估常见异常改变的发生机制及临床意义。

◆ **发展目标**

1. 综合分析患者健康资料，明确身体评估的重点内容并准确描述评估所见。

2. 分辨身体评估的正常与异常，提出相关护理诊断/问题。

◆ **思政目标**

树立正确的整体观和实践观，通过科学、可靠的临床思维分析问题并做出判断。

第一节 概 述

案例 4-1

男性，68 岁，自述患肺气肿 10 多年，每年冬季感冒后即出现咳嗽、咳痰，近 2 周来又出现类似症状，护士通过问诊已经获得患者的健康史，现需要对其进行身体评估。

请回答：

1. 身体评估有哪些方法？评估时要注意哪些问题？

2. 对于该患者，应该怎样进行身体评估？

一、身体评估的目的与注意事项

（一）**身体评估的目的**

身体评估（physical assessment）是评估者运用自己的感官或借助于简单的辅助工具（如体温表、血压计、叩诊锤、听诊器等），通过细致的观察和系统的检查以判断受检者身体状况的最基本的评估方法。身体评估一般在采集完健康史后开始，通过身体评估发现受检者存在的体征（signs），可进一步验证健康史中所获得的有临床意义的症状，同时结合辅助检查结果，即可以对受检者的健康状况做出较全面的判断，进而提出客观、准确的护理诊断或护理问题。

身体评估是每个护理人员必须掌握的技能和技巧。护理人员所做的身体评估与医生所做的体格检查（physical examination）在方法上是一致的，但两者的目的不同，如对肢体活动障碍或偏瘫的患者，护理人员着重评估患者双侧肢体活动、感觉和肌力情况，从而获得对患者功能状态的判断，而医生则重点通过神经系统的检查以便于做出医疗诊断。总之，护理人员所做的身体评估是以获得患者现存的或潜在的护理诊断或护理问题为目的。

（二）身体评估的注意事项

1．评估前的准备

（1）评估环境温暖、安静，具有隐私性，光线适宜，以自然光线为佳。

（2）评估者仪表端庄，举止大方，态度和蔼。洗手和戴口罩，必要时穿隔离衣，并做好隔离、消毒工作。

（3）准备好评估所需的器具和物品。

（4）根据受检者的健康史等信息拟定身体评估的重点及顺序等。

（5）向受检者做自我介绍，并说明目的和要求，便于更好地取得受检者的配合。

2．评估过程中的注意事项

（1）在整个评估过程中应关心、体贴受检者，适当的谈话可转移其注意力，消除其紧张情绪。

（2）评估要细致、精确、全面而又重点突出，操作要规范，动作要轻柔，充分暴露评估部位。

（3）按一定顺序进行评估，通常先观察一般状况和测量生命体征，然后依次评估头、颈、胸、腹、脊柱、四肢和神经系统，必要时进行生殖器、肛门和直肠检查，以避免不必要的重复和遗漏，也应避免反复改变受检者的体位，同时应注意左、右及相邻部位等的对称检查。

（4）若病情危急，应做重点评估，先行抢救，待病情平稳后再作补充。

（5）边评估边思考其解剖位置关系及临床意义。

3．评估后的注意事项

（1）评估结束后，应就评估结果对受检者进行必要的解释说明。

（2）应注意根据受检者的病情变化及时进行复查，不断补充和修正评估结果。

二、身体评估的基本方法

身体评估的基本方法有五种：视诊、触诊、叩诊、听诊和嗅诊。要熟练掌握和运用这些方法并使评估结果准确、可靠，既需要扎实的医学基础知识和护理专业知识作指导，更需要反复的临床护理实践和丰富的临床护理经验。

（一）视诊

视诊（inspection）是评估者用眼睛来观察受检者全身或局部状态的评估方法。包括全身视诊（systemic inspection）和局部视诊（partial inspection），以及对呕吐物或排泄物的观察。全身视诊，如性别、意识状态、发育、营养、面容、表情、体位、步态等；局部视诊，如皮肤、黏膜、头颅、胸廓、腹部、肌肉、骨骼、关节外形等。视诊方法简单，适用范围广，常能提供重要的客观资料。但是，视诊需要有丰富的医学与护理学知识以及临床实践经验，通过深入、细致、敏锐的观察，才能发现有重要意义的临床征象，否则会出现视而不见的现象。视诊时，需要有适宜的光线，最好在自然光线下进行，光线太强或太弱，均会影响评估结果。

（二）触诊

触诊（palpation）是评估者通过手与受检者体表局部接触后的感觉或受检者的反应，发现其身体某部位有无异常的检查方法。触诊可以进一步明确视诊所发现的异常征象，也可以明确视诊所不能明确的体征，如体温、湿度、震颤，以及包块的部位、大小、性质、硬度、移动度等。手的不同部位的触觉敏感度不同，其中指腹对触觉较为敏感，掌指关节的掌面对震动较为敏感，手背皮肤对温度较为敏感，因此触诊时常用这些部位。触诊的应用范围很广，可遍及身体各部位，尤以腹部触诊更为重要。

1．触诊方法　触诊时，由于目的不同而施加的压力有轻有重，因而可分为浅部触诊法和深部触诊法。

（1）浅部触诊法（light palpation）：评估者将一只手放在被评估部位，用掌指关节和腕关节的协同动作以旋转或滑动方式轻压触摸，可触及身体的深度为 1 ~ 2 cm，主要用于评估浅表器官或包块等的状态，如脉搏、震颤、腹壁压痛、浅表包块、关节及软组织等。浅部触诊一般不引起受检者痛苦或痛苦较轻，也多不引起肌紧张，常在深部触诊前进行，有利于受检者做好深部触诊的心理准备。

（2）深部触诊法（deep palpation）：是指触诊时评估者可用单手或两手重叠，由浅入深逐渐加压以达到体表深部。触及深度常在 2 cm 以上，腹部深部触诊可达 4 ~ 5 cm。主要用于评估腹腔病变和脏器情况。根据评估目的和手法不同可分为以下几种。

深部滑行触诊法（deep slipping palpation）：触诊时嘱受检者张口平静呼吸，或与受检者谈话以转移其注意力，尽量使腹肌放松，评估者用右手并拢的第 2、3、4 指平放在腹壁上，以手指末端逐渐触向腹腔的脏器或包块，在被触及的包块上做上、下、左、右滑动触摸，常用于腹腔深部包块和胃肠病变的评估。

双手触诊法（bimanual palpation）：评估者将左手掌置于被评估脏器或包块的背后部，右手中间三指并拢平置于腹壁被评估部位，左手掌向右手方向托起，使被评估的脏器或包块位于双手之间，这样既可以起到固定脏器或包块的作用，又可使其更接近体表以利于右手触诊。评估时应配合受检者的腹式呼吸，常用于肝、脾、肾及腹腔肿物的触诊。

深压触诊法（deep press palpation）：评估者用一个或两个并拢的手指逐渐深压受检者的腹壁，用于探测腹腔深部病变的部位或确定腹腔压痛点，如阑尾压痛点、胆囊压痛点等。当评估反跳痛时，在手指深压的基础上迅速将手抬起，并询问受检者是否感觉疼痛加重或观察面部是否出现痛苦表情。

2．触诊注意事项

（1）触诊前，应向受检者说明目的及可能造成的不适，以减轻其紧张情绪。如触诊腹部，一般应嘱受检者排尿，以免影响触诊，有时也需排便后检查。

（2）触诊时，手要温暖、干燥，手法要轻柔，应从健侧开始触诊，渐及疑有病变处，动作由浅入深，并耐心指导受检者做好配合动作，如腹式呼吸等。

（3）评估者与受检者均取舒适体位。评估腹部时，受检者一般取仰卧位，双手自然置于体侧，双腿稍屈，以使腹肌放松。评估者应立于受检者的右侧，面向受检者，以利于观察受检者的面部表情，如有无痛苦表情等。

（三）叩诊

叩诊（percussion）是评估者通过手指叩击或手掌拍击被评估部位体表，使之震动而产生音响，根据震动和声响的特点来判断被评估部位的脏器有无异常的一种方法。叩诊主要用于胸、腹部评估。叩诊可用于分辨被评估部位或器官的位置、大小、形状及密度，如肺下界的定位、心界大小、胸腔积液或积气情况、腹水的有无及量等。另外，用手或叩诊锤直接叩击被评估部位，观察反射情况和有无疼痛反应也属于叩诊。

叩诊法的发明

18世纪，奥地利医学家约瑟夫·奥安勃鲁格发明直接叩诊方法，针对维也纳当时肺结核的发病率很高，从酒店工人叩打酒坛以判断酒量中受到启发，并于1761年出版了《通过叩击胸部来探查胸腔内疾病的一种新发明》（简称《新发明》），详细介绍了叩诊法。1828年，法国医师Piorry发明了叩诊板，创建了间接叩诊法。

1. 叩诊方法 根据叩诊的目的和手法不同，叩诊可分为直接叩诊法和间接叩诊法两种。

（1）直接叩诊法（direct percussion）：为评估者右手中间三指并拢，用其掌面直接拍击被评估部位，借助于拍击的反响和指下的震动感来判断病变情况的方法。主要适用于胸部和腹部范围较广泛的病变，如大量胸腔积液或腹水等。

（2）间接叩诊法（indirect percussion）：为应用最广泛的叩诊方法。评估者以左手中指第2指节紧贴于叩诊部位，其他手指稍微抬起，勿与体表接触。右手指自然弯曲，以中指指端叩击左手中指末

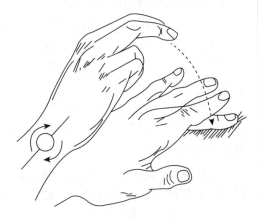

图4-1 间接叩诊法

端指关节处或第2节指骨的前端，因该处易与被评估部位紧密接触，而且对于被评估部位的震动较敏感。叩击方向与叩诊部位的体表垂直，叩击力量要适宜。叩诊时应以腕关节与掌指关节的活动为主，避免肘关节和肩关节参与运动。叩击动作要灵活、短促，富有弹性（图4-1、图4-2）。叩击后右手中指应立即抬起，以免影响对叩诊音的判断。在同一部位叩诊可连续叩击2～3下，若未获得明确印象，可再连续叩击2～3下。

间接叩诊的基本要领：紧、翘、直、匀、快

所谓"紧"就是评估者左手手指第2指骨紧贴叩诊部位；"翘"：是指左手其他手指稍微抬起，勿与体表接触；"直"：以右手中指指端叩击左手中指末端指关节处或第2节指骨的前端；"匀"：叩击力量要均匀一致，节奏也要保持匀速；"快"：每次叩击后右手要快速抬起，有被弹回的感觉。

间接叩诊也可以采取拳叩的方法，以检查有无叩击痛，其方法为评估者将左手手掌平置于被评估部位，右手握呈拳状，并用其尺侧叩击左手手背，询问或观察受检者有无疼痛感，如肝区叩击痛、肾区叩击痛等。

2. 叩诊音（percussion sound） 即被叩击部位产生的音响。由于叩诊部位组织或器官的致密度、弹性、含气量及与体表的距离不同，叩诊时产生的音响强度（即振幅大小）、音调高低（即音响频率）、持续时间等不同，在临床上分为清音、浊音、鼓音、实音、过清音5种，

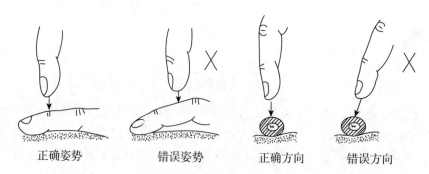

| 正确姿势 | 错误姿势 | 正确方向 | 错误方向 |

图4-2　间接叩诊正误图

具体叩诊音及其特点见表4-1。

（1）清音（resonance）：是正常肺部的叩诊音，提示肺组织的弹性、含气量、致密度正常。

（2）浊音（dullness）：是一种与清音相比音调较高、音响较弱、振动持续时间较短的叩诊音。正常情况下，当叩击被少量含气组织覆盖的实质脏器时产生，如叩击心或肝被肺边缘所覆盖的部分。病理状态下，可见于肺炎，为肺组织含气量减少所致。

（3）实音（flatness）：是一种较浊音音调更高、音响更弱、振动持续时间更短的叩诊音。正常情况下，在叩击心、肝、脾等实质脏器时所产生的音响。病理状态下可见于大量胸腔积液或肺实变等。

（4）鼓音（tympany）：是一种较清音音响更强、振动持续时间也较长的叩诊音，如同击鼓声。正常情况下，在叩击含有大量气体的空腔脏器，如胃泡区和腹部时出现。病理情况下可见于肺内空洞、气胸、气腹等。

（5）过清音（hyperresonance）：是一种介于鼓音与清音之间的叩诊音，音调较清音低，音响较清音强，是正常成人不会出现的一种病态叩击音。临床上常见于肺组织含气量增多、弹性减弱时，如肺气肿。

表4-1　叩诊音及其特点

叩诊音	音调	音响强度	持续时间	正常存在部位	临床意义
实音	最高	最弱	最短	心脏、肝	大量胸腔积液、肺实变
浊音	高	弱	短	心脏、肝被肺覆盖部分	肺炎、肺不张、胸膜增厚
清音	低	强	长	正常肺部	无
过清音	更低	更强	更长	无	阻塞性肺气肿
鼓音	低	最强	最长	胃泡区	气胸、肺空洞

3．叩诊注意事项

（1）尽量保持周围环境安静，以免影响对叩诊音的判断。

（2）应充分暴露被评估部位，肌肉放松，并注意对称部位的比较。

（3）根据叩诊部位不同，选择适当的叩诊体位。叩诊胸部时，受检者可取坐位或卧位，叩诊腹部时，常取仰卧位。

（4）除注意叩诊音的变化外，还要注意指下震动感的差异。

（四）听诊

听诊（auscultation）是评估者用耳直接或借助听诊器听取受检者身体各部分发出的声音来进行评估的方法。听诊在心、肺评估中尤为重要，常用于听诊正常与异常呼吸音、心音、杂音及心律等。

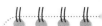

1．听诊方法　根据使用听诊器与否，分为直接听诊法和间接听诊法。

（1）直接听诊法（direct auscultation）：是指评估者直接将耳朵贴附于受检者的体表上进行听诊，是在听诊器出现之前采用的方法，目前只有在某些特殊或紧急的情况下使用。

（2）间接听诊法（indirect auscultation）：是借用听诊器进行听诊的方法。主要借助听诊器对器官活动的声音有一定的放大作用，且能阻断环境中的噪声，听诊效果好的优点。此法方便，应用范围广泛，除用于心、肺、腹的听诊外，还可以听取血管音、骨折面摩擦音等。

听诊器由耳件、体件和软管三部分组成。体件常用的有钟型和膜型两种。钟型适于听取低音调的声音，如二尖瓣狭窄时的舒张期隆隆样杂音。膜型适于听取高音调声音，如呼吸音、心音、肠鸣音等。

知识链接

电子听诊器

　　1816年，法国医师雷奈克用薄笔记本卷成圆筒，随之发明了单筒听诊器。随着科技的进步，传统听诊器迎来了新的变革。各种电子听诊器的问世，不仅可以听诊，而且可以将听诊的信息传到相应软件上进行分析，可以倍数回放声音来协助诊断疾病，也可以通过蓝牙设备将声音传到计算机上，通过远程医疗进行会诊。因此，科学合理应用互联网信息化技术去进行创新和变革，将有助于临床实践。

2．听诊注意事项

（1）环境要安静、温暖、避风。寒冷可引起肌束颤动产生附加音，影响听诊效果。

（2）要正确使用听诊器，听诊前应注意检查耳件方向是否正确，硬、软管管腔是否通畅。

（3）听诊器体件要紧贴被评估部位，避免与皮肤摩擦而产生附加音。并要直接接触皮肤，切忌隔着衣服听诊。

（4）注意力要集中，听诊肺部时要摒除心音的干扰，听诊心脏时要摒除呼吸音的干扰，可根据听诊部位的不同，要求受检者控制呼吸配合听诊。

（五）嗅诊

嗅诊（olfactory）是通过嗅觉来辨别发自受检者的气味与其健康状况关系的一种评估方法。这些气味可来自皮肤、黏膜、呼吸道的分泌物、胃肠道的呕吐物、排泄物、脓液或血液等。不同疾病造成气味的性质与特点不同，嗅诊可为临床诊断和护理提供重要而有意义的线索。嗅诊时，评估者可用手将发自受检者的气味轻轻扇向自己的鼻部。临床常见的异常气味及其临床意义如下。

1．汗液　正常汗液无特殊强烈气味。酸性汗液见于风湿热和长期服用水杨酸、阿司匹林等解热镇痛药的患者；狐臭味见于腋臭的患者，因腋窝的皮脂腺分泌的皮脂经细菌作用，故而散发出浓烈特殊的狐臭味。

2．呼吸气味　浓烈的酒味见于酒后；刺激性大蒜味见于有机磷杀虫药中毒者；烂苹果味见于糖尿病酮症酸中毒者；氨味见于尿毒症患者；肝腥味见于肝性昏迷。口臭为口腔发出的难闻气味，多见于口腔炎症、胃炎、幽门梗阻等消化道疾病。

3．痰液　正常痰液无特殊气味。血腥味见于大量咯血者；恶臭味提示可能为厌氧菌感染，多见于支气管扩张或肺脓肿。

4．呕吐物味　单纯食物性胃内容物略带酸味。若酸味过浓提示食物在胃内滞留时间过长已经发酵，可见于幽门梗阻；呕吐物带有粪味常提示低位肠梗阻；酒味见于酒后。

5．粪臭味 粪便具有腐败性臭味，见于消化不良或胰腺功能不良者；腥臭味粪便见于细菌性痢疾；肝腥味粪便见于阿米巴痢疾。

6．尿味 尿液呈浓烈氨味见于膀胱炎，鼠尿味见于苯丙酮酸尿症，腐臭味见于膀胱癌晚期。

小　结

　　身体评估的基本方法有5种：视诊、触诊、叩诊、听诊和嗅诊。视诊是评估者用眼睛来观察受检者全身或局部状态的评估方法。视诊方法简单，适用范围广，常能提供重要的评估资料。触诊是评估者通过手的感觉感知被评估部位有无异常的评估方法。触诊分为浅部触诊法和深部触诊法，触诊的应用范围很广，可遍及身体各部，尤以腹部触诊更为重要。叩诊是评估者通过手指叩击或手掌拍击被评估部位体表，使之震动而产生音响，根据震动和声响的特点来判断被评估部位的脏器有无异常的一种方法。叩诊方法分为直接叩诊法和间接叩诊法，以间接叩诊法最常用。叩诊音分为清音、浊音、实音、鼓音和过清音5种。听诊是评估者用耳直接或借助听诊器听取受检者身体各部分发出的声音来进行评估的方法。听诊分为直接听诊法和间接听诊法。嗅诊是通过嗅觉来辨别发自受检者的气味与其健康状况关系的一种评估方法。

（孙　柳）

随堂测 4-1

第二节　一般状态评估

案例 4-2

　　女性，55岁，已婚，因左侧乳房无痛性肿物1年入院。患者1年前无意中触及左侧乳房有一拇指大小的无痛性肿物，局部无红热，未予以治疗。近2个月肿物越来越大，伴有体重减轻，左侧乳房乳头凹陷、溢出浆液性液体，皮肤外观类似橘皮。腋窝触及5个硬物，与周围组织粘连，无压痛。

　　患者入院后立即接受活体组织检查，结果回报"左侧乳腺非特殊型浸润性癌Ⅱ期"。临床诊断：左侧乳腺恶性肿瘤。

　　请回答：

　　1．患者的营养状态是什么？如何评估？

　　2．患者的乳房局部皮肤出现哪些异常？

　　3．患者左侧腋窝下的肿物是什么？如何评估？

　　一般状态评估是体格检查的第一步，包括全身状态、皮肤和浅表淋巴结的评估。以视诊为主，配合使用触诊、听诊、嗅诊，同时配合使用简单器械如体温计、血压计等。

一、全身状态评估

　　全身状态评估是对患者一般状态的概括性观察，是身体评估的第一步。评估方法以视诊为主，配合触诊。检查内容包括性别与年龄、生命体征、发育与体型、营养、意识状态、面容与表情、体位与步态等。

（一）性别与年龄

1. 性别（sex）　通常生殖器与性征是判断性别的主要依据，因为正常人性征明显。某些疾病的发生率与性别有关，如甲状腺疾病和系统性红斑狼疮多发于女性，胃癌和肺癌多发于男性，甲型血友病仅见于男性。

性征可以出现以下异常改变：①疾病导致性征改变，如长期使用肾上腺糖皮质激素可以使女性发生男性化；肾上腺皮质肿瘤可以使男性乳房发育，出现女性第二性征。②染色体数目和结构异常导致两性畸形：如性染色体为 XXY 的男性会出现睾丸萎缩或不育，乳房增大。

2. 年龄（age）　通常通过问诊即可获得患者的年龄，但是在特殊情况下，如患者昏迷或隐瞒年龄时，可以通过观察皮肤的弹性与光泽、肌肉状态、面部与颈部的皱纹、牙齿的状态进行粗略判断。年龄与疾病的发生及预后密切相关，如麻疹、佝偻病与白喉好发于幼儿与儿童；结核病、风湿热多见于青少年；动脉硬化、冠脉疾病、骨质疏松等多见于中年人与老年人。儿童和青年患病后容易康复，老年人康复则相对较慢。

（二）生命体征

生命体征（vital sign）是评估生命活动是否存在与其质量高低的重要征象，包括体温（temperature，T）、脉搏（pulse，P）、呼吸（respiration，R）、血压（blood pressure，BP），是观察病情变化的必检项目之一。

临床中常用的测量体温的方法为口测法、肛测法、腋测法，近年来还出现了耳测法和额测法。所用体温计有汞体温计、电子体温计、红外体温计。国内一般按照摄氏法进行记录，如36.2 ℃。通过触诊每分钟桡动脉的频率、节律、强弱、呼吸对脉搏的影响来评估脉搏的情况。在计数脉搏的同时，观察患者的胸廓或腹部随呼吸而出现的活动情况，以评估呼吸的类型、频率、节律、深度及其他异常。临床多借助血压计测量血压，因血压极易受到周围动脉舒缩压及其他因素的影响，因此护士在检查时一定要规范。测得的生命体征应该及时且准确地记录在病历和体温单上，用于监测患者的病情变化。

生命体征各项目的具体测量方法、正常范围、临床意义详见《护理学基础》及本书的相关章节。

（三）发育与体型

1. 发育　临床中需要综合年龄、智力、体格成长状态（身高、体重、第二性征）之间的关系来评价患者的发育（development）情况。发育与种族、遗传、地区、营养、生长环境和体育锻炼等多种因素密切相关，发育正常者，其年龄、智力、体格检查处于均衡一致。成年以前，随年龄增长体格不断生长，至青春期生长速度加快，出现青春期急速成长期。

正常人各年龄组的身高与体重之间存在一定的对应关系，判断成人发育正常的指标为：头长为身高的 1/8 ~ 1/7；胸围为身高的 1/2；两上肢展开后，左右手指端的距离约等于身高；身体上部量（头顶至耻骨联合上缘的距离）与下部量（身高减去上部量，或耻骨联合上缘至足底的距离）之比约 1∶1。智力亦随着年龄的增长而提高。

临床上发育异常与内分泌改变密切相关。发育异常可有：①矮小体型。指成年男性身高低于 145 cm，女性低于 135 cm 者。见于发育成熟前腺垂体功能低下所致垂体性侏儒症（pituitary dwarfism）、小儿甲状腺功能减退所致呆小病（cretinism）和性早熟。②高大体型。见于发育成熟前腺垂体功能亢进所致巨人症（gigantism）和肢端肥大症。性腺功能减退使骨骺融合推迟，骨骼生长过度也可出现高大体型。

性激素决定第二性征的发育，当性激素分泌受损，可导致第二性征的改变。男性患者表现为上、下肢过长，骨盆宽大，无胡须、毛发稀少，皮下脂肪丰满，外生殖器发育不良，发音女

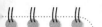
声；女性患者出现乳房发育不良、闭经、体格男性化、多毛、皮下脂肪减少、发音男声。

性激素对体格亦具有一定的影响，性早熟儿童，患病初期可较同龄儿童体格发育快，但常因骨骺过早闭合限制其后期的体格发育。

2. 体型（habitus） 体型是身体各部发育的外观表现，包括骨骼、肌肉的生长和脂肪分布的状态等。成人的体型可分为 3 种类型。

（1）正力型（匀称型）：身体各部分结构匀称适中，腹上角 90° 左右。一般正常成人多为此体型。

（2）超力型（矮胖型）：体格粗壮、颈粗短、肩宽平、胸围大，腹上角大于 90°。可见于肥胖者、慢性阻塞性肺疾病（COPD）患者。

（3）无力型（瘦长型）：身高肌瘦、颈细长、肩窄下垂、胸廓扁平，腹上角小于 90°。可见于肺结核患者。

（四）营养状态

营养状态（nutritional status）与食物的摄入、消化、吸收和代谢等因素有关，并受心理、社会和文化等因素的影响，为评估机体健康状况和疾病严重程度的指标之一。营养过度或不良均可致营养状态改变，前者引起肥胖，后者引起消瘦。

1. 评价

（1）综合评价：根据皮肤、黏膜、皮下脂肪、肌肉、毛发的发育情况，结合年龄、身高和体重综合判断，可分为营养良好、营养中等和营养不良三个等级。①不良：皮下脂肪菲薄，皮肤弹性降低，皮肤黏膜干燥，肌肉松弛无力，指甲粗糙无光泽、毛发稀疏，肩胛骨和髂骨嶙峋突出，肋间隙、锁骨上窝凹陷；②良好：皮下脂肪丰满而有弹性，皮肤光泽且弹性良好，黏膜红润，肌肉结实，指甲、毛发润泽，肋间隙及锁骨上窝深浅适中，肩背部和股部肌肉丰满；③中等：介于两者之间。

（2）测量体重：成人标准体重的计算方法如下。男性标准体重（kg）= [身高（cm）- 100]×0.9；女性标准体重（kg）= [身高（cm）- 100]×0.85。一般认为实际体重在标准体重 ±10% 属于正常。当实际体重高于标准体重 10% 以上，称为超重；高于 20% 以上称为肥胖。当体重低于标准体重的 10% ~ 20%，称为消瘦，低于 20% 以上为明显消瘦，极度消瘦称恶病质。由于体重受身高影响较大，目前常用体重指数来衡量体重是否正常。体重指数（BMI）= 体重（kg）/ 身高的平方（m²）。世界卫生组织标准：$18.5 \text{ kg/m}^2 \leq BMI < 25 \text{ kg/m}^2$ 为正常，$BMI < 18.5 \text{ kg/m}^2$ 为消瘦，$25 \text{ kg/m}^2 \leq BMI < 30 \text{ kg/m}^2$ 为超重，$BMI \geq 30 \text{ kg/m}^2$ 为肥胖。我国标准：$18.5 \text{ kg/m}^2 \leq BMI < 24 \text{ kg/m}^2$ 为正常，$BMI < 18.5 \text{ kg/m}^2$ 为消瘦，$24 \text{ kg/m}^2 \leq BMI < 28 \text{ kg/m}^2$ 为超重，$BMI \geq 28 \text{ kg/m}^2$ 为肥胖。

测量一定时期内体重的增减是观察营养状态最常用的方法，应于清晨、空腹、排便、排尿后，着单衣裤立于体重计中心进行测量。

（3）测量皮褶厚度：皮下脂肪可直接反映体内的脂肪量，与营养状态关系密切，可作为评估营养状态的参考。临床中最常用的测量部位有肱三头肌，此外还有肩胛骨下和脐旁。测量时患者取立位，两上肢自然下垂，护士站于其后，以拇指和示指在肩峰至尺骨鹰嘴连线中点的上方 2 cm 处捏起皮褶，捏起点两边的皮肤须对称，然后用重量压力为 10 g/mm^2 的皮褶计测量，于夹住后 3 秒钟内读数（图 4-3）。一般取 3 次测量的均值，正常范围男性青年为（13.1±6.6）mm，女性为（21.5±6.9）mm。

2. 异常营养状态 临床常见的异常营养状态包括营养不良和营养过度。

（1）营养不良（malnutrition）：表现为消瘦，严重者可呈恶病质。主要原因是摄食不足或消耗增多：①长期或严重的疾病，如消化道疾病所致摄食障碍或消化吸收不良；②神经系统、肝或肾病变引起的严重恶心和呕吐；③活动性结核、肿瘤、糖尿病、甲状腺功能亢进症等所致

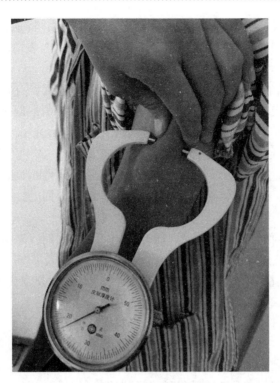

图 4-3 皮褶厚度测量

的热量、蛋白质、脂肪消耗过多等。

（2）营养过度（hypernutrition）：表现为体内中性脂肪积聚过多而肥胖。可分为：①原发性肥胖（单纯性肥胖），主要与摄食过多、营养过剩或运动过少有关，常有一定的遗传倾向，与生活方式、精神因素等亦有关系，临床表现特点为全身脂肪分布均匀，儿童期生长较快，青少年期有时可见外生殖器发育迟缓，一般无神经、内分泌与代谢等系统功能或器质性异常。②继发性肥胖，大多由某些内分泌与代谢性疾病引起，见于腺垂体功能减退症、甲状腺功能减退症、肾上腺皮质功能亢进和胰岛素瘤等。继发性肥胖者脂肪分布多有显著特征，如下丘脑病变所致肥胖性生殖无能综合征（Frohlich 征），表现为大量脂肪积聚在面部、腹部、臀部及大腿；肾上腺皮质功能亢进表现为向心性肥胖（central obesity）。

（五）意识状态

意识（consciousness）是人对自身状态和周围环境的认知和觉察能力，是大脑功能活动的综合表现。正常人定向力正常，反应敏捷、精确，思维活动正常，意识清晰，语言流畅、准确，言能达意。凡是能影响大脑功能活动的疾病都可引起不同程度的意识改变，称为意识障碍。意识障碍的临床表现与评估详见本教材相关部分。

（六）语态与语调

语态（voice）指言语过程中的节奏。语态异常指语言节奏紊乱，出现语言不畅，快慢不均，音节不清，见于帕金森病、舞蹈症、手足徐动症及口吃等。

语调（tone）指言语过程中的音调。神经和发音器官的病变可使音调发生改变，如喉部炎症、结核和肿瘤可引起声音嘶哑，脑血管意外可引起音调变浊和发音困难，喉返神经麻痹可引起音调降低和语言共鸣消失。

某些口腔或鼻腔病变（如肿瘤、扁桃体周围脓肿、舌体肥大、舌部溃疡等）均可引起语调、语态改变。

（七）面容与表情

面容（facial features）与表情（expression）是评价患者情绪状态的重要指标。正常人表情自然、神态安逸。疾病及情绪变化均可引起面容与表情的变化，特别是当某些疾病发展到一定程度时，可呈现特征性的面容与表情。通过视诊即可完成面容与表情的评估。临床常见的典型面容如下（图4-4）。

1. 急性面容 表情痛苦、躁动不安、面色潮红、呼吸急促，有时可有鼻翼扇动、口唇疱疹等。见于急性发热性疾病，如大叶性肺炎、疟疾、流行性脑脊髓膜炎等。

2. 慢性面容 消瘦无力、面容憔悴、面色灰暗或苍白、目光暗淡。见于慢性消耗性疾病，如恶性肿瘤、肝硬化、严重结核病等。

3. 二尖瓣面容 面色晦暗、双颊紫红、口唇发绀。见于风湿性心脏病二尖瓣狭窄。

4. 黏液性水肿面容 颜面水肿、面色苍白、睑厚面宽，眉毛、头发稀疏，目光呆滞、反应迟钝。见于甲状腺功能减退症。

5. 甲状腺功能亢进面容 眼裂增宽、眼球凸出、目光炯炯、兴奋不安、烦躁易怒、呈惊愕貌。见于甲状腺功能亢进症。

6. 贫血面容 面色苍白、唇舌色淡、表情疲惫。见于各类贫血患者。

7. 肾病面容 面色苍白，眼睑、颜面水肿。见于慢性肾病患者。

8. 肝病面容 面色晦暗、双颊有褐色色素沉着。见于慢性肝病患者。

9. 肢端肥大症面容 头颅增大、面部变长、下颌增大前突、眉弓及两颧隆起、唇舌肥厚、耳鼻增大。见于肢端肥大症。

10. 满月面容 面圆如满月、皮肤发红、常伴痤疮和小须。见于 Cushing 综合征及长期应用肾上腺皮质激素者。

11. 苦笑面容 牙关紧闭，面肌痉挛，呈苦笑状。见于破伤风。

12. 面具面容 面部呆板、无表情，似面具样。见于帕金森病、脑炎等。

13. 伤寒面容 表情淡漠，反应迟钝呈无欲状态。见于肠伤寒、脑脊髓膜炎、脑炎等高热衰竭患者。

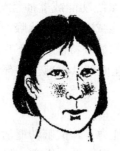 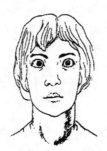 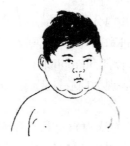 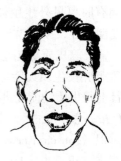

二尖瓣面容　　　　甲状腺功能亢进面容　　　　满月面容　　　　肢端肥大症面容

图4-4 临床常见面容

（八）体位

体位（position）是指患者身体所处的状态，对诊断疾病具有一定的辅助意义。常见体位如下：

1. 自主体位（active position） 见于正常人、轻症或疾病早期患者。

2. 被动体位（passive position） 患者不能自己随意调整或变换肢体或躯干的位置。见于瘫痪患者、极度衰弱或意识丧失者。

3. 强迫体位（compulsive position） 为减轻疾病的痛苦而被迫采取的体位。

（1）强迫仰卧位：患者呈仰卧姿势、双腿屈曲，以减轻腹部肌肉的紧张。见于急性腹膜炎等。

（2）强迫俯卧位：患者呈俯卧位，以减轻脊背肌肉的紧张度。见于脊柱疾病。

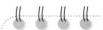

（3）强迫侧卧位：患胸膜疾病者多卧向患侧，以减轻胸痛；大量胸腔积液者多卧向患侧，以利健侧代偿性呼吸，减轻呼吸困难。

（4）强迫坐位：又称端坐呼吸（orthopnea），患者坐于床沿，两手置于膝盖或床边，上身稍前倾（图4-5）。该体位可使膈肌下降，有利于胸廓和辅助呼吸肌运动，增加肺通气量，并可减少下肢回心血量，减轻心脏负担。见于心肺功能不全者。

（5）强迫蹲位：患者在活动的过程中，因感到呼吸困难和心悸，被迫采取蹲踞体位或膝胸位以缓解症状。见于发绀型先天性心脏病患者。

（6）强迫停立位：患者步行时心前区疼痛突然发作，被迫立刻站立，并以手按抚心前区，待稍缓解后才离开原位。见于心绞痛。

（7）辗转体位：患者腹痛发作时辗转反侧，坐卧不安。见于胆石症、胆道蛔虫症、肠绞痛等。

（8）角弓反张位：患者因颈及脊背肌肉强直导致头向后仰，胸腹前凸，背过伸，躯干呈弓形。见于破伤风、脑炎及小儿脑膜炎。

（九）姿势与步态

1. 姿势（posture） 是患者的举止状态。正常的姿势主要依靠骨骼结构和各部分肌肉的紧张程度来保持，正常成人躯干端正，肢体活动灵活适度。健康状况会影响患者姿势，如胃肠痉挛性疼痛者常捧腹而行，颈椎病变者多呈颈部活动受限姿势，腹部疼痛剧烈的患者常捧腹而行（图4-6）。

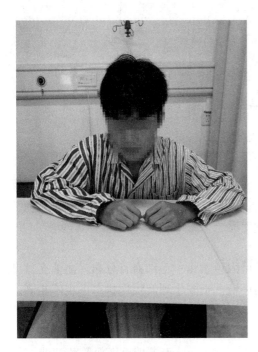

图4-5 端坐呼吸

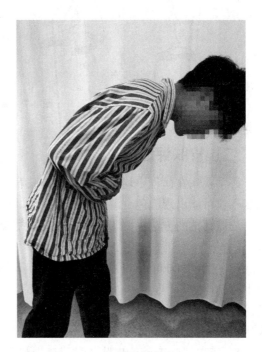

图4-6 捧腹前行姿势

2. 步态（gait） 指患者走路时的姿态。年龄、机体状态、所受训练等因素均会影响正常人的步态，如小儿多喜小跑或急行，青壮年步伐矫健快速，老年人多呈小步慢行。某些疾病可使步态发生特征性变化，临床常见的异常步态如下（图4-7）。

（1）间歇性跛行（intermittent claudication）：步行中因下肢突发性酸痛乏力，患者被迫停止行进，需休息片刻后才能继续走动。见于高血压、动脉硬化者。

（2）共济失调步态（ataxic gait）：起步时一脚高抬，骤然垂落，双目下视，两脚间距很宽，摇晃不稳，闭目时不能保持平衡。见于脊髓疾病。

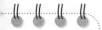
（3）蹒跚步态（waddling gait）：走路时身体左右摇摆如鸭步。见于佝偻病、大骨节病、进行性肌营养不良或双侧先天性髋关节脱位等。

（4）醉酒步态（drunken man gait）：行走时躯干重心不稳，步态紊乱如醉酒状。见于小脑疾患、酒精或巴比妥中毒。

（5）慌张步态（festinating gait）：起步困难，起步后小步急速前冲，身体前倾，越走越快，难以止步。见于帕金森病。

（6）剪刀步态（scissors gait）：由于下肢肌张力增高，移步时下肢内收过度，两腿交叉呈剪刀状。见于脑性瘫痪与截瘫患者。

（7）跨阈步态（steppage gait）：患足下垂，行走时必须抬高下肢才能起步。见于腓总神经麻痹。

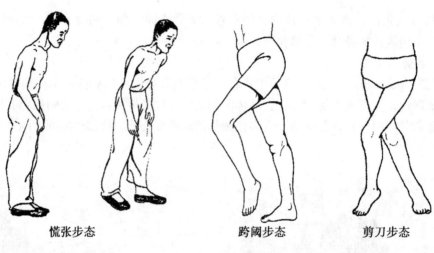

慌张步态　　　　　　跨阈步态　　　　　　剪刀步态

图 4-7　常见的异常步态

二、皮肤评估

许多疾病在病程中均会出现多种皮肤病变和反应，可能是局部的，也可能是全身的。皮肤病变不仅可能出现颜色、湿度、弹性改变，也可能会出现皮疹、出血点、水肿等。

皮肤评估的方法主要为视诊，有时需配合触诊才能获得更清楚的印象。

（一）颜色

皮肤颜色（skin color）与种族和遗传有关，并可因色素量、毛细血管分布、血液充盈度及皮下脂肪厚薄而不同，同一个人的不同部位、不同环境、不同生理及疾病状态下也不相同。肤色深者皮肤颜色改变较难评估，应结合巩膜、结膜、颊黏膜、舌、唇、手掌和脚掌等处的评估和比较来确定。常见的皮肤颜色改变如下。

1. 苍白（pallor）　皮肤、黏膜苍白最常见于贫血，也可见于末梢毛细血管痉挛或充盈不足，如寒冷、惊恐、休克、虚脱等。评估时，应观察颜面、甲床、结膜、口腔黏膜及舌质的颜色。

2. 发绀（cyanosis）　单位容积血液中还原血红蛋白量增高引起患者皮肤、黏膜青紫，常出现于口唇、面颊、舌、耳垂及肢端。见于心、肺疾病，亚硝酸盐中毒等。

3. 发红（redness）　为毛细血管扩张充血、血流加速或红细胞数量增多所致。生理情况下，见于酒后、情绪激动、运动后等；病理情况下，见于发热性疾病、阿托品或一氧化碳中毒等；皮肤持久性发红，见于 Cushing 综合征、长期服用肾上腺糖皮质激素及真性红细胞增多症。

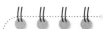

4. 黄染（stained yellow） 皮肤、黏膜发黄称黄染。常见的原因有以下几种。

（1）黄疸：因胆道阻塞、肝细胞损害或溶血性疾病致血清胆红素浓度增高，使皮肤、黏膜甚至体液及其他组织黄染者，称为黄疸。早期或轻微的黄疸仅见于巩膜、硬腭后部及软腭黏膜，较明显时才见于皮肤。黄疸所致的巩膜黄染是连续的，近角巩膜缘处黄染轻，远离角巩膜缘处黄染重。

（2）胡萝卜素增高：过多食用胡萝卜、南瓜、橘子等引起血中胡萝卜素含量增高可使皮肤黄染，多见于手掌、足底、前额及鼻部皮肤，一般不出现巩膜和口腔黏膜黄染。

（3）药物：长期服用含有黄色素的药物，如米帕林、呋喃类等药物也可引起皮肤黄染，其特点为黄染以角巩膜缘处最明显，此可与黄疸区别。

5. 色素沉着（pigmentation） 表皮基底层的黑色素增多，使部分或全身皮肤色泽加深，称色素沉着。正常人身体外露部分、乳头、乳晕、腋窝、关节、肛门周围及外阴部位皮肤色素较深。妊娠妇女面部、额部可有色素沉着，称妊娠斑。老年人面部也可出现散在的色素沉着，称老年斑。全身皮肤色素加深，口腔黏膜出现色素沉着，则为病理征象，常见于肾上腺皮质功能减退症、肝硬化、肝癌以及使用砷剂、抗肿瘤等药物者。

6. 色素脱失（depigmentation） 正常人的皮肤均含有一定量的色素，当缺乏酪氨酸酶致体内酪氨酸不能转化为多巴而形成黑色素时，即可发生色素脱失。常见有白癜风（vitiligo）、白斑（leukoplakia）和白化病（albinism）。白癜风为多形性大小不等的色素脱失斑片，发生后可逐渐扩大，但进展缓慢，多见于身体外露部位，没有自觉症状，也不引起生理功能改变。白斑多呈圆形或椭圆形，通常面积较小，常发生于口腔黏膜和女性外阴部，可能为癌前期病变。白化病为全身皮肤和毛发色素脱失，头发可呈浅黄色或金黄色，为遗传性疾病，为先天性酪氨酸酶合成障碍。

（二）湿度与温度

1. 湿度（moisture） 与汗腺的分泌功能、气温及湿度的变化有关。在气温高、湿度大的环境中，出汗增多为正常生理调节反应。病理情况有以下4种。

（1）多汗（excessive sweating）：发热期伴出汗过多见于风湿病、结核病等，甲状腺功能亢进症、佝偻病、淋巴瘤等也常有出汗增多。

（2）冷汗（cold sweating）：大汗淋漓伴四肢皮肤发凉为冷汗，见于休克和虚脱患者。

（3）盗汗（night sweating）：夜间睡眠后出汗称为盗汗，多见于结核病。

（4）无汗（absent sweating）：无汗者皮肤异常干燥，见于维生素A缺乏、黏液性水肿、硬皮病、尿毒症或脱水。

2. 温度 临床中通常以手背触摸皮肤来评估皮肤的温度。病理情况有以下2种。

（1）全身皮肤发热或发冷：全身皮肤发热见于发热性疾病、甲状腺功能亢进；发冷见于休克、甲状腺功能减退等。

（2）局部皮肤发热或发冷：局部皮肤发热见于疖、痈等炎症。肢端发冷见于雷诺病。

（三）弹性

皮肤弹性（skin elasticity）是指皮肤的紧张度，与年龄、营养状况、皮下脂肪及组织间隙液体量有关。儿童及青年人皮肤富有弹性，中年以后皮肤弹性逐渐减低，老年人皮肤弹性差。通常选择手背或前臂内侧评估患者的皮肤弹性。评估时，护士用示指和拇指将皮肤捏起，然后松开，观察皮肤平复的情况（图4-8）。正常人皮肤弹性

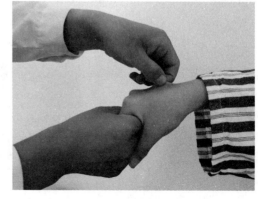

图4-8　皮肤弹性评估

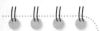

良好，松手后皮肤皱褶立即复原。弹性减弱时，皮肤皱褶平复缓慢，见于长期慢性消耗性疾病、营养不良或严重脱水者。

（四）皮疹

皮疹（skin eruption）多为全身性疾病的征象之一，为原发性皮肤损害。常见于传染病、皮肤病、药物及其他物质所致的过敏反应。发现皮疹时应详细观察其出现与消失的时间、发展顺序、分布部位、形状、大小、平坦或隆起、颜色、压之是否褪色、有无瘙痒及脱屑等。常见皮疹如下：

1. 斑疹（maculae） 仅局部皮肤发红，一般不隆起或凹陷。见于斑疹伤寒、丹毒、风湿性多形性红斑等。

2. 玫瑰疹（roseola） 是一种鲜红色的圆形斑疹，直径 2～3 mm，多出现于胸腹部，是伤寒或副伤寒的特征性皮疹。

3. 丘疹（papules） 是一种较小的实质性皮肤隆起，伴有皮肤颜色改变。见于药物疹、麻疹、猩红热、湿疹等。

4. 斑丘疹（maculopapule） 丘疹周围有皮肤发红的底盘称为斑丘疹。见于风疹、药物疹、猩红热等。

5. 荨麻疹（urticaria） 为局部皮肤暂时性的水肿性隆起，大小不等，形态不一，苍白或淡红，伴瘙痒，消退后不留痕迹。是一种速发性皮肤变态反应，常见于各种过敏反应。

6. 疱疹（bleb） 为局限性高出皮面的腔性皮损，颜色因腔内所含液体不同而异。腔内液体为血清、淋巴液，直径 < 1 cm 为小水疱，可见于水痘、单纯疱疹等。直径 > 1 cm 者为大水疱。腔内含脓者为脓疱，脓疱可为原发，也可由水疱感染而来，可见于糖尿病足和烫伤患者。

（五）压疮

压疮（bedsore）又称压力性溃疡，为局部组织长期受压，血液循环障碍，发生持续性缺血、缺氧、营养不良所致的继发性皮肤损害。易发生在枕部、耳郭、肩胛部、脊柱、肘部、髋部、骶尾部、膝关节内外侧、内外踝、足跟等身体受压较大的骨突部位。压疮评估的详细内容见《护理学基础》教材。

> **知识链接** - ➤
>
> **压力性损伤评估量表**
>
> | 评估内容 | 分值 | | | |
> |---|---|---|---|---|
> | | 1分 | 2分 | 3分 | 4分 |
> | 感觉 | 完全受限 | 非常受限 | 轻度受限 | 未受限 |
> | 潮湿 | 持续潮湿 | 潮湿 | 有时潮湿 | 很少潮湿 |
> | 活动度 | 限制卧床 | 坐位 | 偶可行走 | 经常行走 |
> | 移动力 | 完全无法移动 | 严重受限 | 轻度受限 | 不受限 |
> | 营养 | 非常差 | 可能缺乏 | 充足 | 丰富 |
> | 摩擦力/剪切力 | 有问题 | 有潜在问题 | 无明显问题 | — |
>
> 总分值 6～23 分，其中 19～23 分为无风险，15～18 分为低风险，13～14 分为中风险，9～12 分为高风险，6～8 分为极高风险。

（六）皮下出血

皮下出血（subcutaneous hemorrhage）为血管性皮肤损害的表现，其特点为局部皮肤呈青紫或黄褐色（陈旧性），压之不褪色，除血肿外一般不高出皮面。根据直径大小可以分为：①出血斑点直径＜2 mm 者称为瘀点；②直径 3 ~ 5 mm 称为紫癜；③直径＞5 mm 称为瘀斑；④片状出血伴皮肤显著隆起称为血肿（hematoma）。皮下出血常见于血液系统疾病、重症感染、某些毒物或药物中毒及外伤等。出血斑点亦可发生于黏膜下，其临床意义同皮下出血。较小的皮下出血应注意与红色的皮疹或小红痣进行鉴别，皮疹受压时可褪色或消失，瘀点、紫癜及小红痣压之不褪色，但小红痣触之稍高于皮面，且表面光滑。

（七）脱屑

皮肤脱屑（desquamation）常见于正常皮肤表层不断角化和更新，但因数量少，一般不易察觉。病理状态下可见大量皮肤脱屑，麻疹可见米糠样脱屑；猩红热可见片状脱屑；银屑病可见银白色鳞状脱屑。

（八）蜘蛛痣与肝掌

蜘蛛痣（spider angioma）是皮肤小动脉末端分支性扩张所形成的血管痣，形似蜘蛛，大小不等，主要出现在面、颈、手背、上臂、前臂、前胸和肩部等上腔静脉分布的区域内。蜘蛛痣的特点为压迫痣中心时其辐射状小血管网消失，去除压力后又复出现（图4-9）。一般认为蜘蛛痣的发生与肝对雌激素的灭活作用减弱，体内雌激素水平升高有关，见于慢性肝炎、肝硬化，有时也可见于妊娠妇女及健康人。

慢性肝病患者鱼际、小鱼际处皮肤常发红，加压后褪色，称为肝掌（liver palms），其发生机制同蜘蛛痣。

（九）水肿

水肿（edema）为皮下组织的细胞内和组织间隙液体潴留过多所致。轻度水肿视诊不易发现，应配合触诊。以手指按压局部组织出现凹陷者，称凹陷性水肿。而黏液性水肿及象皮肿虽然组织肿胀明显，但受压后无组织凹陷，称非凹陷性水肿。评估水肿时，护士用手指按压后停留片刻，观察有无凹陷及平复情况（图4-10）。常用评估部位有胫骨前、踝部、足背、腰骶部及额前等浅表骨面部位。临床上根据凹陷性水肿的程度可分为轻、中、重三度。

1. 轻度　水肿仅发生于眼睑、眶下软组织、胫骨前及踝部皮下组织，指压后组织出现轻度凹陷，平复较快。

2. 中度　全身疏松组织均可见明显水肿，指压后出现较深的组织凹陷，平复缓慢。

3. 重度　全身组织严重水肿，身体低垂部位皮肤紧张发亮，甚至有液体渗出，可伴胸腔、腹腔、鞘膜腔积液，外阴部也可有明显水肿。

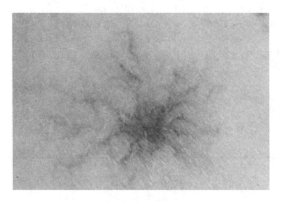

图 4-9　蜘蛛痣

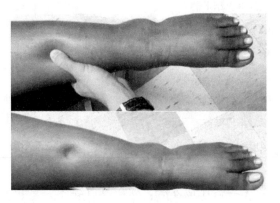

图 4-10　水肿评估

（十）瘢痕

瘢痕（scar）指皮肤外伤或病变愈合后结缔组织增生形成的斑块，表面低于周围正常皮肤者为萎缩性瘢痕；高于周围正常皮肤者为增生性瘢痕。外伤、感染及手术等均可在皮肤上遗留瘢痕，成为曾患某些疾病的证据，如患过皮肤疮疖者在相应部位可遗留瘢痕，颈淋巴结结核破溃愈合后的患者常遗留颈部皮肤瘢痕。

三、浅表淋巴结评估

淋巴结分布于全身，一般身体评估仅能发现身体各部浅表淋巴结。正常人浅表淋巴结较小，直径多在 0.2 ~ 0.5 cm，质地柔软，表面光滑，无压痛，与毗邻组织无粘连，因此不易被触及。

（一）浅表淋巴结分布与引流区

浅表淋巴结以组群分布，每个组群的淋巴结收集一定区域的淋巴液，局部炎症或肿瘤可引起相应区域的淋巴结肿大。淋巴结收集淋巴液的范围见表4-2。

1. 耳前淋巴结 位于耳屏前方。

2. 耳后淋巴结 位于耳后乳突表面、胸锁乳突肌止点处，亦称为乳突淋巴结。

3. 枕部淋巴结 位于枕部皮下，斜方肌起点与胸锁乳突肌止点之间。

4. 颌下淋巴结 位于颌下腺附近，在下颌角与颏部的中间部位。

5. 颏下淋巴结 位于颏下三角内，下颌舌骨肌表面，两侧下颌骨前端中点后方。

6. 颈前淋巴结 位于胸锁乳突肌表面及下颌角处。

7. 颈后淋巴结 位于斜方肌前缘。

8. 锁骨上淋巴结 位于锁骨与胸锁乳突肌所形成的夹角处。

9. 腋窝淋巴结 是上肢最大的淋巴结组群，共包括5个群。①外侧淋巴结群：位于腋窝外侧壁；②胸肌淋巴结群：位于胸大肌下缘深部；③肩下巴结群：位于窝后深部；④中央淋巴结群：位于腋窝内侧壁近肋骨及前锯肌处；⑤尖巴结群：位于窝顶部。

10. 腹股沟淋巴结 位于腹股沟韧带下方的股三角内，共包括2个群。①上群：位于腹股沟韧带下方，与韧带平行排列；②下群：位于大隐静脉上端，沿静脉走向排列。

表4-2　淋巴结收集淋巴液的范围

淋巴结	收集范围
耳后、乳突淋巴结	头皮
颈深淋巴结上群	鼻咽部
颈深淋巴结下群	咽喉、气管、甲状腺等处
颌下淋巴结	口底、颊黏膜、齿龈等
颏下淋巴结群	颏下三角区内组织、唇、舌部
左侧锁骨上淋巴结	食管、胃等器官
右侧锁骨上淋巴结	气管、胸膜和肺等处
腋窝淋巴结群	躯干上部、乳腺、胸壁等
腹股沟淋巴结群	会阴部及下肢

（二）评估方法、顺序与内容

1. 评估方法 评估淋巴结的方法为视诊和触诊。视诊时不仅要注意局部征象（包括皮肤是否隆起，颜色有无变化，有无皮疹、瘢痕、瘘管等），也要注意全身状态。滑动触诊是浅表淋巴结评估的主要方法。护士将示、中、环 3 指并拢，其指腹平放于患者相应部位的皮肤上进行滑动触诊。触诊时，应自上而下按顺序进行，以免遗漏，常用的评估部位包括耳前、耳后、枕部、颌下、颏下、颈部、锁骨上窝、腋窝、腹股沟等处。

（1）颌下淋巴结：患者取坐位，护士站在患者对面，嘱患者稍低头，偏向评估侧。护士用右手评估左颌下淋巴结，将四指并拢、屈曲，紧贴评估部位，由浅入深，由内向外，沿下颌骨内缘向上滑动触摸。同法左手评估右侧颌下淋巴结（图 4-11）。

（2）颈部淋巴结：患者最好取坐位，头稍低或偏向评估侧，保证评估部位皮肤或肌肉放松。护士面对患者，用双手进行触诊，左手触诊右侧，右手触诊左侧。触诊时四指并拢，紧贴评估部位，由浅及深进行滑动触诊，先触诊颈前淋巴结，再触诊颈后淋巴结（图 4-12）。

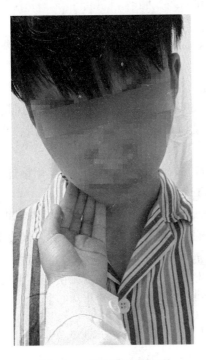

图 4-11　颌下淋巴结触诊

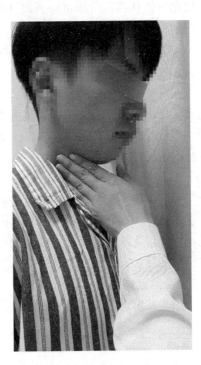

图 4-12　颈部淋巴结触诊

（3）锁骨上淋巴结：患者可取坐位或仰卧位，护士面对患者，双手进行触诊，左手触诊右侧，右手触诊左侧，示指与中指并拢，由浅入深逐渐触摸至锁骨后深部（图 4-13）。

（4）腋窝淋巴结：患者可取仰卧位或坐位，左（右）前臂放松并稍外展，护士站在患者右侧，右（左）手手指并拢、微曲，触诊患者左（右）侧腋窝，先由浅入深达腋窝顶部，再沿腋窝内侧壁向下，进行滑动触诊（图 4-14）。

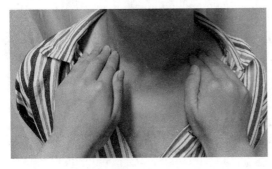

图 4-13　锁骨上淋巴结触诊

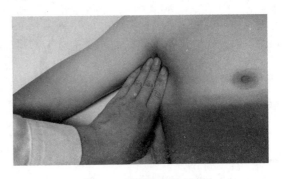

图 4-14　腋窝淋巴结触诊

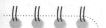
2．评估顺序　为了避免遗漏应特别注意淋巴结的检查顺序。①头颈部淋巴结的检查顺序是：耳前、耳后、枕后、颌下、颏下、颈前、颈后、锁骨上淋巴结。②上肢淋巴结的检查顺序是：腋窝淋巴结、滑车上淋巴结。③腋窝淋巴结应按腋尖群、中央群、胸肌群、肩胛下群和外侧群的顺序进行。④下肢淋巴结的检查顺序是：腹股沟淋巴结（先查上群、后查下群）、腘窝淋巴结。

3．评估内容　触及肿大的淋巴结时应注意其部位、大小、数目、硬度、压痛、活动度、有无粘连、局部皮肤有无红肿等，同时寻找引起淋巴结肿大的原发病灶。

（三）浅表淋巴结肿大的临床意义

淋巴结肿大按照其分布可分为局部肿大和全身性肿大。

1．局部淋巴结肿大

（1）单纯性淋巴结炎：即淋巴结本身的急性炎症。肿大的淋巴结有疼痛，呈中等硬度，有触痛，多发生于颈部淋巴结。

（2）感染性淋巴结肿大：由引流区域的急、慢性炎症引起，如急性化脓性扁桃体炎、牙龈炎所致颌下淋巴结肿大；胸壁、乳腺炎症所致腋窝淋巴结肿大；会阴部、臀部、小腿炎症所致腹股沟淋巴结肿大。急性炎症初期，肿大的淋巴结质地柔软、有压痛、表面光滑、无粘连。慢性炎症时淋巴结质地较硬。

（3）淋巴结结核：常发生在颈部，呈多发性、质地较硬、大小不等，可互相粘连，或与周围组织粘连，晚期破溃后形成瘘管，愈合后形成瘢痕。

（4）恶性肿瘤淋巴结转移：转移淋巴结质地坚硬，表面光滑或突起，与周围组织粘连，不易推动，一般无压痛。肺癌可向右侧锁骨上或腋窝淋巴结转移；胃癌、食管癌多向左侧锁骨上淋巴结群转移，称 Virchow 淋巴结，为胃癌、食管癌转移的标志。

2．全身淋巴结肿大　淋巴结肿大的部位可以遍及全身，大小不等、无粘连。可见于急、慢性淋巴结炎、淋巴瘤、白血病、传染性单核细胞增多症等。

科研小提示

检索国内外指南网站、协会网站和中英文数据库，能够提取皮肤检查、皮肤清洁、润肤护理、避免损伤、预防感染、健康教育 6 个方面 21 条继发性淋巴水肿患者皮肤护理的最佳证据。

知识链接

恶性浅表淋巴结病变的常规超声及超声造影特征

浅表淋巴结病变短径、长短径之比、有无淋巴门、周围型 / 混合型血流、增强是否均匀、增强时有无淋巴门、外周向中心增强、增强时有无灌注损伤等超声特征是鉴别良恶性肿瘤的指标。

小结

1．一般状态评估包括全身状态评估、皮肤评估、浅表淋巴结评估三方面。

2．全身状态评估是对患者一般状态的概括性观察。评估方法以视诊为主，必要时配合触诊，或借助体温计、血压计、听诊器等进行检查。评估内容包括性别与年龄、生命体征、发育与体型、营养状态、意识状态、面容与表情、体位、姿势与步态等。

3．皮肤评估以视诊为主，必要时配合触诊。评估内容包括皮肤的颜色、湿度与温度、弹性、皮疹、压疮、皮下出血、脱屑、蜘蛛痣与肝掌、水肿、瘢痕等。

4．浅表淋巴结评估以触诊为主。触诊顺序为耳前、耳后、枕后、颌下、颏下、颈前、颈后、锁骨上、腋窝、滑车上、腹股沟、腘窝。触及肿大的淋巴结时注意其部位、大小、数目、硬度等特征，同时寻找引起肿大淋巴结的原发病灶，以进一步判断淋巴结肿大的临床意义。

（韩　影）

随堂测 4-2

第三节　头部评估

案例 4-3

男性，26 岁，3 天前开始无明显诱因出现发热且伴有咽喉部疼痛，自服感冒药后好转，但症状反复，入院后护士对其进行评估发现，扁桃体能看到且尚未超过咽腭弓。

请回答：

1．护士应该如何进行扁桃体的检查？

2．如何判断该患者的扁桃体肿大程度？

一、头部

（一）头发

评估头发（hair）的颜色、疏密度、有无脱发及脱发的原因和特点。正常人由于种族、遗传、年龄等因素影响，头发的颜色、曲直及疏密度有所不同。脱发可由疾病引起，如伤寒、甲状腺功能低下、斑秃等；也可由物理和化学因素引起，如放射治疗和肿瘤患者化疗后。

（二）头皮

评估头皮（scalp）时，分开头发观察头皮的颜色，有无头皮屑、头癣、外伤、炎症、血肿及瘢痕等。

（三）头颅

1．头颅（skull）大小和外形　视诊头颅时要评估其大小、外形变化及有无异常运动。触诊头颅注意有无包块及触痛。

头颅的大小通常以头围来衡量，用软尺自眉间最突出处绕到颅后通过枕骨粗隆测量一周的长度。新生儿出生时头围平均为 34 cm，出生后前半年增加 8 cm，后半年增加 2 cm，第 2 年增加 2 cm，第 3、4 年增加 1.5 cm，至 18 岁后达 53 cm 或以上，以后则不再变化。头颅大小、外形与前、后囟门闭合早晚有关。

头颅畸形常见有以下几种。

（1）小颅（microcephalia）：由于小儿囟门过早闭合形成小头畸形，同时伴有智力发育障碍。

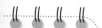

（2）尖颅（oxycephaly）：又称塔颅（tower skull），由小儿矢状缝与冠状缝过早闭合所致，表现为头顶部尖突高起，可伴有颅内压增高、视力障碍、智力低下等（图4-15）。见于先天性疾病尖颅并指（趾）畸形。

（3）方颅（squared skull）：表现为前额左右突出，头顶平坦呈方形，见于小儿佝偻病或先天性梅毒。

（4）巨颅（large skull）：表现为头颅增大，额、顶、颞及枕部突出膨大呈圆形，对比之下颜面较小。由于颅内压增高，压迫眼球，形成双目下视、巩膜外露的特殊表情，称"落日现象"，见于脑积水（图4-15）。

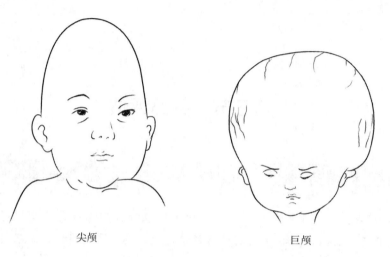

尖颅　　　　　　　　　　巨颅

图4-15　常见头颅异常

2. 头部异常运动　评估头部异常运动时常采用视诊，评估头部运动是否受限、有无点头运动及震颤等，如帕金森病患者的头部可出现静止性震颤，严重的主动脉瓣关闭不全的患者可出现与颈动脉搏动一致的点头运动。

二、头部器官

（一）眼

1. 眉毛（eyebrow）　正常人眉毛的疏密有所差异，一般内侧及中部较浓密，外侧较稀疏。眉毛外侧1/3过于稀疏或脱落，多见于黏液性水肿。

2. 眼睑（eyelids）　分为上眼睑和下眼睑，正常人睁眼时上下两侧眼裂相等，闭眼时上下眼睑闭合。常见的眼睑异常如下。

（1）眼睑水肿：眼睑皮下组织疏松，轻度水肿即可在眼睑表现出来。常见于肾炎、贫血、营养不良、慢性肝病、血管神经性水肿等。

（2）上睑下垂：双侧上睑下垂多见于重症肌无力；单侧下垂见于多种原因引起的动眼神经麻痹，如外伤、蛛网膜下腔出血等疾病；如单侧眼睑下垂伴有同侧眼球凹陷、瞳孔缩小、胸部或面部无汗，称为Horner综合征，为该侧颈交感神经麻痹或受压所致。

（3）眼睑闭合障碍：双侧闭合障碍多见于甲状腺功能亢进症；单侧闭合障碍见于面神经麻痹。

3. 结膜（conjunctiva）　分为睑结膜、穹隆部结膜和球结膜三部分。正常睑结膜为粉红色。

评估上睑结膜时需翻转眼睑，评估时嘱受检者双眼向下看，评估者用示指和拇指捏起受检者上眼睑中外1/3交界处的边缘，轻轻向前下方牵拉，然后示指轻向下压，配合拇指将睑缘向上捻转，即可将眼睑翻开，评估其上睑结膜状况。评估结束后，轻轻向下牵拉上眼睑，并嘱受检者向上看，即可复位。评估下眼睑时嘱受检者向上看，用示指将其下眼睑向下牵拉，即可暴露下眼睑（图4-16），评估其下睑结膜状况。

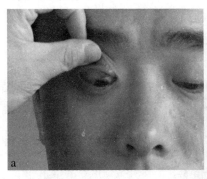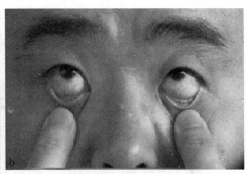

图 4-16 结膜评估

a. 上睑结膜评估；b. 下睑结膜评估

结膜常见的改变为：①结膜充血，常见于结膜炎；②结膜出血，见于高血压、动脉硬化等疾病；③结膜苍白，见于贫血；④颗粒与滤泡，见于沙眼。

4．巩膜（sclera） 为不透明瓷白色。发生黄疸时巩膜表现为黄染。中年以后在内眦部可出现黄色斑块，且呈不均匀性分布，其原因为脂肪沉着。长期服用含有黄色素的药物如米帕林（阿的平）也可导致巩膜黄染，其特点为距离角巩膜缘处越远黄染越轻。

5．角膜（cornea） 对刺激十分敏感，其原因为角膜表面有非常丰富的感觉神经末梢。评估时用斜光照射更容易观察其透明度，并注意有无云翳、白斑、软化、溃疡和新生血管等。云翳、白斑如发生在角膜的瞳孔部位可导致视力障碍；角膜软化见于婴幼儿营养不良、维生素 A 缺乏等。角膜边缘的灰白色浑浊环称为老年环，是类脂质沉着的结果，不影响视力。

6．眼球（eyeball） 评估眼球的外形和运动。正常人双侧眼球对称，无突出或凹陷。

评估眼球运动时，评估者将示指置于受检者眼前 30 ~ 40 cm 处，嘱其头部固定，眼球随评估者示指方向按左、左上、左下、右、右上、右下 6 个方向移动（图4-17）。正常人双眼随着评估者示指所示 6 个方向的顺序移动。若有某一方向运动受限，提示该对配偶肌功能障碍。

常见的眼球异常表现如下。

（1）眼球突出：双侧眼球突出见于甲状腺功能亢进症。单侧眼球突出见于眶内占位性病变或局部炎症。

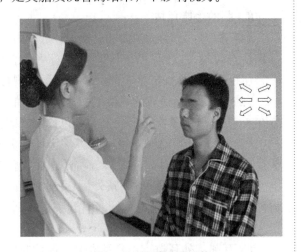

图 4-17 眼球运动评估

（2）眼球下陷：双侧眼球下陷多见于严重脱水；单侧眼球下陷见于 Horner 综合征。

7．瞳孔（pupil） 评估时要注意观察瞳孔的大小、形状、位置、双侧是否等大等圆、对光反射等。

（1）大小与形状：正常人两侧瞳孔等大、等圆，直径为 2 ~ 5 mm，对光反射灵敏。瞳孔异常见于：①瞳孔缩小，见于虹膜炎症、吗啡和有机磷类农药中毒等。②瞳孔扩大，见于外伤、阿托品中毒等。③双侧瞳孔散大伴有对光反射消失，为濒死表现。④两侧瞳孔大小不等，常提示有颅内病变，见于脑外伤、脑肿瘤、颅内出血、脑疝等。⑤一侧颈交感神经麻痹，出现病侧瞳孔缩小、眼睑下垂、眼球下陷、面部无汗，称为 Horner 综合征。

（2）对光反射：包括直接对光反射和间接对光反射。评估直接对光反射时，用手电筒直接照射一侧瞳孔，正常人瞳孔受到光线刺激后立即缩小，移开光源后迅速复原，同法评估另一侧。评估间接对光反射时，评估者以一手放在鼻梁部挡住光线，用手电筒照射一侧瞳孔，观察另一侧瞳孔的变化，正常人另一侧瞳孔立即缩小，移开光线，瞳孔复原。瞳孔对光反射迟钝或消失多见于昏迷患者（图 4-18）。

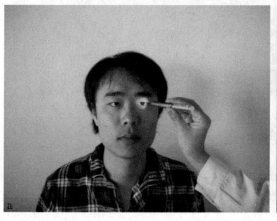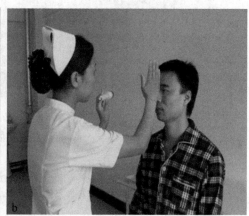

图 4-18　对光反射
a. 直接对光反射；b. 间接对光反射

（3）集合反射：评估集合反射时，嘱受检者注视 1 m 外的评估者的示指尖，然后将示指尖逐渐移近距离眼球 5～10 cm 处，正常时可见受检者双眼内聚，瞳孔缩小，称为集合反射。动眼神经功能受损时，集合反射消失。

8. 眼的功能评估

（1）视力：分为远视力和近视力。远视力检查时使用远距离视力表，受检者距视力表 5 m，分别检查两眼，以能看清"10"行视标者为正常视力。近视力检查使用国际标准近距离视力表，在距视力表 33 cm 处，能看清"10"行视标者为正常视力。

（2）色觉：在适宜的光线下，让受检者在距离 50 cm 处读出色盲表上的数字或图像。受检者在 5～10 秒内不能读出表上的彩色数字或图像，可按色盲表的说明判断为某种色弱或色盲。

（3）视野：粗略测定视野的方法为评估者与受检者约 1 m 距离相对而坐，检查右眼时遮住受检者左眼，同时遮住评估者右眼。在评估者与受检者中间距离处，评估者将手指分别自上、下、左、右等不同方向从外周逐渐向眼的中央部移动，嘱受检者在发现手指时立即示意。如评估者与受检者在各方向同时看到手指，则视野大致正常。

（二）耳

1. 耳郭、外耳道、中耳及乳突　评估时应注意耳郭有无发育畸形、红肿，乳突有无压痛。如有黄色液体流出并伴有痒痛者为外耳道炎；有脓液流出并有全身症状可能为急性中耳炎；化脓性中耳炎引流不畅时可蔓延至乳突炎，评估可见耳郭后方皮肤红、肿，乳突有明显压痛，严重时可继发耳源性脑膜炎；有血液或脑脊液流出，提示颅底骨折。

2. 听力　评估听力常用粗略方法，在安静室内嘱受检者闭目坐于椅子上，用手指堵塞一侧耳道，评估者持手表自 1 m 外逐渐移近受检者耳部，直至其听到声音为止，测量距离，同法检测另一侧。正常时在 1 m 处即可听到机械表声。听力的精确测量是使用规定频率的音叉或电测听设备进行测试，对明确诊断更有价值。听力减退见于外耳道叮咛或异物、听神经损害、局部或全身血管硬化、中耳炎等。

（三）鼻

1．鼻颜色与外形　评估时注意观察鼻部皮肤颜色和外形的改变。鼻梁部皮肤出现红色斑块，并向两侧面颊部扩展，呈蝶状，见于系统性红斑狼疮；如发红的皮肤损害集中在鼻尖和鼻翼，并有毛细血管扩张和组织肥厚，见于酒渣鼻；鼻腔完全堵塞、外鼻变形，鼻梁宽平如蛙状，称为蛙状鼻，见于肥大的鼻息肉患者；鼻骨破坏、鼻梁塌陷所致的马鞍鼻，见于鼻骨折、先天性梅毒和麻风病等。

2．鼻翼扇动　吸气时鼻孔开大，呼气时鼻孔回缩，见于大叶性肺炎、支气管哮喘、急性肺水肿等。

3．鼻出血　多为单侧，见于鼻外伤、鼻腔感染、局部血管损伤、鼻咽癌等。双侧出血多为全身性疾病引起，如流行性出血热、特发性血小板减少性紫癜、原发性高血压、维生素 C 或维生素 D 缺乏等；妇女如发生周期性鼻出血多为子宫内膜异位症所导致。

4．鼻腔分泌物　鼻腔黏膜受到刺激时可产生过多的分泌物。清稀无色的分泌物为卡他性炎症；黏稠发黄的脓性分泌物为鼻或鼻窦的化脓性炎症。

5．鼻窦　为鼻腔周围含气的骨质空腔，包括额窦、筛窦、上颌窦、蝶窦 4 对，均有窦口与鼻腔相通（图 4-19）。正常人鼻窦无压痛，当引流不畅时易发生炎症，表现为鼻塞、流涕、头痛和鼻窦压痛。

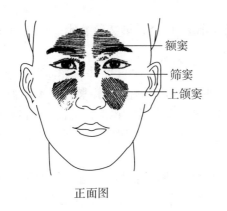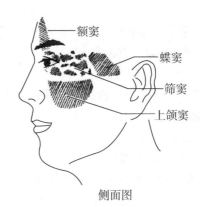

图 4-19　鼻窦示意图

鼻窦的评估方法如下。

（1）额窦：评估者双手拇指置于受检者眉骨内下缘，用力向后、向上按压，其余 4 指固定在头颅颞侧，按压的同时询问受检者有无压痛，并作两侧比较。

（2）筛窦：评估者双手拇指分别置于受检者鼻根部与眼内眦之间向后按压，其余 4 指固定在两侧耳后，按压的同时询问受检者有无压痛，并作两侧比较。

（3）上颌窦：评估者双手拇指置于受检者鼻侧颧骨下缘，向后、向上按压，其余 4 指固定在两侧耳后（图 4-20），按压的同时询问受检者有无压痛，并作两侧比较。

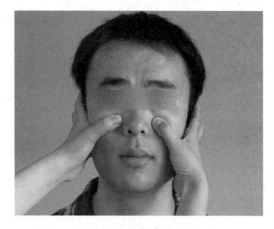

图 4-20　上颌窦评估

（4）蝶窦：因解剖位置较深，不能在体表进行评估。

（四）口

1．口唇　健康人口唇红润光泽。口唇苍白见于贫血、休克、虚脱等；口唇发绀见于心肺功能不全，如心力衰竭、呼吸衰竭患者；大叶性肺炎、流行性感冒、疟疾等患者多表现为口唇疱疹，为单纯疱疹病毒感染所致；核黄素缺乏症易出现口角糜烂；唇裂多见于先天性畸形或外伤；说话时口角歪斜多由面神经麻痹或脑血管意外所致。

2．口腔黏膜　正常口腔黏膜光洁呈粉红色。如在相当于第2磨牙的颊黏膜处出现针尖大小白色斑点，周围有红晕，称为麻疹黏膜斑（Koplik 斑），是麻疹早期特征性体征；出血性疾病可在口腔黏膜下出现大小不等的出血点和瘀斑；肾上腺皮质功能减退患者可出现蓝黑色色素沉着；黏膜溃疡见于慢性复发性口疮，鹅口疮为白色念珠菌感染，多见于衰弱的儿童、老年患者或长期应用广谱抗生素和抗肿瘤药物所致。

3．牙齿　评估牙齿颜色，有无龋齿、缺齿、义齿或残根等。正常牙齿白色，排列整齐，无龋齿、残根或缺牙。有牙齿疾患时可按下列方式标明部位。

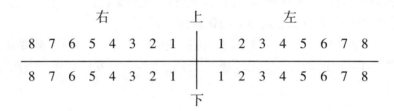

1．中切牙　2．侧切牙　3．尖牙　4．第1前磨牙　5．第2前磨牙　6．第1磨牙
7．第2磨牙　8．第3磨牙

4．牙龈　正常牙龈呈粉红色。慢性牙周炎时可见牙龈水肿、溢脓；牙龈出血见于维生素C缺乏、血液系统的出血性疾病等；齿龈游离缘出现蓝灰色线称铅线，是铅中毒的特征性表现。

5．舌　评估时应注意舌苔、舌质、舌的运动。正常人舌居中，舌质淡红，表面湿润有少量白苔，活动自如无震颤。

常见的舌异常有伸舌偏斜，见于舌下神经麻痹；甲状腺功能亢进患者伸舌时可见细微震颤；舌面绛红如生牛肉状，见于烟酸缺乏；核黄素缺乏时，舌上有不规则隆起上皮，称为地图样舌（geographic tongue）；猩红热或长期发热患者舌乳头肿胀、发红，称草莓舌（strawberry tongue）；贫血及慢性萎缩性胃炎患者，舌面光滑呈粉红色或红色、舌乳头萎缩、舌体较小，称为光滑舌或镜面舌。

6．咽和扁桃体　咽部包括鼻咽、口咽和喉咽3个部分。正常人咽部无充血、无红肿、黏液分泌正常，扁桃体不肿大。主要评估口咽，口咽位于软腭平面上，会厌上缘的上方，前方正对口腔。

评估咽和扁桃体时，嘱受检者取坐位，头略后仰，张大口并发"啊"音，评估者用压舌板迅速下压舌前2/3和舌后1/3交界处，此时，软腭上抬，在照明的配合下即可见软腭、腭垂、咽颚弓、舌颚弓、扁桃体和咽后壁等。评估咽部颜色，有无充血、肿胀、分泌物及扁桃体的大小等。急性咽炎时，咽部黏膜充血、红肿；慢性咽炎时黏膜充血、表面粗糙，咽后壁淋巴滤泡增生。

科研小提示

临床上扁桃体的检查方法包括常规体格检查外，还包括内镜检查、鼻咽 X 线侧位片及鼻咽部 MRI 动态扫描。

扁桃体肿大一般分为3度：不超过咽腭弓者为Ⅰ度；超出咽腭弓，但未达咽后壁中线者为Ⅱ度；达到或超过咽后壁中线者为Ⅲ度（图4-21）。扁桃体发炎时，腺体红肿、增大，扁桃体隐窝中有黄白色分泌物。

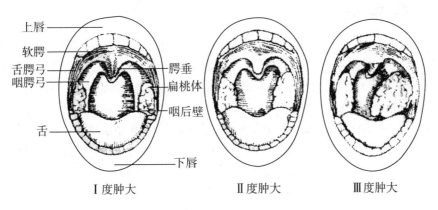

图4-21　扁桃体位置及其肿大分度

7. 腮腺　位于耳屏、下颌角、颧弓所构成的三角区内。腮腺导管开口位于上颌第2磨牙对面的颊黏膜上。正常人腮腺体薄而软，不能触及其轮廓。评估腮腺有无肿大，导管开口有无红肿及分泌物。腮腺肿大时可见以耳垂为中心的隆起，并可触及边缘不清的包块。急性流行性腮腺炎时，单侧腮腺迅速肿胀，继而累及对侧，触诊有压痛。

小　结

头部评估内容包括头发、头皮、头颅、头部器官（眼、耳、鼻、口）的评估。眼的评估包括眉毛、眼睑、结膜、巩膜、角膜、眼球、瞳孔、眼功能的评估等。耳的评估包括耳郭、外耳道、中耳、乳突及听力等。鼻的评估包括鼻颜色、外形、鼻翼扇动、鼻出血、鼻腔分泌物、鼻窦等。口的评估包括口唇、口腔黏膜、牙齿、牙龈、舌、咽和扁桃体、腮腺等，评估应从外向内依次进行。头部评估应掌握其评估方法、异常表现的临床意义。

（贾红红）

随堂测 4-3

第四节　颈部评估

案例 4-4

张某，女性，18岁，学生。近3个月来食欲亢进、体重逐渐减轻，并发现双侧眼球突出、脖子增粗、脾气暴躁、失眠、注意力不集中，学习成绩下降。近半个月来上述症状加重，而来门诊检查，诊断为"甲状腺功能亢进症"。

请回答：

该患者可能会出现哪些异常体征？

颈部评估应在平静而自然的状态下进行，受检者取舒适坐位，也可取卧位，注意充分暴露颈部和肩部。评估时手法应轻柔，尤其是怀疑患有颈椎疾病时更应注意。颈部评估以视诊、触诊与听诊为主，内容包括颈部外形与活动、颈部血管、甲状腺及气管。

一、颈部外形与活动

正常人颈部直立、双侧对称、柔软，伸曲及转动自如，转头时可见胸锁乳突肌突起。为描述和标记颈部病变的部位，每侧颈部又分为颈前三角和颈后三角两个三角区。胸锁乳突肌内缘、下颌骨下缘、前正中线之间的区域为颈前三角区，胸锁乳突肌后缘、锁骨上缘、斜方肌前缘之间的区域为颈后三角区。

颈部评估时，头稍后仰，注意观察有无包块、瘢痕和双侧是否对称。脑膜炎、蛛网膜下腔出血时可出现颈项强直；颈部软组织炎症、颈椎病变、颈肌扭伤可引起颈部活动受限；颈向前倾，甚至头不能抬起，见于重症肌无力、严重消耗性疾病晚期患者；头部向一侧偏斜称为斜颈，见于先天性颈肌挛缩或斜颈，也见于颈部外伤。

二、颈部血管

（一）颈静脉

1. 颈静脉怒张（distention of jugular vein） 正常人坐位、半坐位（上身与水平面呈45°）或立位时颈静脉常不显露，平卧时可稍见充盈，但充盈的水平仅限于锁骨上缘到下颌角距离的下 2/3 以内。如平卧位时颈静脉充盈超过正常水平，或坐位、半坐位或立位时见到颈静脉明显充盈，称为颈静脉怒张。提示颈静脉压力升高，见于右心衰竭、心包积液、上腔静脉阻塞综合征以及胸腹腔压力增高等。

2. 肝颈静脉回流征（hepatojugular reflux sign） 评估者用手压迫右心衰竭患者右上腹肿大的肝时，则颈静脉充盈更为明显，称为肝颈静脉回流征阳性。是右心衰竭的重要体征之一，也可见于心包炎。其发生机制是：当压迫右心功能不全或心包炎患者的肝时，可使回流至下腔静脉及右心房的血量增加，但因右心房淤血与右心室舒张末压增高或右心室舒张受限，不能完全接收回流的血量，因而使颈静脉血量增多，充盈更为明显。

3. 颈静脉搏动 正常情况下不会出现颈静脉搏动。当患者出现严重的三尖瓣关闭不全伴颈静脉怒张时，方可见到颈静脉搏动，但触诊并无搏动感，据此可与颈动脉搏动相鉴别，后者常有明显的搏动感。

（二）颈动脉

1. 颈动脉搏动 正常人只有在剧烈活动后心搏出量增加时方可见到颈动脉搏动。如在安静状态下出现颈动脉明显搏动，提示脉压增大，见于主动脉瓣关闭不全、高血压、甲状腺功能亢进和严重贫血等。

2. 颈部血管性杂音 一般让受检者取坐位，检查者用钟型听诊器听诊颈部有无异常杂音，如在颈部大血管区听到血管杂音，提示颈动脉或椎动脉狭窄。

三、甲状腺

甲状腺位于甲状软骨下方和两侧，表面光滑，柔软不易触及（图 4-22）。在做吞咽动作时，甲状腺可随之上下移动。

（一）评估方法

1. 视诊 嘱受检者取坐位，头稍后仰，做吞咽动作，注意观察甲状腺有无肿大及双侧是否对称。正常人甲状腺外观不突出，女性在青春期可略增大，属正常现象。

2. 触诊 触诊甲状腺要注意其大小、双侧是否对称、质地、表面情况、有无结节及囊性

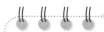

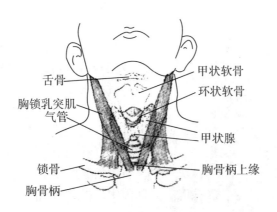

舌骨
胸锁乳突肌
气管
锁骨
胸骨柄

甲状软骨
环状软骨
甲状腺
胸骨柄上缘

图 4-22　甲状腺位置

感、压痛、震颤等。

　　触诊时可采用前面触诊，也可以采用后面触诊。①前面触诊：评估者立于受检者前面，一手拇指按压于一侧甲状软骨，将气管推向对侧，另一手其余四指在对侧胸锁乳突肌后缘向前推挤甲状腺侧叶，拇指在胸锁乳突肌前缘触诊，触诊的同时嘱受检者做吞咽动作。用同样的方法评估另一侧甲状腺（图 4-23a）。②后面触诊：评估者站立于受检者后面，一手除拇指外其余四指按压于一侧甲状软骨，将气管推向对侧，另一手拇指在对侧胸锁乳突肌后缘向前推挤甲状腺侧叶，其余四指在胸锁乳突肌前缘触诊（图 4-23b）。触诊的同时嘱受检者做吞咽动作。用同样的方法评估另一侧甲状腺。

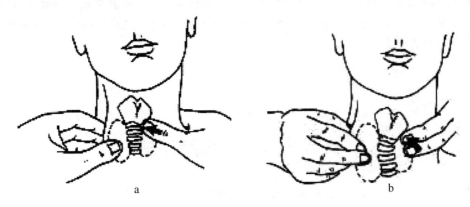

a b

图 4-23　甲状腺触诊
a．前面触诊；b．后面触诊

　　甲状腺肿大分为 3 度：不能看出肿大但能触及者为 I 度；能看到肿大又能触及、但位于胸锁乳突肌以内者为 II 度；超过胸锁乳突肌外缘者为 III 度。甲状腺肿大可见于甲状腺功能亢进症、单纯性甲状腺肿、甲状腺癌等。

　　3．听诊　当触到肿大的甲状腺时，应以钟型听诊器直接放在肿大的甲状腺上进行听诊。甲状腺功能亢进时，可闻及低调的连续性静脉"嗡鸣"音。

　　（二）常见甲状腺疾病的体征特点

　　1．甲状腺功能亢进症　甲状腺呈弥漫性肿大，质地柔软，触诊时可有震颤，听诊可闻及"嗡鸣"样血管杂音。

　　2．单纯性甲状腺肿　腺体肿大明显，多为弥漫性肿大，也可为结节性，不伴甲状腺功能亢进体征。

　　3．甲状腺癌　腺体不大，触诊时包块可有结节感，不规则，质硬。

四、气管

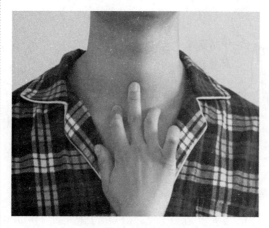

图 4-24　气管评估

正常人气管位于颈前正中部。评估时让受检者取坐位或仰卧位，使颈部处于自然正中位置，评估者将右手示指与环指分别置于受检者两侧胸锁关节上，中指置于气管之上，观察中指与示指和环指间的距离（图 4-24）。正常人两侧距离相等，示气管居中；气管移位时两侧距离不等。亦可将中指分别置于气管与两侧胸锁乳突肌之间的间隙中，根据两侧间隙是否等宽来判断有无气管偏移。

如大量胸腔积液、积气、纵隔肿瘤时，可将气管推向健侧；而肺不张、肺纤维化、胸膜粘连时，可将气管拉向患侧。

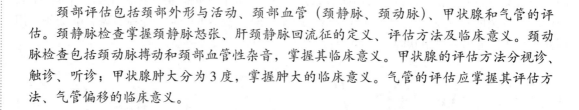

小　结

颈部评估包括颈部外形与活动、颈部血管（颈静脉、颈动脉）、甲状腺和气管的评估。颈静脉检查掌握颈静脉怒张、肝颈静脉回流征的定义、评估方法及临床意义。颈动脉检查包括颈动脉搏动和颈部血管性杂音，掌握其临床意义。甲状腺的评估方法分视诊、触诊、听诊；甲状腺肿大分为 3 度，掌握肿大的临床意义。气管的评估应掌握其评估方法、气管偏移的临床意义。

（林可可）

随堂测 4-4

第五节　胸廓与肺评估

胸部（chest）是指颈部以下和腹部以上的区域，包括胸廓、肺、胸膜、心脏及乳房等重要组织和脏器，是身体评估的重点内容。胸部评估目的是判断胸腔脏器的生理和病理状态。胸壁和胸廓评估主要采用视诊和触诊，肺的评估按照视诊、触诊、叩诊、听诊顺序进行，先前胸部、侧胸部，再背部，并注意左右对称部位的对比。胸部评估时，应在安静、温暖和光线充足的环境下进行，尽可能暴露全部胸廓，受检者可取坐位或卧位。

一、胸部的体表标志

为了准确描述胸壁、胸腔内脏器及其病变所在部位和范围，熟悉胸部常用自然标志（包括骨性标志、自然陷窝及解剖区域等）和人工划线是必要的。

（一）前胸（图 4-25）

1. 自然标志

（1）胸骨上窝（suprasternal fossa）：为胸骨柄上方的凹陷，正常气管位于其后正中。

（2）锁骨上窝（supraclavicular fossa）：为左、右锁骨上方的凹陷，相当于两肺上叶肺尖的上部。

（3）锁骨下窝（infraclavicular fossa）：为左、右锁骨下方的凹陷，下界为第3肋骨下缘，相当于两肺尖的下部。

（4）胸骨角（sternal angle）：又称Louis角，由胸骨柄与胸骨体连接向前突起形成。胸骨角分别与左、右第2肋软骨相连接，为胸壁计数肋骨和肋间隙的重要体表标志。此外，胸骨角还标志支气管分叉、心房上缘、上下纵隔交界，相当于第4或第5胸椎水平。

（5）肋骨（rib）：左、右肋骨共12对，在前胸第1～7肋骨通过各自的肋软骨与胸骨相连，第8～10肋骨的肋软骨融合在一起，再与胸骨相连，共同构成胸廓的主要骨性支架。第11、12肋骨不与胸骨相连，其前端为游离缘，称为浮肋。除第1肋骨与锁骨重叠而不能触及外，大多数肋骨均可在胸壁上触及。

（6）肋间隙（intercostal space）：为两个肋骨之间的间隙。第1肋骨下面的间隙为第1肋间隙，第2肋骨下面的间隙为第2肋间隙，其他以此类推。

（7）剑突（xiphoid process）：胸骨体下端突出部分，呈三角形，其底部与胸骨体相连。正常人剑突的长短存在较大差异。

（8）腹上角（epigastric angle）：左、右两侧肋弓在胸骨下端会合形成的夹角，也称胸骨下角，相当于横膈的穹隆部。腹上角正常为70°～110°，体型瘦长者角度较小，矮胖者较大，深吸气时可稍增宽。腹上角所在区域为胃、胰腺及肝左叶等腹部脏器的解剖位置。

2．人工划线

（1）前正中线（anterior midline）：也称胸骨中线，为通过胸骨正中的垂直线。

（2）锁骨中线（midclavicular line）：是通过左、右锁骨中点，且与胸骨中线平行的垂直线。此线在男性一般通过乳头。

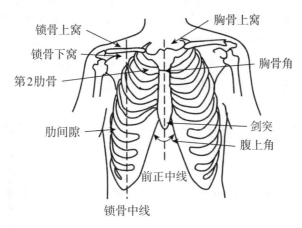

图4-25 前胸的主要体表标志

（二）侧胸（图4-26）

1．腋窝（axillary fossa）为左、右上肢内侧与胸壁相连的凹陷处。

2．腋前线（anterior axillary line）是通过左、右腋窝前皱襞向下的垂直线。

3．腋后线（posterior axillary line）是通过左、右腋窝后皱襞向下的垂直线。

4．腋中线（midaxillary line）自左、右腋窝顶部向下，并且与腋前线和腋后线等距离的垂直线。

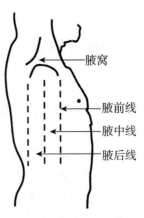

图4-26 侧胸的体表标志

（三）背部（图 4-27）

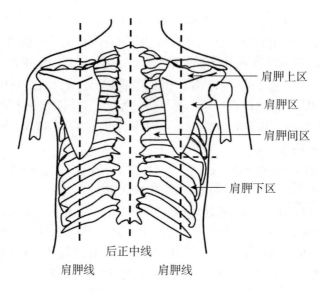

肩胛上区
肩胛区
肩胛间区
肩胛下区
后正中线
肩胛线   肩胛线

图 4-27　背部的主要体表标志

1．自然标志

（1）脊柱棘突（spinous process）：是后正中线的标志。以第 7 颈椎棘突最为突出，其下为第 1 胸椎，常以此作为计数胸椎的标志。

（2）肩胛骨（scapula）：位于后胸壁第 2 ～ 8 肋骨，呈三角形，左右对称。肩峰端及肩胛冈均可触及，其下部尖端称为肩胛下角。坐位或直立位，双上肢自然下垂时，肩胛下角平齐于第 7 肋骨或第 8 肋骨水平，或相当于第 8 胸椎水平。此可作为后胸部计数肋骨的标志。两侧肩胛冈以上的区域为肩胛上区；肩胛冈以下与两侧肩胛下角连线以上、肩胛骨内缘以外的区域为肩胛区；两侧肩胛下角连线与第 12 胸椎水平线之间的区域为肩胛下区；肩胛骨内缘之间的区域则为肩胛间区。

（3）肋脊角（costovertebra angel）：是背部第 12 肋骨与脊柱所构成的夹角，其前为肾和输尿管上端所在区域。

2．人工划线

（1）后正中线（posterior median line）：即脊柱中线，是通过椎骨棘突或沿脊柱正中下行的垂直线。

（2）肩胛线（scapular line）：为双臂下垂时通过肩胛下角与后正中线平行的垂直线。

案例 4-5

　　男性，54 岁，工人。因反复咳嗽、咳痰 20 余年，加重 10 天入院。患者 20 余年前受凉后出现咳嗽、咳痰，咳白色泡沫痰，未在意。后因咳嗽、咳痰反复发作，伴喘息，活动后加重，在社区医院诊断为"慢性支气管炎"，经抗感染、止咳、平喘治疗后症状缓解。此后，上述症状反复发作，冬春季为主，咳嗽和咳痰最初以清晨、夜间明显，逐渐发展为白天和夜间均明显，发作时自服抗感染、止咳及平喘药物，好转后停药。患者 10 天前受凉后上述症状再次加重，咳大量白色泡沫痰及黄绿色黏痰，不宜咳出，自服氨茶碱，效果不明显，且喘息逐渐加重。夜间喜高枕卧位，偶有憋醒，坐起后可缓解。

案例 4-5（续）

请回答：
1．进行身体评估时，重点评估哪些内容？
2．进行身体评估时，可能的异常体征有哪些？

二、视诊

（一）胸壁

胸壁检查主要通过视诊和触诊来完成，患者病情允许时，以坐位最好。检查胸壁时除了注意营养状态、骨骼肌发育情况、皮肤颜色和完整性、淋巴结等，还应着重评估以下各项。

1．静脉　正常胸壁无明显静脉可见。当上腔或下腔静脉梗阻时，侧支循环建立、开放，可见胸壁静脉明显充盈或曲张。通过评估胸壁静脉的血流方向，判断静脉阻塞的部位，如血流方向自上而下，提示上腔静脉梗阻；反之，提示下腔静脉梗阻。

2．皮下气肿（subcutaneous emphysema）　当皮下组织有气体积存时称为皮下气肿。正常人无皮下气肿。皮下气肿时，视诊可见胸壁外观肿胀。用手按压，可引起气体在皮下组织内移动，似用手握雪一样的感觉，即握雪感。用听诊器按压皮下气肿部位时，可听到类似捻动头发的声音。胸部皮下气肿多由肺、气管、支气管、食管或胸膜受损后，气体自病变部位逸出，积存于皮下所致。皮下气肿严重时，可以蔓延至颈部、腹部或其他部位的皮下。

（二）胸廓外形

正常成人胸廓呈椭圆形，双侧大致对称，前后径和左右径比例约为 1∶1.5。小儿和老年人胸廓呈圆柱形，前后径略小于或等于左右径。常见胸廓外形改变如下（图 4-28）。

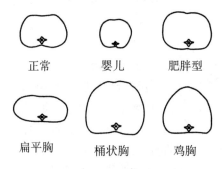

图 4-28　常见胸廓外形的改变

1．桶状胸（barrel chest）　胸廓前后径增加，与左右径几乎相等或超过左右径，呈圆桶状，肋骨斜度变小，肋间隙增宽、饱满。见于严重慢性阻塞性肺疾病患者，亦可见于老年人或矮胖体型者。

2．扁平胸（flat chest）　胸廓呈扁平状，前后径常小于左右径一半。见于慢性消耗性疾病，如肺结核，亦可见于瘦长体型者。

3．佝偻病胸（rachitic chest）　为佝偻病所致的胸廓改变，多见于儿童。常见的异常改变有以下几种。

（1）鸡胸（pigeon chest）：胸骨下端前突，前侧壁肋骨凹陷，胸廓的前后径略长于左右径，上下距离较短，形状如鸡的胸廓而得名。

（2）漏斗胸（funnel chest）：胸骨下端剑突处明显内陷，形似漏斗状。

（3）佝偻病串珠（rachitic rosary）：指前胸部肋软骨与肋骨交界处增厚隆起，沿胸骨两侧排列呈串珠状，又称串珠肋。

（4）肋膈沟（costophrenic groove）：下胸部前面的肋骨常外翻，自胸骨剑突沿膈肌附着的部位其胸壁向内凹陷形成的沟状带。

4．胸廓一侧变形　胸廓一侧隆起常见于该侧大量胸腔积液、气胸、一侧严重代偿性肺气肿。胸廓一侧平坦或凹陷，多见于肺不张、肺纤维化、广泛胸膜增厚和粘连等。

5．胸廓局部隆起　见于心脏明显增大、大量心包积液、主动脉瘤、胸内或胸壁肿瘤等。

也可见于肋骨骨折时，出现局部隆起或凹陷，前后挤压胸廓时伴有局部剧痛。

6. 脊柱畸形（spinal deformity）引起的胸廓改变 多见于脊柱畸形，特别是胸椎畸形，表现为脊柱前凸、后凸、侧弯，使胸廓不对称，肋间隙变窄或增宽，胸腔内脏器与胸部的体表标志关系发生改变。当严重畸形时，可引起呼吸、循环功能障碍（图4-29）。

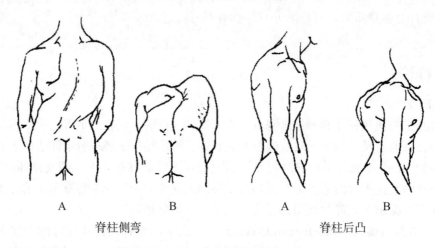

A   B   A   B

脊柱侧弯   脊柱后凸

图4-29 脊柱畸形所致的胸廓变形

整合小提示

呼吸和循环系统疾病、胸廓外伤或手术等内外科疾病是胸廓外形异常的病因。

（三）呼吸运动

1. 呼吸运动类型 呼吸运动（respiration movement）是通过膈肌和肋间肌的收缩和松弛来完成，胸廓随着呼吸运动而扩大和缩小，以带动肺的扩张和收缩。正常情况下，吸气为主动运动，呼气为被动运动。吸气时胸廓前部肋骨向外上方移动，膈肌收缩使腹部向外隆起；呼气时前部肋骨向下内方移动，膈肌松弛，腹部回缩。

呼吸运动分为胸式呼吸（thoracic respiration）和腹式呼吸（diaphragmatic respiration）两种类型。以肋间肌运动为主的呼吸为胸式呼吸，表现为胸廓上部运动幅度较大，成年女性多以此种呼吸为主。以膈肌运动为主的呼吸为腹式呼吸，表现为胸廓下部及上腹部的运动幅度增大，成年男性和儿童多以此种呼吸为主。两种呼吸运动类型通常均不同程度地同时存在，但某些疾病的出现可导致呼吸运动类型的改变或引起呼吸困难。

（1）呼吸运动类型改变：胸式呼吸减弱而腹式呼吸增强可见于肺炎、重症肺结核、胸膜炎、肋骨骨折、肋间肌麻痹等胸部疾患。腹式呼吸减弱而胸式呼吸增强可见于腹膜炎、腹水、巨大卵巢囊肿、肝脾极度肿大、胃肠胀气等腹部疾病及妊娠晚期等。

（2）呼吸困难：见本教材常见症状评估"呼吸困难"部分。

2. 呼吸频率和幅度 在静息状态下，正常成人呼吸频率为 16～20 次/分，呼吸与脉搏之比为 1∶4，新生儿呼吸约 44 次/分，随年龄的增长而逐渐减慢。当患有某些疾病时，可导致呼吸频率和幅度改变（图4-30）。

（1）呼吸过速（tachypnea）：指呼吸频率超过 24 次/分。见于发热、疼痛、甲状腺功能亢进、贫血、心肺功能不全等。一般体温每升高 1℃，呼吸每分钟约增加 4 次。

（2）呼吸过缓（bradypnea）：指呼吸频率低于 12 次/分。见于麻醉剂或镇静剂过量、颅内高压等。

（3）呼吸浅快：多见于呼吸肌麻痹、肺炎、胸膜炎、胸腔积液、腹水、气胸、肥胖等。

（4）呼吸深快：因为呼吸中枢受到强烈刺激而产生，常见于剧烈运动、情绪激动、过度紧张及癔症等。

（5）呼吸深大：亦称库斯莫尔呼吸（Kussmaul respiration）。当机体出现严重代谢性酸中毒时，血 pH 降低，刺激呼吸中枢，患者通过深大呼吸肺排出过多的二氧化碳调节体内的酸碱平衡。特点为呼吸加深、加大，节律规整，患者不会感到呼吸困难，也称酸中毒大呼吸。见于尿毒症酸中毒、糖尿病酮症酸中毒等。

（6）呼吸浅慢：呼吸浅而缓慢，见于脑膜炎、昏迷、休克等。

3．呼吸节律　静息状态下，正常成人呼吸节律均匀整齐。在病理状态下，往往会出现各种呼吸节律的变化，常见的有如下几种（图 4-31）。

（1）潮式呼吸（tidal respiration）：亦称陈 - 施呼吸（Cheyne-Stokes respiration），呼吸由浅慢逐渐变为深快，再由深快逐渐变为浅慢，随之出现一段呼吸暂停（5 ~ 30 秒），如此周而复始，如潮水之涨落。潮式呼吸的周期为 30 ~ 120 秒。其发生机制是呼吸中枢兴奋性降低，对二氧化碳敏感性降低，只有二氧化碳潴留至一定程度才能刺激呼吸中枢，使呼吸恢复和加强。当积聚的二氧化碳呼出后，呼吸中枢又失去有效的兴奋性，呼吸再次减弱而暂停。潮式呼吸多见于中枢神经系统疾病，如脑炎、脑膜炎、颅内压增高以及某些中毒，也可见于心力衰竭、缺氧及脑干损伤。有些老年人在深睡时出现的潮式呼吸，可能是脑动脉硬化、脑供血不足的表现。

（2）间停呼吸（intermittent respiration）：亦称比奥呼吸（Biot respiration），是几次有规律的呼吸后突然停止一段时间，然后又开始规律呼吸，周而复始。其发生机制与潮式呼吸大致相同，但更为严重，预后不良，常发生在临终前。

（3）抽泣样呼吸：也称双吸气呼吸，是连续两次较短的吸气后，出现较长的呼气，像哭时的抽泣，提示中枢神经系统病变严重，主要见于颅内高压和脑疝前期。

（4）叹气样呼吸：表现为一段正常呼吸节律中出现一次深大呼吸，常伴有叹息声。多为功能性改变，见于精神紧张、神经衰竭或抑郁症。

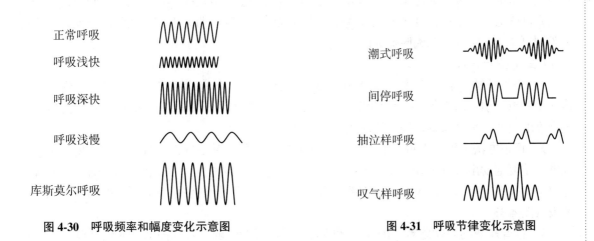

正常呼吸		潮式呼吸
呼吸浅快		间停呼吸
呼吸深快		抽泣样呼吸
呼吸浅慢		叹气样呼吸
库斯莫尔呼吸		

图 4-30　呼吸频率和幅度变化示意图　　　　图 4-31　呼吸节律变化示意图

三、触诊

（一）胸壁压痛

正常情况下胸壁无压痛。当胸壁软组织炎症、损伤、肋软骨炎、肋骨骨折时，可出现病变部位的压痛。骨髓异常增生如白血病患者，胸骨下端可出现明显的压痛和叩击痛，此为白血病患者的重要体征之一，是白血病细胞增殖浸润的临床表现。

（二）胸廓扩张度

胸廓扩张度（thoracic expansion）为呼吸时的胸廓动度，是由于呼吸时胸廓前下部动度较大所致。评估者将双手掌平放于受检者胸廓前下部的对称部位，左右拇指沿两侧肋缘指向剑突，与前正中线距离相等，嘱受检者做深呼吸，观察和比较两拇指及手掌的动度是否对称、一致（图4-32）。正常人在平静呼吸或深呼吸时，胸廓扩张度两侧对称。

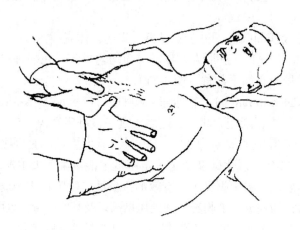

图4-32　胸廓扩张度评估方法

1．一侧胸廓扩张度改变　一侧胸廓扩张度增强，见于对侧肺扩张受限，如对侧膈肌麻痹、肺不张和肋骨骨折等。一侧胸廓扩张度减弱，是由一侧肺弹性降低或含气量减少，或一侧胸膜肥厚影响肺的膨胀，或一侧肋骨或胸壁软组织病变影响胸廓扩张所致。常见于同侧大量胸腔积液、气胸、胸膜增厚和肺不张、肺纤维化、肺大泡、胸膜肥厚粘连、胸膜肿瘤等。

2．双侧胸廓扩张度改变　双侧胸廓扩张度均增强，多见于膈肌在吸气时向下运动障碍，使腹式呼吸减弱所致，如腹水、肝脾大、腹腔内巨大肿瘤、急性腹膜炎、膈下脓肿等。双侧胸廓扩张度降低，见于中枢神经系统病变或周围神经病变，呼吸肌无力或广泛肺部病变，如双侧胸膜增厚、肺气肿和双侧胸膜炎等。

（三）语音震颤

1．产生机制　语音震颤（vocal fremitus）指患者发出声音后声波沿气管、支气管及肺泡传导至胸壁，引起胸壁振动由评估者触及，又称为触觉语颤（tactile fremitus）。临床上常以语颤强度的改变，来判断胸内病变的性质。

2．评估方法　评估者将双手掌或其尺侧缘轻放于受检者左右胸壁对称部位，嘱其用同等强度、重复地发出长音"yi…"，评估者双手自上而下、由内向外，先前胸、后侧胸、再背部，并双手交叉重复触诊，比较两侧对称部位语音震颤的异同，同时注意有无语颤的增强、减弱或消失（图4-33）。

3．语音震颤的影响因素　语音震颤的强弱受发音的强弱、音调高低、胸壁厚度及支气管到胸壁的距离等因素影响。发音强、音调低、胸壁薄、支气管至胸壁距离近者语音震颤较强，反之较弱。一般成人较儿童强，男性较女性强，消瘦者较肥胖者强，前胸上部较下部强，右胸上部较左胸上部强，背下部较上部强，肩胛间区则最强。

4．语音震颤异常

（1）语音震颤减弱或消失：主要见于①肺泡内含气量过多，如慢性阻塞性肺疾病；②支气管阻塞，如阻塞性肺不张；③大量胸腔积液或气胸；④胸膜显著增厚粘连；⑤胸壁皮下气肿。

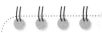

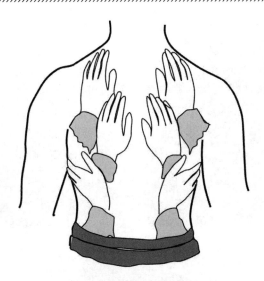

图 4-33　前胸部触觉语颤的评估方法

（2）语音震颤增强：主要见于①肺泡内有炎症浸润，因肺组织实变使语颤传导良好，如大叶性肺炎实变期、大片肺梗死等；②接近胸腔的肺内巨大空腔，声波在空洞内产生共鸣，尤其是当空洞周围有炎症浸润并与胸壁粘连时，更有利于声波传导，使语音震颤增强，如空洞型肺结核、肺脓肿等。

（四）胸膜摩擦感

正常情况下，胸膜脏层和壁层之间有少量浆液起润滑作用，表面光滑，呼吸运动时不产生摩擦感。当胸膜有炎症，如急性胸膜炎、胸膜原发性或继发性肿瘤、肺部病变累及胸膜时，纤维蛋白渗出、沉积于胸膜，使其表面粗糙，呼吸时胸膜脏层和壁层相互摩擦，此时评估者用双手掌触诊胸壁时可有皮革相互摩擦的感觉，为胸膜摩擦感（sense of pleural friction）。一般于呼、吸两相均可触及，但有时只在吸气相末触及。胸廓的下前侧部最易触及，因该处为呼吸时胸廓动度最大的区域。多见于胸膜炎早期或晚期，也可见于严重脱水导致胸膜高度干燥、尿毒症等。

四、叩诊

（一）胸部叩诊方法

胸部叩诊方法包括直接和间接叩诊法两种，其中以间接叩诊法最为常用，具体方法见第四章第一节。胸壁叩诊时，受检者取坐位或仰卧位，放松肌肉，双臂垂放，呼吸均匀。叩诊前胸时，胸部稍向前挺；叩诊侧胸时，双臂抱头；叩诊背部时，头稍低，上身略前倾，双手交叉抱肘。叩诊应按自上而下，先前胸、后侧胸、再背部的顺序，左右对称部位对比叩诊，并注意两侧叩诊音的变化。叩诊时评估者应以左手中指第 2 指节为叩诊板，平贴肋间隙并与肋骨平行；背部肩胛间区叩诊时，叩诊板指与脊柱平行，叩至肩胛下区应与肋骨平行（图 4-34）。

（二）胸部正常叩诊音

正常胸部叩诊音为清音。音响强弱和音调高低与肺含气量、胸壁厚薄等因素有关，并受邻近器官的影响。前胸上部叩诊音较下部稍浊；右上肺叩诊音较左上肺稍浊；背部因肌肉、骨骼较多，叩诊音较前胸部稍浊；右侧胸腋下部因受肝影响叩诊音稍浊；左侧 3、4 肋间处因受心脏影响，叩诊音稍浊；左侧腋前线下方为胃泡所在区，叩诊呈鼓音（图 4-35）。

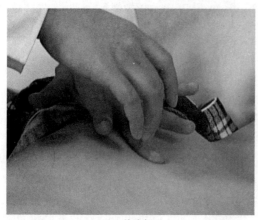
a. 前胸部

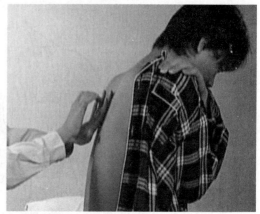
b. 肩胛间区

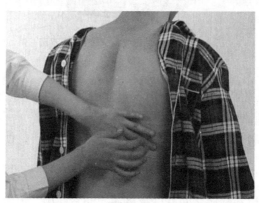
c. 肩胛下区

图 4-34 叩诊

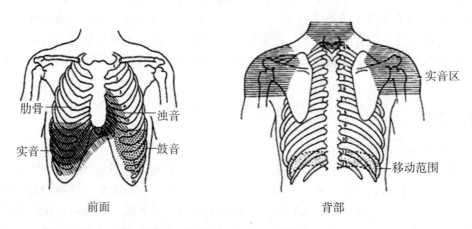

前面　　　　　　　　　　　　　背部

图 4-35 正常胸部叩诊音的分布

（三）肺界叩诊

1. 肺上界　为肺尖的宽度，其内侧为颈肌，外侧为肩胛带。叩诊肺上界时，自斜方肌前缘中点开始叩诊为清音，逐渐叩向外侧，当清音变为浊音时，为肺上界的外侧终点。然后再由上述中央部叩向内侧，直至清音变为浊音时，为肺上界的内侧终点。该清音带的宽度即为肺尖的宽度，正常为 4～6 cm，又称 Kronig 峡。肺上界清音区变窄或叩诊浊音，常见于肺结核所致的肺尖浸润、纤维性变及萎缩。肺上界增宽，叩诊稍呈过清音，常见于慢性阻塞性肺疾病。

2. 肺下界　正常人平静呼吸时两侧肺下界大致相同，分别在锁骨中线、腋中线及肩胛下角线的第 6、第 8 及第 10 肋间隙。但其位置也可因体型和发育状况的不同而稍有差异，矮胖者的肺下界可上移 1 个肋间隙，瘦长者可下移 1 个肋间隙。在病理情况下，肺下界降低见于慢性阻塞性肺疾病、腹腔内脏下垂、肺气肿等。肺下界上升多见于肺不张，腹内压上升，如鼓肠、肝大、脾大、腹腔内巨大肿瘤、膈肌麻痹等。

3. 肺下界移动范围 正常时肺下界的移动范围相当于呼吸时膈肌的移动范围。

（1）评估方法：首先在平静呼吸时，于肩胛线上叩出肺下界的位置，嘱受检者做深吸气后在屏住呼吸的同时，沿该线继续向下叩诊，当由清音变为浊音时，即为肩胛线上肺下界的最低点。当受检者恢复平静呼吸后，同样先于肩胛线上叩出平静呼吸时的肺下界，再嘱受检者做深呼气并屏住呼吸，然后由下向上叩诊，直至浊音变为清音时，即为肩胛线上肺下界的最高点。最高至最低两点间的距离为肺下界的移动范围。双侧锁骨中线、腋中线的肺下界也可由同样方法叩得。正常人肺下界的移动范围为 6 ~ 8 cm。

（2）肺下界移动范围改变

肺下界移动范围减弱见于：①肺组织弹性消失，如慢性阻塞性肺疾病；②肺组织萎缩，如肺纤维化、肺不张；③肺组织炎症及水肿，如肺炎和肺水肿。

肺下界移动范围不能叩出或消失：常见于大量胸腔积液或气胸、广泛胸膜粘连、膈神经麻痹等疾病。

知识链接

肺不张

肺不张是指肺充气减少，伴容积缩小的一种病理改变，包括先天性和后天性两类。前者是婴儿在出生时肺部有较多未充气的肺泡存在，出生后因呼吸运动障碍而未能迅速充气导致病变。后者为后天发生。肺不张可发生在肺的一侧、一叶、一段或亚段。导致肺不张的常见疾病是支气管内肿瘤、支气管结核，引起气道阻塞。由于气道管腔阻塞或受外压，肺泡与外环境交通受阻，当肺循环血液通过肺泡毛细血管时，肺泡中的氧气顺压力差进入血液。随着肺泡含气量减少，肺泡体积缩小。肺泡内氧气被吸收后，肺泡的氮气和 CO_2 的分压高于毛细血管血液，为了保持平衡，肺泡的氮气和 CO_2 向血液弥散，最终肺泡内气体被吸收殆尽。

（四）胸部异常叩诊音

正常肺叩诊的清音区域内出现浊音、实音、过清音或鼓音的叩诊音，称为胸部异常叩诊音，常提示有肺、胸膜或胸壁的病变。异常叩诊音的类型常与病变性质、范围及部位的深浅有关。通常距胸壁表面 5 cm 以上的深部病灶、直径小于 3 cm 的小范围病灶或少量的胸腔积液时常不能发现叩诊音的改变。临床上常见的异常叩诊音有以下几种。

1. 浊音或实音 常见于：

（1）肺组织含气量减少的病变，如肺炎、肺梗死、肺不张等。

（2）肺内实质性占位性病变，如肺肿瘤、肺结核、未液化的肺脓肿等。

（3）胸膜病变，如胸腔积液、胸膜增厚等。

产生胸部异常叩诊音浊音和实音的病理基础是相同的，浊音或实音的出现视病灶范围大小、距胸壁的远近及积液量多少而定，如病灶较小、位置较深或积液量较少时叩诊呈浊音，反之叩诊呈实音。

2. 过清音 提示肺内含气量增多且肺张力减弱，见于慢性阻塞性肺疾病。

3. 鼓音 提示肺部有大的含气腔，可见于气胸及直径在 3 ~ 4 cm 以上的浅表肺空洞，如空洞型肺结核、液化破溃的肺脓肿或肺肿瘤。若为空洞巨大，位置表浅且腔壁光滑或张力性气胸的患者，叩诊时局部虽呈鼓音，但因具有金属回响，故又称空瓮音。

五、听诊

肺部听诊时，受检者宜取坐位或卧位，做均匀呼吸。必要时可做深呼吸或咳嗽数声后听诊，这样更有利于察觉呼吸音及附加音的改变。听诊顺序一般从肺尖开始，自上而下分别听诊前胸、侧胸以及背部，与叩诊相同。听诊前胸部应沿锁骨中线和腋前线，侧胸部应沿腋中线和腋后线，背部应沿肩胛线，自上而下逐一肋间听诊，注意在上下、左右对称部位进行对比。

（一）肺部呼吸音

1. 正常呼吸音　正常呼吸时，气流进出呼吸道及肺泡，产生湍流而引起振动，所发出的声音通过肺组织和胸壁，在胸部体表可听到，称为呼吸音（breath sound）。正常肺部可闻及3种呼吸音（图4-36）。

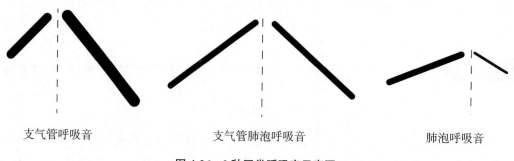

支气管呼吸音　　　　　　支气管肺泡呼吸音　　　　　　肺泡呼吸音

图4-36　3种正常呼吸音示意图

（1）支气管呼吸音（bronchial breath sound）：吸入或呼出的气流经过声门、气管和主支气管时形成湍流所产生的声音，颇似舌抬高后再呼气所发出的"ha"音。此种呼吸音特点为音响强、音调高、呼气相较吸气相长。呼气相较吸气相长，是吸气为主动运动，吸气时声门增宽，气流通过快；而呼气为被动运动，声门较窄，气流通过较慢之故。正常支气管呼吸音的听诊部位在喉部、胸骨上窝，背部第6、7颈椎及1、2胸椎附近。越靠近气管区域音响越强，音调亦渐降低。

（2）肺泡呼吸音（vesicular breath sound）：吸气时，气流经支气管进入肺泡，冲击肺泡壁，使肺泡由松弛变为紧张，呼气时肺泡由紧张变为松弛，这种肺泡的弹性变化和气流的振动所形成的声音称为肺泡呼吸音，似上齿咬下唇吸气时发出的"fu-fu"声。肺泡呼吸音较柔和，与呼气相相比，吸气相较长、音响较强、音调较高。此系由吸气为主动运动，单位时间内吸入肺泡的气流量较大、流速较快，肺泡维持紧张的时间较长；而呼气为被动运动，气流量逐渐减少、流速逐渐减慢，肺泡随之转为松弛状态所致。

大部分肺野区均可闻及正常肺泡呼吸音，其音响强弱与性别、年龄、呼吸深浅、肺组织弹性、胸壁薄厚等因素有关。男性的肺泡呼吸音较女性强，儿童较老年人强；瘦长者较矮胖者强；乳房下部、腋窝下部和肩胛下部的肺泡呼吸音较强，而肺尖和肺下缘区域处则较弱。

（3）支气管肺泡呼吸音（bronchovesicular breath sound）：又称混合性呼吸音，兼有支气管呼吸音与肺泡呼吸音的特点。表现为吸气音的性质与正常肺泡呼吸音相似，但音响较强、音调较高；呼气音的特点与支气管呼吸音相似，但音响较弱、音调较低；吸气相与呼气相大致相等。正常人支气管肺泡呼吸音听诊部位于胸骨两侧第1、2肋间隙，肩胛间区第3、4胸椎水平以及肺尖前后部。

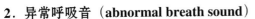

2. 异常呼吸音（abnormal breath sound）

（1）异常肺泡呼吸音（abnormal vesicular breath sound）：肺发生病变时引起的肺泡呼吸音减弱、增强或性质改变。

肺泡呼吸音减弱或消失：由肺泡通气量减少、进入肺内的空气流速减慢或呼吸音传导受阻所致，可出现在局部、单侧或双侧肺部。发生的原因有：①胸廓活动受限，如胸痛、肋软骨骨化和肋骨切除；②呼吸肌疾病，如重症肌无力、膈肌瘫痪和膈肌升高等；③支气管阻塞，如慢性阻塞性肺疾病、支气管狭窄等；④压迫性肺膨胀不全，如胸腔积液或气胸等；⑤腹部疾病，如大量腹水、腹部巨大肿瘤等。

肺泡呼吸音增强：由呼吸运动或肺泡的通气功能增强，进出肺泡的气流量增加或气流速度加快所致。发生的原因有：①由于机体需氧量增加而使呼吸加深、增快，双侧肺泡呼吸音增强，常见于剧烈运动、发热、代谢功能亢进；②缺氧兴奋呼吸中枢，使呼吸运动增强，如贫血等；③血液酸度增高，刺激呼吸中枢，而使呼吸深长，如酸中毒；④一侧肺或胸膜病变而引起单侧或局部肺泡呼吸音减弱，出现健侧或无病变肺组织代偿性肺泡呼吸音增强，如肺炎、肺肿瘤、肺结核、胸腔积液或气胸等。

呼气音延长：下呼吸道部分痉挛、狭窄、梗阻，导致呼气阻力增加，或肺组织弹性回缩减弱，使呼气的驱动力减弱，见于支气管哮喘、慢性阻塞性肺疾病。

断续性呼吸音：肺内局部性炎症或支气管狭窄，使空气不能均匀地进入肺泡，可引起断续性呼吸音，因伴短促的不规则间歇，故又称齿轮性呼吸音。常见于肺炎、肺结核。

粗糙性呼吸音：多为支气管黏膜水肿或炎症浸润而造成管腔不光滑或狭窄，加之黏稠分泌物黏附于呼吸道表面，气流通过时引起旋涡或冲击黏稠分泌物而引起振动，使呼吸音变得粗糙。常见于支气管炎或肺炎早期。

（2）异常支气管呼吸音：在正常肺泡呼吸音区域内听到了支气管呼吸音，则为异常支气管呼吸音，又称管状呼吸音。可由下列病变引起。

肺组织实变：由于实变的肺组织对音响传导较好，故支气管呼吸音很容易通过实变处传至胸壁体表而被闻及，肺实变范围越大、距胸壁越近，声音越强，反之则较弱。常见于大叶性肺炎实变期。

肺内大空腔：由于肺内大空腔与支气管相通，且其周围有炎症浸润的实变肺组织，因此吸入的气流在空腔中产生共鸣，再通过实变的肺组织传到胸壁，故可听到清晰的支气管呼吸音，常见于空洞型肺结核或肺脓肿的患者。

压迫性肺不张：肺组织因受压而致密，有利于支气管呼吸音的传导，故在胸腔积液上方肺组织受压处可闻及支气管肺泡呼吸音，强度较弱而遥远。

（3）异常支气管肺泡呼吸音：指在正常肺泡呼吸音区域内听到了支气管肺泡呼吸音。其发生机制是由于肺组织内实变区较小且与正常肺组织混合，或肺组织实变区较深且被正常肺组织覆盖而产生。常见于大叶性肺炎初期、肺结核、支气管肺炎、胸腔积液上方肺组织膨胀不全的区域。

║ 知识链接

肺实变

肺实变是任何原因引起的导致肺泡腔内积聚浆液、纤维蛋白和细胞成分等，从而使肺泡含气量减少、肺质地致密化的一种病变。肺实变时肺体积并不缩小，可不变或增大。引起肺实变的病因包括：由肺炎、肺寄生虫病、理化因素所产生的损伤因子对肺组织造成损伤；免疫反应异常，如变态反应性肺浸润（过敏性肺炎、肺出血 - 肾炎综合征）导致肺泡毛细血管基底膜损伤，通透性增高，引起实变；肺循环功能障碍，如心源性肺水肿、肺栓塞；其他疾病，如成人呼吸窘迫综合征、肺泡蛋白沉积症。

（二）啰音

啰音（rale）为呼吸音以外的附加音，正常情况下不存在，按其性质可分为干啰音和湿啰音两种。

1. 干啰音（rhonchi）

（1）发生机制：由于气管、支气管或细支气管狭窄或部分阻塞，空气吸入或呼出时形成湍流所产生的声音。呼吸道狭窄或不完全阻塞的病理基础包括：①气管、支气管的炎症使管壁黏膜充血肿胀、分泌物增多；②支气管平滑肌痉挛使管腔狭窄；③气管、支气管内肿瘤或异物导致管腔部分阻塞；④管壁外肿大的淋巴结或肿瘤的压迫使气道狭窄或梗阻（图 4-37）。

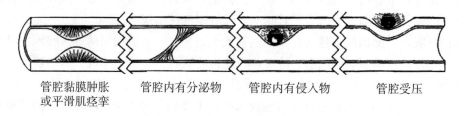

| 管腔黏膜肿胀 | 管腔内有分泌物 | 管腔内有侵入物 | 管腔受压 |
| 或平滑肌痉挛 | | | |

图 4-37 干啰音的发生机制

（2）听诊特点：干啰音于吸气和呼气时均可闻及，以呼气时最为明显，音调较高，持续时间较长，其强度、数量、性质和部位易发生变化。

（3）分类：干啰音可分为低调、高调干啰音。①低调干啰音：多发生在气管或主支气管，音调较低，如同熟睡中的鼾声，又称为鼾音（rhonchus rale）。发生在主支气管以上的大气道的干啰音，则不用听诊器也可闻及，称为喘鸣（wheeze）（图 4-38）。②高调干啰音：多发生在较小支气管或细支气管，音调较高，常被称为哮鸣音、哨笛音、鸟鸣音（图 4-38）。

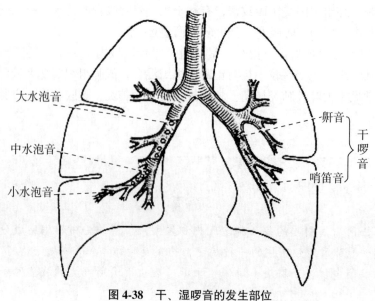

图 4-38 干、湿啰音的发生部位

（4）临床意义：干啰音可局限分布或广泛分布于肺部。广泛分布于双侧肺部的干啰音，常见于支气管哮喘、心源性哮喘、慢性支气管炎喘息型、肺肿瘤等疾病。局限分布的干啰音，是由支气管局部出现管腔狭窄所致，可见于支气管内膜炎症、肿瘤、结核或异物等。

2. 湿啰音（moist rale）

（1）发生机制：气道内含有较稀薄的分泌物，如渗出液、血液、黏液或脓液等，当呼吸时，气流通过气道内的液体形成水泡破裂而产生的声音，故又称之为水泡音（bubble sound）。或小支气管壁因分泌物黏着呈闭合状态，吸气时突然张开重新充气所产生的爆裂音（crackles）。

（2）听诊特点：多出现于吸气相，以吸气末听诊最清楚，有时也可出现在呼气早期；断续而短暂，一次常多个连续出现；部位较固定，性质不易变化；中、小湿啰音可同时出现，咳嗽后可减少或消失。

（3）分类：根据发生在不同气道及管腔口径大小，湿啰音可分为以下几种。①粗湿啰音（coarse moist rales）：又称大水泡音，发生于气管、主支气管或空洞部位，多于吸气早期闻及，见于肺水肿、肺结核及肺脓肿空洞等。昏迷或濒死患者因无力咳出气道分泌物而出现的大水泡音，不用听诊器也可闻及，称痰鸣音（wheezy phlegm）。②中湿啰音（medium moist rales）：又称中水泡音，发生于中等大小的支气管，多于吸气中期闻及，常见于支气管炎、支气管肺炎、肺结核等。③细湿啰音（fine moist rales）：又称小水泡音，发生于小支气管和细支气管，多于吸气后期闻及，常见于细支气管炎、肺淤血、肺结核早期、肺梗死等（图 4-38）。④捻发音（crepitus）：似用手指在耳边搓捻头发所发出的细微而均匀一致的声音，多于吸气末闻及。捻发音是细支气管和肺泡壁因分泌物存在而相互黏着陷闭，当吸气时被气流冲开重新充气所产生的高音调、高频率的细小爆裂音（图 4-39）。常见于细支气管及肺泡的炎症或充血，如肺炎早期及肺淤血等；也可见于老年人或长期卧床的患者，其肺底也可闻及捻发音，经数次深呼吸或咳嗽后消失，无临床意义。

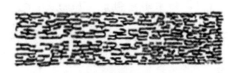

肺泡壁黏合

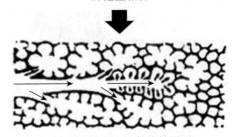

肺泡壁被吸入的气流扩展开

图 4-39 捻发音的发生机制

（4）临床意义：湿啰音是支气管与肺部病变的重要临床体征。湿啰音出现在局部，见于支气管扩张、肺炎、肺结核等局部病变；出现在两肺底，多见于心功能不全所致的肺淤血、支气管肺炎等。湿啰音满布于两肺野，常见于严重的支气管肺炎或急性肺水肿。

（三）胸膜摩擦音

1. 发生机制 正常时胸膜表面光滑，胸膜腔内有少量浆液起润滑作用，呼吸时脏层、壁层两层胸膜间相互滑动，无任何音响产生。当胸膜发生炎症时，纤维蛋白渗出、沉积于胸膜，使其表面粗糙，呼吸时胸膜的脏层、壁层相互摩擦而发出的声音，称为胸膜摩擦音（pleural friction sound）。

2. 听诊特点 胸膜摩擦音似两张皮革或两手背相互摩擦时产生的粗糙音，于吸气和呼气时均可听到，以吸气末或呼气初最为明显，深呼吸或在听诊器体件上加压时声音可增强，屏住呼吸时消失。胸膜摩擦音可出现在胸膜任何部位，于胸壁腋中线下部最易听到，可随体位变化出现或消失。胸腔内积液增多时，积液使脏、壁两层胸膜分开，摩擦音可消失，当胸腔积液被吸收减少时，两层胸膜又相互接触，会再出现胸膜摩擦音（图 4-40）。

3. 临床意义 胸膜摩擦音常出现在下列病变：①胸膜炎症，如结核性或化脓性胸膜炎；②胸膜原发或继发肿瘤；③胸膜高度干燥，如严重脱水；④肺部或全身疾病累及胸膜，如肺炎、肺梗死及尿毒症等。

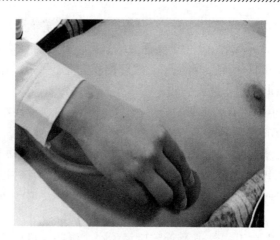

图 4-40　听诊胸膜摩擦音

整合小提示

临床病理现象，如啰音、胸膜摩擦音，需要护士实施身体评估才能获得，是观察病情变化、制订护理措施的主要依据。

小　结

1. 必须熟悉胸部的体表标志，包括骨骼标志、自然陷窝和解剖区域、人工划线，目的是准确描述胸部脏器在胸廓内的位置以及异常体征的位置和范围。

2. 胸廓与肺的检查包括视诊、触诊、叩诊和听诊。视诊内容主要包括胸廓外形、胸壁、呼吸运动，重点掌握胸廓外形改变的临床意义，呼吸节律异常表现类型及临床意义。肺部触诊重点掌握语音震颤的产生机制、评估方法以及异常改变的临床意义。肺部叩诊掌握异常叩诊音的类型和临床意义。肺部听诊重点掌握 3 种正常呼吸音的产生机制、听诊特点及听诊部位。干啰音和湿啰音发生机制、听诊特点、分类及临床意义。

（马春花）

随堂测 4-5

第六节　乳房评估

案例 4-6

周女士，48 岁。1 月前无明显诱因情况下发现右乳房无痛性肿块，无发热、乳头溢液等，否认乳腺炎及乳房手术等病史，来院就诊。

请回答：

1. 对于周女士的乳房肿块，应如何进行评估？

2. 进行乳房评估时，应重点观察什么内容？

正常儿童及男子乳房（breast）一般不明显，乳头位置大约位于锁骨中线第4肋间隙。正常女性乳房在青春期逐渐增大，呈半球形，乳头也逐渐长大呈圆柱形。

乳房评估时，受检者可取坐位或仰卧位，在良好的照明条件下充分暴露胸部，先视诊后触诊，先健侧后患侧。若取坐位，先两臂下垂，然后双臂高举过头或双手叉腰；若取仰卧位，应在肩下放一小枕抬高肩部，手臂置于枕后，使乳房能较对称地位于胸壁上，以方便检查。除评估乳房外，还应包括引流乳房部位的淋巴结。

为便于描述和记录，以乳头为中心作一垂直线和水平线，可将乳房分为外上、外下、内下、内上4个象限，在外上象限上有一突出部分为乳房尾部（图4-41）。

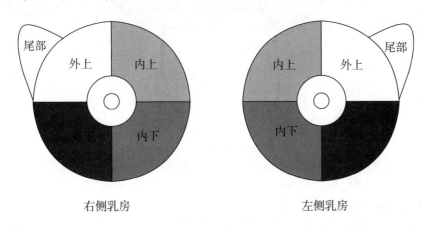

图 4-41　乳房病变的定位与划区

一、视诊

（一）对称性（symmetry）

正常女性坐位时两侧乳房基本对称。一侧乳房明显增大，见于先天畸形、囊肿形成、炎症或肿瘤等；一侧乳房明显缩小多为发育不全所致。

（二）皮肤改变

注意观察乳房皮肤的颜色、有无水肿、下陷、溃疡、皮疹、瘢痕、色素沉着和局部回缩等。

1. 皮肤发红或溃疡　乳房皮肤发红，提示局部炎症或乳腺癌累及浅表淋巴管引起的癌性淋巴管炎。前者常伴有局部肿、热、痛；后者局部皮肤呈深红色，不伴疼痛，发展快，面积多超过一个象限。乳房溃疡常提示皮肤及皮下组织破坏，为乳癌晚期的典型表现，也可继发于外伤、感染或放射性损伤。乳房瘘管形成，提示乳腺结核或脓肿。

2. 乳房水肿　常见于乳腺癌或炎症。癌症引起的水肿为癌细胞浸润阻塞乳房淋巴管所致的淋巴水肿。此时，因毛囊及毛囊孔明显下陷，所以局部皮肤外观呈"橘皮"或"猪皮"样。炎症所致的水肿，由于炎性刺激使毛细血管通透性增加，血浆渗出至血管外，并进入细胞间隙，常伴有皮肤发红。

3. 皮肤回缩　多见于外伤、炎症、乳腺癌早期。外伤或炎症可使局部脂肪坏死，成纤维细胞增生，造成受累区乳房表层和深层之间悬韧带纤维缩短，呈现皮肤回缩。如无明确的外伤病史，皮肤回缩常提示恶性肿瘤存在，特别是尚未触及局部肿块、无皮肤固定和溃疡等晚期乳癌表现的患者，轻度的皮肤回缩，常为早期乳腺癌的征象。为能发现乳房皮肤回缩现象，可嘱受检者做双臂上举、双手叉腰、身体前倾等可使前胸肌收缩、乳房悬韧带拉紧的上肢动作或姿势变换（图4-42）。

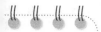

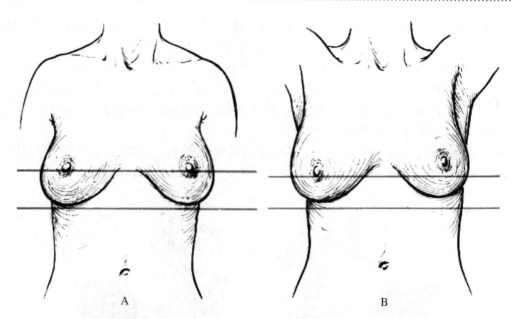

图 4-42 变换姿势进行乳房视诊异常

A. 双臂自然下垂时，双侧乳房对称；B. 双臂上举时，右侧乳房不能随之上移

（三）乳头（nipple）与乳晕

注意观察乳头的位置、大小、双侧是否对称以及有无乳头内陷（nipple inversion）和分泌物。乳头回缩，如系自幼发生，为发育异常；如为近期发生则可能为病理性改变，如乳腺癌或炎性病变。乳头出现分泌物提示乳腺导管病变，分泌物可呈浆液性，黄色、绿色或血性。黄色分泌物见于慢性囊性乳腺炎。肾上腺皮质功能减退时乳晕可出现明显色素沉着。血性分泌物最常见于导管内乳头状瘤所引起，但亦见于乳腺癌及乳管炎患者。

（四）腋窝和锁骨上窝

完整的乳房评估还应包括乳房淋巴引流区域，注意详细观察腋窝和锁骨上窝有无包块、红肿、溃疡、瘘管和瘢痕等。

┃┃ 知识链接

妊娠期乳房变化

在垂体催乳素、雌激素、孕激素、胎盘催乳素等激素的影响下，乳房的外观和内部结构会发生改变。外观上，乳房增大，充血明显，可见浅静脉；乳头增大、着色、变硬，易勃起。乳晕增大，颜色加深，形成蒙氏结节。妊娠晚期，挤压乳房会有稀薄黄色液体溢出，称为初乳。在内部结构上，乳腺管进一步增生并分支，形成腺泡，并增大增多。

二、触诊

（一）触诊方法

乳房的上界是第 2 或第 3 肋骨，下界是第 6 或第 7 肋骨，内界起自胸骨缘，外界止于腋前线。触诊乳房时，检查者应将手指和手掌平置于乳房上，用指腹轻施压力，以旋转或来回滑动的方式进行触诊，先健侧后患侧。检查左侧乳房时，自外上象限开始，然后沿顺时针方向由浅入深触诊直至 4 个象限检查完毕，最后检查乳头。以同样方法沿逆时针方向检查右侧乳房。

触诊时，应着重注意乳房有无红、肿、热、痛和包块，乳头有无硬结、弹性消失和分泌物等（图4-43）。

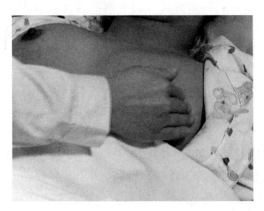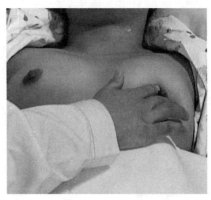

图4-43 乳房触诊方法

（二）触诊内容

正常乳房呈模糊的颗粒感和柔韧感，触诊有弹性。皮下脂肪组织的多少，可影响乳房触诊的感觉。青年人乳房柔韧，质地均匀一致；老年人乳房多松弛，有结节感。月经期乳房小叶充血，触诊有紧绷感，月经后充血迅速消退，乳房复软；妊娠期乳房增大并有柔韧感；哺乳期呈结节感。触诊时必须注意下列征象。

1. 硬度（consistency）和弹性（elasticity） 硬度增加和弹性消失，提示皮下组织存在病变，如炎症或新生物浸润等。此外，还应注意乳头的硬度和弹性，当乳晕下有癌肿存在时，该区域皮肤的弹性常消失。

2. 压痛（tenderness） 乳房的某一区域压痛可见于炎症性病变、乳腺增生。月经期乳房较敏感，而恶性病变则甚少出现压痛。

3. 包块（masses） 如有包块存在应注意部位、大小、外形、硬度、压痛和活动度等特征。

（1）部位（location）：根据包块的定位方法指明包块的确切部位。一般包块的定位方法是以乳头为中心，按时钟钟点的方位和轴向予以描述（图4-41），并记录包块与乳头间的距离。

（2）大小（size）：注意观察包块的长度、宽度和厚度，以便前后比较。

（3）外形（contour）：注意包块的外形是否规则、边缘是否清楚以及有无与周围组织粘连固定。良性肿瘤表面大多光滑规整；恶性肿瘤则凸凹不平，边缘多固定。乳房炎性病变时，也可出现不规则的外形。

（4）硬度：包块的软、硬度必须明确叙述。一般可描写为柔软、质韧、中等硬度及坚硬等。良性肿瘤多呈中等硬度、表面光滑及形态较规则；恶性肿瘤多质地坚硬伴表面不规则。

（5）压痛：检查者确定包块是否具有压痛及其程度。一般炎性病变常表现为中度至重度压痛，而大多数恶性病变压痛则不明显。

（6）活动度（mobility）：注意触诊的包块是否可以自由移动，若包块固定不动或只能向某一方向移动时，应明确包块是固定于皮肤、乳腺周围组织还是固定于深部结构。良性病变的包块一般活动度较大；炎性病变的包块相对比较固定。早期的恶性包块可活动，至病程晚期，其他结构被癌肿侵犯时，固定度会明显增加。

4. 淋巴结 乳房触诊后，还应仔细触诊腋窝、锁骨上窝及颈部的淋巴结有无肿大或其他异常，因其为乳房炎症或恶性肿瘤扩散和转移所在。

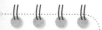

科研小提示

研究显示，人工智能技术能通过超声波图像辅助医生进行乳腺癌筛查，但仍需继续研究。

三、乳房的常见病变

（一）急性乳腺炎

乳房红、肿、热、痛，常局限于一侧乳房的某一象限。触诊有硬结、包块，伴寒战、发热及出汗等全身中毒症状，常发生于哺乳期妇女，但亦鉴于青年女性和男子。

（二）乳腺肿瘤

应区别良性或恶性肿瘤。乳腺癌一般无炎症表现，多为单发并与皮下组织粘连，局部皮肤呈橘皮样，乳头常回缩。多见于中年以上的妇女，晚期常伴有腋窝淋巴结转移。良性肿瘤则质地较柔韧或中等硬度，界限清楚并有一定活动度，如乳腺纤维瘤等。

男性乳房增生常见于内分泌紊乱，如使用雌激素、肾上腺皮质功能亢进及肝硬化等。

四、乳房自我评估

定期的乳房自我评估（breast self-examination）有助于及早发现乳房的病变，因此 20 岁以上的妇女，特别是高危人群应每月进行 1 次乳房自我评估。乳房自我评估的方法如下。

（一）视诊

站在镜前取各种姿势（两臂放松垂于身体两侧、向前弯腰或双手上举置于头后），观察双侧乳房的大小和外形是否对称；有无局限性隆起、凹陷或皮肤橘皮样改变，有无乳头回缩或抬高等。

（二）触诊

乳房较小者平卧，乳房较大者侧卧，肩下垫软薄枕或将手臂置于头下进行触诊。一侧手的示指、中指和环指并拢，用指腹在对侧乳房上进行环形触摸，要有一定压力。从乳房外上象限开始，依次为外上、外下、内下、内上象限，然后触诊乳头、乳晕，最后触诊腋窝有无肿块。若发现肿块和乳头溢液，应及时到医院做进一步检查。

小 结

乳房评估包括视诊和触诊。乳房视诊的重点为：观察两侧乳房大小、外形及对称性；乳房皮肤有无红肿、下陷与溃疡；乳头有无分泌物；腋窝和锁骨上窝有无红肿、溃疡等和肿块。乳房触诊时应遵循先健侧后患侧的原则。一般由浅入深，依次触诊外上象限、外下象限、内下象限和内上象限，最后检查乳头。触诊内容包括乳房的硬度和弹性、有无压痛和包块等。若触及包块，应注意其部位、大小、外形、硬度、有无压痛及活动度等。掌握乳房评估方法、异常表现的临床意义。

（杨智慧）

随堂测 4-6

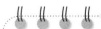

第七节　心脏评估

案例 4-7

　　女性，62 岁，工人。因心悸、气促 3 天，下肢水肿 1 天入院。患者 3 天前过度劳累及受凉后突然出现心悸、气促，不能平卧，1 天前出现下肢水肿，休息后即可减轻。20 年前曾被当地医院诊断为"风湿性心脏病"，未曾住院治疗。

　　超声心动图显示：风湿性心脏病，中度二尖瓣狭窄伴关闭不全、轻度主动脉瓣关闭不全、左右心室增大、左室收缩功能轻度减低（EF 44%），主、肺动脉增宽，肺动脉高压。

　　请回答：

　　1. 如何对该患者进行心脏评估？

　　2. 心脏评估可能发现哪些异常体征？为什么？

　　心脏检查是全身体格检查的重要组成部分，对于初步判断受检者有无心血管疾病以及疾病的病因、性质、部位及程度有重要意义。应在详细询问受检者病史的基础上，进一步进行仔细心脏评估。在进行心脏评估时，需要环境安静、温暖和光线充足，受检者可取仰卧位、半卧位或坐位，充分暴露胸部。评估者站于受检者右侧，按照视诊、触诊、叩诊和听诊的顺序进行评估。

一、视诊

　　受检者最好取仰卧位，充分暴露胸部，必要时评估者视线与受检者的胸廓同高，与心前区呈切线方向，观察心前区隆起和心尖搏动情况（图 4-44）。

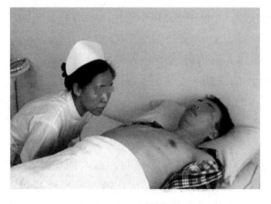

图 4-44　心脏视诊

（一）心前区外形

　　正常人心前区外形与右侧相应部位对称，无异常隆起或凹陷。心前区隆起多为先天性心脏病造成心脏肥大，在儿童生长发育完成前影响胸廓正常发育而形成。常见胸骨下段及胸骨左缘第 3、4、5 肋间的局部隆起，如法洛四联症、肺动脉瓣狭窄等引起的右心室肥大；少数情况见于儿童期风湿性心脏瓣膜病的二尖瓣狭窄所致的右心室肥大或伴有大量渗出液的儿童期慢性心包炎。位于胸骨右缘第2肋间及其附近局部的隆起，多为主动脉弓动脉瘤或升主动脉扩张所致，常伴有收缩期搏动。成人有大量心包积液时，心前区外观饱满。

> **知识链接**
>
> **法洛四联症**
>
> 法洛四联症是一种青紫型先天性心脏病，患儿心脏发生4种病理变化：①肺动脉狭窄；②主动脉骑跨；③高位室间隔缺损；④右心室肥厚。在出生3~6个月即可出现全身青紫及呼吸困难，典型表现是患儿在行走中不断采取强迫蹲位，以减少血液自右向左的分流，改善缺氧症状。

（二）心尖搏动

心尖搏动（apical impulse）主要由于心室收缩时，心尖向前冲击前胸壁相应部位，使局部肋间软组织向外搏动而形成。正常成人心尖搏动位于左侧第5肋间锁骨中线内0.5 ~ 1.0 cm处，搏动范围的直径为2.0 ~ 2.5 cm。大部分正常人心尖搏动不明显。

1. 心尖搏动位置改变　可受多种生理性和病理性因素的影响。

（1）生理性因素：心尖搏动位置可因体型、体位、年龄、妊娠等因素而有所改变。①体型：超力型者心脏呈横位，心尖搏动向外上方移位可达第4肋间；无力型者心脏呈悬垂位，心尖搏动向内下移位，可达第6肋间。②体位：正常仰卧时，心尖搏动略上移；左侧卧位，心尖搏动向左移2.0 ~ 3.0 cm；右侧卧位可向右移1.0 ~ 2.5 cm。③年龄：小儿横膈位置较高，使心脏呈横位，心尖搏动的位置可在第4肋间左锁骨中线外。

（2）病理性因素：有心脏本身因素和胸、腹部疾患因素。

心脏疾患：①左心室增大，心尖搏动向左下移位，见于主动脉瓣关闭不全等疾病。②右心室增大，心尖搏动向左侧移位，见于二尖瓣狭窄等疾病。③全心增大时，心尖搏动向左下移位，伴有心界向两侧扩大。

胸部疾患：①一侧胸腔积液或气胸，心尖搏动移向健侧。②一侧肺不张或胸膜粘连，心尖搏动移向患侧。③严重肺气肿，心尖搏动移向内下，可达第6肋间。④脊柱或胸廓畸形时，也可影响心尖搏动位置。

腹部疾患：大量腹水或腹腔巨大肿物，心尖搏动向上移位。

2. 心尖搏动强度和范围的改变　受生理和病理情况的影响。

（1）生理情况：胸壁厚或肋间隙狭窄者，心尖搏动减弱，搏动范围减小。胸壁薄或肋间隙宽者，心尖搏动强，范围大。另外，剧烈运动与情绪激动时，心尖搏动也随之增强。

（2）病理情况：①心肌收缩力增强时，心尖搏动增强，如高热、甲状腺功能亢进症和严重贫血等。②心肌收缩力减弱时，心尖搏动减弱，如心肌炎、扩张型心肌病和急性心肌梗死等。③其他造成心尖搏动减弱的心脏因素：心包积液、缩窄性心包炎等，由于心脏与前胸壁距离增加使心尖搏动减弱。④心脏以外的病理性因素：肺气肿、左侧大量胸腔积液或气胸等，也可造成心尖搏动的减弱。

（三）心前区异常搏动

胸骨左缘第2肋间搏动多见于肺动脉高压，有时也见于少数正常青年人在体力活动或情绪激动时；胸骨左缘第3、4肋间搏动见于右心室肥大；剑突下搏动见于肺气肿伴右心室肥大、腹主动脉瘤等。

二、触诊

心脏触诊除可以进一步证实视诊所见外，尚可发现心脏特有的震颤及心包摩擦感等异常体征。开始触诊时，评估者先以右手全手掌放在受检者心前区，确定需触诊的部位和范围，再用手掌尺侧或 2 ～ 4 指指腹进行触诊（图 4-45）。

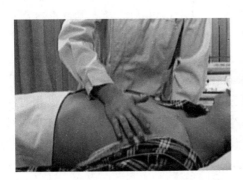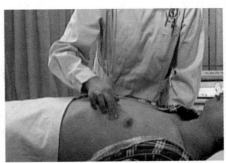

图 4-45　心尖搏动触诊

（一）心尖搏动与心前区异常搏动

对于确定心尖搏动及心前区异常搏动的位置、强弱和范围，触诊较视诊更准确。触诊尚可判断心尖或心前区的抬举性搏动，心尖部的抬举性搏动为左心室肥厚的体征，与此同时心尖搏动范围也增大；胸骨左下缘收缩期抬举性搏动是右心室肥厚的可靠指征。另外，心尖搏动的触诊对于复杂心律失常的患者结合听诊以确定第一、第二心音或收缩期、舒张期也有重要价值。

（二）震颤

震颤（tremor）是触诊时手掌或手指指腹感到的一种细小震动感，与猫呼吸时在其喉部触到的震动类似，故又称"猫喘"。

震颤的发生机制与杂音相同，是血液经口径狭窄处流向宽大部位或循不正常通路流动产生湍流场（旋涡），使瓣膜、心壁或血管壁产生震动，传至胸壁所致。震颤的强度与瓣膜狭窄的程度、血流速度及心脏两腔室之间压力差的大小有关。

触到震颤即提示有器质性心血管疾病，多见于心脏瓣膜狭窄及某些先天性心脏病。发现震颤相当于听诊发现的杂音，但听到杂音不一定触到震颤，这是因为触觉对频率较低的震动较敏感，所以听到音调较高的杂音时，可能触不到震颤。

发现震颤时，应注意其部位、处在心动周期的时相，然后分析其临床意义。其临床意义见表 4-2。

表4-2　心前区震颤的临床意义

部位	时相	常见病变
心尖部	舒张期	二尖瓣狭窄
心尖部	收缩期	重度二尖瓣关闭不全
胸骨右缘第 2 肋间	收缩期	主动脉瓣狭窄
胸骨左缘第 2 肋间	收缩期	肺动脉瓣狭窄
胸骨左缘第 3 ～ 4 肋间	收缩期	室间隔缺损
胸骨左缘第 2 肋间	连续性	动脉导管未闭

（三）心包摩擦感

心包摩擦感（pericardial friction rub）是急性心包炎时，心包膜纤维素渗出，致使其表面粗糙，心脏收缩时，脏层与壁层心包摩擦产生的振动传至胸壁所致。

心包摩擦感通常在心前区或胸骨左缘第 3、4 肋间处较易触及。收缩期及舒张期均能触及，但以收缩期、前倾体位或呼气末（使心脏靠近胸壁）更为明显（图 4-46）。当心包渗出液较多时，摩擦感消失。

三、叩诊

通过心脏叩诊可以确定心脏的大小、形状及其在胸腔中的位置。心脏为不含气器官，其不被肺覆盖的部分，叩诊呈绝对浊音（实音）；其左右缘被肺覆盖的部分，叩诊呈相对浊音（图 4-47）。通常心脏相对浊音界反映心脏的实际大小。但是，在早期右心室肥大时，相对浊音界可能改变不多，而绝对浊音界则增大；心包积液量较多时，绝对与相对浊音界较为接近。因此，注意分辨这两种心浊音界有一定的临床意义。

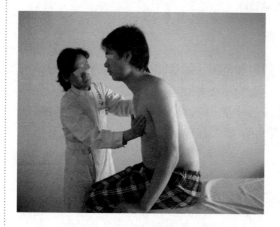

图 4-46　心包摩擦感的触诊

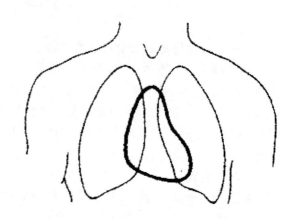

图 4-47　心脏与肺相互重叠关系示意图

（一）叩诊方法

心脏叩诊通常采用间接叩诊法，受检者一般取仰卧位，评估者立于受检者右侧，以左手中指作为叩诊板指，板指与肋间平行放置。如果因某种原因受检者取坐位时，板指可与肋间垂直（图 4-48）。必要时分别进行坐、卧位叩诊，并注意两种体位时心浊音界的不同改变。

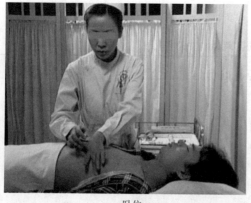

a. 卧位

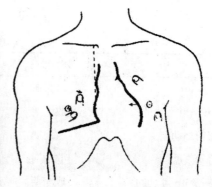

b. 坐位

图 4-48　叩诊心脏浊音界时板指位置

（二）叩诊顺序

一般先叩左界，后叩右界，按由外向内，由下而上的顺序进行。

叩诊心脏左界时，从心尖搏动最强点外 2～3 厘米处（一般为第 5 肋间左锁骨中线稍外）开始，沿肋间由外向内叩诊，当叩诊音由清音变为浊音时，提示已达心脏边界，用笔作一标记，如此逐一肋间向上叩诊，直至第 2 肋间。叩诊心脏右界时，先沿右锁骨中线自上而下叩出肝上界，然后在其上一肋间（通常为第 4 肋间）开始，由外向内叩出浊音界，作一标记，再逐一肋间向上叩至第 2 肋间（图 4-49）。用直尺测量前正中线至各标记点的垂直距离，再测量左锁骨中线至前正中线的距离（图 4-50），以记录心脏相对浊音界的位置。

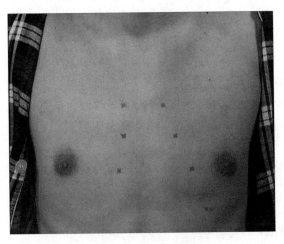

图 4-49 标记心脏浊音界

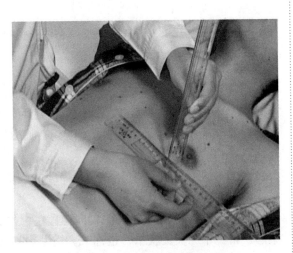

图 4-50 心脏浊音界测量方法

（三）正常心脏浊音界

正常心脏左界在第 2 肋间几乎与胸骨左缘一致，自此向外逐渐形成一外凸弧形，直至第 5 肋间。心脏右界几乎与胸骨右缘一致，仅第 4 肋间稍超过胸骨右缘 1～2 cm。正常成人的心界见表 4-3。

表4-3 正常成人心脏相对浊音界

右界（cm）	肋间	左界（cm）
2～3	2	2～3
2～3	3	3.5～4.5
3～4	4	5～6
	5	7～9

注：左锁骨中线距胸骨中线为 8～10 cm。

（四）心脏浊音界的各部组成

心脏左界第 2 肋间处相当于肺动脉段，第 3 肋间为左心耳，第 4、5 肋间为左心室，其中血管与心脏左心交接处向内凹陷，称心腰。心右界第 2 肋间相当于升主动脉和上腔静脉，第 3 肋间以下为右心房（图 4-51）。

（五）心脏浊音界改变及其临床意义

心脏浊音界可因心脏本身病变或心外因素而发生改变。

1．心脏本身病变

（1）左心室增大：心脏浊音界向左下扩大，心腰部由钝角变为近似直角，心浊音界似靴

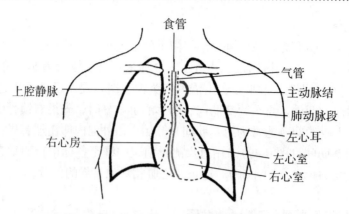

图 4-51　心脏各部位在胸壁的投影

形。因其常见于主动脉瓣关闭不全，故称主动脉型心脏（图 4-52），亦可见于高血压性心脏病。

　　（2）右心室增大：轻度增大时，只绝对浊音界扩大，相对浊音界无明显改变；显著增大时，相对浊音界向左右两侧扩大，由于心脏沿长轴顺钟向转位，故以向左扩大明显。常见于肺心病。

　　（3）左、右心室增大：心浊音界向两侧扩大，且左界向左下增大，称普大型心。常见于扩张型心肌病、全心衰竭等。

　　（4）左心房与肺动脉段扩大：胸骨左缘第 2、3 肋间心界增大，心腰丰满或膨出，心界如梨形，常见于二尖瓣狭窄，也称二尖瓣型心脏（图 4-53）。

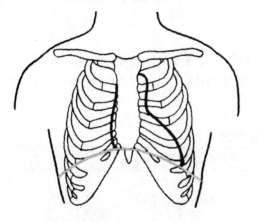

图 4-52　主动脉瓣关闭不全的心浊音界
（靴形心）

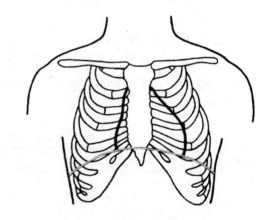

图 4-53　二尖瓣狭窄的心浊音界
（梨形心）

　　（5）心包积液：心包积液时，心界向两侧扩大，相对、绝对浊音界几乎相同，并随体位而改变，坐位时心浊音界呈三角形烧瓶样，仰卧位时心底部浊音界增宽呈球形（图 4-54）。

　　2. 心外因素　可造成心脏移位或心浊音界改变。肺气肿时，心浊音界缩小或叩不出；大量胸腔积液或气胸时，可使心界移向健侧；腹腔大量积液或巨大肿瘤，使膈肌抬高，心脏呈横位，以致心脏浊音界向左扩大。

四、听诊

　　心脏听诊是心脏评估中最重要和较难掌握的方法。听诊时受检者取仰卧位或坐位，必要时可改变体位，或配合深呼吸和运动后听诊，以便更好地辨别心音或杂音。

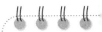

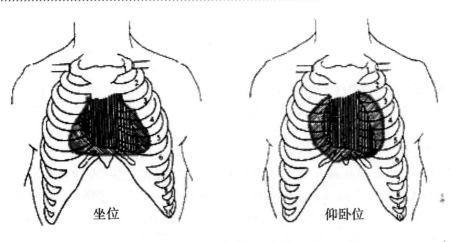

坐位   仰卧位

图 4-54 心包积液的心脏浊音界

（一）心脏瓣膜听诊区

心脏各瓣膜开放与关闭所产生的声音，沿血流方向传导至胸壁最易听清的部位称心脏瓣膜听诊区。心脏各瓣膜听诊区与其瓣膜口在胸壁上的投影位置并不完全一致。通常有 5 个听诊区（图 4-55）。

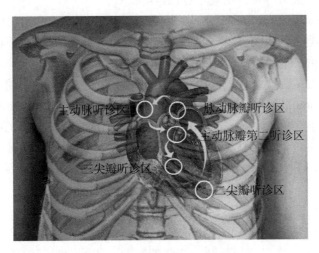

图 4-55 心脏瓣膜解剖部位及瓣膜听诊区

1．**二尖瓣区**（mitral valve area） 位于心尖部，即第 5 肋间左锁骨中线稍内侧。

2．**肺动脉瓣区**（pulmonary valve area） 位于胸骨左缘第 2 肋间。

3．**主动脉瓣区**（aortic valve area） 位于胸骨右缘第 2 肋间。

4．**主动脉瓣第二听诊区**（second aortic valve area） 位于胸骨左缘第 3、4 肋间。

5．**三尖瓣区**（tricuspid valve area） 位于胸骨下端左缘，即胸骨左缘第 4、5 肋间。

需要指出的是，这些听诊区定位于假定心脏结构和位置正常的情况下。在心脏结构和位置发生改变时，需根据心脏结构改变的特点和血流的方向，适当移动听诊部位和扩大听诊范围，以便做出准确判断。

（二）听诊顺序

对于初学者，设定一定的听诊顺序，有助于防止遗漏和全面了解心脏状况。通常自二尖瓣区开始，逆时针方向依次听诊肺动脉瓣区、主动脉瓣区、主动脉瓣第二听诊区和三尖瓣区。也可依病变好发部位按二尖瓣区、主动脉瓣区、主动脉瓣第二听诊区、肺动脉瓣区和三尖瓣区进行听诊。

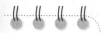

（三）听诊内容

心脏听诊的内容包括心率、心律、心音、额外心音、杂音和心包摩擦音。

1. 心率（heart rate） 为每分钟心搏的次数，以第一心音为准，计数1分钟。正常成人在安静、清醒情况下心率为60～100次/分，3岁以下儿童多在100次/分以上，老年人偏慢。成人心率超过100次/分，婴幼儿心率超过150次/分，称为心动过速（tachycardia）。成人心率低于60次/分（＞40次/分）称为心动过缓（bradycardia）。心动过速与心动过缓可以表现为短暂性或持续性，可由多种生理性、病理性因素或药物性因素引起。

2. 心律（cardiac rhythm） 指心脏跳动的节律。正常成人心搏节律规整，但在部分青年和儿童可出现窦性心律不齐（sinus arrhythmia），表现为吸气时心率增快，呼气时心率减慢，一般无临床意义。听诊所能发现的最常见的心律失常是期前收缩（早搏）和心房颤动。

（1）期前收缩（premature beat）：是在原来规则心律基础上突然提前出现一次心搏，其后有一较长间歇。期前收缩听诊特点为：①心音提前出现，其后有一较长代偿间歇；②期前收缩的第一心音增强，第二心音减弱，有时甚至消失。期前收缩按其异位起搏点的不同，可分为房性、房室交界性及室性3种类型，而以室性多见，可以借助于心电图判断。如每一次窦性搏动后出现一次期前收缩，称为二联律；如每两次窦性搏动后，出现一次期前收缩，则成为三联律。二联律和三联律多为病理性，常见于器质性心脏病、洋地黄中毒及低血钾等。生理情况下，情绪激动、酗酒、疲劳等可以出现一过性期前收缩。

（2）心房颤动（atrial fibrillation，AF）：是临床最常见的心律失常。听诊特点是心律绝对不规则、第一心音强弱不等和心率大于脉率，后者称短绌脉或脉搏短绌（pulse deficit），产生原因是过早的心室收缩（心室内仅有少量的血液充盈）不能将足够的血液输送到周围血管所致。心房颤动常见于二尖瓣狭窄、冠状动脉粥样硬化性心脏病和甲状腺功能亢进症等。

3. 心音（heart sound） 按其在心动周期中出现的先后顺序，可以依次命名为第一心音（first heart sound，S_1）、第二心音（second heart sound，S_2）、第三心音（third heart sound，S_3）和第四心音（fourth heart sound，S_4），通常只能听到S_1和S_2，S_3可在部分健康儿童和青少年中闻及，S_4一般不易听到，如听到多为病理性。

（1）心音类型

1）第一心音：主要由二尖瓣和三尖瓣关闭时的震动所产生；此外，两心室的收缩以及半月瓣开放时的振动等均参与了第一心音的形成。第一心音的出现标志着心室收缩期的开始。听诊特点：①心尖部最响；②音调较低钝；③强度较响；④持续时间较长；⑤与心尖搏动同时出现。

2）第二心音：主要由主动脉瓣和肺动脉瓣关闭，以及血流突然减速引起的振动所产生；此外，大血管受血流冲击以及房室瓣开放时所产生的振动等均参与了第二心音的形成。主动脉瓣关闭在前，形成该音的主动脉瓣部分；肺动脉瓣关闭在后，形成该音的肺动脉瓣部分，这些成分不能被人耳所分辨，听诊仅为一个声音。第二心音的出现标志着心室舒张期的开始。听诊特点：①心底部听诊最清楚；②音调较高且清脆；③强度较S_1弱；④持续时间较第一心音短；⑤于心尖搏动之后出现。

正常儿童及青少年肺动脉瓣区第二心音（P_2）较主动脉瓣区第二心音（A_2）强（$P_2 > A_2$）；老年人则相反（$A_2 > P_2$），中年人二者几乎相等（$A_2 = P_2$）。

3）第三心音：部分正常儿童及青少年，在心室舒张早期可听到一个音调轻而低，持续时间短而弱的声音，酷似第二心音的回声，称为第三心音。其产生是在心室舒张早期，血液自心房快速流入心室，使心室壁、房室瓣、腱索等突然紧张产生的振动所致。通常在心尖部或其内上方听诊最清楚。

4）第四心音：出现在心室舒张末期，收缩期前。一般认为S_4的产生与心房收缩使房室瓣

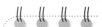

及其相关结构（瓣膜、瓣环、腱索和乳头肌）突然紧张、振动有关。在心尖部及其内侧较明显、低调、沉浊而弱，属病理性。

（2）第一心音和第二心音的区别：心脏听诊最基本的技能是判定第一心音和第二心音，由此才能进一步确定杂音或额外心音所处的心动周期时相，也才能确定第一心音和第二心音的时间关系。第一心音和第二心音的区别见表4-4。

表4-4　第一心音与第二心音的区别

项目	第一心音	第二心音
听诊部位	心尖部最响	心底部最响
与心尖搏动的关系	同时出现	之后出现
音调	较低	较高
强度	较响	较 S_1 弱
所占时间	较长，持续约 0.1 s	较短，持续 0.08 s
S_1 与 S_2 间隔	S_1 与 S_2 间隔较短	S_2 与下一个心动周期 S_1 间隔较长

（3）心音的改变及其临床意义

1）心音强度改变

A．第一心音强度改变：除肺含气量多少、胸壁或胸腔病变等心外因素以及是否有心包积液外，影响心音强度的主要因素是心肌收缩力与心室充盈程度（影响心室内压增加的速率），以及瓣膜位置的高低、瓣膜的结构和弹性等。

第一心音增强：常见于二尖瓣狭窄。系舒张期左心室充盈减少，以致在心室开始收缩时二尖瓣位置较低，以及心室充盈量少，使心室收缩时左室内压上升加速和收缩时间缩短，造成瓣膜关闭振动幅度大，因而 S_1 亢进。第一心音增强也可见于心肌收缩力增强和心动过速时，如高热、贫血和甲状腺功能亢进症等。

第一心音减弱：常见于二尖瓣关闭不全。左心室在舒张期过度充盈，使二尖瓣漂浮，以致在心室收缩前二尖瓣位置较高，关闭时瓣膜活动幅度减小所致。也可见于心肌收缩力减弱时，如心肌炎、心肌病、心肌梗死和左心衰竭等。

B．第二心音强度改变：体循环或肺循环阻力的大小和半月瓣的病理改变是影响 S_2 的主要因素。S_2 有两个主要部分，即主动脉瓣部分（A_2）和肺动脉瓣部分（P_2），通常 A_2 在主动脉瓣区最清楚，P_2 在肺动脉瓣区最清晰。

主动脉瓣区第二心音（A_2）变化：体循环阻力增高或血流增多时，主动脉内压力增高，主动脉瓣关闭有力，A_2 增强，并带有高调金属性音调，主要见于高血压、动脉粥样硬化等。由于体循环阻力降低、血流减少，主动脉内压力降低，A_2 减弱，主要见于主动脉瓣狭窄、主动脉瓣关闭不全等。

肺动脉瓣区第二心音（P_2）变化：肺循环阻力增高或血流量增多时，肺动脉压力增高，S_2 的肺动脉瓣部分（P_2）亢进，可向胸骨左缘第 3 肋间传导，但不向心尖传导，如肺源性心脏病、左向右分流的先天性心脏病（如房间隔缺损等）、二尖瓣狭窄伴有肺动脉高压等。由于肺循环阻力降低、血流减少，肺动脉内压力降低，P_2 减弱，主要见于肺动脉瓣狭窄。

C．第一、第二心音同时改变：同时增强往往见于胸壁薄或心脏活动增强时，如运动后、情绪激动、贫血等。同时减弱往往见于肥胖、心肌炎、心肌梗死、左侧胸腔大量积液、肺气肿或休克等。

2）心音性质改变：当心肌有严重病变时，第一心音失去原有低钝特征且明显减弱，第二

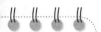

心音也弱，S_1、S_2 极相似，且多有心率增快，致收缩期与舒张期时限几乎相等，听诊有如钟摆的"滴答"声，称钟摆律。如同时伴有心动过速，心率＞120次/分，酷似胎儿心音，又称胎心律。二者均可见于重症心肌病、心肌炎和急性心肌梗死等。

3）心音分裂（splitting of heart sounds）：正常生理条件下，心室收缩或舒张时两个房室瓣或两个半月瓣的关闭并非绝对同步，三尖瓣较二尖瓣延迟关闭 0.02 ～ 0.03 s，肺动脉瓣迟于主动脉瓣约 0.03 s，上述时间差不能被人耳分辨，听诊仍为一个声音。当第一、第二两个心音的两个主要组成成分间的间隔延长，在听诊时出现一个心音分成两个心音的现象，称为心音分裂。

A．第一心音分裂：当左、右心室收缩明显不同步时，S_1 的两个成分相距 0.03 s 以上时，可出现 S_1 分裂，在心尖或胸骨左下缘可闻及。S_1 的分裂一般并不因呼吸而有变异，常见于心室电活动或机械活动延迟，使三尖瓣关闭明显迟于二尖瓣。电活动延迟见于完全性右束支传导阻滞，机械活动延迟见于肺动脉高压等，由于右心室开始收缩时间晚于左心室，三尖瓣延迟关闭，以致 S_1 分裂。

B．第二心音分裂：临床上较常见，以肺动脉瓣区明显。在心室舒张时，构成第二心音的两个主要成分，即主动脉瓣和肺动脉瓣的关闭也不完全同步，肺动脉瓣的关闭略迟于主动脉瓣，当二者关闭时间差超过 0.03 s 时，即可出现第二心音分裂。生理性第二心音分裂，常见于健康儿童和青年，于深吸气时胸腔负压增加，右心回心血量增加，右心排血时间延长，使肺动脉瓣关闭延迟，在深吸气末可闻及。由于某些疾病，右心室排血时间延长，使肺动脉瓣关闭明显迟于主动脉瓣（如二尖瓣狭窄，肺动脉瓣狭窄等）；或左心室射血时间缩短，主动脉瓣关闭时间提前（如二尖瓣关闭不全、室间隔缺损等），则出现第二心音分裂。在先天性心脏病房间隔缺损时，S_2 分裂不受吸气、呼气的影响，S_2 分裂的两个成分时距较固定，呈固定分裂（fixed splitting）。完全性左束支传导阻滞或主动脉瓣狭窄的患者，主动脉瓣关闭迟于肺动脉瓣，吸气时分裂变窄，呼气时变宽，呈现逆分裂（reversed splitting）。

4．额外心音（extra heart sound） 指在正常两个心音之外额外出现的附加音，又称三音律，与心脏杂音不同。大部分出现于舒张期，也可出现于收缩期，多数为病理性。

（1）舒张期额外心音

1）奔马律（gallop rhythm）：系在 S_2 之后出现在舒张期的三音心律，由于常同时存在心率增快，与原有的 S_1、S_2 共同组成的韵律，犹如马奔跑的蹄声，故称奔马律，是心肌功能严重受损的重要体征。按其出现时间的早晚可分为：舒张早期奔马律、舒张晚期奔马律、重叠型奔马律，其中以舒张早期奔马律最常见，是病理性的 S_3。舒张早期奔马律的发生机制是心室舒张期负荷过重，心肌张力减低与顺应性减退，以致心室舒张时，血液充盈引起室壁振动。听诊特点为：①音调较低；②强度较弱；③在 S_2 之后，S_2 和 S_3 间距与 S_1 和 S_2 间距相仿；④在心尖部或其内上方易听到，呼气末最清楚。常见于心功能不全、急性心肌梗死、严重心肌炎及心肌病、高血压性心脏病等。

2）二尖瓣开瓣音（opening snap）：也称开放拍击音，常位于第二心音后 0.05 ～ 0.06 s，见于二尖瓣狭窄而瓣膜尚柔软时。为舒张早期血液自高压力的左房迅速流入左室，导致弹性尚好的瓣叶迅速开放后又突然停止，使瓣叶振动引起的拍击样声音。听诊特点为音调较高，历时短促而响亮、清脆，呈拍击样。它的出现表示瓣膜尚有一定弹性，可作为二尖瓣分离术适应证的重要参考条件。

3）心包叩击音（pericardial knock）：见于缩窄性心包炎，在 S_2 后 0.09 ～ 0.12 s 出现的较响而短促的额外心音。它的出现是由在心室舒张早期，心室快速充盈时，心室的扩张被缩窄并失去弹性的心包骤然遏止，使室壁振动所致。在胸骨下段左缘最易闻及。

（2）收缩期额外心音：又分为收缩早期喷射音（收缩早期喀喇音），以及收缩中期、晚期

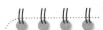

喀喇音。收缩早期喷射音产生机制为扩大的肺动脉或主动脉在心室射血时动脉壁振动，以及在主、肺动脉阻力增高的情况下半月瓣瓣叶用力开启，或狭窄的瓣叶在开启时突然受限产生振动所致。可见于肺动脉高压、高血压等患者。

（3）医源性额外心音：由于心血管病治疗技术的进展，人工器材植入心脏后可产生额外心音，常见的有人工起搏音和人工瓣膜音。

5．心脏杂音（cardiac murmurs）　是指在心音和额外心音以外，在心脏收缩或舒张过程中出现的一组不同频率、不同强度、持续时间较长的异常声音，它可以与心音完全分开，也可以与心音连续，甚至完全掩盖心音。杂音性质的判断对于某些心脏病的诊断具有重要价值。

（1）杂音产生的机制：正常情况下，血液在血管内流动呈层流状态。在血流加速、异常血流通道、血管管径异常改变等情况下，可使血流由层流转变为湍流或旋涡，冲击心壁、大血管壁、瓣膜、腱索等，产生振动，而在相应部位产生杂音。具体机制如下（图4-56）：

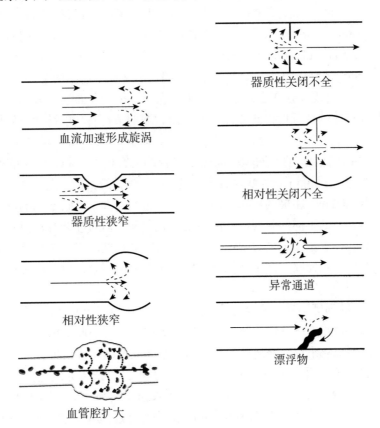

图4-56　杂音的产生机制示意图

1）血流加速：血流速度越快，就越容易产生旋涡，杂音也越响。可见于正常人剧烈运动后、贫血、甲状腺功能亢进症等。

2）瓣膜口狭窄：可以见于器质性病变导致的瓣膜口狭窄，也可以见于由于心腔或大血管扩张导致的瓣膜口相对性狭窄。血流通过狭窄部位产生湍流，而形成杂音，这是形成杂音的常见原因。器质性狭窄如二尖瓣狭窄、主动脉瓣狭窄等。相对性狭窄如心室腔扩大或大血管扩张所引起的瓣膜口相对性狭窄。

3）瓣膜关闭不全：常见于心脏瓣膜由于器质性病变（畸形、粘连或穿孔）形成的关闭不全或心腔扩大导致的相对性关闭不全。血液通过关闭不全的瓣膜而逆流，形成旋涡，产生杂音。器质性关闭不全，常见于风湿性心脏病。心室腔扩大导致相对性瓣膜关闭不全，常见于高血压性心脏病。

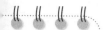

4）异常血流通道：在心脏或大血管间有异常通道，血流通过异常通道时会形成旋涡而产生杂音，如室间隔缺损、动脉导管未闭等。

5）心腔异常漂浮物：如心内膜炎时心内膜上的赘生物，或心室内乳头肌、腱索断裂的残端在心腔内漂浮，均可干扰血液层流，而产生杂音。

6）血管腔扩大：血液从正常血管腔流入扩大的部分时，产生湍流，而引起杂音，如动脉瘤。

（2）杂音听诊要点

1）最响部位：杂音的最响部位因病变部位和血流方向不同而不同。一般来说，杂音在某瓣膜听诊区最响，病变就在该区相应的瓣膜。如杂音在心尖部最响，提示病变就在二尖瓣；在主动脉瓣区最响，提示主要为主动脉瓣病变；在胸骨左缘第 3、4 肋间闻及响亮而粗糙的收缩期杂音，应考虑室间隔缺损；在胸骨左缘第 2 肋间最响，提示房间隔缺损；在胸骨左缘第 2 肋间稍外侧处最响，提示动脉导管未闭。

2）时期：不同时期的杂音反映不同的病变。发生在第一心音和第二心音之间的杂音，称为收缩期杂音（systolic murmur，SM）；发生在第二心音与下一个心动周期的第一心音之间的杂音，称为舒张期杂音（diastolic murmur，DM）；连续出现在收缩期和舒张期的杂音，称为连续性杂音（continuous murmur）；收缩期与舒张期均出现但不连续的杂音，则称为双期杂音。还可根据杂音在收缩期或舒张期出现的早、晚而进一步分为早期、中期、晚期或全期杂音。一般认为舒张期和连续性杂音均为器质性杂音，而收缩期杂音有功能性和器质性两种，应注意区分。

3）性质：是指由于杂音的不同频率而表现出音调与音色的不同。由于病变不同，杂音的性质也不一样，按音色区分可分为吹风样、隆隆样（雷鸣样）、叹气样、机器样、乐音样等。按音调区分又可分为柔和、粗糙两种。不同音调与音色的杂音，反映不同的病理变化。临床上可根据杂音的性质，推断不同的病变。功能性杂音较柔和，器质性杂音较粗糙。二尖瓣区收缩期粗糙的吹风样杂音，提示二尖瓣关闭不全；二尖瓣区舒张期隆隆样杂音是二尖瓣狭窄的特征性杂音；主动脉瓣区舒张期叹气样杂音，提示主动脉瓣关闭不全；机器样杂音主要见于动脉导管未闭。

4）强度：杂音的强度与狭窄程度、血流速度、两侧压力差、心肌收缩力等因素有关。一般来说，狭窄越重、血流速度越快、狭窄口两侧压力差越大、心肌收缩力越大，杂音越强；反之，杂音越弱。但严重狭窄以致通过血流极少时，杂音反而减弱或消失。

收缩期杂音强度通常采用 Levine 6 级分级法（表4-5）。杂音分级的记录方法一般是：级别为分子，6 为分母。6 级分类法具体描述为 3/6 级收缩期杂音，4/6 级收缩期杂音等。一般来说，2/6 级及其以下收缩期杂音多为功能性，3/6 级及其以上多为器质性，但仍应结合杂音性质、粗糙程度等来判断功能性抑或器质性。对舒张期杂音的分级有人也用此标准，但亦有人只分为轻、中、重 3 级。

表4-5　杂音强度分级

级别	响度	听诊特点
1	最轻	微弱，安静环境下须仔细听诊才能听到
2	轻度	较易听到的弱杂音
3	中度	明显的杂音，较响亮
4	响亮	杂音响亮，常伴有震颤
5	很响	杂音很强，但听诊器离开胸壁即听不到，伴有较强的震颤
6	最响	极响亮的杂音、震耳，即使听诊器离开胸壁一定距离也能听到，有强烈的震颤

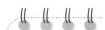

5）传导：杂音常沿着产生杂音的血流方向传导，也可经周围组织向四周扩散。杂音越响，传导越广。不同病变部位产生的杂音在传导上也有其特性，杂音的最响部位及其传导方向有助于判断杂音的来源及其病理性质。如二尖瓣关闭不全产生的收缩期杂音，在心尖部最响，并向左腋下、左肩胛下区传导；主动脉瓣狭窄的收缩期杂音，在主动脉瓣区最响，可向颈部传导。二尖瓣狭窄的杂音则局限于心尖区。

6）与体位、呼吸、运动的关系

A．体位：采取某一特定的体位或改变体位可使某些杂音的强度发生变化，有助于杂音判别。如左侧卧位可使二尖瓣狭窄的舒张期隆隆样杂音更明显；前倾坐位时，易于闻及主动脉瓣关闭不全的舒张期叹气样杂音；仰卧位则二尖瓣、三尖瓣与肺动脉瓣关闭不全的杂音更明显。

B．呼吸：呼吸可改变心脏的位置及左、右心室的排血量，从而影响杂音的强度。如深吸气时，胸腔负压增加，回心血量增多和右心室排血量增加，从而使与右心有关的杂音增强，如三尖瓣或肺动脉瓣狭窄与关闭不全。深吸气后紧闭声门并用力作呼气动作（Valsalva 动作）时，胸腔压力增高，回心血量减少，经瓣膜产生的杂音一般都减轻，而肥厚型梗阻性心肌病的杂音则增强。

C．运动：运动时可使血流速度加快，心肌收缩力增强，故使杂音增强，如二尖瓣狭窄的舒张期杂音，在活动后增强。

（3）心脏杂音的临床意义：杂音的听诊对心血管疾病的诊断和鉴别诊断具有重要价值。但是，有杂音不一定有心脏病，有心脏病也可无杂音。根据产生杂音的心脏部位有无器质性病变可区分为器质性与功能性杂音，产生杂音的部位有器质性病变者为器质性杂音；产生杂音的部位无器质性病变者为功能性杂音，包括生理性杂音、全身疾病所致血流动力学改变引起的杂音，以及有心脏病理意义的相对性关闭不全或相对性狭窄引起的杂音（相对性杂音）。相对性杂音虽然没有器质性病变，但其与器质性杂音又可合称为病理性杂音。应该注意的是，生理性杂音必须符合以下条件：只限于收缩期、无心脏增大、杂音柔和、吹风样、无震颤。

根据杂音出现在心动周期中的时期与部位，将杂音的特点和临床意义分述如下。

1）收缩期杂音

A．二尖瓣区：包括功能性和器质性收缩期杂音。功能性杂音可见于剧烈运动、发热、贫血、妊娠和甲状腺功能亢进症等。杂音性质柔和，为吹风样，强度一般在 2/6 级以下，时限短、较局限。具有心脏病理意义的功能性杂音有左心室扩大所引起的二尖瓣相对性关闭不全，见于高血压性心脏病、冠状动脉硬化性心脏病、贫血性心脏病和扩张型心肌病等，杂音性质较粗糙、吹风样、强度 2/6 ～ 3/6 级，时限较长，可有一定的传导性。器质性杂音主要见于风湿性心脏病二尖瓣关闭不全，杂音性质粗糙、吹风样、高调，强度常在 3/6 级及以上，持续时间长，可占据全收缩期，甚至遮盖第一心音，并向左腋下传导，呼气及左侧卧位时明显。

B．主动脉瓣区：功能性杂音见于升主动脉扩张，如高血压和主动脉硬化。杂音性质柔和，常有 A_2 亢进。器质性杂音以主动脉瓣狭窄引起的多见，杂音为典型的喷射样或吹风样，性质粗糙，向颈部传导，常伴震颤及主动脉瓣区第二心音减弱。

C．肺动脉瓣区：生理性功能性杂音见于儿童及青少年，呈柔和、吹风样，强度在 2/6 级以下，时限较短。心脏病理情况下的功能性杂音，为肺淤血及肺动脉高压导致肺动脉扩张产生的肺动脉瓣相对狭窄的杂音，杂音特点与生理性类似，但杂音较响，P_2 亢进，见于二尖瓣狭窄、先天性心脏病的房间隔缺损等。器质性杂音见于先天性肺动脉瓣狭窄，杂音性质粗糙、喷射性、响亮、伴有震颤，强度在 3/6 级及以上。

D．三尖瓣区：功能性杂音见于右心室扩大引起三尖瓣相对关闭不全，听诊特点为柔和、吹风样、短促、3/6 级以下；器质性杂音极少见。

E．其他部位：功能性杂音可见于部分青少年，在胸骨左缘第 2、3、4 肋间可闻及柔和的

2/6 级以下收缩期杂音。器质性杂音见于室间隔缺损，可在胸骨左缘第 3、4 肋间闻及响亮而粗糙的收缩期杂音，常伴震颤。

2）舒张期杂音

A．二尖瓣区：功能性舒张期杂音主要见于中、重度主动脉瓣关闭不全，导致左室舒张期容量负荷过高，使二尖瓣基本处于关闭状态，呈现相对狭窄而产生杂音，称为 Austin Flint 杂音。听诊特点为性质柔和，不伴有震颤和开瓣音。器质性舒张期杂音主要见于风湿性心脏病二尖瓣狭窄，听诊特点为舒张期隆隆样杂音，较局限，常伴有震颤、第一心音增强或有开瓣音。

B．主动脉瓣区：主要见于各种原因所致的主动脉瓣关闭不全引发的器质性杂音，杂音呈舒张早期叹气样，于胸骨左缘第 3、4 肋间（主动脉瓣第二听诊区）最清晰，向心尖部传导，前倾坐位及呼气末屏住呼吸时更明显。常见于风湿性心脏病、梅毒性升主动脉炎和马方综合征等。

C．肺动脉瓣区：器质性病变引起者少见，多由肺动脉高压、肺动脉扩张致肺动脉瓣相对关闭不全所引起的功能性杂音，杂音柔和、较局限、吹风样或叹气样，于胸骨左缘第 2 肋间最响，平卧或吸气时增强，常合并 P_2 亢进。常见于二尖瓣狭窄伴肺动脉高压、肺源性心脏病等。

3）连续性杂音：最常见于动脉导管未闭。在胸骨左缘第 2 肋间稍外侧闻及，杂音粗糙、响亮似机器转动样，常伴有震颤，持续于整个收缩期与舒张期，掩盖 S_2，故又称机器样杂音（machinery murmur）。

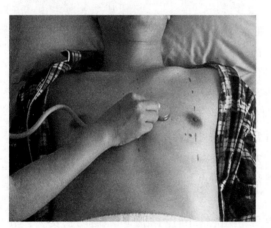

图 4-57　心包摩擦音听诊

6．心包摩擦音（pericardial friction sound）

指脏层与壁层心包由生物性或理化性因素致纤维蛋白沉着而变得粗糙，在心脏搏动时，两层粗糙的心包互相摩擦而产生的声音。其与心搏一致，在心脏收缩期及舒张期均可听到，屏气时摩擦音仍存在，音质粗糙，似用指腹摩擦耳壳声。通常在胸骨左缘第 3、4 肋间处较易听到，在坐位前倾、屏住呼吸时更清楚（图 4-57）。心包摩擦音见于风湿性、结核性及化脓性心包炎，亦可见于心肌梗死、尿毒症等。当心包腔有一定积液量后，摩擦音可消失。

小　结

心脏评估按视诊、触诊、叩诊、听诊顺序进行。心脏视诊包括心前区外形、心尖搏动、心前区异常搏动。触诊包括心前区搏动与心前区异常搏动、震颤和心包摩擦感。心脏叩诊可确定心脏的大小、形状及其在胸腔中的位置。一般先叩左界，后叩右界，由外而内，由下而上顺序进行。心脏听诊内容包括心率、心律、心音、额外心音、心脏杂音和心包摩擦音。应掌握其评估方法、异常表现的临床意义。

（李　静）

第八节　血管评估

血管评估是心血管评估的重要组成部分，是身体评估中不可忽略的一部分。全身的血管包

随堂测 4-7

括动脉、静脉和毛细血管，在各种疾病，特别是心血管疾病中可有重要的变化，可为疾病的诊断提供重要的依据。

一、脉搏

脉搏（pulse）是随着每一个心动周期中心脏的收缩和舒张，动脉压力的周期性搏动所引起的动脉血管壁的搏动。进行脉搏触诊时要选择表浅的动脉，一般选择桡动脉，特殊情况下也可选择肱动脉、颈动脉、股动脉、足背动脉等。通常用示指、中指、环指的指腹进行触诊，评估时两侧脉搏均需要触诊，以便对比，比较两侧脉搏的强弱及出现时间是否相同，一般两侧脉搏差异很小。在病理情况下，可有明显差异。一般在确定两侧动脉脉搏相同后，即可利用一侧进行评估（图 4-58）。

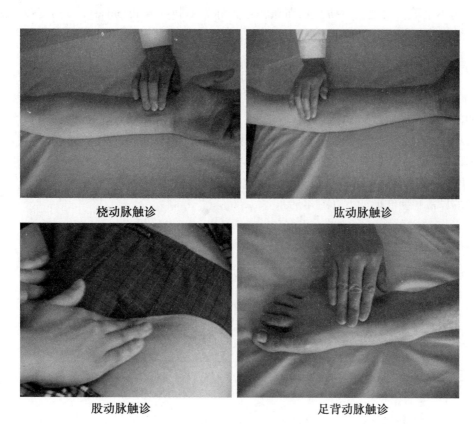

桡动脉触诊　　　　　　　　　肱动脉触诊

股动脉触诊　　　　　　　　　足背动脉触诊

图 4-58　浅表动脉触诊

（一）脉率

正常人脉率因年龄、性别而有不同。正常成人在安静、清醒状态下，脉率 60 ～ 100 次 / 分。进食后、劳动、情绪激动时，脉率可增快。在病理情况下，脉搏可增加也可减慢，如发热、贫血、甲状腺功能亢进症、心力衰竭、休克、心肌炎等脉搏增加；颅内压增高、阻塞性黄疸、二度以上房室传导阻滞、甲状腺功能减退症等脉率减慢。除了观察脉率快慢外，还应观察脉率是否与心率一致。某些心律失常，由于部分心搏的搏出量显著下降，不能使外周的动脉产生搏动，故脉率低于心率，即脉搏短绌，如心房颤动、频发性期前收缩等。

（二）脉律

脉搏的节律可反映心脏的节律。正常人脉搏的节律规则，且强弱相等，有窦性心律不齐者的脉搏可随呼吸改变，即吸气时脉搏增快，呼气时减慢。各种心律失常影响脉律，如心房颤动时脉律绝对不齐，脉搏强弱不等，且脉率小于心率，后者称为脉搏短绌；期前收缩呈二联律、三联律时可形成二联脉、三联脉；二度房室传导阻滞者可有脉搏脱落，称为脱落脉，它与脉搏短绌不同。

（三）紧张度和动脉壁状态

脉搏的紧张度与动脉硬化的程度有关。评估时将两个手指的指腹置于桡动脉或颞动脉上，近心端手指用力按压阻断血流，使远心端手指触不到脉搏，通过施加压力的大小及感觉到的血管弹性状态判断脉搏紧张度。例如，将桡动脉压紧后，虽远端手指触不到动脉搏动，但可触及条状动脉的存在，并且硬而缺乏弹性，似条索状、迂曲或结节状，提示动脉硬化。

（四）脉搏强弱

脉搏强弱与心搏出量、脉压和外周血管阻力有关。心搏出量增加、脉压增大、外周动脉阻力减低时，脉搏强而振幅大，称为洪脉（bounding pulse），见于高热、甲状腺功能亢进症、主动脉瓣关闭不全等。反之，脉搏减弱而振幅小，称为细脉（small pulse），见于心力衰竭、休克、主动脉瓣狭窄等。

（五）脉搏波形

波形是用脉搏计描记出来的曲线，也可借助脉搏触诊粗略地估计其波形。正常波形由升支（叩击波）、波峰（潮波）和降支（重搏波）3部分组成。升支发生在左心室收缩早期，由左心室射血冲击主动脉壁所致。波峰出现在收缩中、晚期，由血液向动脉远端运行的同时，部分逆返，冲击动脉壁引起。降支发生在左心室舒张期，在降支上有一切迹称为重搏波，这是由主动脉瓣关闭，血液由外周向近端折回后又向前，以及主动脉壁弹性回缩，使血液持续流向外周动脉所致。明显主动脉硬化者，重搏波趋于不明显。

常见的异常脉搏波形如下（图4-59）。

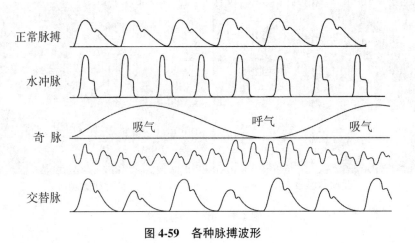

图4-59 各种脉搏波形

1. 水冲脉（water-hammer pulse） 脉搏骤起骤落、急促而有力。为脉压增大所致，主要见于主动脉瓣关闭不全、甲状腺功能亢进症、严重贫血等。检查时将患者手臂抬高过头，并紧握其腕部掌面，可感到急促有力的冲击。

2. 奇脉（paradoxical pulse） 吸气时脉搏显著减弱或消失的现象，称为奇脉。见于心包积液和缩窄性心包炎，是心包填塞的重要体征之一。其产生机制与左心室排血量减少有关。正常人吸气时由于胸腔负压增大，回心血量增多，肺循环血流量也增加，因而对左心搏出血量无明显影响，因此脉搏强弱无明显变化。当有心包积液或缩窄性心包炎时，吸气时由于右心舒张受限，回心血量减少，继而使右心排血量也减少，致使肺静脉血液流入左心房血量减少；另一方面，由于肺循环受吸气时胸腔负压的影响，肺血管扩张，致使肺静脉回流入左心房的血量相应减少，因而左心室排血量也减少，形成吸气时脉搏减弱或消失，甚至触不到，故又称

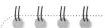

"吸停脉"。明显的奇脉触诊时即可触知，不明显的可用血压计检测，吸气时较呼气时收缩压低 10 mmHg 以上。

3．交替脉（alternating pulse） 为节律规则而强弱交替出现的脉搏，必要时嘱患者在呼气中期屏住呼吸，以排除呼吸变化所影响的可能性。由左心室收缩强弱交替所致，是心肌受损的表现，为左心室心力衰竭的重要体征。常见于高血压性心脏病、急性心肌梗死和主动脉瓣关闭不全导致的心力衰竭等。

4．无脉（pulseless） 表现为脉搏消失，主要见于严重休克和多发性大动脉炎，前者血压测不到，脉搏随之消失；后者因某一部位动脉闭塞，相应部位脉搏消失。

二、血压

血压的测量方法和注意事项见《护理学基础》。此节仅叙述血压变化及其临床意义。

（一）血压标准

按照《中国高血压防治指南（2018 年修订版）》的标准，正常成年人血压水平的分类和定义，见表4-6。

表4-6　成人血压水平的定义和分类

类型	收缩压（mmHg）		舒张压（mmHg）
正常血压	< 120	和	< 80
正常高值	120 ~ 139	和（或）	80 ~ 89
高血压	≥ 140	和（或）	≥ 90
1 级高血压（轻度）	140 ~ 159	和（或）	90 ~ 99
2 级高血压（中度）	160 ~ 179	和（或）	100 ~ 109
3 级高血压（重度）	≥ 180	和（或）	≥ 110
单纯收缩期高血压	≥ 140	和	< 90

注：当患者的收缩压与舒张压分属不同级别时，则以较高的分级为准；单纯收缩期高血压也可按照收缩压水平分为 1、2、3 级。

（二）血压变动的临床意义

1．高血压 血压测量值受多种因素的影响，如情绪激动、运动、紧张等，若在安静、清醒和未使用降压药情况下采用标准测量方法，至少 3 次非同日血压值达到或超过收缩压 140 mmHg 和（或）舒张压达 90 mmHg 或以上，称为高血压。主要见于原发性高血压，约 5% 继发于其他疾病，称为继发性高血压，如肾病、肾上腺皮质或髓质肿瘤等。

2．低血压 血压低于 90/60 mmHg，称为低血压。部分健康人，其血压长期低于 90/60 mmHg，一般无症状，无组织器官缺血和缺氧等损伤，称为生理性低血压状态，可见于运动员、重体力劳动者。病理性低血压依据起病缓急可分为急性和慢性两类。急性的持续低血压状态，多见于严重疾病，如休克、急性心肌梗死、心力衰竭等，是指血压由正常或较高水平突然而明显地下降，常出现头晕、黑矇、心悸、出冷汗、肢软等重要脏器缺血和缺氧的表现。慢性低血压是指血压持续低于正常标准，可见于直立性低血压、体质性低血压和继发性低血压。

3．双侧上肢血压差别显著 正常双侧上肢血压差别达 5 ~ 10 mmHg，若超过此范围则属异常，常见于多发性大动脉炎或先天性动脉畸形等。

4．上下肢血压差异常 正常下肢血压高于上肢血压 20 ~ 40 mmHg，若下肢血压低于上肢血压，应考虑主动脉缩窄或胸主动脉型大动脉炎。

5．脉压改变 脉压大于 40 mmHg 时称为脉压增大，见于主动脉瓣关闭不全、甲状腺功能亢进症等。脉压小于 30 mmHg 称为脉压减小，主要见于主动脉瓣狭窄、重度心功能不全、心包积液、缩窄性心包炎等。

> **知识链接**
>
> **有创血压监测**
>
> 有创血压监测（invasive blood pressure monitoring，IBPM）是持续监测的过程，通过心脏每一次射血，监测其每一搏血压的变化。在临床中，首先选择一侧肢体动脉，进行 Allen's 试验，结果为阴性，方可进行穿刺置管，穿刺成功后连接测压管路，调整传感器位于患者腋中线第 4 肋间水平，规范校零，读数即可。有创血压监测可以迅速反映患者动脉血压变化，进行动态化的持续测量，对于休克、严重心肌梗死和心力衰竭、低温麻醉和控制性降压、接受复杂大手术等危重患者来讲，更能及时准确地掌握血压变化，为危重患者治疗提供可靠依据，提升救治成功率。

三、血管杂音

（一）静脉杂音

由于静脉压低，不易出现漩涡，故杂音一般不明显。临床比较有意义的有颈静脉营营音，在颈根部近锁骨处，甚至在锁骨下，尤其是在右侧可出现低调、柔和、连续性杂音，坐位及站位时较明显。系静脉血流快速回流至上腔静脉所致，以手指按压颈静脉暂时中断血流时，杂音可消失，属于无害性杂音。此外，肝硬化门静脉高压引起腹壁静脉曲张时，可在脐周或上腹部闻及连续性静脉营营音。

（二）动脉杂音

动脉杂音多见于周围动脉、肺动脉和冠状动脉。如：①甲状腺功能亢进症，在甲状腺侧叶可闻及连续性杂音；②多发性大动脉炎，狭窄累及部位可闻及收缩期杂音；③肾动脉狭窄，可在上腹部及腰背部听到收缩期杂音；④肺内动静脉瘘，在胸部相应部位有连续性杂音；⑤外周动静脉瘘：在病变部位出现连续性杂音；⑥冠状动静脉瘘，可在胸骨中下段出现较为表浅而柔和的连续性杂音或双期杂音，部分以舒张期更为明显。

四、周围血管征

（一）枪击音

将听诊器体件置于患者肱动脉或股动脉处，可听到一种短促如射枪的"Ta-Ta"声音，称为枪击音（pistol shot sound）。主要见于主动脉瓣关闭不全，为脉压增大，脉波冲击动脉壁所致。

（二）Duroziez 双重杂音

将听诊器钟型体件置于患者股动脉上，稍加压力，可听到收缩期及舒张期双期吹风样杂音，称 Duroziez 双重杂音。这是由脉压增大，血流往返于听诊器体件下所造成的人工动脉狭窄所致。

（三）毛细血管搏动（capillary pulsation）征

用手指轻压患者甲床末端，或以清洁玻片轻压其口唇黏膜，如见到受压部分的边缘有红、白交替的节律性微血管搏动现象，称为毛细血管搏动征阳性。

凡血管评估发现枪击音、Duroziez 双重杂音、毛细血管搏动征和水冲脉可统称为周围血管征，主要见于脉压增大的疾病，如主动脉瓣重度关闭不全、甲状腺功能亢进症和严重贫血等。

小　结

1. 脉搏触诊评估内容有脉率、脉律、紧张度和动脉壁状态、脉搏强弱、脉搏波形。异常脉搏波形有水冲脉、奇脉、交替脉和无脉。掌握异常脉搏的定义及临床意义。

2. 血压变动包括高血压、低血压、双侧上肢血压差异常、上下肢血压差异常和脉压改变。掌握血压变动的临床意义。

3. 血管杂音包括静脉杂音和动脉杂音，掌握血管杂音的临床意义。

4. 周围血管征包括枪击音、Duroziez 双重杂音、毛细血管搏动征和水冲脉，掌握周围血管征的临床意义。

（贾红红）

随堂测 4-8

第九节　腹部评估

案例 4-8

男性，61 岁。因腹胀、乏力 2 年，加重伴尿少、下肢水肿 3 天入院。患者近两年来腹胀，食后加重，伴乏力，食欲缺乏，恶心，无呕吐。3 天前无明显诱因出现腹胀加重，伴尿少，24 小时尿量约 600 ml，3 日未排便。门诊肝 B 超显示肝缩小，表面呈结节状。腹腔 B 超显示腹水量大。患者乙型肝炎病史 15 年。

请回答：

1. 如何对该患者进行腹部评估？
2. 腹部评估可能发现哪些异常体征？

腹部位于胸部与骨盆之间，上起膈肌，下至骨盆入口。体表上起两侧肋弓下缘与胸骨剑突，下至两侧腹股沟韧带与耻骨联合，前面及侧面为腹壁，后面为脊柱及腰肌，其内为腹膜腔及肝、脾、胃肠、肾、膀胱等主要腹腔脏器。腹部评估时要求充分暴露全腹部，注意保暖。为了避免触诊刺激胃肠蠕动而影响对肠鸣音的听诊，腹部评估的顺序为视、听、叩、触，但记录时为了格式的统一，仍按视、触、叩、听的顺序。

一、腹部的体表标志与分区

为准确描述和记录脏器及病变的位置，需要借助某些体表标志，并对腹部进行适当分区。

（一）体表标志

腹部常用的体表标志如下（图 4-60a、图 4-60b）。

1. 肋弓下缘（inferior margin of costal arch）　肋弓由第 8～10 肋软骨和第 11、12 浮肋连接而成，其下缘构成腹部的上界，用于腹部分区、肝脾测量及胆囊点定位。

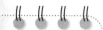

2．腹上角（epigastric angle）　即胸骨下角，为两侧肋弓至剑突根部的夹角，用于判断体形及肝的测量。

3．脐（umbilicus）　为腹部中心，位于第 3～4 腰椎之间，为腹部四区法、阑尾压痛点及腰椎穿刺标志。

4．腹中线（ventral median line）　为前正中线的延续，为腹部四区法的垂直线。

5．腹直肌外侧缘（lateral border of rectus abdominis muscles）　相当于锁骨中线的延续，右侧腹直肌外缘与肋弓下缘的交界处为胆囊点。

6．髂前上棘（anterior superior iliac spine）　髂棘前方的突出点，为腹部九区法、阑尾压痛点的定位标志及骨髓穿刺的部位。

7．腹股沟韧带（inguinal ligament）　两侧腹股沟韧带与耻骨联合上缘共同构成腹部体表下界，为寻找股动、静脉的标志。

8．耻骨联合（pubic symphysis）　为两耻骨间的纤维软骨连接，为腹中线最下部的骨性标志。

9．肋脊角（costovertebra angle）　背部两侧第 12 肋骨与脊柱的交角，为肾叩击痛位置。

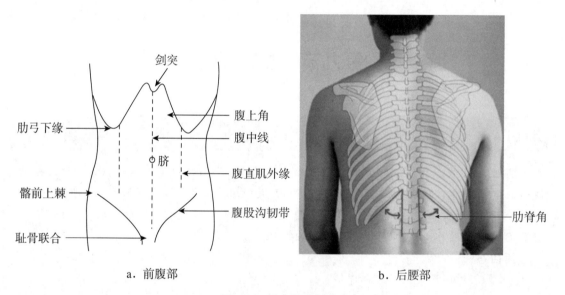

a. 前腹部　　　　　　　　　　　　　　　b. 后腰部

图 4-60　腹部体表标志

（二）腹部分区

临床上常根据上述体表标志将腹部划分为若干区。常用腹部分区法有四区法、九区法。

1．四区法　通过脐分别划 - 水平线与垂直线，将腹部分为右上腹、右下腹、左上腹、左下腹四区（图 4-61）。各区所包含的主要脏器如下。

（1）右上腹部（right upper quadrant of abdomen）：幽门、十二指肠、肝右叶、胆囊、胰头、右肾、右肾上腺、结肠右曲（结肠肝曲）、部分升结肠及横结肠、部分小肠、腹主动脉。

（2）右下腹部（right lower quadrant of abdomen）：部分小肠、盲肠、阑尾、部分升结肠、充盈的膀胱、增大的子宫、右侧输尿管、女性右侧卵巢及输卵管、男性右侧精索。

（3）左上腹部（left upper quadrant of abdomen）：包括胃、部分小肠、部分横结肠和降结肠、肝左叶、脾、胰体及胰尾、左肾、左肾上腺、结肠左曲（结肠脾曲）及腹主动脉。

（4）左下腹部（left lower quadrant of abdomen）：部分小肠、部分降结肠、乙状结肠、充盈的膀胱、左输尿管、增大的子宫、女性左侧卵巢及输卵管、男性左侧精索。

2．九区法　由两条水平线和两条垂直线将腹部划分为九个区。上、下两条水平线为：①连接两侧肋弓下缘的肋弓线；②连接两侧髂前上棘的髂棘线。左、右两条垂线分别是通过左、右髂前上棘至腹中线连线中点的垂直线。上述四线相交将腹部分为九个区。即左右上腹部（左右季肋部）、左右侧腹部（左右腰部）、左右下腹部（左右髂部）、上腹部、中腹部（脐部）、下腹部（图 4-62）。

各区的主要脏器如下。

（1）左上腹部（左季肋部）：胃、结肠左曲、脾、胰尾、左肾、左肾上腺、降结肠。

（2）左侧腹部（左腰部）：降结肠、空肠或回肠、左肾下极。

（3）左下腹部（左髂部）：乙状结肠、淋巴结、女性左侧卵巢及输卵管、男性左侧精索。

（4）上腹部：胃、肝左叶、十二指肠、横结肠、大网膜、胰头与胰体、腹主动脉。

（5）中腹部（脐部）：十二指肠下部、空肠、回肠、横结肠、下垂的胃、输尿管、肠系膜、腹主动脉、大网膜。

（6）下腹部：回肠、乙状结肠、输尿管、增大的子宫、充盈的膀胱。

（7）右上腹部（右季肋部）：肝右叶、胆囊、结肠右曲、右肾上腺、右肾上部。

（8）右侧腹部（右腰部）：升结肠、空肠、右肾。

（9）右下腹部（右髂部）：盲肠、阑尾、回肠下端、淋巴结，男性右侧精索、女性右侧卵巢及输卵管。

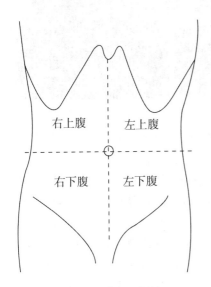

图 4-61　腹部四区法

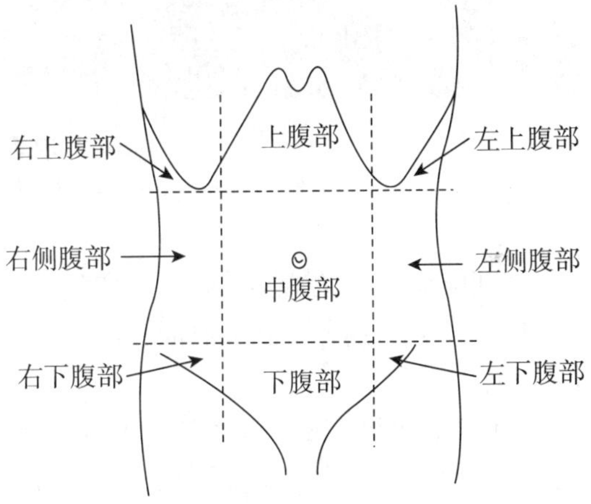

图 4-62　腹部九区法

二、视诊

进行腹部视诊时，受检者应取仰卧位，充分暴露全腹，光线宜充足且柔和，最好是自然光。评估者立于受检者的右侧，自上而下进行视诊。有时为观察腹部小的隆起或蠕动波，评估者需俯身或蹲下以使眼睛与受检者腹部在同一水平，从侧面呈切线方向观察。

1．腹部外形　正常人腹部双侧对称。正力型成年人平卧位时，前腹壁处于肋缘至耻骨联合同一平面或略低，称腹部平坦（图 4-63），坐起时脐以下部分稍前凸。肥胖者及小儿前腹壁稍高

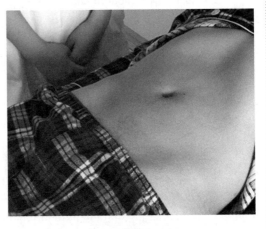

图 4-63　腹部平坦

于肋缘至耻骨联合的平面，称腹部饱满。消瘦者因前腹壁皮下脂肪较少，腹部下陷，前腹壁稍低于肋缘至耻骨联合的平面，称腹部低平。老年人腹肌松弛，但皮下脂肪较多，腹形稍大或宽扁。腹部明显膨隆或凹陷具有病理意义。

（1）腹部膨隆（abdominal protuberance）：平卧位时前腹壁呈隆起状，明显高于肋缘至耻骨联合的平面，称腹部膨隆。

1）全腹膨隆：腹部弥漫性隆起，呈球形或扁圆形。常见于下列情况。①腹水：当腹腔内有大量积液（腹水），在平卧位时，因腹壁松弛，液体沉积于腹腔两侧，致两侧腹壁明显侧隆起，呈扁平状，称为蛙腹（frog belly）（图4-64a、图4-64b）。坐位时，致下腹部膨隆。常见于肝硬化门脉高压症、严重心功能不全、肾病综合征等。②腹内积气：胃肠道内有大量积气时可引起全腹膨隆，使腹部呈球形，腹部形状不随体位改变而改变。常见于肠梗阻或中毒性肠麻痹等。腹腔内有积气时称为气腹，常见于胃肠穿孔及治疗性人工气腹。③腹内巨大包块：如巨大卵巢囊肿、畸胎瘤等。妊娠女性也可出现腹部膨隆，妊娠晚期尤为明显（图4-64c）。

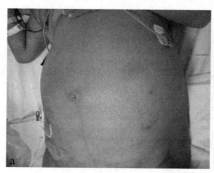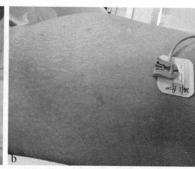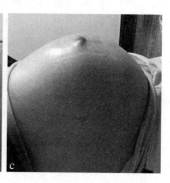

图4-64　全腹膨隆

a．蛙腹（正面观）；b．蛙腹（侧面观）；c．妊娠晚期腹部膨隆（侧面观）

全腹膨隆时，为观察其程度和变化，常需测量腹围。方法是让受检者排尿后平卧，用软尺经脐绕腹一周，所得周长为脐周腹围，通常以厘米为单位；还可以同时测其腹部最大周长，即最大腹围。

2）局部膨隆：腹部局部膨隆常见于腹腔内有肿大的脏器、腹腔内肿瘤、炎症性包块及腹壁上的肿物等。右上腹膨隆可见于肝肿瘤、肝脓肿、胆囊肿大等；左上腹膨隆多见于巨脾；上腹中部膨隆见于幽门梗阻、胰腺肿瘤等；下腹部膨隆见于子宫增大、膀胱胀大，后者排尿后可以消失。

（2）腹部凹陷（abdominal concavity）：仰卧时前腹壁明显低于肋缘至耻骨联合的平面，称腹部凹陷。

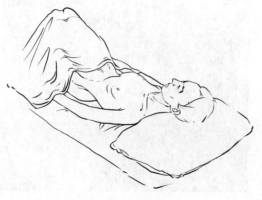

1）全腹凹陷：仰卧时前腹壁明显凹陷，主要见于脱水和消瘦者。严重时，前腹壁凹陷，几乎贴近脊柱，肋弓、髂嵴和耻骨联合显露，腹外形如舟状，称舟状腹（scaphoid abdomen）（图4-65）。见于重度脱水、恶病质，如恶性肿瘤等消耗性疾病。

2）局部凹陷：较少见，多因腹部外伤或手术后瘢痕收缩所致。

2. 呼吸运动　腹壁随呼吸上下起伏，称为腹式呼吸运动。正常成人男性及儿童以腹式

图4-65　舟状腹

呼吸为主，成年女性则以胸式呼吸为主。腹膜炎症、腹水、急性腹痛、腹腔内巨大肿物或妊娠时，腹式呼吸减弱；胆或胃肠穿孔所引起的急性腹膜炎或膈肌麻痹时，腹式呼吸消失。

3. 腹壁静脉　正常人的腹壁静脉一般不显露，较瘦者或皮肤薄而松弛的老年人可见直而细小的静脉网，不迂曲。正常时，脐水平线以上的腹壁静脉血流自下向上，经胸壁静脉和腋静脉进入上腔静脉；脐水平线以下的腹壁静脉血流自上而下，经大隐静脉流入下腔静脉。

在门静脉高压致循环障碍或上、下腔静脉回流受阻时，由于侧支循环形成，此时腹壁静脉明显可见或迂曲变粗，则称腹壁静脉曲张

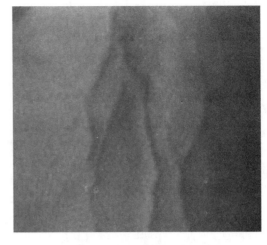

图 4-66　腹壁静脉曲张

（abdominal wall varicosis）（图 4-66）。门静脉高压时，可见曲张的静脉以脐为中心向四周伸展，血液从脐静脉经脐孔进入腹壁浅静脉而流向四周，其血流方向与正常人相同（图 4-67a），称水母头。常在此处听到静脉血管杂音。

┃┃ 知识链接

脐静脉

在胚胎时期，脐静脉于胎儿出生后闭塞而形成圆韧带。门脉高压时脐静脉再通，血液经脐静脉至脐孔再进入腹壁浅静脉流向四方，而形成以脐为中心向四周放射的曲张静脉，如水母头。

腔静脉阻塞时，曲张静脉多分布于腹壁及胸壁两侧。上腔静脉阻塞时，血流方向为自上而下流入大隐静脉（图 4-67b）。下腔静脉阻塞时，脐水平以下腹壁静脉血流方向为自下而上流入胸壁静脉和腋静脉（图 4-67c）。

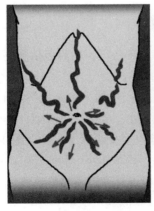
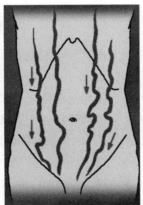
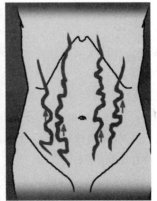

a. 门静脉高压所致　　　b. 上腔静脉阻塞所致　　　c. 下腔静脉梗阻所致

图 4-67　腹壁静脉曲张血流方向示意图

腹壁静脉血流方向的评估方法：评估者用右手示指和中指并拢紧压在一段无分支的静脉上，然后一只手指紧紧压住静脉并向外滑动 3 ~ 5 cm，挤出静脉内血液，放松该手指，另一手指紧压不动，观察静脉是否迅速充盈，若快速充盈，则血流方向是从放松的一端流向紧压手指的另一端，再用同样的方法放松另一手指，可见此时血液充盈较慢。如下图，松开中指时血液充盈较慢，而松开示指时血液充盈较快，可知血流方向从左到右（图 4-68）。

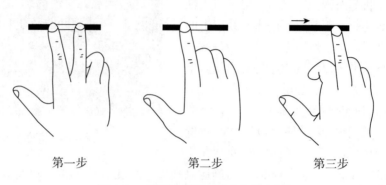

第一步　　　　　　　　第二步　　　　　　　　第三步

图 4-68　指压法判断血流方向示意图

4. 胃肠型和蠕动波　正常人一般看不到胃和肠的轮廓及蠕动波，但在腹壁菲薄或松弛的老年人、经产妇或极度消瘦者可见到。胃肠道发生梗阻时，在梗阻近端的胃或肠道因内容物聚集而饱满隆起，在腹壁上可见到相应的各自轮廓，称为胃型（gastral pattern）或肠型（intestinal pattern），同时伴该部位蠕动加强，在腹壁可见到蠕动波（peristaltic wave）。当幽门梗阻时，可见胃蠕动波自左肋缘下开始缓慢向右推进，一般到右腹直肌下消失，为正蠕动波。有时可见到自右向左的逆蠕动波。小肠梗阻时，横行排列呈多层梯形的肠型多出现在腹中部，并可见到运行方向不一致、此起彼伏的较大蠕动波。结肠梗阻时，宽大的肠型多出现于腹部周边。肠麻痹时，肠蠕动波消失。

5. 腹壁其他情况　腹部视诊时还需注意下列情况。①皮肤：观察皮肤颜色、色素、弹性、皮疹、瘢痕、出血点等情况。②脐部：正常人脐与腹壁相平或稍凹陷。腹壁肥胖者脐常呈深凹状；脐明显突出见于大量腹水者。③疝：腹部疝可分为腹内疝和腹外疝，后者多见，是腹腔内容物经腹壁或骨盆的间隙或薄弱部分向体表突出而形成。④上腹部搏动：大多由腹主动脉搏动传导而来，可见于正常人较瘦者，有时见于腹主动脉瘤和肝血管瘤，上腹部搏动明显。二尖瓣狭窄或三尖瓣关闭不全引起右心室增大时，上腹部可见明显搏动，吸气时尤为明显。

三、听诊

腹部听诊一般按从左到右、自下而上的顺序全面地听诊腹部各区，内容包括肠鸣音、振水音及血管杂音。

1. 肠鸣音　肠蠕动时，肠管内的气体和液体随之流动而产生的一种断断续续的咕噜声，称为肠鸣音（bowel sound）。正常情况下，肠鸣音 4 ~ 5 次 / 分，全腹均可听到，其音响和音调变化较大。为准确评估肠鸣音的次数和性质，应在固定部位至少听诊 1 分钟（图 4-69）。临床上肠鸣音异常分为 4 种。

（1）肠鸣音活跃：肠蠕动增强，肠鸣音每分钟在 10 次以上，音调不特别高亢。主要见于急性肠炎、胃肠道大出血和服用腹泻药后。

（2）肠鸣音亢进：肠鸣音次数增多，声音响亮，音调高亢，甚至呈金属声。主要见于机械性肠梗阻。

（3）肠鸣音减弱：肠鸣音明显少于正常，甚至数分钟才听到 1 次。主要见于腹膜炎、便秘、低钾血症等。

（4）肠鸣音消失：持续听诊2分钟以上仍未听到肠鸣音。主要见于急性腹膜炎或肠麻痹等。

2. 振水音 受检者呈仰卧位，评估者将听诊器体件放于上腹部，同时用稍弯曲的手指在受检者的上腹部做连续、迅速的冲击动作，若胃内有液体积存时，则可听到胃内气体与液体撞击产生的声音，称为振水音（succussion splash）（图4-70）。

正常人在餐后或饮入大量液体后可出现振水音。当清晨空腹及餐后6～8小时以上仍能听到振水音，则表示有较多液体在胃内潴留，提示幽门梗阻、胃扩张等。

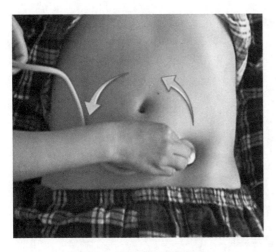

图4-69 肠鸣音听诊示意图

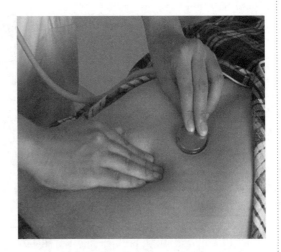

图4-70 振水音评估示意图

3. 血管杂音 正常人腹部无血管杂音，若听到腹部血管杂音则有病理意义。血管杂音可分为动脉性、静脉性血管杂音。

（1）动脉性血管杂音：常在腹中部或腹部两侧，腹中部的收缩期血管杂音常提示腹主动脉瘤或腹主动脉狭窄。前者可在该部位触及搏动性包块，后者下肢血压明显低于上肢血压，甚至有足背动脉搏动消失。年轻的高血压患者在左、右上腹部听到收缩期杂音，常提示肾动脉狭窄。

（2）静脉性血管杂音：为连续的嗡鸣声，常出现在脐周或上腹部，见于门脉高压侧支循环形成。

四、叩诊

腹部叩诊主要用于评估腹部某些脏器的大小和有无叩击痛；胃肠道有无胀气；腹腔内有无积气、积液或肿物等。腹部叩诊可以采用直接叩诊法或间接叩诊法，一般采用间接叩诊法。

1. 腹部叩诊音 正常情况下，腹部大部分叩诊为鼓音，在肝、脾及增大的膀胱和子宫部位以及两侧腹部近腰肌处叩诊为浊音。当胃肠高度胀气、麻痹性肠梗阻、胃肠穿孔致气腹时，鼓音明显、范围增大，甚至出现肝浊音界消失。当肝脾高度肿大、腹腔内肿瘤或大量积液时，鼓音范围缩小，病变部位可出现浊音或实音（图4-71）。

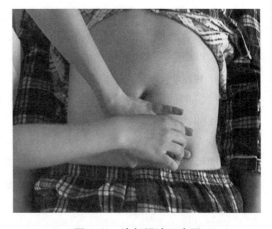

图4-71 腹部叩诊示意图

2. 肝的叩诊 应用间接叩诊法确定肝的位置、浊音界大小以及肝的叩击痛。

（1）肝界的确定：肝上界被肺遮盖的部分叩诊为浊音，未被肺遮盖的肝叩诊呈实音。确定肝上界时，嘱受检者平卧，平静呼吸，评估者采用间接叩诊法，自右锁骨中线第2肋间开始，由肺部向下叩诊，叩诊音由清音转为浊音时，即为肝上界，又称肝相对浊音界，相当于被肺覆盖的肝顶部。再向下叩由浊音转为实音，称肝绝对浊音界。由腹部鼓音区沿右锁骨中线向上叩诊，当叩诊音由鼓音转为浊音时，即为肝下界（图4-72）。因肝下缘较薄且与胃、结肠等空腔脏器重叠，很难叩准，故临床上多用触诊法确定肝下界。

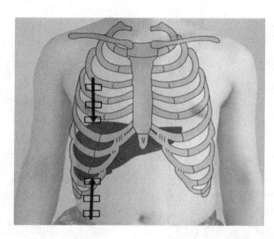

图4-72 肝界叩诊示意图

判断肝上界时要考虑体型，匀称体型者正常的肝上界位于右锁骨中线上第5肋间，下界在右肋弓下缘，两者距离称肝上下径，为9～11 cm；在右腋中线上，其上界为第7肋间，下界相当于第10肋骨水平；在右肩胛线上，上界为第10肋间。矮胖型及妊娠妇女肝上下界均上移1肋间，瘦长型者则下移1肋间。

（2）肝浊音界改变的临床意义：病理情况下，①肝浊音界扩大：见于肝癌、肝脓肿、肝炎、肝淤血等；②肝浊音界缩小：见于肝硬化、急性或亚急性重症肝炎、胃肠胀气等；③肝浊音界消失：见于急性胃肠道穿孔、人工气腹等，因气体覆盖于肝表面所致；④肝浊音界上移：见于右下肺不张、右肺切除术后及腹水等；⑤肝浊音界下移：见于肺气肿、右侧张力性气胸等。

（3）肝区叩击痛：评估者左手掌平放于受检者的肝区部位，右手握拳轻击左手背，观察受检者面部表情和疼痛引起的退缩反应。正常人肝区无叩击痛，肝区叩击痛主要见于肝炎、肝脓肿、肝淤血等。

3. 胆囊的叩诊 胆囊位于深处，被肝遮盖，不能用叩诊法评估其大小，只能评估有无叩击痛。评估方法同肝区叩击痛的评估法。正常人胆囊无叩击痛，胆囊叩击痛主要见于胆囊炎。

4. 腹水的叩诊 若腹腔内有较多液体积存，液体因重力关系而处于腹腔的低处。患者仰卧位时，腹部两侧因有液体聚积，叩诊呈浊音，腹中部因肠管漂浮于液面上，故叩诊呈鼓音。评估者自腹中部脐水平面开始向患者腹部左侧叩诊，发现浊音时，板指固定不动，嘱患者右侧卧，再度叩诊，如呈鼓音，表明浊音移动。同样方法向腹部右侧叩诊，叩得浊音后嘱患者左侧卧，再度叩诊，以证实浊音是否移动（图4-73）。这种因体位不同而出现浊音区变动的现象，称为移动性浊音（shifting dullness）。正常人无移动性浊音。当腹腔内游离液体在1000 ml以上时，可叩出移动性浊音，是临床上评估腹水的重要方法。腹水常见于肝硬化、心功能不全、腹膜炎等。

若腹水量少，用上述方法不能叩出时，可让患者取站立位，因下腹部聚积有液体，叩诊呈浊音，肠管漂浮于液面上，故叩诊呈鼓音。也可让患者取膝胸卧位，腹腔内液体集聚于最低的

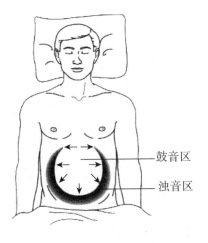

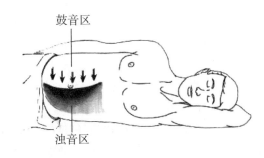

鼓音区
浊音区

鼓音区

浊音区

图 4-73　移动性浊音的评估

脐部，叩诊呈浊音，患者仰卧位时，脐部叩诊呈鼓音。

知识链接

肝硬化失代偿期

肝硬化失代偿期可出现以下临床表现。①腹水：是肝硬化失代偿期最突出的临床表现，触及波动感，叩诊可有移动性浊音。②侧支循环的建立和开放：重要的侧支循环有三条。a．食管和胃底静脉曲张：在进食粗糙食物等原因作用下，可致曲张的静脉破裂出血，是临床上最常见的呕血原因之一，严重时可危及生命；b．腹壁静脉曲张：腹壁静脉高度曲张时形成水母头状外观；c．痔静脉曲张：明显扩张形成痔核，破裂时可引起便血。③脾大：可伴有脾功能亢进表现。

5．肾区叩击痛　主要用于评估肾有无病变，正常时肋脊角处无叩击痛。评估时，受检者取坐位或侧卧位，评估者左手掌平放在受检者的肋脊角处，右手握拳以轻至中等的力量叩击左手背，如出现叩击痛时，称为肾区（脊肋角）叩击痛（图4-74）。同时进行左右两侧对比。肾区叩击痛可见于肾盂肾炎、肾小球肾炎、肾结石、肾结核等。

6．膀胱的叩诊　膀胱叩诊主要用于判断膀胱的充盈程度，叩诊部位在耻骨联合上方。当膀胱空虚时，隐于耻骨联合下方，耻骨联合上方为肠管所占据，故叩诊呈鼓音。当膀胱有尿液充盈时，可在耻骨联合上方叩出圆形浊音区。排尿或导尿后，则浊音区转为鼓音。

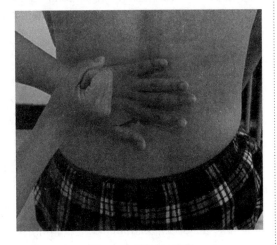

图 4-74　肾区叩击痛

五、触诊

触诊是腹部评估的主要方法。触诊时，受检者应取低枕仰卧位，两上肢平伸放于躯干两侧，双腿屈曲稍分开，使腹部放松，并做均匀的腹式呼吸。评估者立于受检者右侧。评估时，手要温暖，动作轻柔，一般自左下腹开始，以逆时针方向，先左后右，自下而上，由浅入深，触诊全腹各部。若受检者已诉有疼痛部位，则应由健侧逐渐移向疼痛部位。边触诊边观察受检者的反应与表情，或与受检者交谈，可转移其注意力而减少腹肌紧张。

根据不同的目的采取不同的触诊方法。浅部触诊法用于腹壁紧张度、抵抗感、浅表压痛等的评估；深部触诊法用于腹腔脏器、深部压痛、反跳痛及肿物等的评估。腹部触诊的主要内容如下。

1．腹壁紧张度 正常人腹壁有一定的张力，但触之柔软，称为腹壁柔软。某些病理情况可使腹壁紧张度增加或降低。

（1）腹壁紧张度增加：当腹腔容量增加，如腹水、胀气时，可使腹壁紧张度增加；腹腔内炎症刺激腹膜时，腹肌可因反射性痉挛而引起腹肌紧张。腹壁紧张分为弥漫性腹肌紧张和局限性腹肌紧张：

1）弥漫性腹肌紧张：常见于①胃肠穿孔或脏器破裂所致的急性弥漫性腹膜炎，腹壁明显紧张，硬如木板，称为板状腹（board-like abdomen）；②结核性腹膜炎炎症发展较慢，对腹膜刺激缓慢，并且有腹膜增厚，与肠管、肠系膜粘连，触之腹壁柔软并且有抵抗，不易压陷，犹如揉面团，称揉面感（dough kneading sensation）。

2）局限性腹肌紧张：常见于腹部某一脏器炎症波及局部腹膜，如急性阑尾炎出现右下腹肌紧张，急性胆囊炎发生右上腹肌紧张。

（2）腹壁紧张度降低：多为腹肌张力减低或消失所致，按压腹壁时感到腹壁松弛无力、失去弹性，全腹壁紧张度减低。可见于慢性消耗性疾病、刚放出大量腹水、严重脱水、腹肌瘫痪及重症肌无力者，也可见于身体瘦弱的老年人和经产妇。

2．压痛与反跳痛

（1）压痛（tenderness）：正常人腹部在浅部触诊时一般不引起疼痛，重压时可有不适感。由浅入深按压腹部引起疼痛，称为腹部压痛。腹膜炎症刺激、脏器炎症、空腔脏器痉挛及腹壁病变等均可引起压痛。压痛部位常为相关脏器病变所在部位。压痛局限于一点，称为压痛点。临床意义较大的压痛点有：①胆囊点，位于腹直肌外缘与肋缘交界处，常见于胆囊病变。②麦氏点（McBurney point）又称阑尾点，位于右髂前上棘与脐部连线的中、外 1/3 交界处，常见于阑尾病变。

此外，在上腹部剑突下正中线偏右或偏左的压痛点，见于消化性溃疡；胸部病变可在上腹部或肋下部出现压痛点，盆腔病变可在下腹部出现压痛。

（2）反跳痛（rebound tenderness）：评估者用手指按压受检者腹部出现压痛后，手指在该处稍停片刻，然后将手迅速抬起，受检者感觉腹痛加重，伴有痛苦表情或呻吟，称为反跳痛。反跳痛的出现标志着壁腹膜受炎症累及，当突然抬手时腹膜被牵拉所致。腹膜炎患者常有肌紧张、压痛与反跳痛，称腹膜刺激征，亦称腹膜炎三联征。当腹内脏器炎症尚未累及腹膜壁层时，可仅有压痛而无反跳痛。

3．腹部肿物 腹部触及肿物时，要鉴别此肿物是实质性还是空腔脏器；是炎症性还是非炎症性；是良性还是恶性，因此触诊肿物时要注意部位、大小、表面形态、有无压痛、移动性及与腹壁的关系等，进行综合分析、判断。如肿块位于右上腹部、随呼吸上下移动，可能是肿大的肝或胆囊；如肿块与周围组织粘连、压痛明显者，以炎性肿块可能性大；如肿块巨大或增长迅速、质地坚硬、边界不清、表面不平、活动度差者，则应怀疑恶性肿瘤。

4．液波震颤 腹腔内有大量游离液体时，用手触击腹部，可感到液波震颤（fluid thrill），或称为波动感（fluctuation）。评估方法是：让患者平卧，评估者以一手掌面贴于患者一侧腹壁，用另一手手指迅速叩击腹壁另一侧，如腹腔内有大量游离液体，则贴于腹壁的手掌就有波动冲击的感觉，称波动感。为了防止腹壁脂肪层震动而引起的波动感，可请助手（或患者）将一手手掌的尺侧缘压在腹壁正中线上，即可阻止腹壁震动的传导（图4-75）。

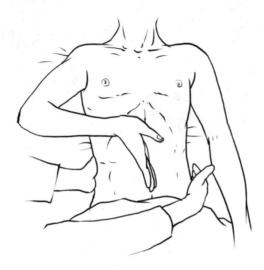

图 4-75 液波震颤的评估

5．脏器触诊 腹腔内的脏器较多，重要的有肝、脾、胆囊、膀胱，通过触诊常可发现脏器的肿大、质地有无改变、局部有无肿块及有无压痛等。

案例 4-9

男性，23岁。6天前无明显诱因出现畏寒、发热及咽痛，自测体温38.6℃，并伴有明显的周身乏力、恶心、厌油腻及食欲缺乏。1天前发现尿色加深如浓茶色。门诊查"肝功能异常"，初步诊断为"急性黄疸型肝炎"。

身体评估：体温38.5℃，血压110/70 mmHg，一般情况好，皮肤、巩膜轻度黄染，心肺（－），肝肋下2 cm，剑突下4 cm，质软，表面光滑，边缘整齐，有压痛，脾未触及。

请回答：

1．如何对该患者进行肝触诊？

2．触诊肝应注意哪几项内容？

（1）肝触诊

1）触诊方法：①单手触诊法，评估者站于受检者右侧，受检者取仰卧位，两膝关节屈曲，使腹壁放松，并做深呼吸，以使肝上下移动。评估者右手平放于受检者右侧腹壁上，四指并拢，掌指关节伸直，示指与中指指端指向右肋缘，或示指前端的桡侧与右肋缘平行，嘱受检者做缓慢而深的腹式呼吸，触诊的手应与受检者的呼吸运动密切配合，当深吸气时腹壁隆起，触诊的手指被动上抬，但仍紧贴腹壁，右手上抬的速度落后于腹壁的抬起，并以指端或桡侧向前上迎触随膈下移的肝下缘；当深呼气时，腹壁松弛，触诊手指主动下按，如此反复，自下而上逐渐移向肋缘，直到触及肝缘或肋缘为止。以同样的方法于前正中线上触诊肝左叶。触及肝者，需分别在右锁骨中线及前正中线上测量其肝缘至肋缘或剑突根部的距离，并以厘米（cm）表示（图4-76a）。②双手触诊法。评估者右手位置同单手触诊法，左手手掌置于受检者右腰背部，向上托起肝，大拇指固定在右肋缘，限制右下胸扩张，以增加膈肌下移的幅度，进而使吸气时下移的肝更易被触及（图4-76b）。

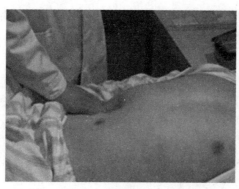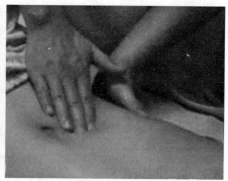

a. 单手触诊法　　　　　　　　　　　　　b. 双手触诊法

图 4-76　肝触诊

2) 触诊内容：触诊肝时应注意以下内容。

大小：正常成人在右锁骨中线肋缘下一般触不到肝下缘，仅少数正常人可被触及，但在1 cm以内；在剑突下可触及肝下缘，多在3 cm以内，当肝上界正常或升高时，肝下缘超过上述标准，提示肝大。弥漫性肝大，可见于肝炎、肝淤血、早期肝硬化、肝癌等。

质地：肝质地一般分为三度。质软，如触口唇感，见于正常肝或急性肝炎；中等硬度，如触鼻尖感，见于慢性肝炎或脂肪肝；质硬，如触前额感，见于肝硬化、肝癌。

表面形态及边缘：正常人肝表面光滑、边缘整齐、厚薄一致。脂肪肝或肝淤血时肝边缘圆钝；肝癌者肝表面不光滑、呈不均匀结节状、边缘厚薄不一。

压痛：正常人肝无压痛，肝脓肿、肝炎等可有压痛。

（2）脾触诊：正常人脾不能触及。内脏下垂、左侧胸腔积液或积气等可导致膈肌下降，使脾随之向下移位，深吸气时可在左肋缘下触及脾边缘。除此以外，触及脾则提示为脾大至正常2倍以上。触诊脾时除要注意脾大小外，还需注意硬度、质地、表面与边缘、有无压痛等。

1) 触诊方法：通常脾触诊采用单手触诊法及双手触诊法。脾明显肿大，位置较表浅时，用单手触诊稍用力即可触到。如果脾轻度肿大，并且位置较深，则需要用双手触诊法进行。受检者采取仰卧位，双腿稍屈曲，使腹壁松弛，评估者位于右侧，左手置于受检者左腰背部第7～10肋处，将脾由后向前托起，右手掌平放于脐左侧腹部，与右肋弓垂直，以稍微弯曲的手指末端轻轻按压腹壁，自脐平面开始，配合受检者的腹式呼吸运动，逐渐由下向上进行触诊，直至触到脾缘或左肋缘（图4-77）。轻度肿大不易触及时，受检者可采取右侧卧位，右下肢伸直，左下肢屈髋、屈膝进行评估。

2) 脾大的测量方法（图4-78）：当触及肿大的脾，临床上常用的测量方法有3种。①第Ⅰ测量（又称甲乙线），指左锁骨中线与左肋弓交点至脾下缘的距离，以厘米表示。一般轻度肿大时，只做第Ⅰ测量。②第Ⅱ测量（又称甲丙线），指左锁骨中线与左肋弓交点至脾最远点距离。③第Ⅲ测量（又称丁戊线），指脾右缘与前正中线的距离。如脾高度肿大向右超过前正中线，则测量脾右缘与前正中线的最大距离，以（+）表示；未超过前正中线，则测量脾右缘与前正中线的最短距离，以（−）表示。

3) 脾大分度：临床上将脾大分为轻、中、高3度。①轻度肿大：深吸气时脾大在肋缘下不超过3 cm，见于急慢性肝炎、伤寒、感染性心内膜炎等。②中度肿大：脾大在肋下缘超过3 cm，但在脐水平线以上者，见于肝硬化、慢性淋巴性白血病等。③高度肿大：脾下缘超过脐水平线或前正中线，即巨脾，见于慢性淋巴性白血病、淋巴瘤等。

（3）胆囊触诊：触诊要领与肝触诊相同。正常胆囊不能触及。胆囊肿大超过肝缘及肋缘，

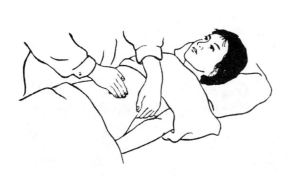

图 4-77 脾触诊

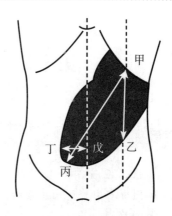

图 4-78 脾大的测量

可在右肋缘下腹直肌外缘处触到一张力较高、梨形或卵圆形的肿块，随呼吸上下移动，即为肿大的胆囊。

急性胆囊炎早期，胆囊尚未肿大或虽已肿大而未达肋缘以下者，则不能触及胆囊，但此时可探及胆囊触痛。其方法为：评估者将左手掌平放在受检者的右胸下部，以拇指指腹以中等度压力按压于右肋弓与腹直肌外缘交界处（胆囊压痛点）。然后，嘱受检者缓慢深吸气，在吸气过程中，有炎症的胆囊下移时碰到用力按压的拇指，即可引起疼痛，此为胆囊触痛。如因剧烈疼痛而突然屏气，称为墨菲（Murphy）征阳性（图 4-79）。

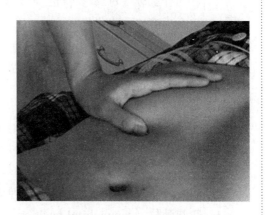

图 4-79 Murphy 征评估

胆囊肿大呈囊性感，无压痛，见于壶腹周围癌。胆囊肿大有实性感，见于胆囊结石或胆囊癌，如胆囊明显肿大而无压痛，且出现黄疸并进行性加重，为胰头癌压迫胆总管导致梗阻的表现。

（4）膀胱触诊：受检者排空尿液后取仰卧位并屈膝，评估者站于受检者右侧，采用单手滑行触诊法，从脐开始向耻骨联合方向触诊。正常膀胱排空时不能触及。当膀胱充盈增大时，超过耻骨联合上缘方可触及。尿潴留所致的肿大膀胱呈圆形或扁圆形、有弹性、不能移动的肿物，按压时有憋胀尿意感，排尿或导尿后缩小或消失，借此可与妊娠子宫、卵巢囊肿等其他肿物鉴别。尿潴留见于脊髓病、尿路梗阻等。

小 结

1. 为准确描述和记录腹部脏器及病变的位置，需要借助某些体表标志，并对腹部进行适当分区。腹部分区方法有四区法、九区法等。

2. 腹部评估包括视诊、听诊、叩诊、触诊，尤以触诊最为重要。腹部视诊主要包括腹部外形、呼吸运动、腹壁静脉、胃肠型及蠕动波。腹部听诊包括肠鸣音、振水音、血管杂音。腹部叩诊包括腹部叩诊音、腹水的叩诊，肝、胆囊、肾、膀胱的叩诊。腹部触诊主要包括腹壁紧张度、压痛与反跳痛、腹部肿物、液波震颤、肝、脾、胆囊、膀胱等。应掌握其评估方法、异常表现的临床意义。

（林可可）

随堂测 4-9

第十节　肛门、直肠与生殖器评估

案例 4-10

　　女性，32 岁，妊娠 32 周。便秘多年，2 月前发现便后有出血，色鲜红，呈点滴状，感觉肛门部有肉赘脱出。经检查诊断为混合痔。
　　请回答：
　　1. 用什么方法对该患者进行肛门直肠检查？
　　2. 会有哪些异常体征？

一、肛门与直肠

　　肛门与直肠的检查方法以视诊、触诊为主，辅以内镜检查。肛门与直肠的检查方法简便，常能发现有重要临床价值的体征。

　　（一）检查体位

　　肛门和直肠的检查时应根据需要选择适宜的体位。常用的检查体位有如下几种。

　　1. 膝胸卧位（genucubital position）　受检者两肘关节屈曲，置于检查台上，两膝关节屈曲呈直角跪于检查台上，胸部尽量靠近检查台，臀部抬高。此体位适用于检查前列腺、精囊及内镜检查（图 4-80）。

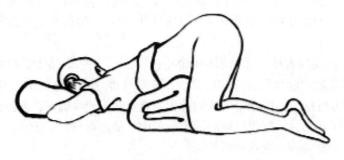

图 4-80　膝胸卧位

　　2. 左侧卧位（left lateral position）　受检者取左侧卧位，左腿伸直，右腿向腹部屈曲，检查者位于其背后进行检查。此体位适用于女性、病重和年老体弱者（图 4-81）。

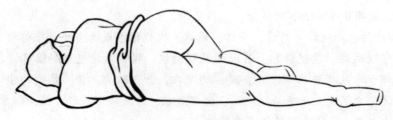

图 4-81　左侧卧位

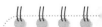

3. 仰卧位或截石位（lithotomy position） 受检者仰卧于检查台上，臀部垫高，两腿屈曲、抬高并外展。此体位适用于膀胱直肠窝的检查，亦可进行直肠双合诊，即右手示指在直肠内、左手在下腹部，双手配合，以检查盆腔脏器或病变情况。

4. 蹲位（kneeling-squatting position） 嘱受检者下蹲，屏气向下用力。此体位适用于检查直肠脱垂、内痔及直肠息肉等。

肛门与直肠检查的结果及其病变部位按时钟方向记录，并要注明检查时受检者所取体位。如膝胸卧位时，肛门后正中点为12点钟，前正中点为6点钟；而仰卧位的时钟位则与此相反。

（二）视诊

检查者用手分开受检者臀部，观察肛门及其周围皮肤的颜色与皱褶，正常肛门颜色较深，皱褶呈放射状，肛门周围皮肤完整。让受检者提肛收缩时括约肌皱褶更明显，做排便动作时皱褶变浅。主要观察周围有无皮肤损伤、黏液、脓血、溃疡、脓肿、外痔、肛裂及瘘管口等。常见异常如下。

1. 肛门外伤及感染 肛门有创口或疤痕，多见于外伤与手术；肛门周围有红肿及压痛，见于肛门周围脓肿（perianal abscess）。

2. 肛裂（anal fissure） 肛管下段（齿状线以下）深达肌层的纵行及梭形裂口或感染性溃疡，称为肛裂。患者自觉疼痛，排便时尤甚，排出的粪便周围可附有少许鲜血。检查时常可见裂口，触诊有明显触压痛。

3. 痔（hemorrhoid） 为肛管边缘或直肠下部的静脉丛扩大和曲张形成的静脉团。多见于成年人，患者常有粪便带血、痔块脱出、疼痛或瘙痒感。肛门外口（齿状线以下）见紫红色柔软包块，表面为肛管皮肤覆盖者称为外痔（external hemorrhoid）；肛门内口（齿状线以上）查及柔软紫红色包块，表面为直肠黏膜覆盖者称为内痔（internal hemorrhoid），常随排便突出于肛门口外；兼有内痔和外痔表现者称为混合痔（mixed hemorrhoid）。

4. 肛门直肠瘘 简称肛瘘（anal fistula），是直肠、肛管与肛门周围皮肤相通的瘘管，多为肛管或直肠脓肿与结核所致，不易愈合。肛瘘有内口和外口，内口在直肠或肛管内，瘘管经肛门软组织开口于肛门周围皮肤。检查时可见肛门周围皮肤有瘘管开口，有时有脓性分泌物流出，直肠或肛管内可见瘘管的内口或伴有硬结。

5. 直肠脱垂（rectal prolapse） 又称脱肛（archocele），指肛管、直肠或乙状结肠下端的肠壁，部分或全层向外翻而脱出于肛门外。检查时嘱患者取蹲位，观察肛门外有无突出物。突出物呈紫红色球状，做屏气排便动作时更易看到，为直肠部分脱垂（黏膜脱垂），停止排便时突出物常可回复至肛门内；突出物呈椭圆形块状，表面有环形皱襞，为直肠完全脱垂（直肠壁全层脱垂），停止排便时不易回复。

（三）触诊

肛门或直肠的触诊称为肛门或直肠指诊，简称肛诊。此检查法不仅对肛门直肠的病变，而且对盆腔的其他疾病，如前列腺与精囊病变、子宫及输卵管病变等，都具有重要的诊断价值。触诊时，受检者根据检查目的可取膝胸卧位、左侧卧位或仰卧位。检查者右手戴手套或仅右手示指带指套，涂适量肥皂液、凡士林或液状石蜡等润滑剂。触诊的示指先在肛门口轻轻按摩，待受检者肛门括约肌放松后，再将手指徐徐插入肛门、直肠内。先检查肛门及括约肌的紧张度，再检查肛管及直肠的内壁。触诊直肠内壁时，注意有无压痛及黏膜是否光滑，有无肿块及波动感。观察指诊后指套表面有无血液、脓液或黏液。正常直肠指诊肛管和直肠内壁柔软、光滑，无触痛和包块。

直肠指诊常见的异常改变如下：①触痛，常较剧烈，见于肛裂和感染；②触痛伴有波动感，见于肛门、直肠周围脓肿；③触及柔软、光滑而有弹性的包块，多为直肠息肉（proctopolypus）；④触及坚硬、凹凸不平的包块，应考虑直肠癌；⑤指诊后指套表面带有黏液、脓液或血液，提示有炎症或伴有组织破坏，必要时应取其涂片做镜检或细菌学检查，协助诊断。

二、男性生殖器

男性生殖器官包括外生殖器（阴茎及阴囊），以及内生殖器（前列腺和精囊）等（图4-82）。检查时受检者暴露外阴部，双下肢取外展位，采用视诊与触诊相结合的方法，先检查外生殖器，后检查内生殖器。

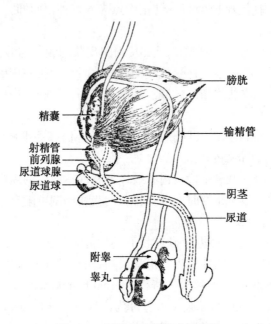

图4-82 男性生殖器组成示意图

（一）外生殖器

1．阴茎（penis） 为前端膨大的圆柱体，分龟、体、尾3个部分。阴茎的皮肤在冠状沟前向内翻转覆盖在阴茎头上称为包皮（prepuce，foreskin）。尿道口位于龟头正中前下方。

（1）包皮：正常成人包皮不应遮盖尿道口，上翻后可露出阴茎头。检查包皮时注意其有无过长或包茎。包皮长过阴茎头但上翻后能露出阴茎头，称为包皮过长（redundant prepuce），易引起炎症或包皮嵌顿，甚至成为阴茎癌重要的致病因素之一；包皮上翻后不能露出阴茎头或尿道口，称为包茎（phimosis），多由先天性包皮狭窄或炎症后粘连所致。

（2）阴茎头与阴茎颈：阴茎前端膨大部分称为阴茎头（glans penis），俗称龟头。在阴茎头、颈交界部位有一环形浅沟，称为阴茎颈（neck of penis）或阴茎头冠（corona of glans penis）。检查时应将包皮上翻暴露全部阴茎头及阴茎颈，观察其表面的色泽，有无充血、水肿、分泌物及结节等。正常阴茎头红润、光滑，如有硬结并伴有暗红色溃疡、易出血或融合成菜花状，应考虑阴茎癌的可能性。阴茎颈部发现单个椭圆形质硬溃疡称为下疳（chancre），愈后留有瘢痕，此征对诊断梅毒有重要价值。阴茎头部如出现淡红色小丘疹融合成蕈样，呈乳突状突起，应考虑为尖锐湿疣。

（3）尿道口：检查时用双手拇指和示指将受检者尿道分开，可视诊尿道前端开口处1～2 mm，正常尿道口黏膜红润、无分泌物，无触痛或压痛。尿道口红肿，附着分泌物或有溃疡，伴触痛，多见于感染所致的尿道炎。尿道出口位置异常，如尿道口开口于阴茎腹面为尿道下裂，排尿时，裂口处常有尿液溢出。

（4）阴茎大小与形态：成年人阴茎过小呈婴儿型阴茎，见于垂体功能或性腺功能不全患者；在儿童期阴茎过大呈成人型阴茎，见于性早熟，如促性腺激素过早分泌者。假性性早熟见于睾丸间质细胞瘤患者。

2. 阴囊（scrotum）　是腹壁的延续部分，囊壁由多层组织构成，由中间的隔膜分为左右2个囊腔，每个囊腔内含有睾丸、附睾和精索。检查时受检者可取站立位或仰卧位，两腿稍分开。先视诊再触诊。

（1）阴囊皮肤与外形：正常阴囊皮肤呈深褐色，多皱褶。视诊时要将阴囊抬起以便能看到后面，注意阴囊颜色，有无皮疹、水肿等。触诊时检查者将双手的拇指置于受检者阴囊前面，其余手指放在阴囊后面，起托护作用，双手同时触诊，以便对比。阴囊常见的异常改变包括：①阴囊水肿，阴囊皮肤常因水肿而紧绷，可为全身性水肿的一部分，如肾病综合征。也可为局部因素所致，如局部炎症或过敏反应、静脉血液回流受阻等。②阴囊象皮肿，阴囊肿胀，皮肤粗糙、增厚呈象皮样，见于丝虫病引起的淋巴管炎或淋巴管阻塞。③阴囊疝，是肠管或肠系膜等腹腔内器官，经腹股沟管下降至阴囊内的腹股沟斜疝。表现为一侧或双侧阴囊肿大，触之有囊样感。④鞘膜积液，阴囊肿大触之无痛，有水囊样感，且总是在睾丸的前方。鞘膜积液时透光试验阳性，而阴囊疝或睾丸肿瘤则为阴性，可作鉴别。透光试验于暗室内进行，检查者将笔形电筒贴紧阴囊的皮肤，从肿块或囊肿的后方向前照射，自前方观察。鞘膜积液时阴囊呈橙红色、均质的半透明状，阴囊疝或睾丸肿瘤则不透光。⑤阴囊湿疹，阴囊皮肤增厚呈苔藓样并有小片鳞屑，或皮肤呈暗红色、糜烂，有大量浆液渗出，有时形成软痂，伴有顽固性奇痒。

（2）精索（spermatic cord）：由腹股沟管外口延续至附睾上端，由输精管、提睾肌等组成，左、右阴囊腔内各有1条。正常为柔软的索条状圆形结构，质韧无压痛。触诊输精管呈串珠样改变，见于输精管结核；若有挤压痛且局部皮肤红肿，多为精索急性炎症；靠近附睾的精索触及硬结，常由丝虫病所致；精索有蚯蚓团样感，则为精索静脉曲张的特征。

（3）睾丸（testis）：成人睾丸呈椭圆形，长约5 cm，厚2～3 cm，表面光滑柔韧，左右各一。一般左侧较右侧略低，均降入阴囊中，无肿大和增生。检查时应注意大小、形状、硬度及有无触压痛等，并作两侧对比。睾丸急性肿痛且压痛明显者，多为外伤、急性睾丸炎、流行性腮腺炎或淋病等炎症所致，慢性肿痛多由结核引起。一侧睾丸肿大、质硬并有结节，应考虑睾丸肿瘤。睾丸过小常为先天性或内分泌异常所致，如肥胖性生殖无能症等。如果睾丸未降入阴囊内而在腹腔、腹股沟管内或阴茎根部、会阴部等处触及者，称为隐睾症（cryptorchidism），以一侧为多，也有双侧者。无睾丸常见于性染色体数目异常所致的先天性无睾症，可为单侧或双侧。双侧无睾症患者生殖器官及第二性征均发育不良。

（4）附睾（epididymis）：为贮存精子和促进精子成熟的器官，位于睾丸后外侧。正常情况下触诊左、右侧附睾的大小和形态对称，无结节和压痛。慢性附睾炎时可触及附睾肿大，有结节，稍有压痛；急性炎症时肿痛明显，并发急性睾丸炎时睾丸也肿大。若触及附睾呈结节状之硬块，并伴有输精管增粗且呈串珠状，多为附睾结核。结核灶可与阴囊皮肤粘连，破溃后形成瘘管不易愈合。

（二）内生殖器

1. 前列腺（prostate）　位于膀胱下方，耻骨联合后约2 cm处，椭圆形，上端宽、下端窄小，后面较平坦，左右各一，紧密相连。尿道从前列腺中纵行穿过，排泄管开口于尿道前列腺部。正常成人前列腺距肛门4 cm，直径不超过4 cm，突出于直肠小于1 cm，质韧而有弹性，无压痛，左、右两叶大小及形态对称，其间可触及中间沟。检查前排空膀胱。检查时受检者取站立弯腰体位、仰卧位、右侧卧位或膝胸卧位。检查者戴好指套，涂润滑剂，徐徐插入肛门，向腹侧触诊。触诊时，注意前列腺的大小、质地、活动度，表面是否光滑，有无结节或压痛，左、右叶和中间沟等结构有否变浅或消失。

前列腺中间沟变浅或消失，表面光滑、质韧，无压痛及粘连者见于老年人前列腺肥大，常有排尿困难或不畅。肿大并有明显压痛者多见于急性前列腺炎。前列腺肿大、无压痛，表面不平呈结节状，质地坚硬者多为前列腺癌。

2. 精囊（seminal vesicle） 位于前列腺上方。正常精囊光滑柔软，直肠指诊时不易触及。精囊病变常继发于前列腺，如前列腺炎或积脓累及精囊时，精囊可触及条索状肿胀并有压痛。前列腺癌累及精囊时，精囊可触到不规则的硬结。

三、女性生殖器

女性生殖器包括内、外两部分（图4-83）。一般情况下，女性患者的生殖器不做常规检查，如全身性疾病疑有局部表现时可做外生殖器检查，疑有妇产科疾病时应由妇产科医生进行检查。检查时患者应排空膀胱，暴露下身，仰卧于检查台上，两腿外展、屈膝，医生戴无菌手套进行检查。先检查外生殖器（阴阜、大阴唇、小阴唇、阴蒂、阴道前庭），再检查内生殖器（阴道、子宫、输卵管、卵巢）。

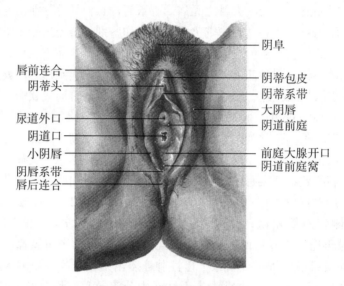

唇前连合　阴蒂头　尿道外口　阴道口　小阴唇　阴唇系带　唇后连合

阴阜　阴蒂包皮　阴蒂系带　大阴唇　阴道前庭　前庭大腺开口　阴道前庭窝

图4-83　女性生殖器示意图

小　结

　　肛门与直肠的检查方法以视诊、触诊为主，辅以内镜检查。常用的检查体位有膝胸卧位、左侧卧位、仰卧位或截石位和蹲位。视诊的主要内容包括观察肛门及其周围皮肤的颜色与皱褶，有无皮肤损伤、黏液、脓血、溃疡、脓肿、外痔、肛裂及瘘管口等。肛门或直肠触诊包括评估肛门直肠病变、前列腺与精囊病变、子宫及输卵管病变等。

　　男性生殖器采用视诊与触诊相结合的方法，先检查外生殖器阴茎及阴囊，后检查内生殖器前列腺和精囊等。一般情况下，女性患者的生殖器不做常规检查，如有需要先检查外生殖器（阴阜、大阴唇、小阴唇、阴蒂、阴道前庭），再检查内生殖器（阴道、子宫、输卵管、卵巢）。

（杨智慧）

随堂测4-10

第十一节　脊柱、四肢与关节的评估

案例 4-11

　　女性，66岁，患类风湿关节炎16年，自觉关节非常疼痛，每天早晨起床或者坐久了，都会觉得关节僵硬而且疼痛更加明显，特别是手，穿衣服、用筷子吃饭、切菜、开关水龙头等都比较困难。

　　请回答：

　　1. 如何进一步对该患者进行脊柱、四肢与关节的评估？

　　2. 该患者脊柱、四肢与关节评估可能会存在哪些异常的体征？

一、脊柱

　　脊柱（spine）是支撑体重、维持躯体各种姿势的重要支柱，是躯体活动的枢纽。脊柱由7个颈椎、12个胸椎、5个腰椎、5个骶椎、4个尾椎组成。脊柱有病变时表现为局部疼痛、姿势或形态异常以及活动度受限等。脊柱评估以视诊、触诊和叩诊为主。

　　（一）脊柱的弯曲度

　　通过视诊评估脊柱的弯曲度和活动度。

　　1. 生理性弯曲　评估时受检者双足并拢站立，双臂自然下垂，评估者分别从侧面和背面视诊脊柱。正常人直立时，脊柱从侧面观察有4个生理性弯曲，即颈段稍向前凸，胸段稍向后凸，腰椎明显向前凸，骶椎则明显向后凸，呈S状（图4-84），从背面视诊脊柱无侧弯。

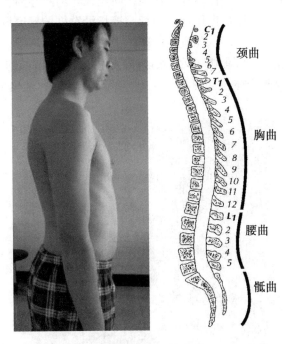

图 4-84　生理性弯曲

2．病理性变形

（1）颈椎变形：应观察自然姿势有无异常，如受检者立位时有无侧偏、前屈、过度后伸和僵硬感。颈侧偏见于先天性斜颈，头向一侧倾斜，患侧胸锁乳突肌隆起。

（2）脊柱后凸（kyphosis）：是指脊柱过度后弯，多发生于胸段（图4-85），可表现为前胸凹陷，头颈部前倾，俗称"驼背"。引起胸段后凸的原因甚多，表现也不完全相同。常见于佝偻病、胸椎结核、强直性脊柱炎、老年脊椎退行性变、胸椎骨折、脊柱骨软骨炎等。

（3）脊柱前凸（lordosis）：是指脊柱过度向前凸出。多发生在腰椎部位（图4-85），评估可见腹部明显向前，臀部明显向后突出，多见于妊娠晚期、大量腹水、腹腔巨大肿瘤、髋关节结核及先天性髋关节后脱位等。

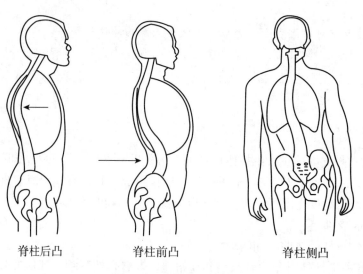

脊柱后凸　　　　　脊柱前凸　　　　　脊柱侧凸

图4-85　脊柱病理性弯曲

（4）脊柱侧凸（scoliosis）：脊柱离开后正中线向左或右偏曲称为脊柱侧凸（图4-85）。评估时让受检者取立位或坐位，评估者用示、中指或拇指沿脊椎的棘突以适当的压力往下划压，划压后皮肤出现一条红色充血痕，以此痕为标准，观察脊柱有无侧弯（图4-86）。根据侧凸发生部位不同，分为胸段侧凸、腰段侧凸及胸腰段联合侧凸；根据侧凸的性状分为姿势性和器质性两种。姿势性侧凸可因改变体位使侧凸纠正，多见于儿童发育期坐姿不良、椎间盘突出症

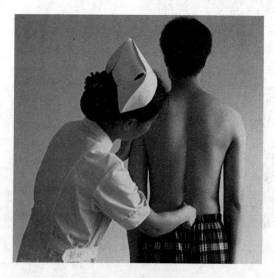

图4-86　脊柱侧弯评估

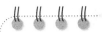

等；器质性侧凸改变体位不能使侧凸纠正，见于先天性脊柱发育不全、慢性胸膜肥厚、胸膜粘连及肩部或胸廓的畸形等。

（二）脊柱的活动度

正常人脊柱有一定活动度，但各部位不同。颈、腰椎段的活动范围最大，胸椎段活动范围最小，而骶椎和尾椎已融合成骨块状，几乎无活动性。评估脊柱活动度时，应让受检者做前屈、后伸、侧弯、旋转等动作，以观察脊柱的活动情况及有无变形，评估颈椎时，应固定受检者双肩，使躯干不参加运动；评估腰椎时，应固定受检者臀部，使髋关节不参与运动（图 4-87 和图 4-88）。正常人在直立、骨盆固定的条件下，颈段、胸段、腰段的活动范围参考值见表 4-7。已有脊柱外伤、可疑骨折或关节脱位时，应避免脊柱活动，以防止损伤脊髓。

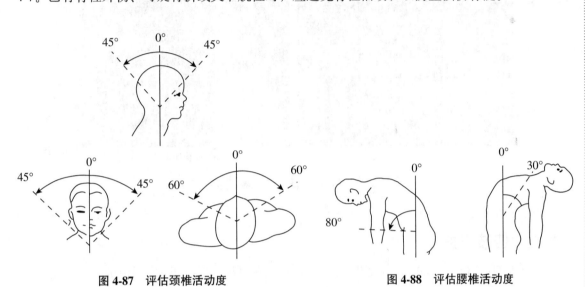

图 4-87　评估颈椎活动度　　　　　　图 4-88　评估腰椎活动度

表4-7　颈、胸、腰椎及全脊柱活动范围

	前屈	后伸	左右侧弯	旋转度（一侧）
颈椎	35° ~ 45°	35° ~ 45°	45°	60° ~ 80°
胸椎	30°	20°	20°	35°
腰椎	75° ~ 90°	30°	20° ~ 35°	30°
全脊柱	128°	125°	73.5°	115°

注：由于年龄、运动训练以及脊柱结构差异等因素，脊柱运动范围存在较大的个体差异。

脊柱各段活动度不能达到上述范围，或伴有疼痛，或出现僵硬为脊柱活动受限，常见于软组织损伤、骨关节病、结核或肿瘤所致脊髓骨质破坏，脊柱外伤所致关节脱位或骨折等。

（三）脊柱压痛与叩击痛

1. 脊柱压痛　通过触诊评估受检者脊柱有无压痛。受检者取坐位，身体稍向前倾，评估者以右手拇指从枕骨粗隆开始自上而下逐个按压脊椎棘突及椎旁肌肉，询问有无压痛。如有压痛，提示压痛部位可能有病变，并以第 7 颈椎棘突为标志计数病变椎体的位置。

2. 脊柱叩击痛　通过叩诊评估受检者脊柱有无叩击痛，常用的脊柱叩击方法有两种（图 4-89）。

（1）直接叩击法：评估者用手中指或叩诊锤垂直叩击受检者各椎体的棘突，询问有无疼痛，多用于评估胸椎与腰椎。颈椎疾病，特别是颈椎骨关节损伤时，因颈椎位置深，一般不用此法评估。

（2）间接叩击法：受检者取坐位，评估者左手掌面置于其头顶部，右手半握拳以小鱼际肌部位叩击左手背，询问受检者有无疼痛。正常人脊柱无压痛及叩击痛。脊柱有病变时，受损部位可有压痛和叩击痛，常见于脊柱结核、脊椎外伤或骨折、椎间盘突出症等。

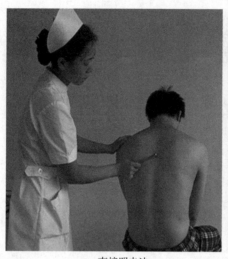
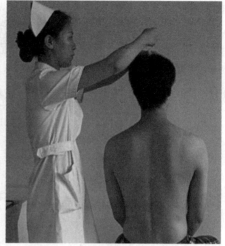

a. 直接叩击法　　　　　　　　　　b. 间接叩击法

图 4-89　脊柱叩击痛

二、四肢与关节

正常人四肢（four limbs）与关节（arthrosis）左右对称、形态正常、无肿胀及压痛，活动不受限制。评估四肢和关节主要通过视诊和触诊。

（一）形态异常

1. 杵状指（趾）（acropachy）　又称槌状指（趾），表现为远端指（趾）节呈杵状膨大，特点是末端指节软组织明显增厚、增宽，指（趾）甲呈弧形隆起，使指（趾）端背面皮肤与指（趾）甲所构成的基底角等于或大于 180°（图 4-90）。

杵状指（趾）产生的机制不明，可能与慢性缺氧、代谢障碍和中毒损伤有关。临床上多见于呼吸系统疾病，如慢性肺脓肿、支气管扩张、支气管肺癌、慢性阻塞性肺气肿等；心血管系统疾病，如发绀型先天性心脏病、亚急性感染性心内膜炎等；代谢障碍性疾病，如肝硬化。

2. 匙状甲（koilonychia）　又称反甲，特点为指甲中央凹陷，边缘翘起，呈匙状，病变指甲变薄，表面粗糙有条纹（图 4-91）。常见于缺铁性贫血和高原疾病，偶见于风湿热及甲癣。

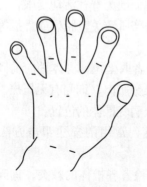
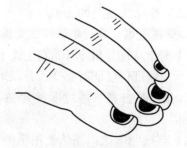

图 4-90　杵状指　　　　　　　　　　　　　**图 4-91　匙状甲**

3．指关节变形　梭形关节，指间关节增生、肿胀呈梭状畸形，病变活动期关节有红肿和疼痛，重者手指及腕部向尺侧偏移，晚期活动受限。病变多为双侧性（图4-92），常见于类风湿性关节炎。

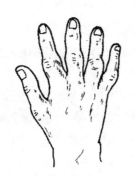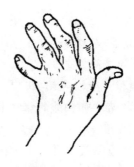

图 4-92　梭形关节

4．肩关节异常　正常双肩对称，呈弧形。当肩关节脱位或三角肌萎缩时，肩关节弧形轮廓消失，肩缝突出，呈"方肩"。

5．髋关节畸形　评估髋关节要注意步态、畸形、肿胀、皮肤皱褶、窦道和瘢痕等。髋关节畸形常见内收畸形、外展畸形和旋转畸形。

6．膝关节变形　评估膝关节时应充分暴露膝关节，两侧对比观察。膝关节红、肿、热、痛及运动障碍，多见于风湿性关节炎。膝关节变形也可见于外伤性关节炎、老年性骨关节病、痛风等。当关节腔有积液时可出现浮髌现象。

7．膝内、外翻畸形　正常人两脚并拢直立时，两膝和两踝可靠拢。如两踝靠拢时，双膝关节却向外分离，称膝内翻，又称 O 型腿。当两膝靠拢时，两内踝分离，称膝外翻，又称 X 型腿（图4-93）。此两种畸形见于佝偻病和大骨节病。

8．足内、外翻畸形　足内翻时，足掌部呈固定性内翻、内收畸形；足外翻时，足掌部呈固定性外翻、外展畸形。此两种畸形见于脊髓灰质炎后遗症和先天性畸形（图4-94）。

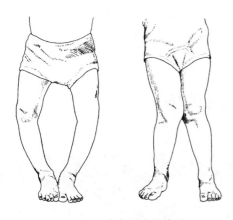

图 4-93　膝内、外翻畸形

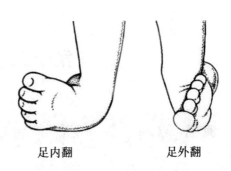

足内翻　　　　足外翻

图 4-94　足内、外翻畸形

129

> **知识链接** --➤
>
>
>
> **运动系统评估方法：GALS 筛查**
>
>
>
> 运动系统评估涉及复杂的解剖结构，一种快速和有效的方法是进行GALS（步态gait、上肢arms、下肢legs、脊柱spine）筛查。具体评估内容和步骤如下。
>
> （1）步态：请受检者向前走几步，旋转并后退。
>
> （2）脊柱：①颈椎。受检者站立，肩保持不动，评估颈椎活动度。②腰椎。将评估者的两根手指放在受检者腰部相邻的棘突上，并请其弯腰去碰脚趾。
>
> （3）上肢：请受检者①伸出手，手掌向下；②旋转双手；③两手都攥紧拳头；④将示指尖放在拇指尖上；⑤请受检者将手放在脑后，向后压肘。
>
> （4）下肢：①受检者仰卧在床上，膝和髋保持屈曲，使髋内旋、外旋、内收、外展；②背屈、伸展、内翻和外翻踝；③在跖趾关节的平面捏足，查找压痛；④检查足是否有胼胝。

（二）运动障碍

四肢的运动功能是在神经的协调下，由肌肉、肌腱带动关节的活动来完成，其中任何一个环节受损害，都会引起运动功能障碍或异常运动。关节的病变可引起关节运动受限、关节的主动和被动运动功能障碍。让受检者做主动或被动运动，包括屈、伸、外展及旋转等，观察各关节的活动幅度。

小 结

脊柱、四肢与关节的评估以视诊、触诊和叩诊为主。脊柱评估内容包括脊柱的弯曲度、脊柱的活动度、脊柱的压痛和叩击痛。四肢与关节评估形态异常、运动障碍。应掌握其评估方法、异常表现的临床意义。

（孙　柳）

随堂测 4-11

第十二节　神经系统评估

> **案例 4-12**
>
> 孙先生，60岁，退休干部。因神志不清伴左侧肢体乏力5小时，由家属送入院。患者晨起后无明显诱因出现头痛、头晕，伴左侧肢体乏力，后神志不清。既往史："高血压"10年，未规律服药。否认血液病、糖尿病、心脏病病史，否认手术及药物过敏史，否认输血史。入院后测量生命体征：T 37.9℃，P 76次/分，R 20次/分，BP 188/102 mmHg，神志昏迷。初步诊断：脑出血。

案例 4-12（续）

请回答：
1. 如何对该患者进一步进行神经系统评估？
2. 神经系统检查可能发现哪些异常体征？为什么？

神经系统包括中枢神经系统与周围神经系统两大部分。不仅神经系统的疾病，很多全身性疾病也可侵犯神经系统，出现神经系统的症状和体征。神经系统评估主要包括感觉功能、运动功能、神经反射以及自主神经功能评估。在进行神经系统评估前，首先要确定受检者对外界刺激的反应状态，即意识状态，本节涉及的许多评估均要在受检者意识清晰状态下完成。

一、感觉功能

评估感觉功能时，受检者必须意识清晰。评估前让受检者了解评估的目的与方法，以取得充分合作。评估时要耐心细致，注意左右侧和远近端部位的对比，一般从感觉缺失部位向正常部位或从四肢远端向近端评估。受检者宜在闭目状态下进行，以免主观和暗示作用。若受检者无神经系统的症状和体征，一般感觉功能的评估仅选择触觉、痛觉和振动觉即可。

（一）浅感觉

浅感觉是测试皮肤、黏膜的痛觉、触觉和温度觉。

1. 痛觉（pain sensation） 用大头针的针尖均匀地轻刺受检者皮肤，询问受检者是否疼痛并注意双侧对比，评估后记录有无感觉障碍及类型，包括正常、过敏、减退或消失及其范围。痛觉障碍见于脊髓丘脑侧束损害。

2. 触觉（touch sensation） 用棉签轻触受检者的皮肤或黏膜，询问有无轻痒的感觉，正常人对轻触觉灵敏。触觉障碍见于脊髓丘脑前束和后索病损。

3. 温度觉 用盛有热水（40～50℃）或冷水（5～10℃）的玻璃试管交替接触受检者皮肤，让受检者辨别冷热感。温度觉障碍见于脊髓丘脑侧束损害。

知识链接

定量感觉检查

神经病理性疼痛是由躯体感觉神经系统的损害或疾病导致的疼痛。近年来出现定量感觉检查（quantitative sensory testing, QST）、皮肤神经活检等新技术用于评估外周小纤维神经的功能及完整性。QST中以定量温度觉检查（quantitative thermal testing, QTT）运用更为广泛。QTT检查方法是用刺激装置给予被测者不同的温度觉/温度痛觉刺激，使其感受到温度觉/温度痛觉出现或消失，从而得到被测者温度觉阈值。QTT具有无创、可重复、方便易行等优点，并且可以根据患者神经功能变化指导临床治疗，越来越多地用于患者的诊断及病情评估。但目前QTT在临床主要运用于带状疱疹性神经痛、糖尿病性周围神经病变、腰椎间盘突出症伴神经根痛、三叉神经痛、阴部神经痛、脊髓损伤性神经痛。

（二）深感觉

深感觉是测试肌肉、肌腱和关节等深部组织的感觉。

1. 运动觉　评估时嘱受检者闭目，评估者用示指和拇指轻轻夹住受检者的手指或足趾两侧上或下移动，令受检者根据感觉说出"向上"或"向下"。如发现有障碍加大活动幅度，或测试较大关节。运动觉障碍见于脊髓后索病变。

2. 位置觉　评估时嘱受检者闭目，评估者将受检者的肢体放于某一位置，令受检者说出所放位置，或用对侧肢体模仿。位置觉障碍见于脊髓后索病损。

3. 振动觉　用振动着的音叉柄端置于骨突起处（如内、外踝，手指、尺桡骨茎突、胫骨、膝盖等），询问有无振动感觉，双侧对比，正常人有共鸣性振动感，无振动感者则属振动觉障碍。见于脊髓后索病损（图4-95）。

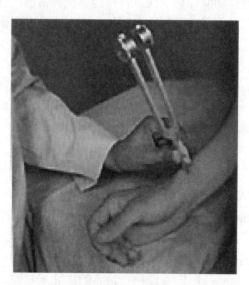

图4-95　振动觉评估

（三）复合感觉

复合感觉是大脑综合分析和判断的结果，也称皮质感觉。

1. 皮肤定位觉（skin topethesia）　是测定触觉定位能力的评估方法。评估者以手指轻触受检者皮肤某处，让受检者指出被触部位。皮肤定位觉障碍见于皮质病变。

2. 两点辨别觉（two-point discrimination）　评估时嘱受检者闭目，用分开的钝双脚规轻轻刺激皮肤上的两点，如受检者有辨别两点的能力，再逐渐缩小双脚间距，直到受检者感觉为一点时止，测其实际间距，两侧对比。身体各部对两点辨别觉灵敏度不同，以舌尖、鼻尖、指尖敏感度最高，四肢近端和躯干最差。触觉正常而两点辨别觉障碍时则为额叶病变。

3. 皮肤书写觉（graphesthesia）　评估时嘱受检者闭目，以钝物在其皮肤上画图形或写简单的字，询问受检者能否辨别，如有障碍，常为丘脑水平以上病变。

4. 实体辨别觉（stereognosis）　嘱受检者用单手触摸熟悉的物体，如钢笔、钥匙、硬币等，并说出物体的名称。先测功能差的一侧，再测另一侧。功能障碍见于大脑皮质病变。

二、运动功能

运动功能包括随意运动和不随意运动，随意运动由锥体束支配，不随意运动（不自主运动）由锥体外系和小脑支配。

（一）肌力与随意运动

1. 肌力（muscle strength） 是指肌肉运动时的最大收缩力。评估时嘱受检者做肢体伸屈动作，评估者从相反方向给予阻力，测试受检者对阻力的克服力量，并注意两侧对比（图4-96）。肌力的分级采用 0 ～ 5 级的六级分级法（表4-8）。

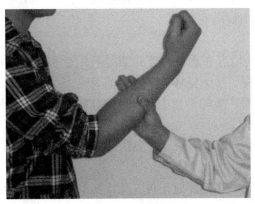
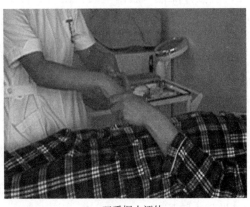

a. 上肢伸肌肌力评估　　　　　　　　b. 双手握力评估

图4-96　肌力评估

表4-8　肌力的六级分级法

分级	表现
0级	完全瘫痪
1级	肌肉可收缩，但不能产生动作
2级	肢体能在床面上移动，但不能抬起
3级	肢体能抬离床面，但不能抵抗阻力
4级	能做抗阻动作，但较正常差
5级	正常肌力

2. 随意运动 指意识支配下的动作，随意运动功能的丧失或减弱称瘫痪。肌力减弱者称不完全瘫痪，肌力 1 ～ 4 级；完全不能随意运动者称完全性瘫痪，肌力为 0 级。根据瘫痪的部位或不同组合的瘫痪可分别命名（表4-9）。

表4-9　瘫痪的类型和特点

类型	特点	临床意义
单瘫	单一肢体瘫痪	脊髓灰质炎
偏瘫	为一侧肢体（上、下肢）瘫痪，常伴有同侧脑神经损害	脑出血、脑血栓、脑肿瘤、脑动脉血栓形成
交叉瘫	为一侧肢体瘫痪及对侧脑神经损害	脑干病变
截瘫	多为双侧下肢瘫痪	脊髓损伤、炎症等所致的脊髓横贯性损伤

（二）肌张力

肌张力（muscular tone）是指静息状态下的肌肉紧张度和被动运动时遇到的阻力，是骨骼肌受到外力牵拉时产生的收缩反应。评估时根据触诊肌肉的硬度以及肌肉完全松弛时关节被动运动时的阻力是否正常做判断。

1．肌张力增高　触摸肌肉坚实，被动运动时阻力增大，关节运动范围缩小。可表现为：①痉挛状态，在被动伸屈其肢体时，起始阻力大，终末突然阻力减弱也称折刀现象，为锥体束损害现象；②铅管样强直，即伸肌和屈肌的肌张力均增高，做被动运动时各个方向的阻力增加是均匀一致的，为锥体外系损害现象。

2．肌张力降低　肌肉弛缓、柔软，被动运动时阻力减退，关节运动范围扩大，可呈关节过伸现象。见于周围神经炎、脊髓前角灰质炎及小脑病变等。

（三）不随意运动（不自主运动）

不随意运动（involuntary movements）是指受检者在意识清楚的情况下，随意肌不自主收缩所产生的一些无目的的异常动作，表现形式多样，多为锥体外系损害的表现。

1．震颤（tremor）　为两组拮抗肌交替收缩所产生的不自主的、快速有节律的肢体摆动动作，常见类型如下。

（1）静止性震颤（static tremor）：静止时明显，运动时减轻，睡眠时消失，常伴肌张力增高，见于帕金森病（Parkinson disease）等。

（2）动作性震颤（action tremor）：在休息时消失，动作时出现，动作终末越接近目标时越明显，见于小脑疾患。

2．舞蹈样运动（choreatic movement）　为面部肌肉及肢体的快速、不规则、无目的、不对称的不自主运动，在静止时可发生，也可因外界刺激、精神紧张而引起发作。表现为做鬼脸、转颈、耸肩、手指间断性伸曲、摆手和伸臂等舞蹈样动作，多见于儿童期脑风湿性病变。

3．手足抽搐　发作时手足肌肉呈紧张性痉挛，在上肢表现为腕部屈曲，手指伸展、掌指关节屈曲、拇指向掌心内收，并与内收的小拇指相对，呈"助产士手"。下肢表现为踝关节伸直，足趾向下弯曲呈弓状（芭蕾舞足）。见于低血钙和碱中毒等。

（四）共济运动

共济运动（coordination）是指机体任一动作的完成均依赖于某组肌群协调一致的运动。主要依赖于小脑、前庭神经、感觉及锥体外系的共同参与。当上述任一结构发生病变，协调动作出现障碍，称共济失调（ataxia）。评估时首先要观察受检者日常生活动作，如吃饭、穿衣、取物、书写、站立等活动是否协调，然后再做以下评估，常用的评估方法有4种。

1．指鼻试验（finger-to-nose test）　嘱受检者先以示指接触距其前方0.5 m距离评估者的示指，再以示指触自己的鼻尖，由慢到快，先睁眼、后闭眼重复进行。正常人动作准确，小脑半球病变时同侧指鼻不准；如睁眼时指鼻准确，闭眼时出现障碍则为感觉性共济失调。

2．跟-膝-胫试验（heel-knee-shin test）　嘱受检者仰卧，上抬一侧下肢，将足跟置于另一下肢膝部，再沿胫骨前缘向下移动，先睁眼后闭眼重复进行。小脑损害时，动作不稳，感觉性共济失调者则闭眼时足跟难以寻到膝盖。

3．快速轮替动作（rapid alternating movements）　嘱受检者伸直手掌，并以前臂做快速旋前旋后动作，共济失调者动作缓慢、不协调。

4．龙贝格征（Romberg sign）　又称闭目难立征，嘱受检者足跟并拢站立，双手向前平伸，先睁眼后闭眼，观察其姿势平衡。若出现身体摇晃或倾斜则为阳性，提示小脑病变。如睁眼时能站稳而闭眼时站立不稳，则为感觉性共济失调，提示双下肢有深感觉障碍。

三、神经反射

机体受到刺激所产生的不自主反应称反射，神经反射是通过反射弧来完成的，反射弧主要包括感受器、传入神经元、中枢、传出神经元和效应器等5部分。反射弧中任一环节有病变都可使反射减弱或消失，而锥体束以上病变可使反射活动失去抑制而出现反射亢进。反射包括生理反射和病理反射，根据刺激部位的深浅，又可将生理反射分为浅反射和深反射两部分。在神经系统评估中，反射评估结果比较客观，较少受到意识状态和意识活动的影响，但仍需受检者保持平静和肌松弛，以利于反射的引出。

（一）浅反射

浅反射（superficial reflexe）系刺激皮肤、黏膜或角膜等引起的反应。

1. 角膜反射（corneal reflex） 嘱受检者向内上方注视，以细棉签纤维由角膜外缘向内轻触其角膜，注意避免触及睫毛，正常可引起该侧眼睑迅速闭合，称为直接角膜反射（图4-97）。如刺激一侧角膜，对侧也出现眼睑闭合反应，称为间接角膜反射。深昏迷者角膜反射消失。一侧三叉神经病变时（传入障碍），刺激病变侧角膜，直接与间接反射均消失；一侧面神经病变时（传出障碍），刺激病变侧角膜，直接反射消失而间接反射存在。

2. 腹壁反射（abdominal reflex） 受检者仰卧，下肢稍屈曲，使腹壁松弛，评估者用钝竹签分别沿肋缘下（胸髓第7～8节）、平脐（胸髓第9～10节）及腹股沟上（胸髓第11～12节）的平行方向，由外向内轻划两侧腹壁皮肤（图4-98）。正常反应是上、中或下部局部腹肌收缩，分别称为上、中、下腹壁反射。反射消失分别见于上述不同平面的胸髓病损。全部反射均消失见于昏迷和急性腹膜炎患者。一侧上、中、下部腹壁反射均消失见于同侧锥体束病损。肥胖、老年及经产妇由于腹壁过于松弛也会出现腹壁反射减弱或消失。

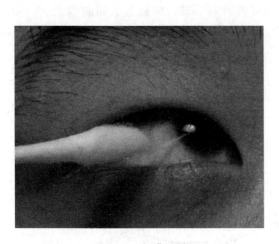

图4-97 角膜反射

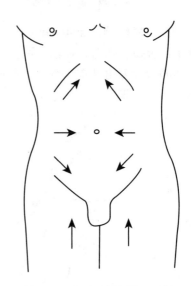

图4-98 腹壁反射和提睾反射

3. 提睾反射（cremasteric reflex） 用竹签由下而上轻划受检者大腿内侧上方皮肤，可引起同侧提睾肌收缩，睾丸上提。双侧反射消失为腰髓第1～2节病损。一侧反射减弱或消失见于锥体束损害。局部病变如腹股沟疝、阴囊水肿等也可影响提睾反射（图4-98）。

（二）深反射

深反射（deep reflexe）是指刺激骨膜、肌腱经深部感受器完成的反射，又称腱反射。评估时受检者要合作，肢体肌肉应放松、位置适当。评估者应注意叩击力量要均匀，并应双侧对比。当评估深反射时，可提出一些与评估无关的问题或嘱其做深呼吸、咳嗽等动作，以转移其注意力，防止受检者精神紧张或注意力集中于评估部位，使反射受到抑制，影响评估结果。除此之外，正常人深反射也可亢进，老年人跟腱反射也可消失，所以评估时要注意反射的双侧对比，其意义比反射增强或消失更大。

1. 肱二头肌反射（biceps reflex） 受检者前臂屈曲90°，评估者以左拇指置于受检者肘部肱二头肌腱上，用右手持叩诊锤叩击左拇指指甲（图4-99），正常反应为肱二头肌收缩，前臂快速屈曲，反射中枢为颈髓第5～6节。

2．肱三头肌反射（triceps reflex） 受检者前臂外展，半屈肘关节，评估者用左手托住其前臂，右手用叩诊锤直接叩击鹰嘴上方的肱三头肌，正常反应为肱三头肌收缩，引起前臂伸展（图 4-100）。反射中枢为颈髓第 6 ～ 7 节。

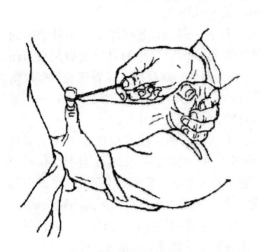

图 4-99　肱二头肌反射

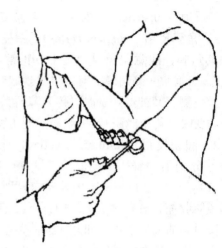

图 4-100　肱三头肌反射

3．膝腱反射（patellar tendon reflex） 坐位评估时，受检者小腿完全松弛下垂，与腿呈直角；卧位评估时，评估者用左手在腘窝处托起受检者双下肢，使膝关节屈曲约 120°，用右手持叩诊锤叩击膝盖髌骨下方股四头肌腱，正常反应为小腿伸展（图 4-101）。反射中枢在腰髓第 2 ～ 4 节。

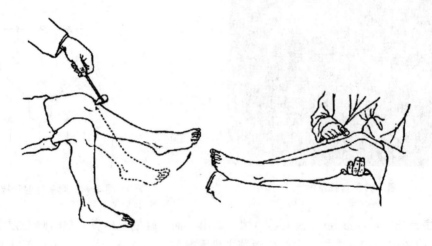

图 4-101　膝腱反射

4．跟腱反射（achilles tendon reflex） 又称踝反射（ankle reflex）。受检者仰卧，髋及膝关节屈曲，下肢取外旋外展位，评估者左手将受检者足部背屈呈直角，以叩诊锤叩击跟腱，正常反应为腓肠肌收缩，足向跖面屈曲（图 4-102）。反射中枢为骶髓第 1 ～ 2 节。

（三）病理反射

病理反射指锥体束病损时，大脑失去了对脑干和脊髓的抑制作用而出现的异常反射，也称锥体束征。此类反射多属于原始的脑干和脊髓反射。1 岁半以内的婴幼儿由于神经系统发育未完善，也可出现这种反射，不属于病理性。

1．巴宾斯基征（Babinski sign） 受检者仰卧，下肢伸直，评估者用手持受检者踝部，用竹签沿受检者足底外侧缘由后向前划至小趾近跟部再转向内侧，阳性反应为姆趾背伸，其余四趾呈扇形展开（图 4-103）。

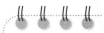

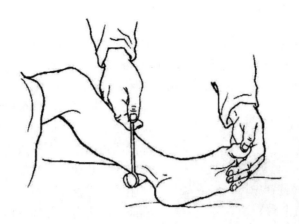

图 4-102　跟腱反射

2. 奥本海姆征（Oppenheim sign）　评估者用拇指及示指沿受检者胫骨前缘用力自上而下滑压，阳性表现同 Babinski 征（图 4-103）。

3. 戈登征（Gordon sign）　评估者用手以一定力量捏压腓肠肌，阳性表现同 Babinski 征（图 4-103）。

4. 查多克征（Chaddock sign）　受检者取仰卧位，检查者用竹签由外踝下方向前滑至足背外侧。阳性表现同 Babinski 征（图 4-103）。

上述方法虽然评估方法不同，但阳性表现与临床意义相同，称为巴宾斯基等位征，但以巴宾斯基征最常用。

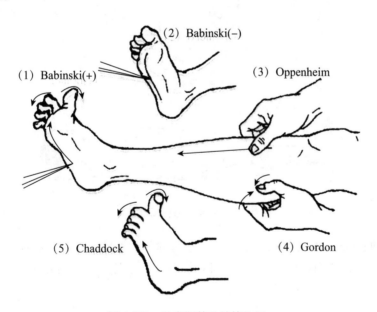

图 4-103　巴宾斯基及其等位征

4. 霍夫曼征（Hoffmann sign）　评估者左手持受检者腕部，以右手示指和中指两指夹住受检者中指并稍向上提，使腕处于轻度过伸位，然后以拇指向下迅速弹拨受检者的中指指甲，如引起其余四指轻度掌屈表现则为阳性（图 4-104），此征为上肢锥体束征，多见于颈髓病变。

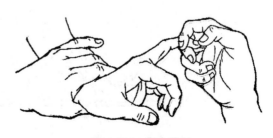

图 4-104　霍夫曼征

137

（四）脑膜刺激征

脑膜病变或脑膜邻近器官的病变波及脑膜时，使脊神经根受到刺激，导致其支配的肌肉反射性痉挛，当牵拉这些肌群时，受检者出现防御性反应，从而产生一系列阳性体征，统称为脑膜刺激征。常见于脑膜炎、蛛网膜下腔出血和颅压增高等。

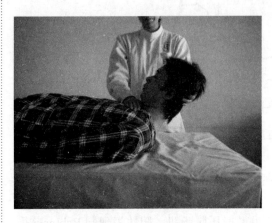

图 4-105　颈项强直

1. 颈项强直（neck rigidity） 受检者仰卧，颈部放松，双下肢伸直。评估者左手托受检者枕部做屈颈动作，右手按于其胸前以阻止其身体随之抬起。被动屈颈时如感觉抵抗力增强，即为颈部阻力增高或颈项强直（图 4-105）。在除外颈椎或颈部肌肉局部病变后，即可认为有脑膜刺激征，颈项强直的程度可用下额与胸骨柄间的距离（几横指）表示。

2. 克尼格征（Kernig sign） 受检者仰卧，评估者托起受检者一侧大腿，使其髋、膝关节屈曲呈直角，然后评估者一手固定其膝关节，另一手握住足跟，将受检者小腿慢慢上抬，使其被动伸展膝关节。正常人膝关节可伸达 135° 以上（图 4-106）。如伸膝受阻且伴疼痛与屈肌痉挛，则为阳性。

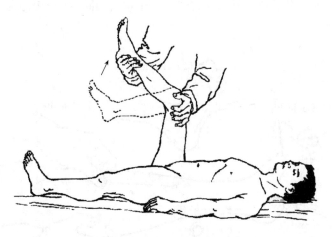

图 4-106　克尼格征

3. 布鲁津斯基征（Brudzinski sign） 受检者仰卧，下肢伸直，评估者一手托起受检者枕部，另一手按于其胸前（图 4-107）。当头部前屈时，双髋与膝关节同时屈曲则为阳性。

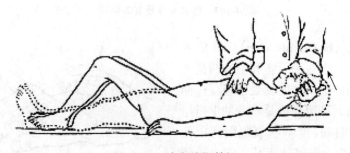

图 4-107　布鲁津斯基征

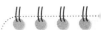

四、自主神经功能

自主神经可分为交感神经与副交感神经两个系统，主要功能是调节内脏、血管与腺体等活动，故又称为内脏神经。大部分内脏接受交感和副交感神经纤维的双重支配，在大脑皮质的调节下，协调整个机体内、外环境的平衡。临床常用检查方法有以下几种。

（一）一般观察

1. 皮肤及黏膜 是反映自主神经功能的重要部位，评估时注意皮肤及黏膜的色泽（有无苍白、潮红、红斑、发绀等）、质地（光滑、变硬、增厚、脱屑、潮湿、干燥），有无水肿及溃疡等。交感神经短期损害，血管扩张、充血，局部皮肤潮红，温度升高；长期损害，血管调节功能丧失，血液淤滞，局部皮肤发绀、湿冷，温度降低。

2. 出汗 评估全身或局部有无出汗过多、过少或无汗。

（二）自主神经反射

1. 眼心反射 受检者仰卧，双眼自然闭合，计数脉率。评估者用左手中指、示指分别置于受检者眼球两侧，逐渐加压，以受检者不痛为限。加压 20 ~ 30 秒后计数脉率，正常可减少10 ~ 12 次 / 分。超过 12 次 / 分提示副交感（迷走）神经功能增强，迷走神经麻痹则无反应。如压迫后脉率非但不减慢反而加速，则提示交感神经功能亢进。

2. 卧立位试验 分别于平卧位和直立位时计数脉率。如由卧位到立位脉率增加超过10 ~ 12 次 / 分，为交感神经兴奋性增强。由立位到卧位脉率减慢超过 10 ~ 12 次 / 分，则为副交感（迷走）神经兴奋性增强。

3. 皮肤划痕试验 用钝竹签在皮肤上适度加压划一条线，数秒钟后，皮肤先出现白色划痕（血管收缩）高出皮面，以后变红，属正常反应。如白色划痕持续较久，超过 5 分钟，提示交感神经兴奋性增高。如红色划痕迅速出现、持续时间较长、明显增宽甚至隆起，提示副交感神经兴奋性增高或交感神经麻痹。

4. 竖毛反射 竖毛肌由交感神经支配。将冰块置于受检者颈后或腋窝皮肤上数秒，可见竖毛肌收缩，毛囊处隆起如鸡皮。根据竖毛反射障碍的部位来判断交感神经功能障碍的范围。

小 结

神经系统评估以视诊、触诊为主。包括感觉功能、运动功能、神经反射、自主神经功能。评估时注意左右对比。评估感觉功能时，受检者必须意识清晰。内容包括浅感觉、深感觉、复合感觉。运动功能评估包括肌力与随意运动、肌张力、不随意运动、共济运动，注意评估异常时代表的临床意义。评估神经反射时受检者保持平静和放松。神经反射包括生理反射（包括浅反射、深反射）和病理反射。浅反射包括角膜反射、腹壁反射、提睾反射；深反射包括肱二头肌反射、肱三头肌反射、膝腱反射、跟腱反射；病理反射包括巴宾斯基征、奥本海姆征、戈登征、查多克征、霍夫曼征；脑膜刺激征包括颈项强直、克尼格征、布鲁津斯基征。注意评估异常时所代表的临床意义。自主神经功能评估包括一般观察、自主神经反射。

（夏杰琼）

随堂测 4-12

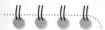

思考题

1．正常情况下，鼓音、清音、浊音及实音在身体哪个部位可以叩得？病理情况常见哪些疾病？

2．请根据所学内容总结瞳孔改变后常见的疾病。

3．请根据所学内容按视诊、触诊、叩诊、听诊顺序总结大叶性肺炎患者的胸部体征。

4．请根据所学内容按视、触、叩、听的顺序总结机械性肠梗阻的体征。

5．肛门直肠检查的常用体位有哪些？具体要求及适用范围是什么？

6．四肢及关节的形态异常及其临床意义是什么？

7．脑膜刺激征包括哪些内容？出现异常所代表的临床意义有哪些？

8．案例分析

男性，62岁。渐进性活动后呼吸困难5年，明显加重伴下肢水肿1个月。5年前，因登山时突感心悸、气促、胸闷，休息约1小时稍有缓解。以后自觉体力日渐下降，稍微活动即感气促、胸闷，夜间时有憋醒，无心前区痛。曾在当地诊断为"心律不齐""冠心病"，服药疗效不好。1个月前感冒后咳嗽，咳白色黏痰，气促明显，不能平卧，尿少，颜面及双下肢水肿，腹胀加重而来院。有高血压病史20余年。

（1）为减轻不适，该患者可能采取什么体位？

（2）你认为对该患者进行心脏评估时可能会出现哪些异常体征？

第五章　　实验室检查

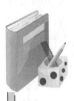

导学目标

通过本章内容的学习，学生应能够：

◆ **基本目标**

1. 复述实验室检查的主要内容及影响实验室检查结果的主要因素。
2. 描述实验室检查标本的采集、保存及运送的注意事项。
3. 解释实验室检查结果的临床意义。

◆ **发展目标**

1. 正确采集、保存及运送实验室检查标本。
2. 分析实验室检查结果的临床意义，结合其他健康资料对患者健康状况进行分析和判断，提出相关护理诊断 / 问题。

◆ **思政目标**

　　具备实事求是、严谨的科学态度以及批判性临床思维能力，通过从现象到本质的科学探索精神做出专业的临床判断。

第一节　　概　述

案例 5-1

　　某住院患者进行术前常规检查，护士行静脉穿刺，分别使用紫色帽、蓝色帽、绿色帽的真空采血管采集血液标本。由于采血不顺利，蓝色帽的采血管内血液较少，护士将绿色帽采血管内血液少许倒入蓝色帽采血管内，3 管血同时送实验室进行检验。

　　请回答：

　　1. 紫色、绿色、蓝色帽真空采血管内分别加入了何种添加剂？

　　2. 蓝色帽真空采血管对抗凝剂和血液的比例要求是什么？护士的这个错误操作将对蓝色帽内的血液标本进行凝血试验的结果有什么影响？

实验室检查是运用实验室的方法和技术对人体的血液、体液、分泌物、排泄物等标本进行检验，获取反映病原学、病理学和脏器功能状态等资料，为疾病诊断、治疗、病情观察、预后判断提供客观依据。

实验室检查的主要内容包括：①临床血液学检查，血液和造血组织的原发性疾病及非造血组织疾病所致的血液学变化的检查，包括血液中红细胞、白细胞、血小板的数量和质量的检查；出血与血栓性疾病的实验室检查；血型鉴定与交叉配血试验等。②体液和排泄物检查，针对尿液、脑脊液、浆膜腔积液、精液等体液及粪便、痰液等排泄物的常规检查。③临床生物化学检查，包括糖、脂类、蛋白质、电解质、微量元素、血气和酸碱平衡、临床酶学、激素和内分泌功能等检查，用以反映重要脏器的生化功能、代谢功能等。④临床免疫学检查，包括机体免疫功能检查，感染性免疫、自身性免疫及肿瘤标志物等检查。⑤临床病原学检查，感染性疾病常见病原体的检查、细菌耐药性分析等。⑥其他检查，包括染色体分析、基因诊断及床旁检测等。

实验室检查是健康评估的一个重要组成部分，大部分实验室检查的标本由护士采集，标本采集、储存、运送过程中的诸多因素直接影响检验结果，护理专业的学生必须掌握标本采集的原则、操作及注意事项，并在结合健康史、身体评估以及其他辅助检查结果基础上，正确解释实验室检查结果，全面准确地判断患者的健康状况，确定护理诊断，以采取相应的护理措施。

一、影响实验室检查结果的主要因素

（一）标本采集前的影响因素

1. 饮食　餐后血糖、甘油三酯明显增高，进餐后导致的脂血浑浊也可干扰测定结果。大多数生物化学检查要求空腹采血，即禁食至少 8 h 后采血，一般多在晨起早餐前采血。另一方面，空腹时间过长也可导致体内某些成分过度下降及一些代谢产物升高。饮酒后 2 ～ 4 h 血糖降低，乳酸升高，严重者导致代谢性酸中毒。大量饮酒还可改变血脂水平。

2. 吸烟　长期吸烟者血中碳氧血红蛋白浓度升高；吸烟者平均白细胞计数可高于非吸烟者 30%；吸烟者可使生长激素、皮质醇、肾上腺素、癌胚抗原等水平升高。

3. 药物　某些药物本身或其代谢物会干扰检测过程，影响检验结果，在采集标本前应暂停使用对检验结果有直接影响的药物，或在检验申请单上注明使用的药物，便于检验人员审核结果。

4. 运动　运动时可引起细胞膜通透性增加，使血浆中源于骨骼肌的酶，如天冬氨酸氨基转移酶、乳酸脱氢酶、肌酸激酶等增加。运动可使血胆固醇和甘油三酯持续降低数日。因此采集标本前嘱患者休息，避免剧烈活动。

5. 情绪　在紧张、恐惧、兴奋、寒冷等应激状态下，通过大脑皮质等途径导致肾上腺素、去甲肾上腺素、糖皮质激素、生长激素等升高，而胰岛素降低，引起红细胞、白细胞增多，嗜酸性粒细胞减少。因此采集标本前嘱患者保持平静状态。

6. 体位　一个成年人在站位时比卧位时血容量少 600 ～ 700 ml，由于无蛋白质的水溶液容易通过毛细血管壁，故血浆减少量比血容量减少更为显著，导致血浆蛋白质以及与蛋白质有关的物质如酶、蛋白质激素及和蛋白质结合的药物等浓度增加。因此，采集标本前嘱患者不要长久站立，对同一个患者，最好每次都在相同体位采血，以利于比较。

7. 生理节奏　人体体液内许多物质全天中表现为有生理节奏的变化，激素水平尤为明显；白细胞早晨较低，下午较高，日间最大可相差 1 倍。对于时间引起的差异，应统一标本采集的时间，可避免随时间变化呈节律性改变的检验结果差异。

8. 检验申请单填写质量　检验申请单应遵循信息齐全、信息规范、容易识别、简单方便等原则，至少包括受检者姓名、性别、年龄、申请科室、住院号或门诊病历号、住院病房号及床位号、临床诊断、样本类型、检验项目、申请日期、申请医师签名等，完成采样后，应在检验申请单上标明采样时间。检验申请单可为纸质版，也可为电子版。

（二）标本采集中的影响因素

1．标本采集错误　标本采集过程中注意"三查七对"，避免误采他人标本。

2．正确使用止血带　静脉采血时止血带压迫时间过长可使多种血液成分发生改变，如静脉扩张、淤血，水分转入组织间隙，导致血液浓缩，可使血清白蛋白、铁、钙、胆固醇、钾等升高。同时，由于氧消耗增加，无氧酵解加强，乳酸增高，血液 pH 降低。若压迫时间过长，也可导致纤溶系统被激活、血小板活化及某些凝血因子活性增强等。因此，在采集血液标本时应缩短止血带压迫时间（一般应小于 1 min），见到血液进入采血容器后应松开止血带。

3．标本溶血　标本溶血的主要原因有：①采血用的注射器或试管潮湿；②静脉穿刺血流不顺利；③穿刺处消毒所用乙醇未干即采血、注射器和针头连接不紧、采血时有空气进入或产生泡沫等；④混匀含添加剂的试管时用力过猛或运输时动作过大；⑤相对试管中的添加剂来说采血量不足，导致渗透压改变；⑥试管质量粗糙，运输过程中挤压血细胞等。由于细胞内、外各种成分有梯度差，溶血对很多检验结果都可能有影响，如导致红细胞计数、血细胞比容降低；细胞内钾、乳酸脱氢酶、转氨酶等漏出后引起假性升高。

4．输液的影响　要尽可能避免在输液过程中采血，因为输液不仅使血液稀释，而且输注的成分可能干扰检验结果，最常见的干扰项目是葡萄糖和电解质。如果必须在输液时采集血液标本，避免在输液同侧采血，不要利用原有输液针头采血。

（三）标本采集后的影响因素

标本采集后，应根据不同检查项目的特点和要求进行相应的处理，以保证标本的完整和新鲜。从标本采集到检查的间隔时间越短，检查结果越可靠。标本运送过程中应注意 3 个原则。①唯一标识原则：标本具有唯一标识，采用条形码系统能很好地保证标本的唯一性，也可以通过编号、标本容器上手工标注患者姓名等方式保证标本的唯一性。②生物安全原则：使用可反复消毒的专用容器运送标本，特殊标本应采用特殊标识字样（如剧毒、烈性传染等）的容器密封运送。③及时运送原则：标本离体后会迅速发生许多变化，导致各种成分的含量有所改变，要求及时运送标本至实验室。

二、标本的采集与处理

实验室检查所用的标本种类包括：①血液；②尿液；③粪便；④其他体液，如脑脊液、浆膜腔积液、痰液、胃液、十二指肠引流液、阴道分泌物、精液、前列腺液等。本节主要介绍血液、尿液、粪便常规检验的标本采集要求，微生物学检查的标本要求在本章第八节中介绍。

（一）血液标本采集与处理

1．标本类型

（1）全血：①静脉全血；②动脉全血；③末梢全血。

（2）血浆：于血液中加入抗凝剂，阻止血液凝固，经离心后分离出的上层液体即为血浆，主要用于化学成分测定和凝血项目检测等。由于不必等候血液凝固即可分离出血浆，可以节约时间，有利于急诊检查时代替血清应用。

（3）血清：血液离体凝固后分离出来的液体即血清，血清与血浆相比较，主要是缺乏纤维蛋白原，某些凝血因子也发生了改变。血清主要用于化学和免疫学等检测。

2．采集部位

（1）静脉采血：静脉是临床应用最广泛的采血部位，所采集的血液能较准确地反映全身循环血液的真实情况，成人首选的采血部位是肘部静脉，肘部静脉不明显时，可用腕部或踝部等处静脉，幼儿可于颈外静脉采血。

（2）毛细血管采血：主要用于因静脉采血困难而需血量又较少的检测项目，如血液一般检查及床旁检测的项目。所获得的血液标本是微动脉血、微静脉血和毛细血管血混合的末梢全血。成人首选采血部位是手指，婴幼儿可选拇趾或足跟处采血。这种末梢全血受到外界气温及末梢血液循环好坏的影响，血细胞计数结果不稳定，与静脉血细胞计数存在较大差异，故应尽量使用静脉血。

（3）动脉采血：常用于血气分析，多在肱动脉、桡动脉或股动脉处穿刺，采集的血液标本必须与空气隔离，立即送检。

3. 采集时间

（1）空腹采血：一般指禁食 8 h 后采血，常在早餐前采血，常用于临床化学定量测定，受饮食、体力活动、生理活动等影响最小，易于发现和观察病理情况，且重复性较好。

（2）随时或急诊采血：指无时间限制或无法规定时间而必须采血，主要用于体内代谢较稳定或受体内因素干扰较少的物质检测，或者是急诊、抢救患者必须做的检验。

（3）特定时间采血：根据不同的检测要求有不同的指定时间，如葡萄糖耐量试验、血药浓度监测、激素水平测定等。

4. 采血容器　真空定量采血系统包括穿刺针和真空试管两部分，试管内根据不同检验目的已加入了一定量的特定添加剂，如抗凝剂、促凝剂或防腐剂等（表5-1），这种采血方式具有计量准确、传送方便、标识醒目、容易保存、一次进针多管采血等优点。

知识链接

真空采血管内添加剂

（1）EDTA：通过螯合凝血过程中的钙离子发挥抗凝作用，适合血细胞计数。血液学检测中可使用 3 种形式的 EDTA 盐（EDTA-K_2、EDTA-K_3、EDTA-Na_2）。

（2）枸橼酸三钠：凝血检测使用的抗凝剂，采用液态形式，血液和添加剂的比例为9:1。枸橼酸浓度常用 3.2% 或 3.8%。由于不同浓度对 APTT 和 PT 检测结果具有显著影响，不建议实验室内部交叉使用两种采血管。

（3）肝素：常用于急诊生化检测，通过阻断凝血酶和 X a 因子发挥抗凝作用，常用肝素锂和肝素钠两种形式。尽管肝素的溶解度高于其他添加剂（如 EDTA），在采血后仍应立即轻柔地完全颠倒混匀 5 次以上以保证足够的抗凝效果。同时，应注意肝素盐对生化离子检测的影响。

（4）分离胶：可将血浆或血清与血细胞隔离开，是血样在一支采血管内完成采集、处理和保存技术的一大进步。

表5-1　真空采血管的种类及主要用途

管帽颜色	添加剂	主要用途
黄色	促凝剂 / 分离胶	生成血清，用于大多数化学试验
红色	促凝剂	生成血清，用于大多数化学试验
绿色	肝素	生成血浆，用于大多数化学试验
紫色	EDTA-K_2 或 EDTA-K_3	血液一般检查
黑色	枸橼酸钠：血液 =1:4	红细胞沉降率测定
蓝色	枸橼酸钠：血液 = 1:9	凝血试验
灰色	氟化钠 / 草酸钾	葡萄糖、乳酸测定（当不能及时测定时）

每种采血管内含有特定的添加剂，适合不同的检验项目，使用时不能发生错误，也不能把一管内的血液污染到另一管内，例如即使污染一滴紫色帽试管（含高浓度的 EDTA 钾盐）内的血液，也会使血钾明显升高，而钙和镁明显降低，同时肌酸激酶和碱性磷酸酶活性降低。再如将绿色帽管内的血液污染到蓝色帽管内，由于肝素使血液中凝血因子失去活性，导致蓝色帽管内的血液进行凝血试验时，凝血因子活性大大降低，得出错误的结论。

（二）尿液标本采集与处理

1. 标本种类

（1）随机尿：留取任意时间的尿液，便于门诊、急诊患者应用，但易受饮食、运动、用药等因素影响，检查结果波动性较大，重复性差。有些病理变化不易检出，导致漏诊。

（2）晨尿：清晨起床后第一次排出的尿液称为首次晨尿，尿液较浓缩和酸化，有形成分较稳定，也可避免饮食干扰，结果较准确。

（3）定时尿：主要用于尿中化学成分的定量和有形成分、尿量、尿比重的观察。常用的是 24 h 尿，第一天早晨 8 时排空膀胱，弃去尿液，至第二天早晨 8 时，收集 24 h 内所有的尿液。

（4）中段尿、导尿、耻骨上膀胱穿刺尿等：使用无菌容器收集尿液，多用于细菌培养。

2. 尿液标本采集　①标本留取于清洁、干燥的容器内送检；②不能配合的婴幼儿应先消毒会阴部后，将塑料采集袋黏附于尿道外口收集尿液，避免粪便混入；③女性患者应冲洗外阴后留取中段尿，防止混入阴道分泌物及经血；④男性患者应避免精液、前列腺液混入尿液；⑤标本留取后应立即送检，以免因光照、细菌生长等造成化学物质和有形成分的改变和破坏；⑥若不能及时检查，可将尿液置于 4 ℃冷藏保存 6～8 h 或加入适当防腐剂。

（三）粪便标本采集与处理

1. 留取新鲜粪便，盛于洁净、干燥、无吸水的有盖容器内，不得混有尿液、消毒剂及污水等，以免有形成分被破坏、病原菌死亡及污染腐生性原虫等。

2. 采集时挑取粪便含有病理成分为黏液或脓血的部分，外观无异常的粪便应从粪便表面、深处及粪端多处取材，采取量应至少相当于拇指大小。

3. 标本采集后应于 1 h 内检查完毕，否则可因 pH 改变及消化酶等影响导致有形成分破坏分解。

4. 无粪便排出而又必须检查时可用采便管采取标本，灌肠后的粪便不适于做检查。

5. 检查阿米巴痢疾滋养体时应于排便后立即检查。寒冷季节标本送检需保温。

6. 检查蛲虫卵需用透明薄膜拭子于清晨排便前自肛门周围皱襞处拭取后镜检。

三、检验报告单的阅读

（一）检验报告单内容

检验报告单的内容至少包括：实验室名称，患者姓名、性别、年龄、住院病历或者门诊病历号，检验项目、检验结果和单位、参考区间、异常结果提示、操作者姓名、审核者姓名、标本接收时间、报告时间等。

（二）参考区间

参考区间（reference intervals）是指从参考下限到参考上限的区间，通常是参考分布中间 95% 区间，在某些情况下只有一个参考限有临床意义，通常是参考上限，这时的参考区间是 0 到参考上限。必须强调的是由于不同国家、地区、民族、生活环境、饮食、遗传背景等的差异性，需建立符合本地区人群特征的参考区间，并且随着方法学和检测技术不断更新，许多检验项目的参考区间也在变化。

（三）危急值

危及生命的极度异常的检验结果称为危急值（critical value），说明患者可能正处于有生命危险的边缘状态，立即给予有效治疗可明显改善预后。实验室可采用电话、网络发送、手机短信等多种方式向临床报告危急值，以电话报告为基本报告途径，其他途径为参考途径。危急值报告信息至少包括患者识别信息（姓名、病历号、病房/病床号等）、危急值项目及危急值、报告时间（精确到分）、报告实验室、报告人与接收人全名，接收人须"回读"危急值，且报告人和接收人均须完整记录危急值报告信息。当临床医护人员得到危急值报告后一定要结合患者临床表现做出判断，确认危急值准确无误后，迅速采取相应处理措施。

小 结

1. 实验室检查是通过相应的技术手段对患者的血液、尿液、分泌物、排泄物等标本进行检测。实验室检查所用的标本种类主要包括血液、尿液和粪便。血液、尿液、粪便常规检验的标本需按相应要求采集与处理。

2. 影响实验室检查结果的主要因素涉及标本采集前、标本采集中和标本采集后。在保存及运送标本过程中应遵循以下原则：唯一标识原则、生物安全原则、及时运送原则。

3. 阅读检验报告单时应对参考区间有正确的理解和认识；注意危急值的报告与处理。

（刘红霞）

随堂测 5-1

第二节 血液检查

案例 5-2

男性，28 岁，因近 2 日来发热、腹痛而来急诊。查体：体温 39.6 ℃。血液一般检查结果：白细胞 18.0×10^9/L，中性分叶核粒细胞 70%，中性杆状核粒细胞 12%，中性晚幼粒细胞 1%，可见中毒颗粒，淋巴细胞 14%，单核细胞 3%，血红蛋白 145 g/L，血小板 180×10^9/L。

请回答：

1. 血液一般检查包括哪些项目？
2. 该患者血液一般检查结果有哪些异常？对诊断有何帮助？

一、血液一般检查

血液一般检查主要是对外周血液细胞成分（红细胞、白细胞及血小板）的数量和质量进行检查，主要指标包括：红细胞计数、血红蛋白浓度、血细胞比容、红细胞平均指数、白细胞总数及分类计数、血小板计数等，由于取材方便，操作简单，对血液及其他系统疾病的诊断、治疗监测等有着广泛的临床意义。

（一）血液一般检查主要指标的参考区间

表5-2列举了中国成年人静脉血血细胞计数主要指标的参考区间。

表5-2　中国成年人静脉血血细胞计数参考区间

项目	单位	性别	参考区间
红细胞计数	$\times 10^{12}/L$	男	4.0 ～ 5.5
		女	3.5 ～ 5.0
血红蛋白	g/L	男	120 ～ 160
		女	110 ～ 150
血细胞比容	L/L	男	0.40 ～ 0.50
		女	0.37 ～ 0.48
平均红细胞体积	fl	男/女	80 ～ 100
平均红细胞血红蛋白含量	pg	男/女	27 ～ 34
平均红细胞血红蛋白浓度	g/L	男/女	320 ～ 360
白细胞计数	$\times 10^{9}/L$	男/女	4 ～ 10
中性粒细胞百分数	%	男/女	50 ～ 75
淋巴细胞百分数	%	男/女	20 ～ 40
嗜酸性粒细胞百分数	%	男/女	0.5 ～ 5
嗜碱性粒细胞百分数	%	男/女	0 ～ 1
单核细胞百分数	%	男/女	3 ～ 8
中性粒细胞绝对值	$\times 10^{9}/L$	男/女	2 ～ 7.5
淋巴细胞绝对值	$\times 10^{9}/L$	男/女	0.8 ～ 4
嗜酸性粒细胞绝对值	$\times 10^{9}/L$	男/女	0.05 ～ 0.5
嗜碱性粒细胞绝对值	$\times 10^{9}/L$	男/女	0 ～ 0.1
单核细胞绝对值	$\times 10^{9}/L$	男/女	0.12 ～ 0.8
血小板计数	$\times 10^{9}/L$	男/女	100 ～ 300

（以上数据摘自中华人民共和国卫生行业标准 WS/T 405—2012）

（二）红细胞检查的临床意义

1. 红细胞计数及血红蛋白测定

（1）红细胞和血红蛋白增多

相对性增多：见于严重呕吐、腹泻、大量出汗、大面积烧伤、尿崩症、甲状腺功能亢进危象、糖尿病酮症酸中毒等。

绝对性增多：①原发性，是一种原因未明的以红细胞增多为主的骨髓增殖性肿瘤，总血容量增加，白细胞和血小板也不同程度增多；②继发性，胎儿、新生儿、高原地区居民、阻塞性肺气肿患者、肺源性心脏病患者等的促红细胞生成素（EPO）代偿性增加，导致红细胞和血红蛋白增多。

（2）红细胞和血红蛋白减少：指单位容积循环血液中红细胞数、血红蛋白量及血细胞比容低于参考区间下限，通常称为贫血（anemia）。按贫血的严重程度可将贫血分为：①轻度贫血，血红蛋白为 90 g/L 至小于参考区间下限；②中度贫血，血红蛋白 60 ～ 90 g/L；③重度贫血，血红蛋白 30 ～ 60 g/L；④极度贫血，血红蛋白 < 30 g/L。

2. 红细胞形态学检查　有助于确定贫血的病因及鉴别诊断。

知识链接

红细胞形态学检查

正常红细胞形态：呈双凹圆盘形，直径6~9μm，平均7.5μm，这种结构表面积大，变形性好，有利于红细胞完成其生理功能。

异常红细胞形态：

（1）红细胞大小改变，包括小红细胞、大红细胞、巨红细胞、红细胞大小不等。

（2）红细胞形态改变，包括球形红细胞、椭圆形红细胞、靶形红细胞、镰形红细胞、口形红细胞、棘细胞、红细胞形态不整。

（3）红细胞内血红蛋白含量的改变，包括正常色素性、低色素性、高色素性、嗜多色性。

（4）红细胞内结构的异常，包括嗜碱性点彩红细胞、染色质小体、卡波环、有核红细胞等。

3. 血细胞比容（hematocrit，HCT）及红细胞平均指数

（1）血细胞比容测定：血细胞比容主要用于诊断贫血及判断贫血的严重程度。

HCT增高：见于各种原因引起的血液浓缩，测定血细胞比容，可了解血液浓缩程度，作为补液计算的依据。

HCT减低：见于各种贫血。常用HCT、红细胞及Hb来计算红细胞平均指数，有助于贫血的鉴别诊断。

（2）三种红细胞平均指数：①平均红细胞体积（mean corpuscular volume，MCV）；②平均红细胞血红蛋白含量（mean corpuscular hemoglobin，MCH）；③平均红细胞血红蛋白浓度（mean corpuscular hemoglobin concentration，MCHC）。根据以上3项红细胞平均指数可对贫血进行形态学分类（表5-3）。

表5-3　根据MCV、MCH、MCHC对贫血进行形态学分类

形态学分类	MCV（fl）	MCH（pg）	MCHC（g/L）	病因举例
大细胞性贫血	＞100	＞34	320~360	缺乏叶酸和（或）维生素B_{12}引起的巨幼细胞性贫血
正常细胞性贫血	80~100	27~34	320~360	再生障碍性贫血、急性失血性贫血、多数溶血性贫血、骨髓病性贫血等
小细胞低色素性贫血	＜80	＜27	＜320	缺铁性贫血、珠蛋白生成障碍性贫血、铁粒幼细胞性贫血
单纯小细胞性贫血	＜80	＜27	320~360	慢性感染、炎症、肝病、尿毒症、恶性肿瘤等引起的贫血

4. 网织红细胞计数　网织红细胞（reticulocyte）指晚幼红细胞到成熟红细胞之间的尚未完全成熟的红细胞。

【参考区间】百分数：成人0.5%~1.5%，新生儿3%~6%；绝对值：（24~84）×10⁹/L。

【临床意义】

（1）反映骨髓的造血功能：溶血性贫血时外周血网织红细胞可高达20%或更高，再生障碍性贫血时网织红细胞低于15×10⁹/L常作为诊断指标之一。

（2）作为疗效观察指标：凡骨髓增生功能良好的患者，在给予抗贫血药后，网织红细胞升高；若网织红细胞不见升高，说明这种治疗无效或骨髓造血功能有障碍。

5．红细胞沉降率测定　红细胞沉降率（erythrocyte sedimentation rate，ESR）指红细胞在一定条件下沉降的速率，简称血沉。

【参考区间】成年男性：0 ～ 15 mm/h，成年女性：0 ～ 20 mm/h。

【临床意义】

（1）生理性变化：女性月经期血沉增快，妊娠 3 个月以上血沉逐渐增快，直到分娩后 3 周逐渐恢复正常。60 岁以上的老年人因纤维蛋白原含量逐渐增高使血沉增快。

（2）病理性变化：血沉测定并无特异性意义，但结合病史、临床表现，对疾病的诊断、鉴别诊断有一定的意义。①急性感染类型的鉴别：急性细菌性炎症时，血沉增快；病毒性感染时血沉变化不大。②风湿性疾病、结核病变活动与否观察：活动期血沉增快；静止期血沉减慢。③组织损伤或坏死的鉴别：大面积组织损伤或手术创伤等时血沉增快。急性心肌梗死常于发病 3 ～ 4 天血沉增快，可持续 1 ～ 3 周；心绞痛时血沉正常。④良性与恶性肿瘤的鉴别：恶性肿瘤血沉常明显增快；良性肿瘤血沉多正常。⑤各种原因引起的高球蛋白血症血沉常明显增快。⑥贫血时血沉增快。

（三）白细胞检查的临床意义

人体外周血的白细胞包括中性粒细胞、嗜酸性粒细胞、嗜碱性粒细胞、淋巴细胞和单核细胞 5 种。它们通过不同方式、不同机制消灭病原体、清除过敏原、参加免疫反应等保证机体健康。

1．中性粒细胞

（1）中性粒细胞数量的变化

中性粒细胞生理性增多：①年龄因素，初生儿白细胞较高，以中性粒细胞为主，到 6 ～ 9 天与淋巴细胞大致相等，以后淋巴细胞逐渐增多，到 4 ～ 5 岁两者又大致相等，以后以中性粒细胞为主，逐渐接近于成年人水平。②日间变化，早晨较低，下午较高；静息状态较低，活动、进食后较高；剧烈运动、剧痛、激动时可显著增多。③妊娠、分娩时，中性粒细胞可增多。

中性粒细胞病理性增多：①急性感染，尤其是急性化脓性感染。中性粒细胞增多程度与感染微生物的种类、感染灶的范围、感染的严重程度、患者的反应能力有关。②严重的组织损伤或大量血细胞破坏，如大手术后、急性心肌梗死、急性溶血反应等。③急性大出血，特别是急性内出血，如脾破裂、异位妊娠输卵管破裂后中性粒细胞迅速增多，可作为急性内出血的一个诊断参考指标。④急性中毒，化学药物、生物毒素、代谢性中毒，如糖尿病酮症酸中毒、慢性肾炎尿毒症时常见增多。⑤恶性肿瘤。

中性粒细胞减少：①某些感染，如伤寒杆菌、流感、麻疹、风疹等感染时可减少；②某些血液病，如再生障碍性贫血、粒细胞减少症、粒细胞缺乏症等；③理化因素损伤，X 线辐射，化学药物如解热镇痛药、氯霉素、磺胺类药、抗肿瘤药、抗甲状腺药及免疫抑制剂等；④脾功能亢进；⑤某些自身免疫性疾病等。

（2）中性粒细胞核象变化

核左移：指外周血中杆状核细胞增多和（或）出现晚幼粒、中幼粒、早幼粒细胞等。最常见于急性化脓性细菌感染。

核右移：正常人外周血中性粒细胞以 3 叶核为主，若 5 叶核以上者超过 3% 称为核右移。主要见于巨幼细胞性贫血、应用一些抗肿瘤代谢的药物后。

（3）中性粒细胞形态学变化：①大小不等；②中毒颗粒；③空泡变性；④核变性。

2．嗜酸性粒细胞

（1）嗜酸性粒细胞增多：①过敏性疾病，如支气管哮喘、食物过敏等；②肠道寄生虫感染；

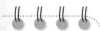
③血液病，如慢性粒细胞白血病、恶性淋巴瘤、嗜酸性粒细胞白血病等。

（2）嗜酸性粒细胞减少：见于伤寒、副伤寒、手术后严重组织损伤、应用肾上腺皮质激素或促肾上腺皮质激素后。

3．嗜碱性粒细胞　增多见于慢性粒细胞白血病、骨髓纤维化、嗜碱性粒细胞白血病等。

4．淋巴细胞

（1）淋巴细胞数量的变化

淋巴细胞增多：见于①某些细菌或病毒感染，如风疹、流行性腮腺炎、传染性单核细胞增多症、病毒性肝炎、流行性出血热、百日咳、结核等；②组织移植后的排斥反应；③淋巴细胞白血病、淋巴瘤；④再生障碍性贫血时淋巴细胞相对增多。

淋巴细胞减少：主要见于接触放射线、应用肾上腺皮质激素或促肾上腺皮质激素、免疫缺陷性疾病等。在急性化脓性细菌感染时，由于中性粒细胞显著增多，导致淋巴细胞相对减少。

（2）淋巴细胞形态学变化：在传染性单核细胞增多症、病毒性肝炎、流行性出血热等疾病时淋巴细胞可增生，并出现形态学改变，称为异型淋巴细胞。

5．单核细胞

（1）生理性增多：出生后2周的婴儿单核细胞可达15%或更多，正常儿童也比成年人稍多。

（2）病理性增多：①某些感染，如亚急性感染性心内膜炎、疟疾、黑热病、结核及急性感染的恢复期；②某些血液病，如急性单核细胞白血病、粒细胞缺乏症的恢复期、恶性组织细胞病、淋巴瘤、骨髓增生异常综合征等。

（3）单核细胞减少意义不大。

（四）血小板计数的临床意义

1．血小板减少　①血小板生成障碍：如再生障碍性贫血、白血病、放射线损伤、骨髓纤维化等；②血小板破坏或消耗亢进：如弥散性血管内凝血（DIC）、原发免疫性血小板减少症（ITP）等；③血小板分布异常：如肝硬化、输入大量库存血或大量血浆引起血液稀释。

2．血小板增多　①原发性增多：如慢性粒细胞白血病、真性红细胞增多症、原发性血小板增多症等；②反应性增多：如急性或慢性炎症等。

二、出血性与血栓性疾病的实验室检查

生理情况下，机体通过复杂的调控机制，使血液在血管内始终处于流动状态，当发生出血时又能及时止血。病理情况下，血液可从血管内溢出发生出血，或者血液在血管内凝固形成血栓。血栓与止血的实验室检查对出血性和血栓性疾病的诊断、鉴别诊断和治疗监测有着重要意义。

（一）出血时间测定

将皮肤刺破后，让血液自然流出到自然停止所需的时间称为出血时间（bleeding time，BT）。BT的长短主要反映血小板数量、功能及血管壁通透性、脆性的变化。

【参考区间】WHO推荐用模板法或出血时间测定器：6.9 min±2.1 min。

【临床意义】

BT延长见于：①血小板数量明显减少，如原发性和继发性血小板减少性紫癜；②血小板功能异常，如血小板无力症和巨血小板综合征；③严重缺乏某些凝血因子，如弥散性血管内凝血、血管性血友病；④血管异常，如遗传性出血性毛细血管扩张症；⑤药物影响，如服用抗血小板药物（阿司匹林等）、抗凝药（肝素等）。

（二）血浆凝血酶原时间测定

在被检血浆中加入 Ca^{2+} 和组织因子或组织凝血活酶，测定的血浆凝固时间，称为血浆凝血酶原时间（plasma prothrombin time，PT）。本试验常作为外源性凝血活性的综合性筛查指标。

【参考区间】

（1）凝血酶原时间：11 ~ 14 s，超过正常对照 3 s 以上有临床意义。

（2）凝血酶原时间比值（prothrombin time ratio，PTR）：即受检血浆的 PT/ 正常人血浆的 PT，参考区间为 0.82 ~ 1.15。

（3）国际标准化比值（international normalized ratio，INR）：即 PTR^{ISI}，参考区间为 0.8 ~ 1.2。ISI 为国际灵敏度指数（international sensitivity index）。

【临床意义】

（1）PT 延长：见于外源性凝血途径的凝血因子 Ⅱ、Ⅴ、Ⅶ、Ⅹ 和纤维蛋白原先天性缺陷或获得性缺乏，后者见于严重肝病、维生素 K 缺乏、纤溶亢进、DIC 后期等。

（2）PT 缩短：见于血液呈高凝状态，如 DIC 早期、心肌梗死、脑血栓形成、深部静脉血栓形成等。

（3）INR 是口服抗凝药（如华法林）治疗的首选监测指标，国人的 INR 维持在 2.0 ~ 3.0 为宜。

（三）活化部分凝血活酶时间测定

在乏血小板血浆中加入部分凝血活酶、Ca^{2+} 及接触因子的激活剂，观察凝固的时间，即活化部分凝血活酶时间（activated partial thromboplastin time，APTT）。本试验常作为内源性凝血活性的综合性筛查指标。

【参考区间】 30 ~ 45 s，超过正常对照 10 s 以上有临床意义。

【临床意义】

（1）APTT 延长：见于①先天性凝血因子异常，如血友病 A 和血友病 B。②后天性凝血因子缺乏，如严重肝病、维生素 K 缺乏、DIC、纤溶亢进等。③循环抗凝物增加，如系统性红斑狼疮（systemic lupus erythematosus，SLE）。④普通肝素抗凝治疗的监测。患者使用普通肝素治疗后 APTT 延长，一般维持在正常对照的 1.5 ~ 2.5 倍比较合适。

（2）APTT 缩短：见于 DIC 高凝期及其他血栓性疾病等。

（四）FDP、D-dimer 测定

纤维蛋白降解产物（fibrin degradation products，FDP）在原发性和继发性纤溶时都会升高。D- 二聚体（D-dimer）是继发性纤溶的标志。

【参考区间】 FDP：< 5 mg/L，D-dimer：< 0.3 mg/L。

【临床意义】

（1）FDP 增高是体内纤溶亢进的标志，但不能鉴别原发性和继发性纤溶。

（2）D-dimer 是继发性纤溶的标志物，DIC 时，血浆 FDP 和 D-dimer 均显著增高，两者联合测定更有利于提高 DIC 实验诊断的敏感性和特异性。

（五）凝血酶时间测定

在受检血浆中加入标准凝血酶溶液，到开始出现纤维蛋白丝的时间，即凝血酶时间（thrombin time，TT）。

【参考区间】 16 ~ 18 s，超过正常对照 3 s 以上有临床意义。

【临床意义】

TT 延长可见于：①低（无）纤维蛋白原血症、异常纤维蛋白原血症；②纤溶亢进，FDP 增多，如 DIC 时；③肝素样抗凝物质增多，如严重肝病、胰腺疾病及过敏性休克等；④血循环中抗凝血酶Ⅲ（antithrombin Ⅲ，AT-Ⅲ）活性明显增强；⑤普通肝素抗凝治疗及溶栓治疗的监测。

小 结

1. 血液一般检查主要是对外周血液细胞成分（红细胞、白细胞及血小板）的数量和质量进行检查。应熟悉红细胞计数、血红蛋白、网织红细胞计数、红细胞沉降率、白细胞计数与分类、血小板计数的参考区间以及常见异常改变的临床意义。

2. 出血性与血栓性疾病常用的实验室检查项目包括：出血时间，主要反映血小板数量、功能及血管壁通透性、脆性的变化；血浆凝血酶原时间，常作为外源性凝血活性的综合性筛查指标；活化部分凝血活酶时间，是内源性凝血活性的综合性筛查指标；FDP在原发性和继发性纤溶时均升高，而 D-dimer 是继发性纤溶的标志。

（刘红霞）

随堂测 5-2

第三节　尿液一般检查

泌尿系统的主要功能是生成和排泄尿液，调节内环境的酸碱和电解质平衡。尿液一般检查能够初步反映泌尿系统病变，也可以间接反映全身代谢及循环等系统的功能，是实验室常规检验项目之一。

一、尿液外观和理学检查

（一）尿量

【参考区间】成人 24 h 尿量为 1000 ～ 2000 ml。

【临床意义】

（1）尿量增多：成人 24 h 尿量多于 2500 ml，称为多尿（polyuria）。饮水过多、静脉输液、服用利尿剂等均可引起生理性多尿。病理性多尿见于：①肾疾病，如急性肾功能不全多尿期、慢性肾炎后期、慢性肾盂肾炎等；②心血管疾病，如慢性心力衰竭、高血压肾病等；③内分泌疾病，如糖尿病、尿崩症等；④精神性多尿。

（2）尿量减少：成人 24 h 尿量少于 400 ml 或每小时尿量持续少于 17 ml，称为少尿

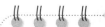

（oliguria）；24 h 尿量少于 100 ml 称为无尿（anuria）。常见原因包括：①肾前性，如休克、严重脱水、心力衰竭、失血过多等；②肾性，如急性肾小球肾炎、慢性肾炎急性发作、急性肾衰竭少尿期、急性肾小管坏死等；③肾后性，各种原因导致的尿路梗阻。

（二）尿液外观

【参考区间】淡黄色、清晰透明。

【临床意义】

（1）无色：见于尿量增多，如饮水、输液过多或病理情况下导致的尿崩症、糖尿病等。

（2）淡红色或红色：为血尿（hematuria），如每升尿液中含血量超过 1 ml，为肉眼血尿（gross hematuria）；如尿液外观无明显变化，但离心沉淀后红细胞超过 3 个 /HP，为镜下血尿（microscopic hematuria）。因出血量不同可呈淡红色、血红色、洗肉水样。血尿常见于泌尿系统炎症、结核、肿瘤、结石、出血性疾病等。

（3）茶色或酱油色：为血红蛋白尿（hemoglobinuria），当血管内溶血时，血浆中大量游离血红蛋白超过肾小管的重吸收能力进而从尿液中排出，常见于阵发性睡眠性血红蛋白尿、蚕豆病、血型不合的输血反应等。

（4）深黄色：当尿液的泡沫也呈黄色时，为胆红素尿（bilirubinuria），久置于空气中胆红素可被氧化为胆绿素，呈棕绿色，常见于梗阻性黄疸或肝细胞性黄疸。服用呋喃唑酮（痢特灵）、大黄、核黄素等药物也可使尿液变黄，但尿液的泡沫不黄。

（5）乳白色：①脓尿（pyuria）和菌尿（bacteriuria），见于泌尿系感染性疾病，如肾盂肾炎、膀胱炎、尿道炎或前列腺炎等。②脂肪尿（lipiduria），见于肾病、挤压伤、骨折、肾病综合征、肾小管变性等。③乳糜尿（chyluria），见于丝虫病、肿瘤、腹部创伤等所致淋巴回流受阻。

（6）浑浊：尿液浑浊可因红细胞、白细胞（脓细胞）、细菌、结晶、乳糜等引起，尿液浑浊程度与混悬物质的种类和数量有关。

（三）尿液气味

【参考区间】健康人新鲜尿液有微弱芳香气味，并受食物影响。尿液久置后因尿素分解可产生氨臭味。

【临床意义】新排出的尿液即有氨臭味提示有慢性膀胱炎或慢性尿潴留；蒜臭味提示有机磷农药中毒；鼠臭味提示苯丙酮尿症；糖尿病酮症酸中毒患者尿液呈烂苹果味。

（四）尿比重

尿比重（urine specific gravity）又称尿比密，受肾小管重吸收和浓缩功能影响，与尿中可溶性物质的数目和质量呈正比，与尿量呈反比。

【参考区间】成人普通膳食情况下尿比重为 1.015 ～ 1.025，晨尿最高，一般 > 1.020。婴幼儿偏低。

【临床意义】

（1）增高：常见于急性肾小球肾炎、肾病综合征、血容量不足导致的肾前性少尿、糖尿病等。

（2）减低：常见于大量饮水、尿崩症、肾衰竭等影响尿液浓缩功能的疾病。

二、尿液化学检查

尿液化学检查包括尿液的酸碱度、蛋白质、葡萄糖、酮体、胆红素、尿胆原、血红蛋白、白细胞酯酶、亚硝酸盐等的检查。临床上常用干化学试纸条浸上尿液，可快速定性或半定量报告尿液中化学成分的含量。

（一）尿液酸碱度

【参考区间】 在普通膳食条件下新鲜尿液多呈弱酸性，pH 为 6.0 ~ 6.5，可波动在 4.6 ~ 8.0。

【临床意义】

（1）病理性酸性尿：见于酸中毒、糖尿病、低钾血症、痛风等。

（2）病理性碱性尿：见于碱中毒、醛固酮增多症、高钾血症、尿路感染、应用碱性药物等。

科研小提示

改良尿液采集方法（采用 0.02% 呋喃西林液清洗会阴并置医用棉球在阴道口后留取中段尿液）可改善女性体检人员尿液 pH、提高尿常规检查结果准确性，但仍需继续开展更多研究。

（二）尿蛋白

【参考区间】 定性为阴性，定量 0 ~ 80 mg/24 h。

【临床意义】 24 h 排出蛋白质超过 150 mg 称为蛋白尿（proteinuria）。

（1）生理性蛋白尿：又称功能性蛋白尿，见于剧烈运动、发热、受寒、精神紧张、交感神经兴奋等所致的暂时性、轻度的蛋白尿。

（2）体位性蛋白尿：又称直立性蛋白尿（orthostatic proteinuria），其特点是卧位休息时尿蛋白定性为阴性，起床活动后出现蛋白尿，常见于瘦高体型的青少年。

（3）病理性蛋白尿

肾前性蛋白尿：多为溢出性蛋白尿，当血中出现大量低分子量蛋白质，如本周蛋白及血红蛋白等，超过肾阈时即可在尿中出现。

肾性蛋白尿：①肾小球性蛋白尿，为肾小球滤膜损伤，毛细血管壁通透性增加或电荷屏障作用减弱所致，尿蛋白以白蛋白增多为主。见于急性肾小球肾炎、肾缺血、缺氧、淤血、糖尿病肾病、系统性红斑狼疮性肾病等。②肾小管性蛋白尿，为近曲小管对低分子量蛋白质重吸收功能减退而致的蛋白尿，见于肾盂肾炎、间质性肾炎、肾小管性酸中毒、重金属（汞、铬、铋）中毒等。③混合性蛋白尿，为肾病变同时累及肾小球和肾小管而导致的蛋白尿。

知识链接

蛋白尿在慢性肾病进展中的新认识

正常的肾小球滤过膜允许小分子量蛋白质顺利通过，经肾小球滤过的原尿中 90% 以上的蛋白质被近曲小管重吸收。故尿蛋白的出现大部分是由肾小球和（或）肾小管功能异常引起的。如糖尿病肾病、IgA 肾病、局灶节段性肾小球硬化、高血压肾损伤等慢性肾病（chronic kidney disease，CKD）患者，因免疫和（或）非免疫因素导致肾小球滤过屏障或肾小管损伤，从而导致蛋白尿的产生。

蛋白尿的产生与 CKD 病程发展相互促进。蛋白尿不仅是大多数 CKD 患者共同的临床表现，而且还可以通过诱导足细胞损伤等导致肾小球硬化；通过蛋白尿的直接毒性作用、激活补体和炎性小体，引起氧化应激和促进凋亡等途径导致肾小管间质炎症和纤维化，从而促进 CKD 疾病进展。因此，更全面地认识蛋白尿在 CKD 进展中的作用，对延缓 CKD 进展和研究 CKD 治疗新靶点具有重要意义。

肾后性蛋白尿：见于泌尿道炎症、出血，或有阴道分泌物、精液混入尿液，一般无肾本身的病变。

（三）尿糖

【参考区间】阴性。

【临床意义】健康人尿中有微量葡萄糖。当血中葡萄糖浓度超过肾糖阈（8.88 mmol/L）时，尿葡萄糖定性为阳性，尿液被称为糖尿（glucosuria）。

（1）血糖增高性糖尿：常见于内分泌疾病，如糖尿病、库欣综合征、甲状腺功能亢进、肢端肥大症、嗜铬细胞瘤等。

（2）血糖正常性糖尿：又称为肾性糖尿（renal glucosuria），其血糖浓度正常，但肾小管病变导致其重吸收葡萄糖的能力下降，进而出现糖尿。①家族性肾性糖尿为先天性近曲小管对糖的吸收功能缺损所致。②后天获得性肾性糖尿见于慢性肾炎、药物中毒及肾病综合征等。

（3）暂时性糖尿：见于进食大量糖类或静脉输注大量葡萄糖、颅脑外伤、脑血管意外、大面积烧伤、急性心肌梗死等。

（四）尿酮体

酮体是脂肪代谢的中间产物，包括乙酰乙酸、β-羟丁酸和丙酮。当糖代谢障碍、脂肪分解过多、酮体产生速度超过机体组织利用的速度时，会出现酮血症，酮体血浓度超过肾阈值时，可产生酮尿（ketonuria）。

【参考区间】阴性。

【临床意义】尿酮体阳性见于：①糖尿病出现酮血症或酮症酸中毒时。②服用双胍类降糖药，如苯乙双胍时。③非糖尿病性酮尿，如高热、严重呕吐（包括孕妇妊娠剧吐）、长期饥饿、禁食、剧烈运动、全身麻醉后、肝硬化等。

（五）尿胆红素

【参考区间】阴性。

【临床意义】尿胆红素增高见于：①肝内、外胆管阻塞，如胆石症、胰头癌、胆管肿瘤及门脉周围炎症等。②肝细胞损害，如病毒性肝炎、酒精性肝炎、药物或中毒性肝炎。③先天性高胆红素血症。

（六）尿胆原

【参考区间】弱阳性。

【临床意义】

（1）尿胆原增多：见于①病毒性肝炎、药物或中毒性肝损伤等。②红细胞破坏过多时，如溶血性贫血或巨幼细胞性贫血等。③肠道对尿胆原回吸收增加、尿中尿胆原排出增多时，如肠梗阻、顽固性便秘等。

（2）尿胆原减少：见于①胆道梗阻，如胆石症、胆管肿瘤、胰头癌等，完全梗阻时尿胆原缺如。②新生儿及长期服用广谱抗生素时肠道细菌缺乏，尿胆原生成减少。

（七）尿亚硝酸盐

【参考区间】阴性。

【临床意义】用于尿路感染的筛查，当尿液中存在能产生硝酸盐还原酶的细菌（如大肠埃希菌）时可呈阳性。阳性结果建议结合尿白细胞及临床资料综合分析。阴性结果并不能除外尿路感染。

（八）尿血红蛋白

【参考区间】阴性。

【临床意义】血尿和血红蛋白尿时呈阳性，见本节尿液外观。

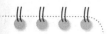

（九）尿白细胞酯酶

【参考区间】阴性。

【临床意义】尿中性粒细胞增多时可呈阳性。

三、尿液有形成分检查

尿液有形成分（visible composition of urine）包括尿液中的细胞、管型、结晶、微生物等，可通过显微镜或尿液有形成分分析仪来检查不离心或离心后沉渣中的这些有形成分的数量和形态。

【参考区间】

红细胞：玻片法 0～3 个 /HP；定量检验 0～5 个 /ml

白细胞：玻片法 0～5 个 /HP；定量检验 0～10 个 /ml

肾小管上皮细胞：无

移行上皮细胞：少量

鳞状上皮细胞：少量

透明管型：0～1 个 /LP

病理管型：无

结晶：可见磷酸盐、草酸钙、尿酸等生理性结晶

【临床意义】

（1）细胞

红细胞：见于泌尿系统炎症、肿瘤、结核、结石、创伤、肾移植排斥反应、出血性疾病、前列腺炎、盆腔炎等。

白细胞：见于肾盂肾炎、膀胱炎、尿道炎；女性阴道炎、宫颈炎及附件炎时可因分泌物进入尿中，导致白细胞增多。

上皮细胞：①鳞状上皮细胞，正常尿中可见少量，无临床意义，如大量出现同时伴白细胞增多应考虑泌尿生殖系炎症。②移行上皮细胞，在肾盂、输尿管或膀胱颈部炎症时可增多。③肾小管上皮细胞，在急性肾小管肾炎、肾移植术后及肾小管损伤时可出现。

（2）管型（cast）：是蛋白质、细胞及其崩解产物在肾小管、集合管内凝固而形成的圆柱体。

透明管型（hyaline cast）：健康人偶见。剧烈运动、发热、麻醉、心功能不全时，尿中可出现透明管型。急、慢性肾小球肾炎，肾病、肾盂肾炎、肾淤血等时尿中可见增多。

细胞管型（cellular cast）：指含有细胞成分的管型。根据细胞类别分为：①红细胞管型，提示肾单位内有出血，常见于急性肾小球肾炎、慢性肾炎急性发作、急性肾小管坏死、肾出血、肾移植术后产生排斥反应、狼疮性肾炎等。②白细胞管型，提示肾实质有活动性感染，常见于急性肾盂肾炎、间质性肾炎等。③肾上皮细胞管型，提示肾小管病变，常见于急性肾小管坏死及重金属、化学物质、药物中毒等。

颗粒管型（granular cast）：提示肾实质性病变，常见于急、慢性肾小球肾炎，肾病、肾动脉硬化等。药物中毒损伤肾小管、肾移植术后发生急性排斥反应时亦可见。

脂肪管型（fatty cast）：见于慢性肾炎，更多见于肾病综合征。

蜡样管型（waxy cast）：见于慢性肾小球肾炎晚期、肾功能不全及肾淀粉样变性等。

肾衰竭管型（cast of renal failure）：又称宽大管型，常见于慢性肾衰竭，提示预后不良。

细菌管型（bacterial cast）：含大量细菌、真菌、白细胞的管型，见于感染性肾疾病。

（3）结晶：尿液的结晶多来自食物或盐类代谢，尿液中常见的结晶有草酸钙、磷酸盐、尿酸及尿酸盐等，一般无临床意义。若经常出现于新鲜尿中并伴有红细胞增多，应怀疑可能有

结石。胆红素结晶见于阻塞性黄疸和肝细胞性黄疸。酪氨酸和亮氨酸结晶见于急性肝坏死、肝硬化、白血病、急性磷中毒等。胱氨酸结晶见于遗传性胱氨酸尿症患者。胆固醇结晶见于尿路感染、肾淀粉样变性或脂肪变性患者。磺胺及其他药物结晶提示药物性损伤，见于大量服用磺胺药、解热镇痛药等。

小　结

尿液一般检查能够初步反映泌尿系统病变，也可以间接反映全身代谢及循环等系统的功能，主要内容包括尿液外观和理学检查、化学检查、有形成分检查。尿液外观和理学检查包括尿量、尿液外观、尿液气味和尿比重。尿液化学检查包括尿液的酸碱度、蛋白质、葡萄糖、酮体、胆红素、尿胆原、血红蛋白等。尿液有形成分检查包括尿液中的细胞、管型、结晶、微生物等。应掌握尿液标本采集方法以及参考区间异常的临床意义。

（徐　静）

随堂测 5-3

第四节　粪便检查

一、一般性状检查

（一）粪便量

正常成人大多每天排便 1 次，排便量受食物的种类、性质、量及某些药物的影响。

（二）性状

正常成人粪便为成形软便，病理情况下形状和硬度发生改变。黏液便见于肠道炎症或受刺激、细菌性痢疾、肿瘤或便秘等；鲜血便见于直肠息肉、直肠癌、痔疮、肛裂等；脓性及脓血便见于细菌性痢疾、溃疡性结肠炎、结肠或直肠癌、肠结核等；米泔样便见于霍乱、副霍乱。

（三）颜色

正常成人粪便为黄褐色，婴儿粪便为黄色或金黄色。黑便见于上消化道出血，出血 50 ～ 75 ml 时可出现黑便，若出血量较大、持续时间长可呈黑色、发亮的柏油样便，服用铁剂、铋剂、活性炭也可出现黑便，但无光泽；白陶土便见于各种原因引起的胆道阻塞，钡餐胃肠道造影后，也可呈白色或黄白色粪便。下消化道出血粪便可呈不同程度红色。

（四）气味

受蛋白质的分解产物吲哚、硫化氢、粪臭素等影响，正常粪便有臭味。粪便恶臭见于慢性肠炎、胰腺疾病、消化道大出血、结直肠癌溃烂等；腥臭味见于阿米巴性肠炎；酸臭味见于脂肪酸分解或糖类异常发酵。

（五）寄生虫

粪便寄生虫检查有助于寄生虫感染的确诊。蛔虫、蛲虫、绦虫等较大虫体或其片段肉眼即可辨认；钩虫虫体需将粪便冲洗过滤后才能发现。

二、显微镜检查

通过粪便直接显微镜检查，可以发现细胞、寄生虫卵、真菌、原虫及食物残渣，有助于消化系统疾病的诊断、疗效观察。

（一）细胞

1. 红细胞　正常人粪便中无红细胞，肠道下段炎症或出血，如细菌性痢疾、肠炎、结直肠癌、直肠息肉等可见到红细胞。细菌性痢疾时红细胞少于白细胞，阿米巴痢疾时红细胞多于白细胞。

2. 白细胞　正常人粪便中可偶见，主要是中性粒细胞。肠道炎症时白细胞可增多，如细菌性痢疾、溃疡性结肠炎患者粪便中可见大量白细胞，肠道寄生虫病患者粪便中可见大量嗜酸性粒细胞。

3. 吞噬细胞　为吞噬较大异物的单核细胞，其增多见于细菌性痢疾、溃疡性结肠炎和出血性炎等。

4. 上皮细胞　见于肠道炎症。

5. 肿瘤细胞　见于结肠癌、直肠癌。

（二）食物残渣

粪便中的食物残渣有助于了解消化道功能，如淀粉颗粒见于慢性胰腺炎、胰腺功能不全；脂肪颗粒见于急慢性胰腺炎、胰头癌、吸收不良综合征及小儿腹泻等；肌纤维增多可见于胰腺外分泌功能不全；肠蠕动亢进可见植物纤维增加。

（三）结晶

正常粪便中可见少量、多种、无临床意义的结晶，病理性结晶主要有夏科 - 莱登结晶，常见于阿米巴痢疾、钩虫病及过敏性肠炎等患者。

（四）微生物和寄生虫卵

正常粪便中可见大量细菌，为正常菌群，球菌和杆菌的比例约为 1：10。菌群失调见于长期使用广谱抗生素、免疫抑制剂和各种慢性消耗性疾病。真菌检出以白色假丝酵母菌最多见，常见于长期使用广谱抗生素、免疫抑制剂、激素和化疗后患者。寄生虫卵见于寄生虫感染，常见的有蛔虫卵、血吸虫卵、钩虫卵、蛲虫卵、华支睾吸虫卵等，肠道寄生原虫主要有阿米巴滋养体和包囊、隐孢子原虫等。

三、化学和免疫学检查

粪便化学检查包括酸碱度反应、隐血试验（occult blood test，OBT）、粪胆素、粪胆原等，其中隐血试验临床意义最大。

消化道出血量较少时，红细胞已被破坏，粪便外观无血色、显微镜检查也未能发现红细胞者为隐血（occult blood）。用化学法或免疫学法检测粪便微量出血的试验称为隐血试验。化学法利用血红蛋白中的亚铁血红素具有类似过氧化物酶的活性，催化底物显色，受标本、食物、药物等因素影响，容易出现假阳性或假阴性。免疫法常用单克隆抗体免疫胶体金法，利用抗人血红蛋白单克隆抗体来检测，灵敏度和特异性明显提高，不受食物因素影响。

【参考区间】阴性。

【临床意义】阳性结果对消化道出血有重要诊断价值，消化道溃疡时阳性率为 40% ～ 70%，呈间歇阳性；消化道恶性肿瘤的阳性率达 95%，呈持续阳性，故粪便隐血试验常作为消化道恶性肿瘤诊断的筛查试验，对于无症状的中老年患者早期发现消化道恶性肿瘤具有重要意义。其他如钩虫病、肠结核、流行性出血热等患者此试验也可呈阳性。

知识链接

定量粪便隐血试验在体检人群结直肠癌筛查中的应用

结直肠癌（CRC）是全球范围内第三大常见癌症，每年新增病例超过130万，死亡病例超过60万，且发病率及死亡率均呈上升趋势。结肠镜及粪便隐血试验（fecal occult blood test，FOBT）是结直肠癌筛查的主要手段。有研究通过在大规模体检人群中采用定量免疫化学法FOBT并结合结肠镜检查，评价其在早期结直肠癌筛查中的价值。研究显示，定量免疫化学法FOBT在结直肠进展性肿瘤的筛查中具有较高的灵敏度和特异度，分别为98.55%、56.77%，定量免疫化学法FOBT体检机会性筛查结直肠进展性肿瘤的阴性预测价值为98.88%，定量免疫化学法FOBT阴性提示患结直肠进展性肿瘤的风险较低。该研究提示单独定量免疫化学法FOBT假阳性率较高，可通过结合其他早期筛查手段检测，增加其特异度。定量免疫化学法粪便隐血试验作为一般风险人群结直肠癌早期筛查的手段，具有有效且便捷的特点，在结直肠进展性肿瘤诊断方面具有较高的灵敏度及阴性预测价值，在体检中应用，可筛查出结直肠癌低风险人群。

小　结

粪便检查有助于诊断和筛查消化系统炎症、出血、寄生虫感染及肿瘤等。主要内容包括一般性状检查、显微镜检查、化学和免疫学检查。一般性状检查包括粪便量、性状、颜色、气味和寄生虫。显微镜检查通过粪便直接显微镜检查，可以发现细胞、寄生虫卵、真菌、原虫及食物残渣。粪便化学检查和免疫学检查包括酸碱度反应、隐血试验、粪胆素、粪胆原等。

（徐　静）

随堂测 5-4

第五节　其他体液检查

案例 5-4

男性，15岁，主诉发热、寒战、头痛、恶心、呕吐2天。

身体评估：颈项强直、克尼格征（+），病理反射（−）。

脑脊液检查：外观呈白色浑浊，葡萄糖定量为 0.5 mmol/L，有核细胞计数为 2000×10^6/L。

诊断：化脓性脑膜炎。

请回答：

1. 留取脑脊液后送检应注意什么？为什么？

2. 该患者脑脊液一般性状检查、化学检查、显微镜检查有哪些异常？为什么？

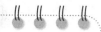

一、脑脊液检查

脑脊液（cerebrospinal fluid，CSF）是来源于脑室和蛛网膜下腔的无色透明液体，健康成人脑脊液总量为 90 ~ 150 ml。血液和脑脊液之间存在血 - 脑脊液屏障，对血浆中各种物质的通透性具有选择性，脑脊液中含有一定的细胞和化学成分，检查脑脊液这些指标的变化有助于诊断神经系统感染、脑出血、颅内占位性病变，以及治疗监测和预后的评估。

脑脊液标本由临床医师进行腰椎穿刺采集，必要时可从小脑延髓池或侧脑室穿刺。穿刺后先做压力测定，然后将脑脊液分别收集于 3 个无菌试管中，每个试管 1 ~ 2 ml，第 1 管可能含少量红细胞，宜做细菌学检查；第 2 管做化学或免疫学检查；第 3 管做一般性状和显微镜检查。标本采集后立即送检，一般不能超过 1 h，如果标本放置时间过久，会因为细胞破坏、葡萄糖分解、细菌溶解等导致检验结果的误差，甚至出现错误的结果。

（一）一般性状检查

【参考区间】无色透明液体，放置 24 h 不形成薄膜，无凝块和沉淀。

【临床意义】

（1）颜色：脑脊液颜色的改变可反映中枢神经系统的疾病，但颜色正常不能排除神经系统疾病。①乳白色多为白细胞增多所致，见于各种化脓性脑膜炎。②黄色见于脑陈旧性出血、脊髓肿瘤压迫或蛛网膜下腔粘连梗阻等。③红色提示脑脊液中混有一定量血液，如果是穿刺损伤所致的出血，第 1 管为血性，第 2 管和第 3 管依次因 RBC 数量减少而颜色变浅或消失；蛛网膜下腔或脑室出血时三管脑脊液呈均匀血性。④微绿色见于铜绿假单胞菌、肺炎链球菌、甲型链球菌感染所致脑膜炎。⑤褐色或黑色见于脑膜黑色素瘤等。

（2）透明度：病毒性脑膜炎、流行性乙型脑炎、神经梅毒等疾病时，脑脊液中细胞数轻度增加，可呈清晰或微浑。结核性脑膜炎时，可呈毛玻璃样浑浊。化脓性脑膜炎时，常呈现明显浑浊。

（3）凝固物：结核性脑膜炎时，脑脊液放置 12 ~ 24 h 后，可见液面形成纤细的网状薄膜。急性化脓性脑膜炎时，脑脊液静置 1 ~ 2 h 后即可出现凝块或沉淀。蛛网膜下腔阻塞时，脑脊液因蛋白质含量显著增高，常呈黄色胶冻状。

（二）化学检查

1. 蛋白质测定

【参考区间】脑脊液中蛋白质的参考区间因年龄和标本来源不同而有差异，成人腰池的蛋白质为 0.2 ~ 0.4 g/L，小脑延髓池内蛋白质为 0.1 ~ 0.25 g/L，脑室内蛋白质为 0.05 ~ 0.15 g/L。新生儿因血脑屏障尚不完善，蛋白质含量相对较高。

【临床意义】脑脊液蛋白质含量增加可见于：①中枢神经系统炎症，如化脓性脑膜炎时明显增加；结核性脑膜炎时中度增加；病毒性脑膜炎时仅轻度增加；②脑或蛛网膜下腔出血时轻度增加；③椎管内梗阻，如脊髓肿瘤、蛛网膜下腔粘连、神经根病变和引起脑脊液循环梗阻时显著增加。

2. 葡萄糖测定

【参考区间】2.5 ~ 4.4 mmol/L（腰池）。

【临床意义】中枢神经系统受细菌或真菌感染时，病原体大量分解葡萄糖，细胞破坏后释放的酶也可降解葡萄糖使脑脊液中葡萄糖降低，尤以化脓性脑膜炎时最为显著；结核性脑膜炎、隐球菌性脑膜炎的脑脊液中葡萄糖亦可轻度降低；病毒性脑膜炎、脑脓肿等其他中枢神经系统疾病时，多无显著变化。

3. 氯化物测定

【参考区间】120 ~ 130 mmol/L（腰池）。

【临床意义】 细菌性脑膜炎时氯化物减少，尤以结核性脑膜炎时降低明显；病毒性脑膜炎、脑脓肿等无显著变化。其他非中枢神经系统疾病，如呕吐、脱水、腹泻等大量丢失氯化物情况造成血氯减低时，脑脊液氯化物也可减少。

（三）显微镜检查

【参考区间】 无 RBC。仅有少量 WBC，成年人：$(0 \sim 8) \times 10^6/L$；儿童：$(0 \sim 15) \times 10^6/L$。细胞分类：多为单个核细胞，淋巴细胞多于单核细胞。无细菌。

【临床意义】

（1）化脓性脑膜炎时，脑脊液细胞数明显增高，可达数千 $\times 10^6/L$ 以上，主要为中性粒细胞。

（2）结核性脑膜炎时，脑脊液细胞数增高，但很少超过 $500 \times 10^6/L$。在发病初期以中性粒细胞为主，但很快下降，以后淋巴细胞增多。

（3）病毒性脑炎、脑膜炎时，脑脊液细胞数轻度增加，多为数十 $\times 10^6/L$ 以下，以淋巴细胞为主。

（4）新型隐球菌性脑膜炎时，细胞总数增加，可达数百 $\times 10^6/L$，以淋巴细胞为主。

（5）急性脑膜白血病时，细胞数增加，分类时可见相应的白血病细胞。中枢神经系统肿瘤时，脑脊液中细胞总数正常或稍高，以淋巴细胞为主。

（6）脑及蛛网膜下腔出血时，为血性脑脊液，除 RBC 增多外，可见外周血中的 WBC，以中性粒细胞为主。

（7）寄生虫性脑病时，可见嗜酸性粒细胞增多。

二、浆膜腔积液检查

胸腔、腹腔、心包腔及关节腔统称为浆膜腔。生理状态下，浆膜腔有少量液体，主要起润滑作用。病理状态下，腔内液体贮留形成浆膜腔积液，随部位不同分别称为胸腔积液（胸水）、腹水及心包积液等。按积液的性质分为漏出液和渗出液两大类。通过积液检查区分积液性质，有助于疾病的诊断和治疗。

浆膜腔积液标本由临床医生通过浆膜腔无菌穿刺术获得，最好留取中段液体于消毒容器内，标本需及时送检，以免细胞变性、破坏或出现凝块而影响结果。细胞学检查可用 EDTA-K_2 抗凝，生化检查宜用肝素抗凝。另留 1 管不加任何抗凝剂用以观察标本有无凝固现象。

‖‖ 知识链接

渗出液与漏出液的产生机制及常见原因

渗出液是由于微生物毒素、组织缺氧及炎症介质作用使内皮细胞受损，血管通透性增加，血液中大分子物质渗出血管壁。细菌感染是产生渗出液的主要原因，也可见于转移性肺癌、乳腺癌、淋巴瘤、卵巢癌，血液、胆汁、胰液、胃液等刺激、外伤等。

漏出液主要是由毛细血管内流体静压增高、血浆胶体渗透压降低、淋巴回流受阻、钠水潴留等所致。常见原因：①血浆胶体渗透压降低，当血浆白蛋白低于 25 g/L 时就可能出现浆膜腔积液，可见于晚期肝硬化、肾病综合征、重度营养不良等；②毛细血管内流体静脉压升高，如充血性心力衰竭、晚期肝硬化及静脉回流受阻等；③淋巴管阻塞，如丝虫病或肿瘤压迫淋巴管，可出现乳糜样漏出液。

（一）一般性状检查

1. 颜色 漏出液常为淡黄色，渗出液常为深黄色。恶性肿瘤、结核性胸（腹）膜炎、出血性疾病、内脏损伤等时可呈红色血性，铜绿假单胞菌感染可呈绿色，化脓性感染时多呈黄色脓样，淋巴管阻塞时常为乳白色。

2. 透明度 漏出液常为清晰透明液体，渗出液因含大量细胞、细菌等呈不同程度的浑浊，乳糜液因含大量脂肪也呈浑浊外观。

3. 凝固性 漏出液因含纤维蛋白原少，不易凝固。渗出液因含较多纤维蛋白原、细菌及组织裂解产物，往往自行凝固或出现凝块。

4. 比密 漏出液比密常在 1.018 以下，渗出液常高于 1.018。

（二）化学检查

1. 黏蛋白定性试验（Rivalta test） 漏出液常为阴性，渗出液常为阳性。

2. 蛋白质定量 渗出液蛋白质含量常大于 30 g/L，漏出液蛋白质含量常小于 25 g/L。

3. 葡萄糖定量 漏出液葡萄糖含量与血糖近似，渗出液中因含细菌或细胞酶的分解作用，葡萄糖含量减少，尤其是化脓性细菌感染时更低，结核性次之。

4. 酶学检查 包括①乳酸脱氢酶（LD）：积液 LD > 200 U/L 或与血清 LD 比值超过 0.6，提示可能为渗出液。②腺苷脱氨酶（ADA）：结核性积液时 ADA 明显增高，有助于结核的诊断及疗效观察。③淀粉酶（AMY）：大多数胰腺炎、胰腺癌或胰腺创伤所致的腹水中淀粉酶活性增高。

（三）显微镜检查

1. 细胞计数 RBC 计数对渗出液和漏出液的鉴别意义不大；WBC 计数对鉴别有参考价值，漏出液 WBC 较少，常 < 100×10^6/L；渗出液常 > 500×10^6/L。

2. 细胞分类 漏出液中主要是淋巴细胞和间皮细胞。渗出液细胞较多，各种细胞增多的临床意义如下。①中性粒细胞增多：常见于化脓性积液及结核性积液的早期；②淋巴细胞增多：常见于慢性炎症，如结核、梅毒及肿瘤性积液等；③嗜酸性粒细胞增多：常见于变态反应及寄生虫感染引起的积液；④其他：炎症时，大量中性粒细胞出现的同时，常伴有组织细胞出现。浆膜刺激或受损时，间皮细胞可增多。狼疮性浆膜炎时，偶可找到狼疮细胞。

3. 脱落细胞学检查 怀疑恶性肿瘤时可将积液离心沉淀，检查是否有肿瘤细胞。

（四）病原体检查

肯定或疑为渗出液时应做细菌学检查，将积液离心沉淀、涂片、染色后查找病原菌。必要时做细菌培养，一旦培养阳性应做药物敏感试验供临床用药参考。

三、痰液检查

痰液检查常用于协助诊断呼吸系统疾病，如急慢性支气管炎、支气管哮喘、支气管扩张、肺炎、肺结核、肺癌、肺寄生虫病等。

（一）一般性状检查

1. 量 健康人一般无痰或少量泡沫状痰。急性呼吸系统感染较慢性炎症时痰少；细菌性炎症较病毒性感染痰多；支气管扩张、慢性支气管炎、肺脓肿、空洞型肺结核、肺水肿等痰量可明显增多。

2. 颜色 健康人咳无色或灰白色痰。病理情况下痰的颜色可反映某些呼吸系统疾病：①黄色或黄绿色痰见于化脓性支气管炎、金黄色葡萄球菌肺炎、支气管扩张、铜绿假单胞菌感染等；②红色或棕红色痰见于肺癌、肺结核、支气管扩张、肺水肿等；③铁锈色痰见于大叶性肺炎、肺梗死；④棕褐色痰见于阿米巴肺脓肿、慢性充血性心力衰竭肺淤血时；⑤灰色或黑色痰见于锅炉工、矿工、长期吸烟者等。

3. 性状 ①浆液性痰为稀薄的泡沫样痰液，见于肺水肿；②黏液性痰见于支气管炎、支气管哮喘、早期肺炎等；③脓性痰见于支气管扩张、肺脓肿或脓胸向肺内破溃等；④血性痰见于肺癌、肺结核、肺梗死、支气管扩张及急性肺水肿。

4. 气味 健康人的痰无特殊气味。血性痰可带血腥气味；肺脓肿、晚期肺癌、支气管扩张合并感染者的痰液常有恶臭；膈下脓肿与肺沟通时患者的痰液可有粪臭味。

（二）显微镜检查

正常人痰液中可见少量白细胞、鳞状上皮细胞（来自口腔）、柱状上皮细胞（来自呼吸道），痰液中的微生物种类较多，大部分为上呼吸道的正常菌群。

1. 红细胞 见于支气管扩张、肺结核、肺癌等。

2. 白细胞 见于呼吸系统化脓性炎症、支气管哮喘、过敏性支气管炎、肺吸虫病等。

3. 上皮细胞 见于慢性支气管炎。

4. 肺泡巨噬细胞 吞噬含铁血黄素颗粒的称心力衰竭细胞，见于心力衰竭引起的肺淤血；吞噬炭末颗粒的称炭末细胞，见于各种尘肺或吸入较多烟尘者。

5. 寄生虫及寄生虫卵 肺吸虫病患者常可找到肺吸虫卵，阿米巴肺脓肿患者常可找到阿米巴滋养体。

6. 细菌痰涂片 革兰氏染色可识别感染细菌的种类；抗酸染色可识别分枝杆菌；细菌培养加药物敏感试验可指导临床用药。

7. 脱落细胞 肺癌患者痰液中可带有脱落的癌细胞，通过 HE 或巴氏染色可协助诊断肺癌。

小 结

1. 脑脊液检查的内容中，一般性状检查包括颜色、透明度有无异常，有无凝块和沉淀等；化学检查包括蛋白质、葡萄糖、氯化物测定等；显微镜检查注意细胞数及分类有无异常。应掌握化脓性脑膜炎、病毒性脑膜炎、结核性脑膜炎等不同病因所致的脑脊液改变的特点。

2. 浆膜腔积液检查的内容与脑脊液检查基本一致。应掌握漏出液与渗出液的不同特点。

3. 痰液检查包括痰量、颜色、性状、气味等一般检查以及显微镜检查。显微镜检查主要是对痰中的细胞、细菌、寄生虫及寄生虫卵进行检查。

（刘红霞）

随堂测 5-5

第六节 临床生物化学检查

案例 5-5

男性，56 岁，2 月前无明显诱因出现乏力、食欲缺乏，未予重视。1 周前症状明显加重，出现呼吸困难，不能平卧。4 天前就诊于我院急诊，血液生化检查显示：血清尿素 58.33 mmol/L，血清肌酐 2136 μmol/L，血钾 7.31 mmol/L。

案例 5-5（续）

请回答：
1. 什么是血液生化检查？
2. 患者所做的血液生化检查结果正常吗？其临床意义何在？
3. 对患者进行护理评估时，还需要进一步收集哪些资料？

临床生物化学检查是通过测定临床标本，如血液、尿液、穿刺液等体液标本中的生物化学物质，为疾病的诊断、治疗和预防提供科学数据的过程。临床生物化学检查主要包括心肌损伤、肝病、肾病、胰腺疾病、糖代谢、血清脂质和脂蛋白、水电解质及酸碱平衡、内分泌激素等的实验室检查。

一、急性心肌损伤的实验室检查

心脏为血液循环提供动力。心脏需要的能量和氧由冠状动脉提供，当冠状动脉发生病理性改变如斑块破裂、血栓导致冠状动脉闭塞时，会发生急性冠状动脉综合征（acute coronary syndrome，ACS）。ACS 是临床上主要的心肌损伤类型，包括不稳定性心绞痛和心肌梗死，此外，心肌炎症、中毒、心脏移植、心肺复苏等也可引起心肌细胞的损伤。

理想的反映心肌损伤的生物学标志物应具有以下特点：高度的心脏特异性；心肌损伤后迅速升高，持续较长时间；检测方法简便迅速；应用价值已被临床所证实。

（一）肌酸激酶及其同工酶检测

肌酸激酶（CK）主要分布于骨骼肌和心肌，其次为脑组织，存在于细胞的胞质和线粒体中。肌酸激酶有 3 种同工酶：CK-MM、CK-MB、CK-BB，CK-MM 主要分布于骨骼肌和心肌，CK-MB 主要分布于心肌中，CK-BB 主要分布于脑、前列腺等组织，心肌细胞中 CK-MM 占 70% ~ 80%，CK-MB 占 20% ~ 30%，是血液中 CK-MB 的主要来源。正常人血清中以 CK-MM 为主，CK-MB 少量，CK-BB 极微量。

实验室采用国际临床化学和检验医学联合会（IFCC）推荐的动力学法测定肌酸激酶的酶活性浓度；采用 M 亚基抗体遮蔽法测定 CK-MB 的酶活性浓度，目前采用化学发光法测定 CK-MB 质量，后者有替代前者的趋势。

【参考区间】
CK 总活性：男性 80 ~ 200 U/L，女性 60 ~ 140 U/L
CK-MB 活性＜ 15 U/L
CK-MB/CK：＜ 5%
CK-MB 质量：＜ 5.0 μg/L

【临床意义】

（1）急性心肌梗死（AMI）：AMI 时，CK 在起病 4 ~ 10 h 开始升高，12 ~ 36 h 达高峰；CK-MB 在起病 3 ~ 6 h 升高，12 ~ 24 h 达高峰，2 ~ 3 天恢复正常，半衰期 10 ~ 12 h。CK-MB 的变化早于 CK，对早期诊断 AMI 的敏感性也高于总 CK，其增高的程度能较准确反映梗死的范围。

（2）溶栓治疗效果判断：溶栓治疗时，动态监测 CK、CK-MB 高峰出现时间是否提前，有助于判断治疗是否成功。

（3）鉴别损伤的组织来源：在总 CK 增高时，CK-MB/CK 的值大于 5% 表明心肌损伤；

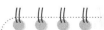

CK-MB/CK 的值小于 3%，表明骨骼肌损伤可能性大。

（二）乳酸脱氢酶及其同工酶检测

乳酸脱氢酶（LD）是无氧酵解中催化丙酮酸转化为乳酸的酶，主要存在于心肌、骨骼肌、肾，其次存在于肝、脾、胰、肺和肿瘤组织。红细胞内含量极为丰富，为健康人血清含量的180 倍，因此，溶血标本的 LD 结果严重增高。LD 有 5 种同工酶：LD1（H4）、LD2（H3M）、LD3（H2M2）、LD4（HM3）、LD5（MH4），在心肌组织细胞中主要是 LD1 和 LD2。

LD 的实验室的测定采用酶动力学法。

【参考区间】

总 LD 酶活性：104 ~ 245 U/L（底物乳酸，产物丙酮酸，L → P 反应法）

LD 同工酶：LD2 > LD1 > LD3 > LD4 > LD5

【临床意义】

（1）AMI 发生 8 ~ 12 h，总 LD 增高，48 ~ 72 h 达峰值，7 ~ 12 天恢复，其半衰期57 ~ 170 h。

（2）LD 组织分布广泛，临床诊断的特异性较差。阴性对于排除 AMI 有意义。

（3）肝细胞受损以及恶性肿瘤时，血 LD 增高。

（三）心肌肌钙蛋白测定

肌钙蛋白（troponin，Tn）复合体包括 TnC、TnI、TnT，该复合体存在于骨骼肌胞质的细丝中，由钙介导调节肌肉收缩。不同组织来源的 TnI、TnT 的氨基酸组成不同，心肌组织来源的 TnI、TnT 分别称为心肌肌钙蛋白 I（cTnI）和心肌肌钙蛋白 T（cTnT），具有良好的心肌组织特异性，在 20 世纪 80 年代后期开始应用于 AMI 的诊断。近年来全球应用广泛，有逐渐取代传统的心肌酶学检查的趋势。在心肌细胞受损时，二者大量释放到血液中，是 AMI 发生后的重要标志物。

实验室测定 cTnI、cTnT 采用灵敏的免疫学方法。

【参考区间】

cTnI：< 0.2 μg/L（若 > 1.5 μg/L，可诊断 AMI）

cTnT：< 0.1 μg/L（若 > 0.5 μg/L，可诊断 AMI）

【临床意义】

（1）AMI 发生 3 ~ 6 h，cTnI 与 cTnT 增高，其灵敏度和特异性均高于心肌酶。

（2）不稳定性心绞痛发生微小心肌损伤时，cTnI 与 cTnT 也可增高。

（3）有较长的诊断窗口期，cTnI 5 ~ 7 天，cTnT 10 ~ 15 天。

（四）肌红蛋白测定

肌红蛋白（myoglobin，Mb）存在于心肌和骨骼肌中，分子量小，易从坏死或损伤的肌细胞中快速释放出来，是 AMI 发生后，最早在血液中增高的标志物。

【参考区间】男性：28 ~ 72 μg/L；女性：25 ~ 58 μg/L。

【临床意义】

（1）AMI 发生 1 ~ 3 h，肌红蛋白迅速增高，6 ~ 12 h 达峰值，可用于 AMI 早期诊断和再梗死的发现。

（2）肌红蛋白心肌特异性差，需要鉴别诊断。可以同时测定碳酸酐酶同工酶Ⅲ，骨骼肌损伤时，二者均增高，心肌损伤时，碳酸酐酶同工酶Ⅲ不增高。

（3）肌红蛋白的半衰期短，约 15 min。急性胸痛发作 6 ~ 10 h，Mb 阴性可除外 AMI。

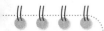

> **案例 5-6**
>
> 　　女性，25 岁。因发热、食欲缺乏、厌油腻、恶心 1 周，尿黄 3 天入院。身体评估：体温 37.3 ℃，皮肤、巩膜明显黄染，肝肋下 2.0 cm，脾侧位肋下可及。实验室检查：ALT 520 U/L，AST 360 U/L，血清总胆红素 126.8 μmol/L。初步诊断：病毒性肝炎（急性黄疸型）。
>
> 　　请回答：
> 　　1. 患者肝功能检查有何异常？
> 　　2. 为了进行病原学诊断，还应做什么实验室检查？

二、肝病的实验室检查

　　肝是人体重要的代谢和防御器官，具有不可替代的生理功能。肝疾病的类型主要包括肝细胞损伤、间质反应、胆汁淤积、局限性肝损害及肝血管损害。肝病的生化实验室检查主要包括血清酶学检查、胆红素代谢检查、血清总胆汁酸代谢检查、蛋白质代谢检查等。

　　（一）血清酶学检查

　　肝是人体含酶最丰富的器官。酶活性测定可以反映肝某些疾病及肝的功能状态。

　　1. 血清转氨酶的检测　　目前，临床实验室中主要应用的血清转氨酶有丙氨酸氨基转移酶（alanine aminotransferase，ALT）和天门冬氨酸氨基转移酶（aspartate aminotransferase，AST）。ALT 广泛存在于机体组织细胞内，以肝含量最多，在肝内，主要存在于细胞质内，少量存在于线粒体内。AST 主要分布于心肌，其次为肝、骨骼肌等组织，在肝内，主要存在于线粒体内，少量存在于细胞质内。

　　实验室采用 IFCC 推荐的酶动力学法测定血清转氨酶。标本采集要求避免溶血，溶血标本可导致假性增高。

　　【参考区间】连续监测法（37 ℃）：①试剂中不含磷酸吡哆醛时，ALT 成年男性 9 ~ 50 U/L，女性 7 ~ 40 U/L；AST 成年男性 15 ~ 40 U/L，女性 13 ~ 35 U/L。②试剂中含磷酸吡哆醛时，ALT 成年男性 9 ~ 60 U/L，女性 7 ~ 45 U/L；AST 成年男性 15 ~ 45 U/L，女性 13 ~ 40 U/L。

　　【临床意义】

　　（1）ALT 和 AST 升高是肝细胞损害的敏感指标，但与肝细胞损伤程度并非平行关系。

　　（2）急性病毒性肝炎：轻、中度肝损伤时，由于肝细胞通透性增高，胞质内的 ALT 和 AST 释放入血，ALT 升高远大于 AST；严重肝损伤时，肝细胞线粒体受损，其内的酶被释放入血，以 AST 升高更显著。急性重症肝炎病情恶化时，因大量肝细胞坏死，致血中 ALT 下降，甚至回到正常范围，与此同时，胆红素却进行性升高，呈现"酶胆分离"现象，提示预后不佳。

　　（3）在药物性肝炎、脂肪肝、肝癌、酒精性肝病、肝硬化、胆道疾病时，ALT 和 AST 可不同程度升高。

　　（4）ALT 和 AST 升高不具有肝细胞特异性，肝外组织存在实质性损害时，二者也可明显升高。如：骨骼肌损伤、病毒感染、肺梗死、肾梗死、胰腺炎等。

　　2. 血清碱性磷酸酶（alkaline phosphate，ALP）测定　　正常情况下，体内碱性磷酸酶来源于肝和骨骼。成人 ALP 升高多与骨骼或肝胆疾病等有关，儿童与孕妇由于骨骼或胎盘生长活跃，可出现生理性升高。血清 ALP 检测主要采用 IFCC 推荐的酶动力学法。

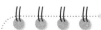

【参考区间】成年男性 45 ～ 125 U/L；女性 20 ～ 49 岁 35 ～ 100 U/L，50 ～ 79 岁 50 ～ 135 U/L。

【临床意义】

（1）肝外胆管阻塞：胰头癌、胆管癌等恶性梗阻时，ALP 显著升高；胆道结石和炎症所致的良性梗阻时，其增高程度低于恶性梗阻；胆囊炎、胆石症、硬化性胆管炎时，虽可无黄疸，但 ALP 可单项增高。

（2）肝内胆汁淤滞：胆汁淤滞性肝炎、药物和乙醇引起的肝内胆汁淤滞，ALP 增高程度往往低于肝外恶性胆道梗阻。

（3）肝炎或肝硬化：ALP 可正常或轻度增高。

（4）骨骼系统疾病：如成骨细胞瘤、骨折恢复期、变形性骨炎、佝偻病、转移性骨肿瘤时，ALP 明显增高。

3. γ- 谷氨酰转移酶（γ-glutamyltransferase，γ-GT）测定 γ-GT 主要分布在肾、肝、胰腺，肝中的 γ-GT 由肝细胞微粒体合成，主要分布在肝细胞毛细胆管侧和整个胆道系统，部分 γ-GT 经胆汁排泄。新生儿至 6 个月内婴儿，γ-GT 生理性增高，可达成人的 3 ～ 5 倍。

实验室采用动力学法测定 γ-GT 的酶活性浓度。

【参考区间】成年男性：10 ～ 60 U/L；成年女性：7 ～ 45 U/L。

【临床意义】

（1）胆道阻塞性疾病：各种原因引起的肝内、外梗阻，γ-GT 均可明显升高，肝内胆汁淤滞时，γ-GT 与 ALP 升高平行。γ-GT 升高：恶性阻塞＞良性阻塞、肝外阻塞＞肝内阻塞。γ-GT 是肝胆疾病的敏感指标。

（2）急、慢性酒精性肝炎：乙醇能诱导微粒体生物转化系统，使 γ-GT 升高。γ-GT 可作为酒精性肝损伤及戒酒的检测指标。

（3）肝癌，急、慢性病毒性肝炎，进行性肝硬化，胰腺癌，胰腺炎时，γ-GT 升高。

（4）长期服用具有诱导肝微粒体酶的药物，如扑米酮、巴比妥、苯妥英钠、三环类抗抑郁药、对乙酰氨基酚等，血清 γ-GT 升高。

（5）鉴别 ALP 增高的来源：ALP、γ-GT 同时增高，见于肝病；ALP 增高，γ-GT 不增高，见于肝外疾患。

4. α-L- 岩藻糖苷酶（α-L-fucosidase，AFU）检测 α-L- 岩藻糖苷酶水解糖蛋白、糖脂的特异糖链，肝细胞溶酶体中含有大量的 AFU。肝癌细胞合成 AFU。

实验室采用动力学法测定 AFU 的酶活性浓度。

【参考区间】比色法：血清 3 ～ 11 U/L。

【临床意义】用于对原发性肝细胞癌的辅助诊断、疗效观察、术后随访，与甲胎蛋白联合测定，可显著提高原发性肝癌的诊断率。AFU 在肝硬化、肝炎时也轻度增高。

（二）蛋白质代谢检查

1. 血清总蛋白（serum total protein，TP）、白蛋白（albumin，ALB）、白蛋白 / 球蛋白、前白蛋白（prealbumin，PA）的测定 血清总蛋白是血清所含各种蛋白质的总称，包括白蛋白和球蛋白，其中，除 γ- 球蛋白之外，几乎均由肝合成。白蛋白占总蛋白的 60% 以上，是机体的内源性营养物质和主要血浆载体蛋白，半期约 18 天。前白蛋白半衰期为 1.9 天，其含量变化较白蛋白灵敏。

血清总蛋白、白蛋白、前白蛋白分别采用双缩脲法、溴甲酚绿（紫）染料法和免疫比浊法测定。

【参考区间】血清总蛋白：65 ～ 85 g/L。血清白蛋白：40 ～ 55 g/L。血清前白蛋白：成人（透射浊度法）250 ～ 400 mg/L。白蛋白 / 球蛋白：（1.2 ～ 2.4）：1。

【临床意义】

（1）急性肝损害早期或局灶性肝损害，ALB 轻度降低，球蛋白增高，TP 变化不大，PA 降低。

（2）肝硬化、慢性肝炎、肝实质损伤时，ALB、TP、PA 均显著减低，甚至出现白球比值倒置。当 ALB 小于 30 g/L，易出现腹水。

（3）营养不良、肾病综合征、大面积烧伤时，ALB、TP、PA 均显著减低。

（4）血清 TP 增高，主要见于免疫球蛋白增高的疾病，如系统性红斑狼疮、多发性骨髓瘤、慢性感染的黑热病和血吸虫病。

2. 血清蛋白电泳测定 采用琼脂糖凝胶电泳的方法，可以将血清蛋白分离出 5 个区带：白蛋白、α₁ 球蛋白、α₂ 球蛋白、β 球蛋白、γ 球蛋白。

【参考区间】 白蛋白：57% ～ 68%；α₁ 球蛋白：1.0% ～ 5.7%；α₂ 球蛋白：4.9% ～ 11.2%；β 球蛋白：7% ～ 13%；γ 球蛋白：9.8% ～ 18.2%（醋酸纤维素薄膜法，丽春红 S 染色）。

【临床意义】

（1）肝实质性损害时，白蛋白区带降低，球蛋白增高。肝硬化时出现 β ～ γ 桥现象，即 β 球蛋白区带与 γ 球蛋白区带相连，不易分开。

（2）肝外疾病，如肾病综合征表现为白蛋白区带降低，α₂ 球蛋白和 β 球蛋白明显增高；多发性骨髓瘤表现为在 β 球蛋白区带与 γ 球蛋白区带出现单克隆区带；自身免疫性疾病（系统性红斑狼疮、类风湿关节炎）表现为白蛋白区带降低，γ 球蛋白区带增高。

3. 血氨测定 严重的肝病引起的中枢神经系统综合征，称为肝性脑病，又称肝昏迷。肝性脑病的发生机制尚不清楚。但有 80% ～ 90% 的患者存在血氨浓度增高的现象。在重症肝病的情况下，代谢产生的氨不能在肝进行有效的鸟氨酸循环而转化成尿素，血中氨浓度升高，通过血脑屏障进入脑组织，引起脑功能障碍。肝素抗凝全血（绿色帽真空采血管采血），标本需要密封，不能溶血。

【参考区间】 18 ～ 72 μmol/L。

【临床意义】 用于肝性脑病等的诊断。

（三）胆红素代谢检查

胆红素（bilirubin）主要是衰老红细胞血红蛋白的代谢产物。血液中的胆红素在进入肝细胞前为非结合胆红素（unconjugated bilirubin，UCB，又称间接胆红素）。非结合胆红素被肝细胞摄取并与葡萄糖醛酸结合后，形成结合胆红素（conjugated bilirubin，CB，又称为直接胆红素）。

胆红素生成过多或肝细胞对胆红素的摄取、结合与排泄障碍，可使血液中胆红素浓度增加，出现高胆红素血症或黄疸。检测血清胆红素浓度对了解肝功能、鉴别黄疸类型和病情判断有重要意义。

1. 血清总胆红素、结合胆红素与非结合胆红素测定 血清总胆红素指在加速剂（甲醇、咖啡因等）的作用下与重氮试剂反应的胆红素。结合胆红素指没有加速剂存在的条件下与重氮试剂反应的胆红素。总胆红素减去结合胆红素即为非结合胆红素含量。

【参考区间】 成人血清总胆红素：3.4 ～ 17.1 μmol/L；结合胆红素：0 ～ 3.4 μmol/L。

【临床意义】 判断有无黄疸及黄疸类型（表 5-4）。①溶血性黄疸：血清总胆红素增多，以非结合胆红素增多为主，如溶血性贫血、严重大面积烧伤等。②梗阻性黄疸：血清总胆红素增多，以结合胆红素增多为主。③肝细胞性黄疸：血清总胆红素、结合胆红素及非结合胆红素皆增高，如病毒性肝炎等。

表5-4 三种黄疸的鉴别

黄疸类型	总胆红素	结合胆红素	非结合胆红素	尿胆红素	粪便颜色
溶血性黄疸	↑↑	−	↑↑	−	深棕色
梗阻性黄疸	↑↑	↑↑	−	强+	浅黄或灰白色
肝细胞性黄疸	↑↑	↑↑	↑↑	+	棕黄色

（四）血清总胆汁酸代谢检查

胆汁酸（bile acid）是肝细胞内胆固醇转化生成，由肝细胞直接合成的胆汁酸为初级胆汁酸，其主要成分有胆酸（CA）、鹅脱氧胆酸（CDCA），然后在肠道内经肠内细菌分解作用形成为次级胆汁酸，主要成分有脱氧胆酸（DCA），还有少量石胆酸（LCA）及微量的熊脱氧胆酸（UDCA）。总胆汁酸（total bile acid，TBA）在脂肪的吸收、转运、分泌和调节胆固醇代谢方面起重要作用。

【参考区间】TBA（酶法）：0 ～ 10 μmol/L。

【临床意义】急、慢性肝炎患者肝细胞有损伤或胆汁淤积时，血清胆汁酸水平升高。

知识链接

肝纤维化实验室检查

肝纤维化是肝硬化的前期阶段，各种病因导致慢性肝损伤，肝细胞减少、间质细胞增多及细胞外间质（尤其是胶原）含量增加。反映肝纤维化的检查指标有Ⅲ型前胶原N末端肽（P-Ⅲ-P）、Ⅳ型胶原、血清透明质酸（hyaluronic acid，HA）、层粘连蛋白（laminin）及脯氨酸羟化酶（proline hydroxylase，PH）等。

Ⅳ型胶原是目前临床上主要用于观察肝硬化的指标。急性肝炎时，虽然有大量肝细胞损害，但无明显结缔组织增生，血清Ⅳ型胶原浓度无显著增加。慢性肝炎、肝硬化原发性肝细胞肝癌时血清Ⅳ型胶原浓度依次增加。其正常参考范围为：< 140 ng/ml。

三、肾病的实验室检查

肾（kidney）的主要功能单位是肾单位，由肾小体和肾小管组成，其中，肾小体由肾小球和肾小囊组成。肾通过形成尿液，排泄体内代谢产物，调节水、电解质和酸碱平衡，还通过分泌生物活性物质，如肾素、促红细胞生成素等，维持机体内环境稳定。

（一）肾小球滤过功能检查

肾小球滤过指血液流经肾小球毛细血管网时，血浆中的水、电解质及一些小分子物质等通过滤过膜形成原尿的过程，决定肾小球滤过作用的因素有：①滤过膜的通透性；②有效滤过压；③肾血浆流量。单位时间内，两肾生成原尿的量称为肾小球滤过率（glomerular filtration rate，GFR），GFR尚不能直接测定，因此，临床上用一些特殊的内源性或外源性物质的清除率来间接反映GFR，如内生肌酐清除率。

1．内生肌酐清除率（endogenous creatinine clearance rate，Ccr） 即单位时间内肾排出某物质的总量与同一时间该物质血浆浓度之比，是用以测定肾小球滤过功能的试验。

要求患者连续3天每日蛋白质摄入少于40 g，并禁肉食，避免剧烈运动，使血中内生肌酐浓度达到稳定。试验前24 h禁服利尿剂，留取24 h或4 h尿，同时取血一次，其间保持适当的水分入量，禁服咖啡、茶等利尿性物质，准确计量全部尿量（ml）。同时测定24 h混合尿液肌酐及血浆肌酐浓度，根据下述公式计算。

$$Ccr = \frac{U \times V}{P} \ (\text{ml/min})$$

V：平均每分钟尿量（ml/min）

U：24 h 混合尿液肌酐浓度（μmol/L）

P：血浆或血清肌酐浓度（μmol/L）

由于每个人的肾大小不尽相同，每分钟排尿能力也有所差异，为消除个体差异可进行体表面积矫正：

$$\text{矫正 } Ccr = \frac{U \times V}{P} \times \frac{1.73}{A} \ (\text{ml/min})$$

A：受试者实测体表面积（m²），可根据本人身高及体重进行计算。1.73：欧美成人标准体表面积（m²）。

【参考区间】

成人：80 ~ 120 ml/(min·1.73 m²)。40 岁以后，随年龄增加 Ccr 逐年下降，70 岁时，约为青壮年的 60%，血肌酐水平无增高。

新生儿：25 ~ 70 ml/min。

【临床意义】

（1）反映肾小球滤过功能受损的程度：Ccr 在 51~70 ml/min 为轻度损害；50~31 ml/min 为中度损害；< 30 ml/min 为重度损伤；< 20 ml/min 为肾衰竭；< 10 ml/min 为终末期肾衰竭。

（2）用于对肾功能分期，指导治疗。

（3）作为肾移植术是否成功的一种参考指征：如移植物存活，Ccr 会逐步回升，否则提示失败。一度上升后又下降，提示发生排斥反应。

2. 血清肌酐（serum creatinine，Scr）测定　肌酐（creatinine）是肌酸代谢的终产物。在控制外源性来源、未进行剧烈运动的情况下，血肌酐浓度主要取决于 GFR。

【参考区间】成人男性：44 ~ 132 μmol/L；女性：70 ~ 106 μmol/L。

【临床意义】肾的储备能力很大，当 GFR 降低到正常的 50% 时，Scr 仍可正常，降至正常水平 1/3 时，Scr 开始明显上升，且上升曲线斜率会陡然变大，故 Scr 增高，提示肾病变较重，常作为氮质血症、肾衰竭等病情观察和疗效判断的有效指征。

3. 血清尿素（serum urea，SU）测定　尿素是蛋白质代谢的终末产物之一，主要经肾小球滤过后随尿排出。

【参考区间】成人：1.8 ~ 7.1 mmol/L；儿童：1.8 ~ 6.5 mmol/L。

【临床意义】

（1）在蛋白质摄入及体内分解代谢较恒定的状态下，尿素浓度取决于从肾排出的速度。因此在一定程度上能反映 GFR。与 Scr 相似的是，当 GFR 降至正常水平的 1/3 时，SU 才开始明显上升，因此只能作为初筛指标。

（2）尿素升高的肾外因素有：①肾前因素，肾血流量明显减少，GFR 减退，导致尿素排出减少，血中浓度上升。常见于各种原因造成的脱水、急性失血及休克等有效循环容量急剧减少时。②肾后因素，见于尿路梗阻，如尿路结石、肿瘤、前列腺肿瘤或肥大等。③蛋白质分解亢进，如消化道出血、甲状腺功能亢进、烧伤及挤压综合征等。

4. 血清尿酸测定　尿酸（uric acid，UA）是嘌呤代谢的终产物，血中 UA 大部分通过肾

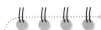

排出。GFR 降低时，UA 排出减少，血液中浓度升高。

【参考区间】140 ～ 420 μmol/L。

【临床意义】

（1）肾小球滤过率减退时，血清 UA 上升。

（2）用作痛风的诊断指标：痛风是嘌呤代谢失调所致，血清 UA 明显升高（可高达 800 ～ 1500 μmol/L）。

（3）白血病、多发性骨髓瘤及真性红细胞增多症等，因核酸代谢亢进引起内源性 UA 生成增加，血 UA 上升。

（4）血清 UA 减低：见于肝豆状核变性（hepatolenticular degeneration，Wilson disease）、范科尼综合征（Fanconi syndrome）及严重贫血等。

5．氨甲酰血红蛋白的测定　尿素与红细胞中血红蛋白形成不可逆的氨甲酰血红蛋白（carbaminohemoglobin，CarHb）。血中 CarHb 的水平增高与长期高尿素水平相关。可采用高效液相色谱法（HPLC）、气相色谱、免疫学方法测定。

【参考区间】25 ～ 35 μg/g（Hb）。

【临床意义】用于鉴别急性、慢性肾衰竭。

6．血清胱抑素 C 测定　胱抑素 C 又称半胱氨酸蛋白酶抑制剂 C（cystatin C），分子量较小，为 13 kD。机体内有核细胞均能产生，且产生量较恒定。胱抑素 C 可自由通过肾小球，原尿中胱抑素 C 全部被肾小管重吸收，在肾小管上皮细胞内分解。可采用乳胶颗粒增强浊度法测定。

【参考区间】成人：0.6 ～ 2.5 mg/L。

【临床意义】是反映肾小球滤过功能改变的早期指标；血清水平与 GFR 的相关性良好。

7．尿微量白蛋白（microalbumin，MA）测定　微量白蛋白尿指通常的尿蛋白定性试验阴性或尿蛋白定量处于参考范围上限时，不能诊断为临床蛋白尿，但尿液中白蛋白的排量超过参考范围上限（30 mg/24 h），处于 30 ～ 300 mg/24 h，提示早期肾小球损伤。可留取 4 h、8 h、12 h、24 h 定时尿或随机尿。

【参考区间】＜ 30 mg/24 h。

【临床意义】

（1）微量白蛋白尿是糖尿病诱发肾小球微血管病变的早期客观指标之一，对糖尿病性肾病的早期诊断有重要意义。

（2）是高血压性肾损伤的早期标志，也可评估高血压的疗效。

（3）进行妊娠诱发高血压肾损伤的监测，持续的微量白蛋白尿常提示妊娠后期发生子痫的危险度增大。

8．α₁ 微球蛋白（α₁-microglobulin，α₁-M）测定　α₁ 微球蛋白（α₁-M）是小分子量糖蛋白，分子量为 26 kD。血液中 α₁-M 有游离和结合两种形式，游离 α₁-M 可以自由通过肾小球滤过，在近曲小管几乎被全部重吸收，尿液中含量极微。

【参考区间】成人血清游离 α₁-M 10 ～ 30 mg/L，成人尿 α₁-M ＜ 15 mg/24 h。

【临床意义】

（1）血清 α₁-M 升高：提示肾小球滤过功能受损，可见于早期肾小球损伤。

（2）尿 α₁-M 升高：提示近端肾小管重吸收功能受损，见于多种肾小管病变。是针对近端肾小管早期损伤非常敏感和特异的指标。

（二）肾小管功能检查

1．浓缩 - 稀释试验　通过密切观察 24 h 尿量、尿比重变化来判断肾小管的浓缩和稀释功能。

【试验要求】试验前日晚8时后禁食，试验当日正常饮食。晨8时排尿弃去，于上午10时、12时，下午2时、4时、6时、8时（日间尿）及次晨8时（夜间尿）各留尿一次，尿须排尽。准确测定各次尿量及比重。

【参考区间】24 h尿量为1000～2000 ml，夜尿量小于750 ml，比值为（3～4）：1，尿比重至少有一次大于1.018，极值之间差值应大于0.009。

【临床意义】

（1）尿量显著增加而尿比重维持在1.060以下，是尿崩症的典型症状。

（2）夜尿量增多而尿比重正常为浓缩功能受损的早期临床表现，见于慢性肾小球肾炎、高血压肾病早期。

2．尿渗量测定 渗量（osmolality，Osm）代表溶液中质点数量，而与质点的种类、大小、电荷无关。通常用毫渗量 $[mOsm/(kg \cdot H_2O)]$ 来表示。

【试验要求】

（1）禁饮尿渗量测定：用于尿量基本正常的患者。晚饭后禁饮8 h，清晨一次性送尿液检查，同时空腹采集静脉血测血浆渗量。

（2）随机尿尿渗量测定：常用于尿量减少患者，同时空腹采集静脉血测血浆渗量。

【参考区间】

成人尿渗量（UOsm）：600～1000 $mOsm/(kg \cdot H_2O)$

血浆渗量（POsm）：275～305 $mOsm/(kg \cdot H_2O)$

尿渗量/血浆渗量（UOsm/POsm）＝（3～4.5）：1

【临床意义】

（1）尿渗量经反复测定在约300 $mOsm/(kg \cdot H_2O)$ 时，说明接近正常血浆渗量，称为等渗尿；尿渗量＜300 $mOsm/(kg \cdot H_2O)$ 时，为低渗尿；正常人禁水8 h后，尿渗量＜600 $mOsm/(kg \cdot H_2O)$，且UOsm/POsm比值等于或小于1，均表明肾浓缩功能障碍，见于慢性肾盂肾炎。

（2）尿渗量由于不受溶质分子量的影响，其更能反映肾浓缩功能的实际情况。

四、胰腺疾病的实验室检查

胰腺是人体重要的消化器官，其分泌多种酶，完成消化食物中蛋白质、糖和脂肪等营养物质的功能。胰腺发生疾病时，其分泌的消化酶会消化自身组织及其他正常组织器官，产生严重后果。

（一）淀粉酶测定

胰淀粉酶（pancreatic amylase，P-AMY）是最重要的水解碳水化合物的酶，可通过肾小球滤过，从尿液中排出。血液中淀粉酶主要来自胰腺、涎腺。血清中淀粉酶主要有两种同工酶，来源于胰腺的淀粉酶称为P-同工酶，来源于涎腺的淀粉酶称为S-同工酶。

【参考区间】血清淀粉酶35～135 U/L；尿淀粉酶32～641 U/L。

注意：淀粉酶测定方法不同，参考范围有较大差异，应使用本实验室的参考范围。

【临床意义】

（1）血清淀粉酶升高：最多见于急性胰腺炎，是急性胰腺炎的重要诊断指标之一，在发病后2～12 h活性开始升高，12～72 h达峰值，3～4天后恢复正常。淀粉酶活性升高的程度不一定和胰腺损伤程度相关，但其升高的程度越大，患急性胰腺炎的可能性也越大。

（2）慢性胰腺炎时，淀粉酶活性可轻度升高。胰腺癌早期可见淀粉酶活性升高。

（3）淀粉酶活性升高亦可见于一些非胰腺疾病，如腮腺炎、急性腹部疾病（消化性溃疡穿孔、上腹部手术后、机械性肠梗阻、肠系膜血管病变、胆道梗阻及急性胆囊炎等）、服用镇痛药后、酒精中毒、肾功能不全等，应加以鉴别。

（4）血液中淀粉酶能从肾小球滤过，故血清淀粉酶升高时，尿中淀粉酶排出量增加。巨淀粉酶血症时，血清淀粉酶升高，尿淀粉酶不增高。

（二）脂肪酶测定

脂肪酶（lipase，LPS）是一种水解长链脂肪酸甘油酯的酶，血清中的脂肪酶主要来自于胰腺。脂肪酶可由肾小球滤过，并被肾小管全部重吸收，所以尿中测不到脂肪酶活性。

【参考区间】酶法（37 ℃）：23 ～ 300 U/L。

【临床意义】血清脂肪酶活性测定主要用于急性胰腺炎的诊断以及与其他原因急腹症的鉴别诊断。急性胰腺炎时，发病后 4 ～ 8 h 血清脂肪酶活性升高，24 h 达峰值，一般持续 8 ～ 14 天，脂肪酶活性升高比淀粉酶升高的时间更早、持续时间更长、升高的程度更大。LPS 的特异性高于 AMY，急性胰腺炎时，凡 AMY 升高的病例，LPS 均升高，而部分胰腺炎病例中 AMY 不升高的，LPS 也升高；在腮腺炎、巨淀粉酶血症、非胰腺炎的急腹症时，AMY 升高，但 LPS 不升高。

五、糖代谢的实验室检查

糖是人体生命活动所需能量的主要来源，也是人体结构物质的重要成分之一。糖代谢紊乱可引起多种疾病，如糖尿病（diabetes mellitus，DM）、低血糖症等。血糖及其他糖代谢指标的检测有重要的临床意义。

（一）血糖测定与糖尿病诊断

糖尿病诊断标准：①高血糖典型症状或高血糖危象加随机血糖 ≥ 11.1 mmol/L；②空腹血糖（FPG） ≥ 7.0 mmol/L；③口服糖耐量（OGTT）2 h 血糖 ≥ 11.1 mmol/L。以上 3 种方法可以独立诊断 DM，但需要复查。

1. 血糖测定　测定血中葡萄糖（Glu）的方法有多种，早期采用氧化还原法测定，目前多采用酶法测定，包括葡萄糖氧化酶法和己糖激酶法。

【参考区间】空腹血糖：成年人为 4.1 ～ 5.6 mmol/L；> 60 岁者 4.6 ～ 6.4 mmol/L；> 90 岁者 4.2 ～ 6.7 mmol/L。

注意：标本长时间放置会导致标本中 Glu 降低。临床常用含氟化钠的专用真空管采集。

【临床意义】

（1）血糖增高：见于①糖尿病；②内分泌疾病，如皮质醇增多症、甲状腺功能亢进症、嗜铬细胞瘤等；③应激性高血糖；④麻醉、脱水、缺氧等；⑤高糖饮食、剧烈运动、情绪紧张等。

（2）血糖减低：见于①胰岛素过量；②肝糖原储存缺乏性疾病，如肝硬化、肝癌、重型肝炎等；③饥饿、急性酒精中毒等；④低血糖症，血糖低于参考水平下限，当血糖低于 1.7 mmol/L 时，会严重损害中枢神经系统，出现头痛、头晕、意识模糊，甚至死亡；⑤新生儿血糖远低于成人水平。

2. 口服葡萄糖耐量试验（oral glucose tolerance test，OGTT）　是一种葡萄糖负荷试验，可了解机体对葡萄糖的调节能力，当怀疑糖尿病时本试验可帮助明确诊断。

口服葡萄糖耐量试验应严格按 WHO 推荐的方法进行。试验前 3 天，受试者每日食物中糖含量不低于 150 g，且维持正常活动，影响试验的药物应在 3 天前停用。对非妊娠成人，推荐葡萄糖负载量为 75 g，妊娠妇女为 100 g，对于儿童，按 1.75 g/kg 体重计算，总量不超过 75 g，一般将葡萄糖溶解在 300 ml 水中。试验前空腹 10 ～ 16 h，首先测定空腹血糖。之后将葡萄糖溶液于 5 分钟内口服。每间隔 30 分钟抽取血液测定血浆葡萄糖，共 5 次。

【参考区间】健康成年人 OGTT：空腹血糖（FPG） ≤ 5.6 mmo/L；服糖后 0.5 ～ 1 h 血糖

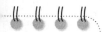

升高达峰值，在 7.8 ~ 9.0 mmol/L，应＜ 11.1 mmol/L；服糖后 2 h 血糖≤ 7.8 mmol；服糖后 3 h 血糖基本恢复至空腹血糖水平。

【临床意义】

（1）空腹血糖≥ 7.0 mmol/L（两次结果）、糖耐量试验峰值≥ 11.1 mmol/L 时，可诊断糖尿病。

（2）空腹血糖介于 5.6 ~ 7.0 mmol/L，2 h 血糖介于 7.8 ~ 11.1 mmol/L 时，为糖耐量受损。

（3）糖耐量试验还受年龄、饮食、应激、药物、胃肠功能等许多因素影响，应加以注意。

（二）糖化血红蛋白测定

血液中的糖可以和蛋白质发生渐进性的反应，由此生成的蛋白称为糖化蛋白。HbA1c 是血红蛋白 A1 与葡萄糖结合的产物，因此能直接反映机体内血糖的水平。

【参考区间】健康成人全血 HbA1c（用 HbA1c 占总 Hb 的百分比表示）：4.0% ~ 5.6%。

【临床意义】

（1）糖尿病诊断：美国糖尿病协会（ADA）2010 年将 HbA1c ≥ 6.5% 作为诊断糖尿病的新标准。

（2）HbA1c 的浓度与红细胞寿命和某段时期内血糖的平均浓度有关，不受葡萄糖波动、个体运动、饮食的影响，可以反映取血前 2 个月左右血糖的平均情况，是监测糖尿病患者血糖控制的指标之一，尤其是对一些血糖波动较大的患者更为合适。

（三）糖化血清蛋白测定

血浆蛋白（主要为白蛋白）也可与葡萄糖发生非酶促的糖基化反应形成糖化血清蛋白，由于白蛋白在血中浓度稳定，其半寿期为 19 天，故其测定可反映糖尿病患者 2 ~ 3 周内血糖的总体水平，有利于制订短期的治疗方案。

【参考区间】11% ~ 16%（糖化白蛋白与白蛋白比值）。

【临床意义】糖化血清白蛋白的浓度反映取血前 2 周左右血糖的平均水平，是监测糖尿病患者血糖控制的指标之一，尤其适合糖尿病住院期间治疗效果的评价。

（四）血清胰岛素与 C 肽测定

胰岛素是由胰岛 β 细胞产生和分泌的一种蛋白质。β 细胞合成无活性的单链胰岛素原，胰岛素原经蛋白水解酶作用生成等分子的胰岛素和 C 肽释放入血。胰岛素分泌入血后其生物活性很快被肝降解。C 肽无胰岛素生物活性，半寿期比胰岛素长，反映胰岛素的分泌量。采用免疫学法测定。

【参考区间】胰岛素：空腹 10 ~ 20 U/ml，服糖后 30 ~ 60 min，可升高 5 ~ 10 倍，2 h 降至空腹水平。C 肽：空腹 0.3 ~ 0.6 nmol/L，服糖后 30 ~ 60 min，可升高 3 ~ 4 倍，3 h 降至空腹水平。

【临床意义】血清胰岛素和 C 肽水平测定有助于了解 β 细胞功能和指导治疗。

六、血清脂质和脂蛋白检查

血清脂质包括游离胆固醇（free cholesterol，FC）、胆固醇酯（cholesterol ester，CE）、甘油三酯（triglyceride，TG）、磷脂（phospholipid，PL）、游离脂肪酸（free fatty acid，FFA）等，其中，FC 和 CE 称为总胆固醇（total cholesterol，TC）。血脂测定的主要目的是了解脂质代谢情况，预防动脉粥样硬化的发生发展。

脂蛋白（lipoprotein，LP）是由脂质和蛋白质组成的复合物，一般以不溶于水的 TG 和 CE 为核心，表面覆盖有少量蛋白质和极性的 PL、FFA。依据超速离心技术可把血浆 LP 分成四大类：乳糜微粒（chylomicron，CM）、极低密度脂蛋白（very low density lipoprotein，VLDL）、低密度脂蛋白（low density lipoprotein，LDL）、高密度脂蛋白（high density lipoprotein，HDL）。

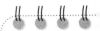

载脂蛋白（apolipoprotein，Apo）构成并稳定 LP 的结构；修饰并影响 LP 代谢相关酶的活性；同时作为脂蛋白受体的配体。

（一）血清脂质测定

1. 血清总胆固醇（total cholesterol，TC）测定　胆固醇（cholesterol，CHO）是类固醇中的一种，主要功能：①是所有细胞膜和亚细胞器膜上的重要组成成分。②是胆汁酸、类固醇激素的前体等。血浆胆固醇包括胆固醇酯和游离胆固醇两种，前者约占 70%，后者占 30%。血浆胆固醇主要存在于 LDL 中，其次为 HDL 和 VLDL。

【参考区间】合适范围：< 5.18 mmol/L（2000 mg/L）。边缘升高：5.18 ~ 6.19 mmol/L（2000 ~ 2390 mg/L）。升高：≥ 6.22 mmol/L（2400 mg/L）。

【临床意义】

（1）TC 主要作为心血管疾病高危因素的评估指标，并用于降脂治疗的效果监测。

（2）胆固醇升高：见于动脉粥样硬化性心脑血管疾病，如冠心病、心肌梗死、脑卒中等。

（3）胆固醇降低：见于各种脂蛋白缺陷状态、肝硬化、恶性肿瘤、营养吸收不良、巨幼细胞性贫血等。此外，女性月经期也可降低。

2. 血清甘油三酯（triglyceride，TG）测定　甘油三酯属中性脂肪。饮食中脂肪被消化吸收后，以 TG 形式形成 CM 循环于血液中，CM 中 80% 以上为 TG。血中 CM 的半寿期仅为 10 ~ 15 min，正常人空腹血中几乎没有 CM。

【参考区间】合适范围：< 1.7 mmol/L（1500 mg/L）。边缘升高：1.7 ~ 2.25 mmol/L（1500 ~ 1990 mg/L）。升高：≥ 2.26 mmol/L（2000 mg/L）。

【临床意义】

（1）TG 升高：现认为 TG 也是冠心病发病的一个危险因素，当其升高时应该给予饮食控制或药物治疗。其升高可见于各种高脂蛋白血症、糖尿病、痛风、梗阻性黄疸、甲状腺功能减退、胰腺炎等。

（2）TG 降低：见于低脂蛋白血症、营养吸收不良、甲状腺功能亢进、甲状旁腺功能亢进、过度饥饿、运动等。

（二）血清脂蛋白测定

1. 血清高密度脂蛋白（HDL）胆固醇测定　HDL 是体积最小的脂蛋白，和其他脂蛋白相比，HDL 含蛋白量最大（> 50%）；磷脂是其主要的脂质。HDL 具有减少血浆游离胆固醇的浓度，降低组织胆固醇沉积的作用，限制动脉粥样硬化的发生、发展，起到抗动脉粥样硬化的作用。故血浆中 HDL 和动脉粥样硬化的发生呈负相关。临床用 HDL-C 来估计 HDL 水平。

【参考区间】合适范围：≥ 1.04 mmol/L。升高：≥ 1.55 mmol/L。降低：< 1.04 mmol/L。

【临床意义】HDL-C 水平低的个体，患冠心病的风险增加；HDL-C 水平高者，冠心病的发病风险降低。

2. 血清低密度脂蛋白（LDL）胆固醇测定　LDL 富含胆固醇，正常人空腹时血浆中胆固醇的 2/3 是和 LDL 结合的，其余的则由 VLDL 携带。LDL 是发生动脉粥样硬化重要的危险因素之一。测定 LDL 中胆固醇量表示 LDL 水平。

【参考区间】合适范围：< 3.37 mmol/L（1300 mg/L）。边缘升高：3.37 ~ 4.12 mmol/L（1300 ~ 1590 mg/L）。升高：≥ 4.14 mmol/L（1600 mg/L）。

【临床意义】LDL-C 水平与缺血性心血管病发生的相对危险及绝对危险上升的趋势及程度与 TC 相似。LDL-C 水平每降低 390 mg/L，冠心病的风险将降低 25%。

3. 血清脂蛋白（a）测定　脂蛋白（a）[lipoprotein（a），Lp（a）] 由肝合成。Lp（a）和纤溶酶原有同源性，竞争性结合纤维蛋白，延缓纤维蛋白的溶解，增加动脉粥样硬化和动脉血栓形成的危险性。

【参考区间】 < 300 mg/L。

【临床意义】 Lp（a）升高是心血管疾病的独立危险因素。

（三）血清载脂蛋白测定

1. 血清载脂蛋白 A I 测定 载脂蛋白 A（apolipoprotein A，ApoA）有 ApoA I、ApoA II、ApoA IV 三种。ApoA I 和 ApoA II 主要分布在 HDL 中，是 HDL 的主要载脂蛋白。

【参考区间】 1.2 ~ 1.6 g/L。

【临床意义】 ApoA I 和其他危险因素一起用于评价冠心病的危险性，临床意义与 HDL 相同。

2. 血清载脂蛋白 B（apolipoprotein B，ApoB）测定 载脂蛋白 B 有 ApoB48 和 ApoB100 两种，前者主要存在于乳糜微粒中，后者存在于 LDL 中。ApoB100 是 LDL 含量最高的蛋白质，90% 以上的 ApoB100 是在 LDL 中，其余的在 VLDL 中，实验室通常测定 ApoB100。

【参考区间】 0.8 ~ 1.1 g/L。

【临床意义】 ApoB 是评价冠心病的风险因子。对一些遗传性脂蛋白异常血症，如无 β- 脂蛋白血症、低 β- 脂蛋白血症等，ApoB 具有诊断意义。与 LDL 临床意义相同。

七、水、电解质、酸碱平衡的实验室检查

人体细胞进行的一切生理活动都离不开内环境的稳定，机体内环境包括各种缓冲体系、水、电解质和 pH 的动态平衡。

（一）血清电解质测定

临床上常用静脉血清（浆）测定电解质，也可采用全血标本进行床旁检测。需要注意不同类型的标本测定电解质时，其参考范围存在差异，血浆钾浓度低于血清钾、全血钾浓度 0.2 ~ 0.5 mmol/L。

1. 血钾测定 钾离子是细胞内液的主要阳离子，对调节水与电解质、渗透压与酸碱平衡，维持神经肌肉的应激性、心肌活动都有重要生理意义。红细胞内钾浓度约是血浆钾的 20 倍。

注意：标本采集时避免溶血，因红细胞破坏后钾从细胞内逸出，可引起血钾显著的假性升高。标本 25 ℃存放 1.5 h，血钾会增高 0.2 mmol/L；4 ℃存放 5 h，血钾会增高 2 mmol/L；标本 37 ℃孵育，血钾会降低。

【参考区间】 血清钾 3.5 ~ 5.3 mmol/L。

【临床意义】

（1）低钾血症：见于钾摄入不足、钾排出过度（严重腹泻、呕吐、肠瘘、利尿剂）以及细胞外钾进入细胞内（输注胰岛素、代谢性碱中毒）。

（2）高钾血症：见于钾摄入过多、钾排泄障碍（少尿或无尿）以及细胞内钾转移到血浆（大面积烧伤、严重溶血、挤压综合征、代谢性酸中毒）等。

2. 血钠测定 血浆钠离子浓度较红细胞高 10 倍，是血浆中含量最多的阳离子。血钠对保持血液容量、调节酸碱平衡、维持血浆正常晶体渗透压有重要意义。

【参考区间】 血清钠 137 ~ 147 mmol/L。

【临床意义】

（1）低钠血症：①肾性原因，肾功能损害时因渗透性利尿、肾上腺功能低下及急、慢性肾衰竭等引起低钠血症。②非肾性原因，如呕吐、腹泻、肠瘘、大量出汗和烧伤等，除丢失钠外，还伴有不同比例水的丢失。

（2）高钠血症：水丢失大于钠丢失可见于尿崩症、水样泻、出汗过多等。糖尿病患者由于水随糖以糖尿形式排出体外可造成高钠血症。

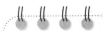

3．血氯测定 氯离子是血浆内主要的阴离子，用于辅助电解质和酸碱平衡失调的病因诊断。

【参考区间】血清氯 96～108 mmol/L。

【临床意义】

（1）低氯血症：见于①摄入不足，如饥饿、营养不良等。②呕吐、使用大剂量利尿剂导致丢失过多。③酸中毒时氯向细胞内转移。④肾上腺皮质功能减退。

（2）高氯血症：见于①低蛋白血症。②腹泻、呕吐、大量出汗等。③呼吸性碱中毒。④肾上腺皮质功能亢进。⑤摄入过多。

4．血钙测定 人体总钙约 99% 以上以磷酸钙的形式存在于骨骼，血液中钙含量不到总钙的 1%。血清钙包括离子钙和结合钙，各占 50%。钙离子在调节神经肌肉的兴奋性、激活 ATP 及参与凝血过程等方面起了重要作用。

【参考区间】血清总钙（邻甲酚酞络合铜分光光度法）：成人 2.10～2.55 mmol/L，儿童 2.20～2.70 mmol/L。

【临床意义】

（1）低钙血症：见于①摄入不足和吸收不良，如慢性脂肪性腹泻、小肠吸收不良综合征、维生素 D 缺乏症及甲状旁腺功能减退症等。②妊娠后期及哺乳期妇女需钙量增加。③肾疾病，如急、慢性肾衰竭及肾性佝偻病、肾病综合征、肾小管酸中毒等。④坏死性胰腺炎。

（2）高钙血症：见于①摄入钙过多。②甲状旁腺功能亢进。③服用维生素 D 过多。④多发性骨髓瘤、转移性骨癌等骨溶解增加。

5．血磷测定 血液中的磷主要有两种形式：有机磷和无机磷。血清无机磷含量与血钙有一定关系，两者浓度的乘积为一常数（以 mg/L 浓度计算，乘积为 35～40）。磷参与机体糖、脂类及氨基酸的代谢，是骨盐的主要成分，也是转运能量的物质，磷酸盐是调节酸碱平衡的重要缓冲体系之一。

血中钙、磷浓度受甲状旁腺激素（parathyroid hormone，PTH）、$1, 25\text{-}(OH)_2$ 维生素 D_3、降钙素（calcitonin，CT）的调节。

【参考区间】磷钼酸法和酶法：成人 0.87～1.45 mmol/L；儿童 1.15～1.78 mmol/L。

【临床意义】

（1）低磷血症：见于①饥饿或恶病质、吸收不良综合征、呕吐、腹泻、长期应用含铝的制酸剂等引起磷的摄入不足和吸收减少。②静脉注射葡萄糖、胰岛素及碱中毒、妊娠等引起磷转移入细胞内。③血液透析、肾小管酸中毒、急性痛风等致磷的丢失过多。④其他：如酒精中毒、糖尿病酮症酸中毒、维生素 D 缺乏症等。

（2）高磷血症：见于甲状旁腺功能减退症、维生素 D 过多症、Addison 病、肢端肥大症、多发性骨髓瘤等。

6．血镁测定 镁离子主要存在于细胞内，红细胞中镁离子浓度高于血清。血清镁有 3 种存在形式：游离镁（55%），与碳酸、磷酸、枸橼酸结合的镁盐（15%）以及与蛋白结合的镁（30%）。前二者具有生理活性。钙、镁的生理功能相似。临床上，低钙伴随有低镁血症。

【参考区间】成人 0.74～1.0 mmol/L，男性高于女性。

注意：标本应避免溶血，如发生溶血会导致结果假性偏高。

【临床意义】

（1）血清镁降低：见于①镁摄入不足，禁食、呕吐、慢性腹泻。②尿镁排出过多，肾功能不全、服用利尿剂。③甲状旁腺功能亢进、原发性醛固酮增多症、糖尿病酸中毒等。

（2）血清镁增多：见于①肾功能不全少尿期。②甲状旁腺功能减退症。③ Addison 病。④多发性骨髓瘤。⑤镁制剂用量过多。

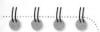

（二）血气分析

血气分析（analysis of blood gas）是了解人体内环境状态的重要方法之一。对诊断呼吸功能和代谢紊乱具有重要价值。目前血气分析普遍应用于危重患者的抢救、各种疾病引起的急性和慢性呼吸衰竭的诊断和治疗、心肺复苏、体外循环监测等。血气分析主要项目包括血液的酸碱度（pH）、氧分压（PO_2）、二氧化碳分压（PCO_2）及计算得到的二氧化碳总量（TCO_2）、实际碳酸氢盐（AB）、剩余碱（BE）等项目参数。

血气分析标本采集的要求：①动脉采血法，皮肤消毒后，穿刺股动脉、肱动脉或桡动脉，取 2 ml 动脉血，不能有气泡。抽出后用小橡皮封针头，隔绝空气。将注射器放在手中双手来回搓动，立即送检。②耳垂或手指部位采血，婴儿取足跟、踇趾或头皮，局部应先用热毛巾敷或轻轻按摩，使毛细血管血充分动脉化。局部循环不好、局部水肿及休克等情况下，所取血液不能代表动脉血。③若不能在 15 分钟内完成检测，就必须放入冰水中保存，减少糖酵解和氧消耗。注意切勿用冰块，以避免红细胞破坏而溶血。④标本必须用肝素抗凝全血。⑤标本测定前必须密封。⑥容器洁净。

1. 血液 pH（酸碱度） 血液中的 pH 代表血液的酸碱度，是氢离子浓度的负对数：$pH = -lg [H^+]$。健康人血液的 pH 相对恒定，其变化取决于动脉血中 $[HCO_3^-] / [H_2CO_3]$ 缓冲体系，此体系的比值为 20:1，当 $[HCO_3^-]$ 或 $[H_2CO_3]$ 发生改变时影响血液的 pH，二者呈比例变化时，若比值不变则血液的 pH 不变。$[HCO_3^-] / [H_2CO_3]$ 值是呼吸和代谢因素共同作用的结果。血液的 pH 可以判断酸血症或碱血症，但不能判断是呼吸性或代谢性因素，血液的 pH 正常也不能排除机体酸碱紊乱。健康人动脉血液的 pH 7.35 ~ 7.45，pH < 7.35 为酸血症，pH > 7.45 为碱血症。

2. 二氧化碳总量（TCO_2） 是指血浆中各种形式的 CO_2 的总和，包括 HCO_3^-（95%）、少量物理溶解的 CO_2 和极少量其他形式存在的 CO_2。受呼吸和代谢两个因素的影响，主要反映代谢因素的影响。正常人动脉血中 TCO_2 的参考范围为：23 ~ 28 mmol/L。

3. 碳酸氢盐（HCO_3^-） 是体内主要的碱储备成分，对酸有较强缓冲能力，反映代谢性因素，是判断酸碱平衡的主要指标。实际碳酸氢盐（AB）是血中 HCO_3^- 的真实含量；标准碳酸氢盐（SB）是在标准条件下 [37℃，SaO_2 为 100%，PCO_2 为 40 mmHg（5.32 kPa）]，测定的血中 HCO_3^- 的含量。AB 动脉血 21 ~ 26 mmol/L，静脉血 22 ~ 28 mmol/L；SB 21 ~ 25mmol/L。SB 排除了呼吸因素的影响。当 AB、SB 都正常时，判断为酸碱平衡；AB、SB 均低于正常，为代谢性酸中毒未代偿；AB、SB 均高于正常，为代谢性碱中毒未代偿；AB > SB，为呼吸性酸中毒或代碱，提示 CO_2 潴留，通气不足；AB < SB，为呼吸性碱中毒或代酸，提示 CO_2 排出过多，通气过度。

4. 缓冲碱（buffer base，BB） 全血中起缓冲作用阴离子的总和，包括 HCO_3^-、Pr^-、Hb^- 等。参考范围：血浆 BB 41 ~ 43 mmol/L，全血 BB 45 ~ 52 mmol/L。当 BB 降低，反映代谢性酸中毒或呼吸性碱中毒；BB 升高，反映代谢性碱中毒或呼吸性酸中毒。

5. 剩余碱（base excess，BE） 在标准条件下 [37℃，1 个标准大气压，SaO_2 为 100%，PCO_2 为 40 mmHg（5.32 kPa）] 将 1L 血液滴定到 pH 7.4 所需的酸量或碱量，血液偏碱性时，用酸滴定，BE 为正值；血液偏酸性时，用碱滴定，BE 为负值，表示碱不足。参考范围：–3 ~ +3 mmol/L。BE 大于 3 mmol/L，代谢性碱中毒；BE 小于 –3 mmol/L，代谢性酸中毒。

6. 动脉血二氧化碳分压（$PaCO_2$） 指血液中溶解的 CO_2 产生的压力，$PaCO_2$ 随通气量的变化而变化，通气量增加，$PaCO_2$ 下降；通气量减少，$PaCO_2$ 升高。$PaCO_2$ 参考范围：成人为 35 ~ 46 mmHg（4.66 ~ 6.11 kPa）。当 $PaCO_2$ > 50 mmHg（6.65 kPa），表明呼吸衰竭；$PaCO_2$ > 70 ~ 80 mmHg（9.31 ~ 10.64 kPa），可引起肺性脑病。$PaCO_2$ < 35 mmHg（4.76 kPa），见于通气过度，呼吸性碱中毒。

7. 动脉血氧分压（PaO_2） 指血液中溶解 O_2 产生的压力，PaO_2 升高，有利于 HbO_2 的生成，PaO_2 降低，有利于 HbO_2 的解离。动脉 PaO_2 参考范围：75 ~ 105 mmHg（9.98 ~ 13.97 kPa）。当 PaO_2 < 70 ~ 80 mmHg（9.31 ~ 10.64 kPa），表明轻度缺氧；PaO_2 < 60 ~ 70 mmHg（8.0 ~ 9.33 kPa），表明中度缺氧；PaO_2 < 60 mmHg（8.0 kPa），表明重度缺氧，提示呼吸衰竭；PaO_2 < 30 mmHg（4.0 kPa），有生命危险。

8. 动脉血氧饱和度（SaO_2） 指血液中实际含氧量与氧容量的比值，参考范围：90% ~ 98%，它反映了 Hb 结合氧的能力，与 PaO_2 有关，SaO_2 与 PaO_2 的关系曲线称氧离曲线，氧离曲线呈 S 型。

八、内分泌激素的实验室检查

内分泌（endocrine）是机体特定的腺体或细胞合成具有生物活性的物质并经血液循环到达靶细胞，发挥调节系统、器官、细胞代谢的功能。内分泌细胞合成并分泌的具有生物活性的物质称为激素（hormone）。人体内分泌腺体包括有垂体、甲状腺、胰腺、肾上腺、性腺等，在胃肠道、心肌、神经等组织器官中存在内分泌细胞。内分泌系统和神经系统相互作用，共同调节机体的新陈代谢、内环境稳定以及生殖、生长、发育等基本生理过程。内分泌功能的实验室检查对内分泌疾病的诊断、治疗有重要意义。

（一）甲状腺功能检查

甲状腺激素受下丘脑 - 垂体 - 甲状腺轴调节，甲状腺激素的分泌受腺垂体分泌的促甲状腺激素（thyroid-stimulating hormone，TSH）调节，TSH 受下丘脑分泌的促甲状腺激素释放激素（thyrotropin releasing hormone，TRH）调节，甲状腺激素对 TRH 具有负反馈调节作用。

甲状腺激素的生理功能包括促进生长、发育和组织分化，促进糖、脂、蛋白质的氧化分解，提高机体的基础代谢率，增大耗氧和产热效应。

1. 血清总 T4（tT4）和总 T3（tT3）测定 血清中 99% 的 T4 和 T3 为与甲状腺结合球蛋白（TBG）结合的结合型。临床测定血清 tT4 和 tT3 采用放射免疫法、荧光免疫法和发光免疫法。近年来，临床不再建议使用总 T4、总 T3 作为判断甲状腺功能的指标。

【参考区间】与年龄相关，成人 tT4：66 ~ 181 nmol/L；tT3：1.3 ~ 3.1 nmol/L。

【临床意义】血清总 T4 增高见于甲状腺功能亢进症和 TBG 增高；减低见于甲状腺功能减退症、TBG 减少，服用糖皮质激素、水杨酸、苯妥英钠等药物时，血清 tT4 也降低。血清总 T3 增高见于甲状腺功能亢进症、T3 型甲状腺功能亢进症和 TBG 增高，诊断灵敏度较 tT4 高；降低见于低 T3 综合征。

2. 血清游离 T4（fT4）和游离 T3（fT3）测定 血清游离 T4 和游离 T3 能真实反映甲状腺功能状况，对甲状腺功能紊乱的诊断有重要价值。采用免疫学方法测定。

【参考区间】与年龄相关，成人 fT4：12.0 ~ 22.0 pmol/L；fT3：2.8 ~ 7.1 pmol/L。

【临床意义】fT4 降低可诊断甲状腺功能减退症，fT3 增高可诊断甲状腺功能亢进症，对诊断甲状腺功能紊乱灵敏、可靠。与 TSH 同时测定，价值更大。

3. 血清 TSH 测定 TSH 为腺垂体合成分泌的糖蛋白，由 α、β 两个亚基组成，β 亚基为功能亚基，α 亚基与人绒毛膜促性腺激素（hCG）、黄体生成素（LH）、卵泡刺激素（FSH）同源。在反映甲状腺功能紊乱方面，血清 TSH 较甲状腺激素（T3、T4）更为敏感。目前国际上推荐血清 TSH 作为甲状腺紊乱的首选筛查指标。

【参考区间】成人 0.27 ~ 4.2 mIU/L。

【临床意义】甲状腺病变所致的原发性甲状腺功能亢进，T4 和 T3 增高，TSH 降低；下丘脑或垂体病变所致的继发性甲状腺功能亢进，T4 和 T3 增高，TSH 同时增高。原发性甲状腺功能减退症时，T4、T3 降低，TSH 却增高；继发性甲状腺功能减退症时，T4、T3 降低，TSH

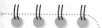

また也降低。长期服用含碘药物、居住在缺碘地区、Addison 病时，血清 TSH 增高。

4. 甲状腺自身抗体测定　甲状腺功能紊乱是自身免疫性疾病，患者体内有多种针对甲状腺自身的抗体，主要包括 TSH 受体抗体（thyroid stimulating hormone receptor antibodies，TRAb），具有长效 TSH 样的作用，在 95% 的 Graves 患者中能检出；抗甲状腺过氧化物酶自身抗体（anti-thyroid peroxidase autoantibody，anti-TPOAb）是甲状腺激素合成关键酶过氧化物酶的自身抗体；抗甲状腺球蛋白抗体（anti-thyroglobulin antibody，anti-TGAb）是甲状腺滤泡中甲状腺球蛋白的自身抗体。甲状腺自身抗体（thyroid autoantibody，THAb）存在于血清中，干扰 T3、T4 的测定，患者临床表现为甲状腺功能减退症，但血清 TSH 和 T3、T4 都升高。

（二）肾上腺功能检查

肾上腺是位于肾上方的三角形腺体，是由中心部的髓质核和周边部的皮质组成，肾上腺皮质和髓质各自独立，分泌化学结构、性质、生理作用都完全不同的激素。

1. 肾上腺皮质功能检查　主要用于诊断肾上腺皮质功能紊乱而表现的皮质醇增多症（又称 Cushing 病）和肾上腺皮质功能减退症（又称 Addison 病）。

（1）皮质醇测定：主要测定血液和尿液标本中的皮质醇。血液皮质醇反映肾上腺皮质激素分泌情况，尿液皮质醇主要反映血液中有活性的游离皮质醇水平。测定方法有荧光光度法、高效液相色谱法（HPLC）、免疫学法等。

【参考区间】

血清皮质醇，成人：

08：00 为 138 ～ 635 nmol/L（50 ～ 230 μg/L）

16：00 为 83 ～ 441 mmol/L（30 ～ 160 μg/L）

20：00 为 < 50% of 08：00

尿液皮质醇，成人：55 ～ 248 nmol/24 h（20 ～ 90 μg/24 h）

【临床意义】血浆总皮质醇增高见于 Cushing 病、肾上腺肿瘤、垂体肿瘤、长期应激状态、长期服用糖皮质激素；降低见于 Addison 病、垂体功能减退。地塞米松抑制试验时，血浆皮质醇降低 50%。

（2）促肾上腺皮质激素（ACTH）测定：血浆 ACTH 是腺垂体分泌的多肽激素，与皮质醇具有相同的生理昼夜变化。在皮质功能紊乱时，ACTH 和皮质醇的昼夜变化分泌节律消失。

【参考区间】

早晨 8—9 时：1.1 ～ 13.3 pmol/L

午夜：< 2.2 pmol/L

【临床意义】午夜血浆 ACTH 增高见于下丘脑、垂体性皮质醇增多症；早晨血浆 ACTH 降低见于下丘脑、垂体性皮质醇减退症，原发性皮质醇增多症。二者均存在昼夜节律消失的情况。

（3）尿液 17- 羟皮质类固醇（17-hydroxycorticosteroids，17-OHCS）和 17- 酮类固醇（17-ketosteroid，17-KS）测定：尿液中类固醇激素的代谢产物主要分为 17- 羟皮质类固醇和 17- 酮类固醇。17-OHCS 主要是皮质醇的代谢产物，主要反映肾上腺的皮质功能；17-KS 主要是肾上腺皮质和男性睾丸分泌的雄性激素（睾酮、表雄酮、脱氢表雄酮）的代谢产物，男性尿液中的 17-KS1/3 来自睾丸，2/3 来自肾上腺皮质，女性全部来自肾上腺皮质。尿液中 17-OHCS、17-KS 采用比色法测定。

留取 24 h 尿液标本时，要求患者禁食水果、茶、有色蔬菜以及含有 VC、咖啡因等物。

【参考区间】

17-OHCS：儿童为 2.8 ～ 15.5 μmol/24 h。成年男性为 8.3 ～ 27.6 μmol/24 h；成年女性为 5.5 ～ 22.1 μmol/24 h。

17-KS：成年男性为 28.5 ～ 47.2 nmol/24 h；成年女性为 20.8 ～ 34.7 nmol/24 h。

180

【临床意义】尿液 17-OHCS 主要反映肾上腺皮质功能，17-KS 反映睾丸和肾上腺皮质功能。当皮质功能亢进时，如 Cushing 病、肾上腺皮质肿瘤、甲状腺功能亢进症、肥胖等，尿液 17-OHCS、17-KS 增高，睾丸间质细胞瘤时 17-KS 增高；当皮质功能减退时，如 Addison 病、腺垂体功能低下、肾上腺切除术后、甲状腺功能减退症等，尿液 17-OHCS、17-KS 减低，睾丸功能减退时 17-KS 减低。

2. 肾上腺髓质功能检查　儿茶酚胺代谢异常的主要疾病是嗜铬细胞瘤（pheochromocytoma）。嗜铬细胞瘤主要发生在肾上腺髓质，细胞内含嗜铬颗粒，为良性肿瘤。但是，嗜铬细胞瘤分泌大量儿茶酚胺，导致患者血压异常增高，表现为阵发性、持续性高血压。

（1）肾上腺素（E）和去甲肾上腺素（NE）测定：采用高灵敏 HPLC- 电化学检测法、荧光法定量测定。

【参考区间】临界值上限

血浆　E：2.49 nmol/L；NE：0.46 nmol/L。

24 h 尿液　E：97 μg/24 h；NE：27 μg/24 h。

【临床意义】嗜铬细胞瘤时，二者血液浓度及尿液排出量增多。

（2）尿液香草扁桃酸（vanillyl mandelic acid，VMA）测定：E、NE 的代谢产物是 3- 甲氧 -4- 羟苦杏仁酸，又称香草扁桃酸，采用化学法测定。

【参考区间】VMA：4 ～ 7 mg/24 h。

【临床意义】尿 VMA 增高见于嗜铬细胞瘤、神经母细胞瘤等。

（三）性激素测定

性激素（sex hormone）可分为雄性激素（androgen）和雌性激素（female hormone），后者包括雌激素（estrogen）和孕激素（progestogen）。性激素少量在肾上腺皮质分泌外，男性主要在睾丸产生，女性在非妊娠期主要由卵巢产生，妊娠期在胎盘产生。雄性激素主要为睾酮（testosterone）及少量脱氢表雄酮（dehydroepiandrosterone，DHEA）和雄烯二酮（androsterone）。雌激素主要为雌二醇（estradiol，E_2）及少量雌三醇（estriol，E_3）和雌酮（estrone），孕激素即孕酮（progesterone）。雄性激素的主要生理功能是诱导男性生殖器官分化及发育，参与男性性功能及第二特征的出现和维持；雌性激素的主要生理功能是促进女性生殖器官形成和发育、第二特征的出现和维持，雌激素和孕酮协同作用形成月经周期。

1. 血清睾酮测定　血清睾酮存在昼夜节律，清晨 8 时睾酮水平达峰值。血清中游离睾酮仅占总睾酮的 2%，为生理活性部分。实验室采用免疫化学发光法测定。

【参考范围】成年男性：2600 ～ 10000 ng/L；成年女性：150 ～ 700 ng/L。

【临床意义】男性：睾丸生精功能衰竭，少精症患者睾酮降低；女性：多毛症与男性化患者以及肾上腺肿瘤患者，血清睾酮大于 2.0 μg/L。

2. 血清雌二醇测定　女性雌二醇主要来源于卵巢和胎盘，是生理活性最强的雌激素。血清雌二醇随女性月经周期呈现周期性变化。

【参考区间】

排卵女性：卵泡期为 20 ～ 150 ng/L

黄体期：30 ～ 450 ng/L

绝经期：≤ 20 ng/L

成年男性：10 ～ 50 ng/L

【临床意义】月经周期变化规律：月经期最低，卵泡期间逐渐增高，在排卵前 12 ～ 36 h 达到卵泡期峰值；黄体期间，在排卵后 1 周内降低，1 周后逐渐增高，在月经前达峰值（未妊娠时）；孕妇血清雌二醇继续升高，较排卵期增高 10 ～ 20 倍。雌二醇增高见于女性性早熟、男性乳房发育；血清雌二醇 < 30 ng/L 的女性会发生青春期延迟、闭经等。

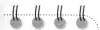

3. 血清孕酮测定 孕酮主要由月经后期黄体和妊娠胎盘产生。血清孕酮随女性月经周期呈现周期性变化。

【参考区间】卵泡期：150 ~ 700 ng/L；黄体期：2000 ~ 25000 ng/L；妊娠期：7250 ~ 229000 ng/L。

【临床意义】月经周期变化规律：卵泡期处于较低水平，排卵后快速升高并维持到月经前（未妊娠时）；孕妇血清孕酮继续升高，第 7 周开始主要由胎盘产生，但是由于胎盘有很强的代偿能力，因此，妊娠期血清孕酮水平不是判断胎盘功能的理想指标。

小 结

1. 临床生物化学检查标本采集后，应在 1 小时内送检。

2. 急性心肌损伤实验室检查包括 CK、LD、cTnI、cTnT、Mb 测定。

3. 肝病实验室检查：①血清酶学检查，包括 ALT、AST、ALP、γ-GT、AFU 检测。②蛋白质代谢检查，包括血清总蛋白、白蛋白、白蛋白 / 球蛋白、前白蛋白测定；血清蛋白电泳测定；血氨测定。③胆红素代谢检查，包括血清总胆红素、结合胆红素和非结合胆红素测定；血清总胆汁酸代谢检查。

4. 肾病的实验室检查包括肾小球滤过功能检查、肾小管功能检查。

5. 胰腺疾病的实验室检查包括淀粉酶测定、脂肪酶测定。

6. 糖代谢的实验室检查包括血糖测定、口服葡萄糖耐量试验、糖化血红蛋白测定、糖化血清蛋白测定、血清胰岛素与 C 肽测定。

7. 血清脂质和脂蛋白检查包括血清脂质测定、血清脂蛋白测定、血清载脂蛋白测定。

8. 水、电解质及酸碱平衡的实验室检查：应掌握相关指标的参考范围及常见异常的临床意义。

9. 内分泌激素的实验室检查包括甲状腺功能检查、肾上腺功能检查、性激素测定。

（余艳萍）

随堂测 5-6

第七节　临床常用免疫学检查

一、免疫球蛋白测定

免疫球蛋白（immunoglobulin, Ig）是指在抗原刺激下，B 淋巴细胞分化成浆细胞合成并分泌的具有抗体活性的蛋白质。免疫球蛋白主要存在于血液和体液中，称分泌型 Ig；少部分存在于 B 细胞膜上，称膜型 Ig。根据其重链不同可以分为 IgG、IgA、IgM、IgD 和 IgE 五类。血清中五类 Ig 的含量不同，其中 IgG 占血液中 Ig 总量的 75%，IgA 含量仅次于 IgG，占血液中 Ig 总量的 10% ~ 15%，IgM 占血液中 Ig 总量的 10%，IgD 含量很低，占血液中 Ig 总量的 1% 以下，IgE 含量最低，占血液中 Ig 总量不到 0.001%。其中，IgG、IgA、IgM 测定方法主要为免疫浊度法，IgE 的测定方法为放射免疫法、化学发光免疫分析法、酶免疫分析法、乳胶颗粒免疫浊度法等，IgD 的测定方法主要为放射免疫法和乳胶颗粒免疫浊度法等。采用浊度法测定的项目要求空腹采集血液样本，否则会影响检测结果。

（一）IgG、IgA 和 IgM

【参考区间】IgG 8.0 ~ 15.0 g/L；IgA 0.9 ~ 3.0 g/L；IgM 0.5 ~ 2.5 g/L。

【临床意义】

（1）低 Ig 血症

先天性低 Ig 血症：主要见于体液免疫缺陷和联合免疫缺陷病，可以 3 种免疫球蛋白均低，也可以其中一种或两种降低。其中缺乏 IgA 的患者易患呼吸道反复感染，缺乏 IgG 的患者易发生化脓性感染，缺乏 IgM 的患者易发生革兰氏阴性菌引起的败血症。

获得性低 Ig 血症：主要见于大量蛋白质丢失的疾病，如剥脱性皮炎、肠淋巴管扩张症、肾病综合征等；淋巴系统肿瘤，如淋巴肉瘤、霍奇金病，中毒性骨髓疾病等。

（2）高 Ig 血症

多克隆性 Ig 增高：慢性细菌感染，如慢性骨髓炎、慢性支气管炎、慢性肺脓肿、肺结核；慢性肝病，如慢性活动性肝炎、隐匿性肝硬化、原发性胆汁性肝硬化；自身免疫性疾病，如 SLE 以 IgG、IgA 或 IgG、IgM 升高多见，类风湿关节炎以 IgM 升高为主。

单克隆 Ig 增高：主要见于浆细胞恶性增殖性疾病，如多发性骨髓瘤、巨球蛋白血症、淋巴瘤、重链病、轻链病等。

（二）IgD

【参考区间】0.003 ~ 0.030 g/L。

【临床意义】IgD 的生物学功能尚不明确。

（1）IgD 水平升高主要见于妊娠末期，IgD 型多发性骨髓瘤、甲状腺炎和大量吸烟者。

（2）IgD 水平降低主要见于原发性无丙种球蛋白血症、肺沉着病、细胞毒药物治疗后。

（三）IgE

【参考区间】ELISA 方法：0.0001 ~ 0.009 g/L；微粒子化学发光法：0.1 ~ 150 IU/ml。

【临床意义】

（1）IgE 水平升高：见于超敏反应性疾病、寄生虫感染、IgE 型多发性骨髓瘤、急性或慢性肝炎、获得性免疫缺陷综合征（AIDS）、伴血小板减少和湿疹的免疫缺陷病（Wiscott-Aidrich 综合征）、非霍奇金淋巴瘤、高 IgE 综合征、支气管肺曲霉病、系统性红斑狼疮、类风湿关节炎等风湿免疫性疾病。

（2）IgE 水平减低：主要见于原发性无丙种球蛋白血症、肿瘤及化疗后患者。

二、血清补体测定

补体是一组存在于人和脊椎动物新鲜血清及组织液中不耐热、经活化后具有酶样活性的糖蛋白。它包括约 40 种可溶性蛋白及膜结合蛋白，亦称为补体系统。按其生物学功能分成三类：第一类为参与补体级联反应的各种固有成分，包括 C1、C2、C3、C4、C5、C6、C7、C8、C9 等；第二类为参与补体活化的调节蛋白，包括血浆中的备解素、C1 抑制物（C1 INH）、H 因子等；第三类为补体受体，如 CR1、CR2、CR3、CR4、CR5 等。补体约占血清总蛋白的 5% ~ 6%，C3 含量最高，其次为 C4，最低的是 D 因子。常用的补体测定试验有血清中补体总活性（CH50）的测定，主要采用平皿法；补体 C3、C4 含量的测定主要采用免疫比浊法。

（一）补体总活性（CH50）测定

【参考区间】50 ~ 100 KU/L。

【临床意义】主要反映补体 C1 ~ C9 经经典途径活化的活性。补体在不同的自身免疫病中可表现不同的变化，补体检测可用于自身免疫病的诊断，也可作为某些疾病活动的参考指标。

（1）补体总活性升高：主要见于急性炎症、心肌梗死、甲状腺炎、大叶性肺炎、糖尿病、妊娠等。

（2）补体总活性降低：主要见于细菌感染，特别是革兰氏阴性菌感染时；严重肝病或营养不良时由于蛋白质合成障碍也会引起血清补体水平下降。

（二）补体 C3 和 C4 测定

【参考区间】 C3：0.85 ～ 1.70 g/L；C4：0.22 ～ 0.34 g/L。

【临床意义】

（1）补体 C3 和 C4 的升高：常见于某些急性炎症或传染病早期，如风湿热急性期、心肌炎、心肌梗死、关节炎等。C3、C4 属于急性反应蛋白，对疾病的诊断无特异性。

（2）补体 C3 和 C4 的降低：见于活动性免疫复合物性疾病，如狼疮性肾炎、慢性活动性肝炎、系统性红斑狼疮、类风湿性关节炎等，还可见于遗传性 C3、C4 缺陷病。

三、感染性疾病免疫学检查

（一）甲型肝炎病毒抗体检测

甲型肝炎病毒（HAV）是甲型病毒性肝炎的病原体，主要经粪 - 口途径传播。人体感染 HAV 后，首先出现 IgM 类抗体，于发病后 2 ～ 3 周达高峰，1 ～ 2 个月后迅速下降，3 个月后基本消失。是急性 HAV 感染或者复发的可靠指标。HAV 的 IgG 类抗体一般于感染后 4 周出现，24 周达高峰，可维持多年，甚至终生。

【参考区间】 阴性。

【临床意义】 IgM 型抗体是甲型肝炎病毒急性感染早期诊断的主要标志物，可作为临床确诊依据；IgG 型抗体作为既往感染的标志主要用于流行病学调查。

（二）乙型肝炎病毒标志物检测

乙型肝炎病毒（HBV）感染引起的乙型病毒性肝炎是目前病毒性肝炎中对人类健康危害最为严重的一种肝炎。急性和慢性乙型肝炎患者及血液中 HBsAg 阳性无症状的携带者的血液、唾液、精液和阴道分泌物等均含有 HBV 而具有传染性。目前检测的 HBV 特异性血清标志物主要有 HBsAg、抗 HBs、HBeAg、抗 HBe、抗 HBc-IgM 和抗 HBc-IgG，常用的检测方法包括 ELISA 方法、化学发光法和金标法等。

1．乙型肝炎病毒表面抗原（HBsAg）

【参考区间】 阴性。

【临床意义】 急性乙型肝炎潜伏期后期或 HBsAg 携带者。

2．乙型肝炎病毒表面抗体（抗 HBs）测定

【参考区间】 阴性。

【临床意义】 乙型肝炎恢复或痊愈的标志，注射疫苗后出现意味着免疫成功。

3．乙型肝炎病毒 e 抗原（HBeAg）测定

【参考区间】 阴性。

【临床意义】 阳性代表病毒的复制，可作为 HBV 传染性的标志。

4．乙型肝炎病毒 e 抗体（抗 HBe）测定

【参考区间】 阴性。

【临床意义】 ①HBeAg 消失和抗 HBe 的出现提示肝炎病情好转，但不能作为无传染性的标志。②持续抗 HBe 阳性可能是慢性迁延和恶性变化的信号。

5．乙型肝炎病毒核心抗体（抗 HBc）测定

【参考区间】 阴性。

【临床意义】

（1）抗 HBc-IgM 阳性提示近期感染 HBV，是 HBV 复制和传染性强的重要血清标志物。慢性活动性肝炎时，抗 HBc-IgM 可持续低滴度阳性。

（2）抗 HBc-IgG 是感染过 HBV 的标志。对机体无保护作用，阳性可持续数十年甚至终生。可以经输血或胎盘被动获得抗 HBc-IgG（表 5-5）。

表5-5 HBV血清学标志物的临床意义

| 项目 | HBsAg | 抗 HBs | HBeAg | 抗 HBe | 抗 HBc | | 临床意义 |
					IgM	IgG	
1	+	−	−	−	−	−	急性乙肝潜伏期后期、携带者
2	+	−	+	−	−	−	急性乙肝早期或潜伏期
3	+	−	+	−	+	−	急性乙肝早期
4	+	−	±	−	+	+	急性乙肝后期
5	+	−	±	−	±	−	急性或慢性乙肝，有 HBV 复制
6	+	+	+	+	±	±	急性或慢性乙肝
7	+	−	−	+	±	+	急性期或无症状携带者，HBeAg 阴性慢性乙肝
8	+	−	−	+	−	−	慢性乙肝，无或低度 HBV 复制
9	−	+	−	−	−	+	乙肝恢复期，既往感染，隐匿性慢性乙肝
10	−	+	−	−	−	−	接种过乙肝疫苗

（三）丙型肝炎病毒抗体检测

丙型肝炎病毒（HCV）是含脂类蛋白包膜的单股正链 RNA 病毒，主要经血液和血液制品传播，其导致的肝炎为丙型肝炎，是常见的慢性进行性肝炎，部分患者可转化为原发性肝癌。

主要检测方法有 ELISA 方法、化学发光法和电化学发光法等。抗 -HCV 的确诊试验是重组免疫印迹试验（RIBA），目前尚未用于临床常规检测。

【参考区间】阴性。

【临床意义】诊断慢性丙型肝炎、丙型肝炎亚临床型或隐性感染者、肝硬化的辅助指标；献血员筛选。

（四）人类获得性免疫缺陷病毒抗体检测

获得性免疫缺陷综合征即艾滋病，它是一种严重的细胞免疫缺陷性疾病，其病原体是人类免疫缺陷病毒（human immunodeficiency virus，HIV），属于逆转录病毒，基因为单链 RNA，可分为 HIV-1 型、HIV-2 型。该病毒主要通过性接触、血液和母婴垂直传播。目前常用的筛选试验方法是乳胶颗粒凝集试验、ELISA 方法、化学发光法或电化学发光法等，确证试验方法是免疫印迹法。

【参考区间】阴性。

【临床意义】主要用于 HIV 感染的辅助诊断。但对于抗 -HIV 阳性的母亲所生婴儿，如 18 个月内检测该抗体阳性不能诊断为 HIV 感染，需用 HIV 核酸检测或 18 个月后的血清抗体检测来判断。

（五）梅毒血清学检查

梅毒属于一种性传播疾病，病原体为苍白密螺旋体（TP）苍白亚种，又称梅毒螺旋体。梅毒螺旋体只感染人类，主要通过性接触直接传染，接吻、手术、哺乳、输血、接触污染物也可被传染。人感染梅毒螺旋体后，可产生多种抗体，主要有 IgM 和 IgG 类两种特异性抗体。另外，还会有一种非特异性抗体（又称反应素）的产生，反应素是由螺旋体破坏的组织细胞所释放的类脂样物质以及螺旋体自身的类脂和脂蛋白刺激机体产生的 IgM 和 IgG 类抗体。

1. 快速血浆反应素试验（rapid plasma reagin test，RPR） 梅毒螺旋体在破坏组织时，放出一种抗原性心磷脂，它能刺激机体产生反应素，这种反应素与从牛心提取的心磷脂在体外能发生抗原 - 抗体反应，该方法检测的为非特异性梅毒螺旋体抗体。

【参考区间】阴性。

【临床意义】RPR 是非特异的定性试验，某些麻风、疟疾、病毒性肝炎患者等，血清 RPR 试验可出现假阳性，故阳性结果者需进一步做确证试验。

2. 梅毒螺旋体特异性抗体 梅毒螺旋体血凝试验（treponema pallidum hemagglutination assay，TPHA）用活的或死的梅毒螺旋体包被红细胞作抗原，检测患者血清中的抗梅毒螺旋体抗体，抗原与抗体结合，出现红细胞凝集。检测的是梅毒特异性 IgG 抗体。

【参考区间】阴性。

【临床意义】见表5-6。

表5-6　梅毒螺旋体特异性和非特异性抗体检测结果的意义

梅毒螺旋体非特异性抗体检测结果	梅毒螺旋体特异性抗体检测结果	临床意义
阳性	阳性	梅毒的现症感染
阳性	阴性	假阳性
阴性	阳性	既往感染或极早期梅毒
阴性	阴性	排除梅毒螺旋体感染

（六）TORCH 血清学检查

"TORCH"一词是由多种引起宫内感染的微生物英文词的第一个字母组成，T 是弓形虫（toxoplasma）；O 是其他微生物（others），包括乙肝病毒、柯萨奇病毒、梅毒螺旋体等；R 是风疹病毒（rubella virus）；C 是巨细胞病毒（cytomegalovirus，CMV）；H 是单纯疱疹病毒（herpes simplex virus，HSV）。目前检测方法主要为 ELISA 方法、化学发光法等，可以分别检测 IgM 和 IgG 抗体。鉴于技术原因和生物学的交叉反应，对于任何一项阳性结果的解释应结合临床综合判断，不能仅以此结果作为终止妊娠的依据。

1. 弓形虫抗体 刚地弓形虫（Toxoplasma gondii）属于孢子原虫纲。弓形虫病是由弓形虫寄生于人体所引起的一种人畜共患的寄生原虫病。人类可通过食入含有弓形虫（包囊）而未充分加热的肉类、蛋类食品，误食被猫粪便中卵囊污染的食物，以及输血等多种途径感染。弓形虫感染一般分为先天性感染与后天获得性感染两类，以前者危害性较大。

【参考区间】阴性。

【临床意义】

（1）孕妇感染弓形虫后可垂直传播给胎儿。胎儿在 3 个月以内感染弓形虫后，多发生流产、死产，幸存者表现为智力低下。胎儿 4 ～ 6 个月受感染，多出现死胎、早产或严重脑、眼疾病。胎儿 7 ～ 9 个月受感染，出生数月或数年后出现畸形或功能障碍，如心脏畸形、耳聋等。

（2）如妊娠前弓形虫抗体 IgG 阳性，能有效保护妊娠期再次感染弓形虫，但不能作为早期诊断。

2. 风疹病毒抗体 风疹病毒（rubella virus）属披膜病毒科风疹病毒属，外形为不规则球形，直径 50 ～ 70 nm。病毒核酸为单股正链 RNA。风疹病毒可由感染者的分泌物经呼吸道传播给易感人群。病毒可通过胎盘感染胎儿。人体感染风疹病毒后能产生特异性抗体，获得终生免疫力。

【参考区间】阴性。

【临床意义】

（1）妇女妊娠期感染风疹病毒后，病毒可通过胎盘感染胎儿各个脏器，胚胎器官分化前期受风疹病毒发生畸形。

（2）先天性风疹综合征（congenital rubella syndrome，CRS）：胎儿感染风疹病毒后可在宫内死亡，或发生流产、早产，也可发生先天性畸形，轻者表现为胎儿发育迟缓，重者可出现多脏器先天性畸形，常见有白内障、视网膜病、青光眼、神经性耳聋、先天性心脏病、精神运动性障碍、血小板减少性紫癜、智力迟钝及小头畸形等。

3．巨细胞病毒抗体　巨细胞病毒属疱疹病毒科，为双链 DNA 病毒。人类对 CMV 普遍易感，初次感染多在 2 岁以下，常为隐性感染，但可长期带毒成为潜伏感染。CMV 可通过多种途径传播，如性接触传播、血液传播、垂直传播等，另外，进行器官移植也可传播 CMV。

【参考区间】阴性。

【临床意义】先天性 CMV 感染的婴儿中，仅 10% 有明显症状，可出现迟发性中枢神经系统感染所致精神障碍、听觉损伤、小头畸形、脑积水、脑瘫痪等症状，造成死胎或流产。90%以上的婴儿出生时可以完全没有症状，数年后，出现耳聋、智力迟钝等症状。

4．单纯疱疹病毒抗体　单纯疱疹病毒为球形，是一种双链 DNA 病毒，分为 HSV-1、HSV-2 两个亚型。HSV-2 主要引起泌尿生殖系统的感染，母婴间 HSV 感染途径有两条：宫内和产道感染。

【参考区间】阴性。

【临床意义】HSV 造成的胎儿损害主要是生殖道疱疹，国内孕妇患生殖道疱疹者少见。

四、自身免疫性疾病实验室检查

（一）类风湿因子测定

类风湿因子（rheumatoid factor，RF）是变性 IgG 刺激机体产生的一种自身抗体，主要为 IgM 型，也可见 IgG 和 IgA 型。RF 主要存在于类风湿性关节炎患者的血清及关节液中。检测方法主要有胶乳凝集试验、免疫比浊法和酶联免疫吸附试验（ELISA）等。

【参考区间】< 20 U/ml。

【临床意义】

（1）类风湿性关节炎（RA）患者阳性率约 80%，动态观察可作为病变活动性及药物治疗的疗效评价。RF 阴性不能排除 RA 诊断。

（2）其他结缔组织性疾病，如干燥综合征、混合性结缔组织病、系统性红斑狼疮、硬皮病、多发性肌炎等也可检出低浓度 RF。

（3）其他疾病，如冷球蛋白血症、慢性活动性肝炎、亚急性细菌性心内膜炎、各种微生物感染（细菌、病毒、真菌、螺旋体、寄生虫）等均可出现 RA 的轻度升高。

（二）抗核抗体测定

抗核抗体（antinuclear antibody，ANA）广义是指抗真核细胞内所有抗原成分自身抗体的总称。抗核抗体主要存在于血清中，也可存在于其他体液，如滑膜液、胸腔积液和尿液中。

1．抗核抗体　应用间接免疫荧光法作为总的抗核抗体的筛选试验。

【参考区间】阴性。

【临床意义】现已证实抗核抗体对很多自身免疫性疾病有诊断价值。抗核抗体阳性（高滴度）标志了自身免疫性疾病的可能性，抗核抗体的检测对风湿性疾病的诊断和鉴别具有重要意义。

2．抗双链脱氧核糖核酸抗体　抗脱氧核糖核酸抗体分为两大类：①抗天然 DNA（nDNA）抗体，或称抗双链 DNA（dsDNA）抗体；②抗变性 DNA 抗体，或称抗单链 DNA（ssDNA）

抗体。抗 ssDNA 抗体可见于多种疾病中，也可见于药物性狼疮，特异性较差。所以，目前临床主要检测抗双链 DNA 抗体。一般采用间接免疫荧光法、ELISA 方法等进行检测。

【参考区间】< 1∶10 阴性。

【临床意义】抗 dsDNA 抗体对 SLE 有较高的特异性，70% ～ 90% 的活动期 SLE 患者该抗体阳性。

3. 抗可提取性核抗原（ENA）抗体 ENA 多从动物的胸腺中提取，ENA 不含 DNA，对核糖核酸酶敏感。ENA 抗体可分为十几种，主要有抗核糖核蛋白（nRNP）抗体、抗 Sm 抗体、抗 SSA 抗体、抗 SSB 抗体、Scl-70 和 Jo-1 抗体等。目前多采用斑点法、印迹法或 ELISA 方法进行检测。

【参考区间】阴性。

【临床意义】

（1）抗 nRNP 抗体：多见于混合性结缔组织病。

（2）抗 Sm 抗体：是 SLE 的特异性标志之一，但阳性率较低，若与抗 dsDNA 抗体同时检测，可提高 SLE 的诊断率。

（3）抗 SSA 抗体：SSA 为干燥综合征（SS）的 A 抗原，抗 SSA 抗体主要见于 SS，也可见于其他自身免疫性疾病，如 SLE 中。

（4）抗 SSB 抗体：SSB 为 SS 的 B 抗原，13% 的 SLE 及 30% 的 SS 患者有抗 SSB 抗体。

（5）抗 Scl-70 抗体：见于 25% ～ 75% 的进行性系统性硬化症（播散性）患者。

（6）抗 Jo-1 抗体：在多肌炎中的阳性率为 25% ～ 35%。常与合并肺间质纤维化相关。

五、肿瘤标志物检测

肿瘤标志物（tumor marker）是指肿瘤发生和增殖过程中，由肿瘤细胞合成、释放或由宿主对肿瘤细胞反应而产生的一类物质。肿瘤标志物主要用于肿瘤高危人群或者中老年人的筛查，由于其非特异性的特点不宜用作常规体检项目。临床上可能更多地用于疗效监测、预后判断和复发转移监测。检测的主要方法有化学发光免疫分析（CLIA）、电化学发光免疫分析、ELISA 方法等。

（一）癌胚抗原

癌胚抗原（carcinoembryonic antigen，CEA）是一种多糖蛋白复合物，50% ～ 60% 为碳水化合物，45% 为蛋白质。正常情况下，CEA 是由胎儿胃肠道上皮组织、胰和肝的细胞合成。妊娠前 6 个月内 CEA 含量高，出生后血中含量极低。

【参考区间】CLIA、ELISA：血清 < 5 μg/L。

【临床意义】CEA 属于广谱的肿瘤标志物，常见于肺癌、大肠癌、胰腺癌、胃癌、乳腺癌、甲状腺髓样癌等。值得注意的是，CEA 结果的影响因素如下：吸烟者假阳性较多，妊娠期妇女和心血管疾病、糖尿病、非特异性结肠炎等疾病患者中有 15% ～ 53% 的血清 CEA 也会升高。

（二）甲胎蛋白

甲胎蛋白（alpha-fetoprotein，AFP）是胎儿发育早期的一种糖蛋白，主要由肝合成，4% 为碳水化合物。胎儿出生后，AFP 的合成很快受到抑制，6 个月至 1 岁时，血中 AFP 逐渐降至正常成人水平。当肝细胞或生殖腺胚胎组织发生恶性病变时，有关基因重新被激活，使原来已丧失合成 AFP 能力的细胞又重新有合成能力，导致血中 AFP 含量明显增高。

【参考区间】CLIA、ELISA：血清 < 25 μg/L。

【临床意义】

（1）主要相关肿瘤：肝细胞癌和生殖细胞癌。

（2）其他相关肿瘤：胚胎细胞癌、卵巢畸胎瘤、胃癌、胆道癌、胰腺癌等。

（3）影响因素：良性疾病包括肝炎、肝硬化、肠炎以及遗传性酪氨酸血症等会升高；妊娠时也可升高（妊娠 3 个月后开始升高，7 ~ 8 个月达高峰，分娩后 3 周恢复正常）。

（三）糖类抗原 125

糖类抗原 125（carbohydrate antigen 125，CA125）是一种糖蛋白，主要存在于胚胎发育中的体腔上皮细胞中，出生后消失。

【参考区间】CLIA、ELISA：血清 < 35000 U/L。

【临床意义】

（1）主要相关肿瘤：卵巢癌。

（2）其他相关肿瘤：肺癌、胰腺癌、乳腺癌、肝癌、胃肠道恶性肿瘤、子宫癌。

（3）影响因素：女性盆腔炎、子宫内膜异位、行经期、卵巢囊肿、子宫肌瘤、慢性肝炎、胰腺炎、胆囊炎、肺炎等会升高。

（四）糖类抗原 15-3

糖类抗原 15-3（carbohydrate antigen 15-3，CA15-3）是一种糖蛋白，存在于乳腺、肺、卵巢、胰腺等恶性的或正常的上皮细胞膜上。

【参考区间】CLIA、ELISA：血清 < 25000 U/L。

【临床意义】

（1）主要相关肿瘤：乳腺癌的首选标志物。

（2）其他相关肿瘤：肺癌、卵巢癌、肺腺癌、结直肠癌等均可增高。

（3）影响因素：良性乳腺疾患、子宫内膜异位、卵巢囊肿等患者的血清 CA15-3 也可超过正常值。

（五）糖类抗原 19-9

糖类抗原 19-9（carbohydrate antigen19-9，CA19-9）是一种与胰腺癌、胆囊癌、结肠癌、胃癌相关的肿瘤标志物。胚胎期间胎儿的胰腺、胆囊、肝、肠等组织也存在该抗原，但正常人体组织中含量甚微。

【参考区间】CLIA、ELISA：血清 < 37000 U/L。

【临床意义】

（1）主要相关肿瘤：胰腺癌、胆管癌、结直肠癌。

（2）其他相关肿瘤：肝癌、胆囊癌、胆管癌等。

（3）影响因素：很多消化系统的良性疾病患者中也有升高，据报道，有近 10% 的胰腺炎患者血清 CA19-9 有中度升高。

（六）神经元特异性烯醇化酶

烯醇化酶（α- 磷酸 -D- 甘油酸水解酶，EC4.2.1.1.11）是一种糖酵解酶。由 α、β、γ 三种亚基以二聚体的形式组成五种同工酶（γγ、αγ、αα、ββ、αβ）。其中 γγ 型特异地存在于神经元和神经内分泌细胞的胞质中，称为神经元特异性烯醇化酶（neuron specific enolase，NSE）。

【参考区间】CLIA、ELISA：血清 < 15 μg/L。

【临床意义】

（1）主要相关肿瘤：小细胞肺癌。

（2）其他相关肿瘤：肺腺癌、大细胞肺癌、神经系统癌。

（3）影响因素：脑梗死、脑出血、颅脑损伤、阿尔茨海默病等均可导致 NSE 升高。

（七）前列腺特异性抗原

前列腺特异性抗原（prostate specific antigen，PSA）是一种由前列腺分泌的单链糖蛋白，存在于前列腺管的上皮细胞中。PSA 在体内以两种形式存在：游离的 PSA（f-PSA）和结合的

PSA（c-PSA）。临床测定的主要是总 PSA（t-PSA）和 f-PSA，计算二者的比值。

【参考区间】CLIA、ELISA：血清 t-PSA < 4.0 μg/L；f-PSA < 0.8 μg/L；f-PSA/t-PSA 值 > 0.25。

【临床意义】

（1）一般用二者的比值来诊断前列腺癌，< 0.1 提示前列腺癌；> 0.25 提示良性病变。

（2）主要相关肿瘤：前列腺癌。

（3）其他相关肿瘤：某些妇科肿瘤，如乳腺癌。

（4）影响因素：PSA 检测应在前列腺按摩后 1 周，直肠指诊、膀胱镜检查、导尿等操作 48 小时后，前列腺穿刺 1 个月后进行。PSA 检测时应无前列腺炎、尿潴留等疾病。溶血、脂血标本应避免使用。

小 结

1. 免疫球蛋白测定：①IgG、IgA、IgM 测定；②IgD 测定；③IgE 测定。

2. 血清补体测定：主要有 CH50 测定、补体 C3 和 C4 测定。可用于自身免疫病的诊断，也可作为某些疾病活动的参考指标。

3. 感染性疾病免疫学检查：①HAV 抗体检测；②HBV 标志物检测；③HCV 抗体检测；④HIV 抗体检测；⑤梅毒血清学检查；⑥TORCH 血清学检查。

4. 自身免疫性疾病的实验室检查：①类风湿因子（RF）测定；②抗核抗体测定。

5. 肿瘤标志物检测：主要有 CEA、AFP、CA125、CA15-3、CA19-9、NSE、PSA 等。

（余艳萍）

随堂测 5-7

第八节 临床微生物学检查

微生物（microorganisms）是广泛存在于自然界中的一群体积微小、结构简单、肉眼不能直接看到，必须借助显微镜放大数百倍、数千倍甚至数万倍才能观察到的微小生物的总称，包括病毒、细菌、螺旋体、立克次体、衣原体、支原体、放线菌、真菌。快速、准确地从感染性疾病患者体内检出病原微生物，对疾病诊断、指导治疗和控制感染扩散等均具有重要意义。

一、标本采集与处理

正确的标本采集、储存与运送是保证临床微生物学检查结果准确、可靠的重要因素。采集标本前必须考虑选择标本的种类和采集部位，采集时间一般在应用抗微生物药物之前，对已用抗微生物药物而不能中止的患者，应在血药浓度最低时或下次用药前采集。标本采集过程中应在无菌操作、防止污染的原则下进行。标本应留置于无菌、有螺纹盖的容器内，不能接触消毒剂和抗微生物药物等。标本采集后应尽快送到实验室。所有标本都应按有潜在病原菌予以处理，于采集、包装和送检过程中必须注意生物安全，对具有高度危险性的标本，如 HBV 感染患者标本、HIV 感染患者标本等，要有明显标识。标本用后均要做消毒处理，盛标本的容器要消毒处理或焚烧。

（一）血液标本

正常人的血液是无菌的，疑为菌血症、败血症和脓毒血症的患者，一般在发热初期或发热高峰期采集血液标本，如已用抗菌药治疗，则在下次用药前采集。采样时，严格遵守无菌操作［用聚维酮碘（碘伏）、乙醇充分消毒］，防止被皮肤表面正常菌群污染。成人每次采血 20 ~ 30 ml，有氧和无氧瓶每瓶各 10 ~ 15 ml；新生儿每瓶 1 ~ 2 ml。骨髓标本可抽取 1 ~ 2 ml 注入血培养瓶。24 h 采血 3 次，并在不同部位采集，可提高血培养阳性检出率。

（二）尿液标本

正常情况下，由肾生成的原尿是无菌的，但终尿流经尿道及尿道口排出时会被尿道及尿道口的正常菌群污染，故采集尿液时更应注意无菌操作。女性患者可用肥皂水或聚维酮碘清洗外阴，再收集中段尿 10 ~ 20 ml，男性患者清洗阴茎头后留取中段尿标本。对于厌氧菌的培养，可采用膀胱穿刺法收集、无菌厌氧瓶运送。排尿困难者可导尿，但应避免多次导尿所致尿路感染。尿液中不要加入防腐剂。排出尿液后应在 2 h 内接种完毕，夏季保存时间应缩短或冷藏保存。

（三）粪便标本

正常人粪便中含有大量细菌，粪便检查要在混有大量正常肠道菌的情况下选出病原菌，作为检验的最低要求必须检出志贺菌和沙门菌，流行季节应增加霍乱弧菌的检查。取含脓、血或黏液的粪便或水样粪便 1 ~ 2 ml 于有螺纹盖的无菌清洁容器中送检。不能混入污染物，如尿液、消毒剂、自来水等。排便困难者或婴幼儿可用直肠拭子采样，拭子应保持湿润，采样前可将拭子用无菌水浸润。

（四）呼吸道标本

鼻咽拭子、痰、通过气管收集的标本可作为呼吸道标本。鼻咽拭子和鼻咽洗液可供鼻病毒、呼吸道合胞病毒、肺炎衣原体等病原学诊断。痰是气管、支气管和肺泡产生的分泌物，在医护人员指导下留取，采集标本前应用清水漱口或用牙刷清洁口腔，然后用力咳出呼吸道深部的痰，若患者咳痰困难，可短时间抬高床尾，并吸入温热低张盐水雾化液，刺激下呼吸道，使痰液易于排出。对于小儿患者，可用弯压舌板向后压舌，将拭子伸入咽部，小儿经压舌刺激咳痰时，可将肺部或气管内的分泌物喷于拭子上。痰标本中鳞状上皮细胞 < 10 个 / 低倍镜视野、白细胞 > 25 个 / 低倍镜视野为合格标本。

（五）脑脊液及其他无菌体液标本

正常人脑脊液是无菌的，当病原体通过血 - 脑脊液屏障进入中枢神经系统可引起感染，以细菌、真菌和病毒感染常见。引起脑膜炎的病原体，如脑膜炎奈瑟菌、肺炎链球菌、流感嗜血杆菌等抵抗力弱、不耐冷、容易死亡，采集的脑脊液应保温立即送检或床旁接种。

其他无菌部位的体液指除血液和脑脊液以外部位的体液，如胸腔积液、腹水、关节腔液、心包积液等，可用注射器抽取。由于这些部位的微生物数量少而液体量大，应采集较大量标本送检，可提高阳性检出率。所有标本都可以注入血培养瓶后送检。

（六）生殖道标本

根据不同疾病的特征及检验项目采集不同标本，如性传播性疾病患者常留取尿道口分泌物、阴道宫颈口分泌物、外阴糜烂病灶处分泌物及前列腺液等。对生殖道疱疹感染的患者常穿刺抽取疱疹液作为检验标本。盆腔脓肿患者可于直肠子宫陷凹处经穿刺抽取脓液送检。

（七）创伤、组织、脓肿标本

采集部位应首先清除污物，以碘酊、乙醇消毒皮肤，防止皮肤表面污染菌混入标本影响检验结果。开放脓肿患者，如有可能应尽量抽吸脓肿物送检，或用拭子深入损伤部位并旋转抹取脓肿壁。封闭脓肿患者，则以无菌干燥注射器穿刺抽取。疑为厌氧菌感染者，取脓液后立即排净注射器内空气，将针头插入一橡胶塞中，否则标本接触空气可导致厌氧菌死亡，降低检出率。

二、临床微生物学检查方法及耐药性检测

（一）病原学检查方法

1. 直接显微镜检查 病原体的直接显微镜检查是病原体检验中非常重要的方法之一，无菌体液的直接镜检对病原体诊断有一定意义，对正常菌群寄居腔道的分泌物涂片镜检可提示进一步检查的步骤、方法、分离鉴定病原体所需培养基等。不染色标本通常用于观察细菌形态、动力及运动状况。染色标本在显微镜下可清楚地观察细菌的形态和特殊结构，并可根据染色反应性对细菌加以分类鉴定。

2. 病原体特异性抗原检测 用已知抗体检测病原体抗原成分，包括免疫荧光技术、酶免疫技术、化学发光技术、胶乳凝集试验等。无菌体液标本中检测出特异性病原体抗原具有诊断价值。存在多种正常寄居微生物的标本可因交叉抗原存在而不能肯定诊断。

3. 病原体核酸检测 临床常用聚合酶链反应（PCR）、核酸探针杂交技术、实时荧光定量PCR技术，可在短时间内对标本中微生物的基因进行扩增，具有很高的敏感性和特异性，应用于多种病原体的快速检测，特别适用于目前尚不能分离培养或很难分离培养的微生物，如结核分枝杆菌。

4. 病原体分离培养和鉴定 根据待检标本的性质、培养目的和所用培养基的种类采用不同的接种方法，获得纯培养菌落后，根据菌落的大小、形状、气味，在血平板上的溶血特征做出初步判断，然后通过生化试验、血清学试验等进行鉴定。

5. 血清学试验 人体感染病原体后经过一定时间产生特异性抗体，用已知病原体抗原检测患者血清中相应抗体来诊断感染性疾病，不仅可用于现症诊断，还是疾病追溯性调查的一种方法。

（二）病原体耐药性检测

常用的检查细菌是否对药物耐药的方法是药物敏感试验，特殊耐药菌株的检测还可以使用酶检测试验、基因检测等方法。

1. 药物敏感试验

（1）微量稀释法：用M-H液体培养基在试管或微量塑料板的小孔中将抗菌药倍比稀释，然后接种一定浓度的待测菌株，以无细菌生长的最低药物浓度为该药物对待检菌的最低抑菌浓度（minimal inhibitory concentration，MIC）。

（2）纸片扩散法（也称为K-B法）：其原理为将含有一定量抗菌药的纸片平贴在已经接种被测细菌的琼脂培养基上，纸片中的抗菌药溶解于培养基内，并向四周呈球面扩散，抗菌药在琼脂中的浓度随离开纸片的距离增大而降低。含菌琼脂经孵育后细菌开始生长。在琼脂内的药物浓度高于该药对待检细菌的最低抑菌浓度（MIC）处，细菌的生长受到抑制；低于MIC处有细菌生长，两者的交界处形成抑菌环。可以通过测量抑菌环的直径间接判断菌株对相应药物的敏感性。通常以"敏感""中度敏感""耐药"解释和报告药物敏感试验的结果。敏感是指被测菌株能被测定药物常规剂量给药后在体内达到的血药浓度所抑制或杀灭；中度敏感是指被测菌株能被测定药物大剂量给药后在体内达到的血药浓度所抑制；耐药是指被测菌株不能被在体内感染部位可能达到的抗菌药浓度所抑制。

2. 其他耐药性检测 包括耐甲氧西林葡萄球菌的筛选测定、氨基糖苷类抗生素高耐药性肠球菌筛选测定、耐青霉素肺炎链球菌的筛选测定、β-内酰胺酶检测、超广谱β-内酰胺酶检测、病原体耐药基因检测等。

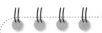

小　结

1．微生物学检查标本采集与处理应做到：①选择适宜的标本种类及采集部位；②采集时间尽量在使用抗微生物药物之前采集，或在血药浓度最低时；③根据不同的标本种类选择适宜的采集方法，严格无菌操作；④标本应留置于无菌、有螺纹盖的容器内，不能接触消毒剂和抗微生物药物等；⑤尽快送检。此外，在标本采集、储存与运送过程中，要做好生物安全防护措施。

2．微生物检查的标本种类：血液、尿液、粪便、呼吸道分泌物、脑脊液及其他浆膜腔积液、生殖道分泌物、创伤及脓肿等部位的标本。

3．病原学检查包括直接显微镜检查、特异性抗原检测、病原体核酸检测、分离培养、血清学试验等方法。

4．耐药性检测包括药物敏感试验、酶检测试验、基因检测试验等。

（余艳萍）

随堂测 5-8

思考题

1．思考实验室检查在健康评估中的意义。（请思考后自行解答）

2．休克患者的血液一般检查会有哪些异常改变？为什么？

3．简述肾小球性蛋白尿和肾小管性蛋白尿形成原因及常见疾病的异同。

4．简述粪便隐血试验及其临床意义。

5．渗出液和漏出液实验室检查的鉴别要点有哪些？

6．抗核抗体在系统性红斑狼疮诊断中的价值如何？

7．请以无菌体液（如血液标本）和有菌排泄物（如粪便标本）举例说明标本采集的具体要求。

8．案例分析

男性，50 岁，于 3 天前无明显诱因出现胸憋、胸闷症状，不伴大汗、心悸、气促、咳嗽等症状，持续十几分钟，自行缓解未诊治。今晨 7:00，在活动中，上述症状再次发作，程度较前明显加重，伴胸痛、濒死感，伴大汗及双上肢放射痛，不伴恶心、呕吐、咳嗽、咯血等症状，于 9:30 自行到医院急诊就诊。9:35 行心电图提示：广泛前壁及高侧壁心肌梗死，急送患者至医院心导管室，10:45 完成球囊扩张。冠脉造影示：LAD 近端以远完全闭塞，行急诊 PCI 术，于 LAD 近端植入支架一枚，因合并心源性休克，予泵入去甲肾上腺素升压，术后安返病房。身体评估示体温：37.0 ℃，脉搏：87 次 / 分，呼吸：20 次 / 分，血压：109/77 mmHg，双肺呼吸音清，未闻及干、湿啰音，心率 87 次 / 分，律齐，心音低钝，各瓣膜听诊区未闻及杂音，腹软，无压痛及反跳痛，肝脾肋下未触及，双下肢无水肿。

血液生化检查显示：心肌肌钙蛋白 98 μg/L，肌红蛋白 331.5 μg/L，肌酸激酶同工酶 451 U/L。

（1）患者所做的血液生化检查项目结果是否正常？其临床意义是什么？

（2）你认为患者最可能的诊断是什么？

心电图检查

导学目标

通过本章内容的学习，学生应能够：

◆ 基本目标

1. 解释心电图产生的原理。
2. 描述心电图导联体系及各导联的连接方法。
3. 复述正常心电图各波段的命名、波形特点及正常值。
4. 描述临床常见异常心电图的图形特征。
5. 解释临床常见异常心电图结果的临床意义。
6. 区分常规心电图、动态心电图及心电图运动负荷试验的临床应用范围及各自优势。

◆ 发展目标

1. 准确进行常规心电图描记、动态心电图监测及心电图运动负荷试验检查。
2. 结合临床资料对心电图结果进行正确的判断和分析，解释其临床意义。

◆ 思政目标

用辩证的视角思考和分析问题，保持医学的科学性和严谨性，不断拓展专业知识学习的边界。

案例 6-1

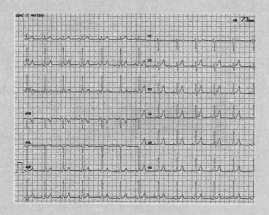

图 6-1 心电图示例

女性，50岁，2年前常在劳累后出现胸骨后紧缩感，放射至左肩部，伴轻度胸闷，每次持续 3～5 分钟，休息后好转，未予诊治。今日来院就诊。患者心电图如图 6-1 所示。

请回答：

1. 心电图上面的 I、II、III、aVR、aVL、aVF、V_1～V_6 分别代表什么含义？

2. 这份心电图是正常的吗？

心脏的每一次机械收缩之前，均会产生电激动，电激动产生的微小电流可经人体组织传导到体表。心电图（electrocardiogram，ECG）是利用心电图机从体表或者心脏表面记录心脏每个心动周期所产生的电活动变化的曲线图形。掌握心电图的基本知识、心电图机的操作技能，同时，对心电图快速分析，识别常见异常心电图表现，明晰不同异常心电图对患者健康的影响，并实施正确的护理措施，对提高临床护理质量具有重要意义。

第一节　心电图的基本知识

一、心电图产生原理

（一）心肌细胞的除极与复极

心电图反映了心脏所有心肌细胞电激动的综合过程，其基础是单个心肌细胞的电激动。单个心肌细胞的电激动分为 3 个阶段：极化（polarization）、除极和复极（repolarization）（图 6-2）。

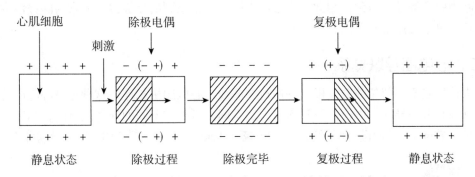

图 6-2　单个心肌细胞除极与复极及所产生的电偶变化

1. 极化阶段　极化状态又称静息状态，此时心肌细胞膜外主要分布为带正电荷的阳离子，膜内主要分布带负电荷的阴离子，电位膜外高于膜内，形成静息电位，膜内外保持动态平衡，不产生电位变化，称为极化状态。此时可描记出一条水平的等电位线。

2. 除极阶段　当细胞一端的细胞膜受到一定强度的刺激（等于或大于阈刺激）时，其通透性发生改变，Na^+ 通道开放，引发大量 Na^+ 快速内流入细胞膜内，使细胞内外正、负离子的分布发生逆转，受刺激部位的细胞膜出现除极化，该处细胞膜外正电荷消失，而其前面尚未除极的细胞膜外仍带正电荷，从而形成一对电偶。电源（正电荷）在前，电穴（负电荷）在后，电流自电源流入电穴，并沿着一定的方向迅速扩展，直到整个心肌细胞除极完毕。

除极过程中，如探查电极放置在面对除极方向，则描记出向上的波形；如探查电极背对除极方向，则描记出向下的波形；如探查电极放于细胞中部，则描记出先正后负的双向波形。除极完毕后，细胞膜外均带负电荷，无电位差，电流曲线回至等电位线（图 6-3）。

3. 复极阶段　除极完毕后，由于细胞的新陈代谢，细胞膜对离子的通透性发生变化，如 K^+ 通道开放等，引发以 K^+ 为主的阳离子流至细胞膜外，使细胞膜内外的电荷分布重新回到极化状态，此过程称为复极过程。复极与除极先后程序一致，即先除极的部位先复极，但复极化的电偶是电穴在前、电源在后，并较缓慢地向前推进，直至整个细胞全部复极为止。复极过程中，描记出的波形方向与除极相反，且起伏迟缓，振幅较低。复极完毕后，细胞膜外均带正电荷，无电位差，电流曲线回至等电位线（图 6-3）。

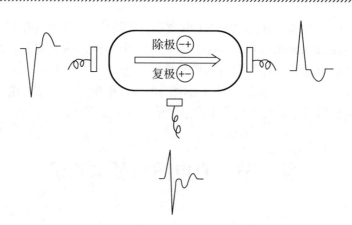

图6-3　单个心肌细胞探测电极方位与除极、复极波形方向的关系

（二）心室肌的除极与复极

正常心室的除极顺序为从心内膜向心外膜方向，而复极顺序则从心外膜向心内膜方向。其确切机制仍未完全清楚，可能是心肌温度心外膜下较心内膜下高，心室收缩时，承受的压力心外膜较心内膜小等原因所致。因此，正常心电图中，记录到的复极波方向常与除极波主波方向一致，这与单个心肌细胞不同。

二、心电图导联体系

在人体体表不同部位放置电极，并通过导联线与心电图机相连，这种记录心电图的电路连接方法称为心电图导联。电极位置和连接方法不同，可组成不同的导联。目前，临床上最普遍应用的是由 Einthoven 创设的国际通用导联体系（lead system），称为常规 12 导联体系。

> **知识链接**
>
> **心电图的发明**
>
> 1903 年，Einthoven 在前人的基础上发表了题为"一种新的电流计"的论文，随后，他将由此电流计记录到的心电图曲线上的波形按照英文字母顺序分别称作 P、Q、R、S、T 波，并沿用至今。他改进的弦式电流计记录到的心电图对心律失常的理解及定量分析以及心脏特殊传导等的研究起了决定性作用，他创造并确定了心电图标准双极肢体导联系统等。鉴于他的开创性功绩，1924 年他获得了诺贝尔生理学或医学奖，他也被后人尊为"心电图之父"。

（一）肢体导联

肢体导联（limb leads）包括标准导联Ⅰ、Ⅱ、Ⅲ和加压肢体导联 aVR、aVL、aVF。标准导联为双极肢体导联，反映两个肢体之间的电位差变化。加压肢体导联属单极导联，基本上代表正极（探查电极）所放部位的电位变化。

肢体导联电极主要放置于右上肢（R）、左上肢（L）、左下肢（F）（表6-1、图6-4、图6-5），连接此三点所形成的等边三角形即为 Einthoven 三角，其中心点相当于中心电端。

表6-1 肢体导联的电极位置

导联	正极（探查电极）	负极
I	左上肢	右上肢
II	左下肢	右上肢
III	左下肢	左上肢
aVR	右上肢	左上肢 + 左下肢
aVL	左上肢	右上肢 + 左下肢
aVF	左下肢	右上肢 + 左上肢

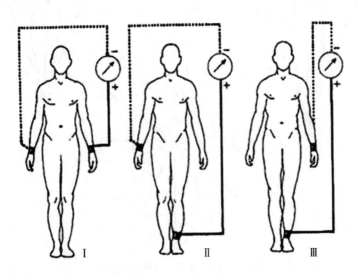

图 6-4 标准导联电极连接方式（电极位置：右上为红色，左上为黄色，左下为绿色，下同）

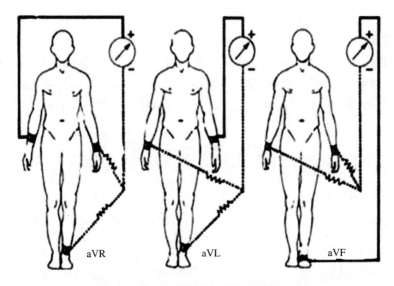

图 6-5 加压单极肢体导联电极连接方式

在每一个标准导联正负极间均可画出一假想的直线，称为导联轴。为便于表明 6 个导联轴之间的方向关系，将 I 、II 、III 导联的导联轴平行移动，I 导联电轴被认定为 0°，其他肢体导联角度的测量均以 I 导联为基准沿着顺时针方向进行，II 导联电轴方向为与 I 导联形成+60° 夹角，III 导联电轴方向位于+ 120°，由此类推，aVR、aVL、aVF 的导联轴一并通过坐标图的轴中心点，便构成额面六轴系统（hexaxial system）（图 6-6）。额面六轴系统反映心脏电位在额面上的上、下、左、右的变化，主要用于判断肢体导联的心电图图形以及测定心脏额面心电轴。

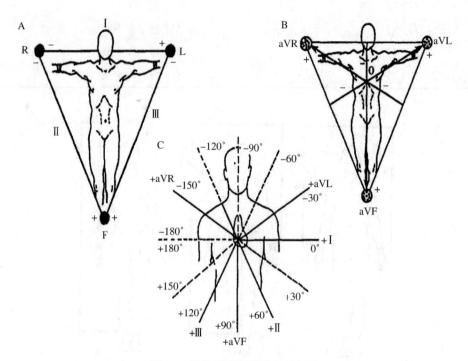

图 6-6　肢体导联的额面六轴系统

（二）心前区导联

心前区导联也称胸导联（chest leads），属单极导联，反映检测部位的电位变化，包括 $V_1 \sim V_6$ 导联。导联的正极放置于胸壁规定部位（表 6-2、图 6-7），另将肢体导联的 3 个电极分别通过 5 K 欧姆电阻后相接于一点，与负极连接构成中心电端（图 6-8）。

表6-2　心前区导联的电极位置

导联	正极（探查电极）	负极
V_1	胸骨右缘第 4 肋间	中心电端
V_2	胸骨左缘第 4 肋间	中心电端
V_3	V_2 与 V_4 连线的中点	中心电端
V_4	左锁骨中线与第 5 肋间相交处	中心电端
V_5	左腋前线与 V_4 同一水平处	中心电端
V_6	左腋中线与 V_4 同一水平处	中心电端

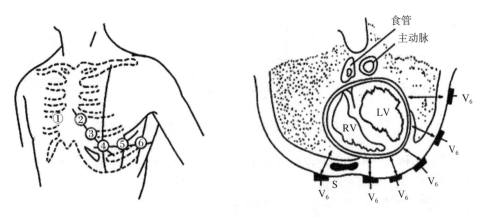

图 6-7 心前区导联探查电极的位置

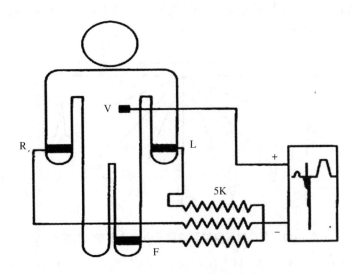

图 6-8 心前区导联连接方式

临床上，当怀疑可能发生后壁心肌梗死，还常选用 $V_7 \sim V_9$ 导联。V_7 位于左腋后线 V_4 水平处；V_8 位于左肩胛骨线 V_4 水平处；V_9 位于左脊旁线 V_4 水平处。小儿心电图或怀疑右心病变（如右室心肌梗死）有时需要选用 $V_{3R} \sim V_{6R}$ 导联，即电极放置于右胸部与 $V_3 \sim V_6$ 对称处。

心前区导联的导联轴均从中心电端指向探查电极，6 个心前区导联若以左腋中线为 0°，右腋中线为 180°，则 $V_1 \sim V_6$ 导联分别处于不同角度的电轴上，构成水平面六轴系统，反映心脏电位在水平面上的前、后、左、右的变化，主要用于判断心前区导联的心电图图形以及心电轴的钟向转位（图 6-7）。

三、心电向量与心电图

（一）心电向量

向量又称矢量，是物理学名词，通常用箭头指示方向，用箭杆长短表示大小。心肌细胞在除极或复极时可产生电偶，电偶的移动具有方向性。心肌细胞除极面可有不同，从而电位幅度有大小。这种既有大小，又有方向的电位幅度称为心电向量（ECG vector）。

（二）瞬间综合心电向量

心脏电激动的每个瞬间有许多心肌细胞同时除极或复极，产生许多方向大小各不相同的心电向量，可以按照下列原理合成瞬间综合心电向量：同一轴两个心电向量方向相同者，其幅度相加；方向相反者，则相减；两个心电向量方向构成一定角度者，则可应用"合力"原理的平行四边形法，取对角线作为其综合向量（图 6-9）。

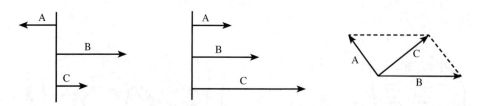

图 6-9　心电向量综合法（C 为 A、B 的综合心电向量）

通常认为，由体表所采集到的电位变化来自于全部参与电活动的心肌细胞的电位变化所综合的结果。其强度与下列因素有关。

1．与心肌细胞数量（心肌厚度）呈正比关系。

2．与探查电极位置和心肌细胞之间的距离呈反比关系。

3．与探查电极的方位和心肌除极的方向所构成的夹角有关，夹角越大，心电位在导联上的投影越小，电位越弱（图 6-10）。

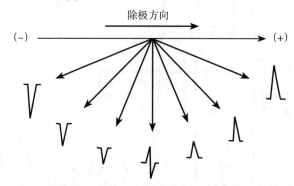

图 6-10　探查电极电位和波形与心肌除极方向的关系

正常心室除极始于室间隔中部，自左向右除极；随后左、右心室游离壁从心内膜朝心外膜方向除极；左心室基底部与右心室肺动脉圆锥部是心室最后除极部位。心室肌这种规律的除极顺序，对于理解不同电极部位 QRS 波群形态的形成颇为重要（图 6-11）。

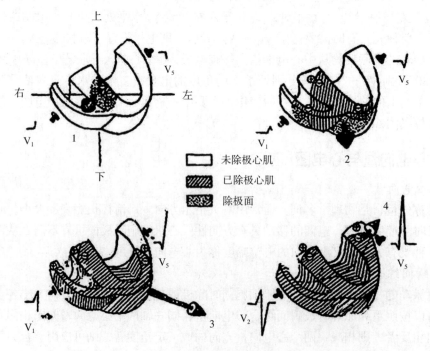

图 6-11　心室除极过程的瞬间综合心电向量

四、心电图各波段的形成与命名

正常心脏电活动源于窦房结，兴奋心房的同时，激动经结间束传导至房室结（激动传导在此处延迟 0.05 ~ 0.07 s），然后沿希氏束→左、右束支→浦肯野纤维顺序传导，最后兴奋心室（图 6-12）。这种先后有序的电激动的传导，引起一系列电位改变，形成了心电图上的相应波段（图 6-13）。临床心电学对这些波、段规定了统一名称。

1．P 波（P wave） 心电图上每个心动周期中最早出现的振幅较小的波，反映心房的除极过程的电位变化。

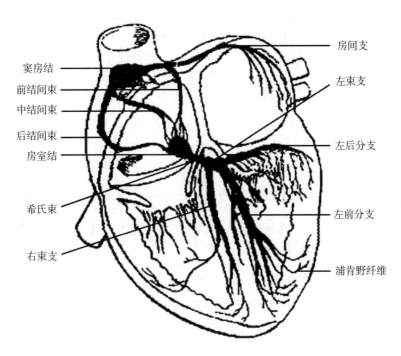

图 6-12 心脏传导系统

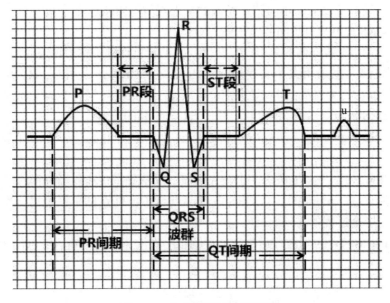

图 6-13 心电图各波段示意图

2. PR 段（PR segment） 实为 PQ 段，传统称为 PR 段。自 P 波终点至 QRS 波群起点间的线段。反映心房复极过程及房室结、希氏束、束支的电活动。

3. PR 间期（PR interval） 自 P 波起点至 QRS 波群起点间的水平距离，包括了 P 波和 PR 段。反映自心房开始除极至心室开始除极所需的时间，即房室传导时间。

4. QRS 波群（QRS wave） 为振幅最大的波群，反映心室除极全过程的电位变化。QRS 波群因探查电极放置位置不同而呈多种形态，统一命名如下（图 6-14）。

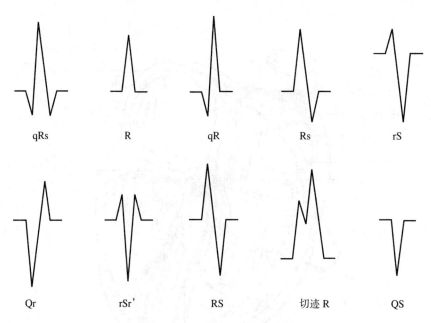

图 6-14 QRS 波群命名示意图

（1）首先出现的位于等电位线以上的正向波称为 R 波。

（2）R 波之前的负向波称为 Q 波。

（3）R 波之后第 1 个负向波称为 S 波。

（4）R' 波是继 S 波之后的正向波；R' 波后再出现的负向波称为 S' 波。

（5）如果 QRS 波群只有负向波，则称为 QS 波。

（6）位于参考水平线同侧的单个波有 2 个或以上转折点，则称为切迹或顿挫。

（7）根据波幅大小采用大小写字母。若振幅 ≥ 0.5 mV，常用 Q、R、S 表示；若振幅 < 0.5 mV，常用 q、r、s 表示；同一导联中，若波幅小于最高波幅的 1/2，也应用 q、r、s 表示。

5. J 点 QRS 波群与 ST 段的交点，用于 ST 段偏移的测量。

6. ST 段（ST segment） 自 QRS 波群终点至 T 波起点间的波形，反映心室缓慢复极过程的电位变化。

7. T 波（T wave） 为 ST 段后一个较大的波，反映心室快速复极过程的电位变化。

8. QT 间期（QT interval） 自 QRS 波群起点至 T 波终点的水平距离，反映心室开始除极至心室复极完毕全过程的时间。

9. u 波（u wave） 为 T 波之后出现的振幅很小的波，反映心室后继电位，其产生机制尚不清楚。

小　结

1. 心电图反映了心脏所有心肌细胞电激动的综合过程，其基础是单个心肌细胞的电激动。单个心肌细胞的电激动分为 3 个阶段：极化、除极和复极。单个心肌细胞复极波与除极波的方向相反。但正常心室的除极顺序为从心内膜向心外膜方向，复极顺序则从心外膜向心内膜方向。因此，正常心电图中，记录到的复极波方向常与除极波主波方向一致。

2. 心电导联分为肢体导联和心前区导联，肢体导联（Ⅰ、Ⅱ、Ⅲ、aVF、aVR、aVL）构成了额面 6 轴系统。6 个常规的心前区导联（$V_1 \sim V_6$）构成了心前区导联的导联轴系统。不同导联所描记的心电图是心脏电活动在相应导联上的综合投影。

3. 自窦房结发出的冲动沿着心脏的传导系统依次激动心房和心室，引起一系列的电位变化而形成心电图的相应波段。不同波段所代表的含义不同。

（王苏容）

随堂测 6-1

第二节　正常心电图

一、心电图操作

（一）常规心电图描记的操作步骤

1. 操作前准备

（1）用物准备：心电图机及其导联线、心电图纸、电源线、生理盐水棉球或导电胶、污物盘、大毛巾，检查心电图机功能以确保心电图机可正常使用。

（2）受检者准备：核对受检者床号、姓名，解释操作目的；检查电极放置部位的皮肤及毛发，如污垢或毛发过多，应先清理，消除皮肤阻力，减少伪差；嘱受检者检查前充分休息，检查时采取仰卧位，平静呼吸、放松肢体，记录过程中不要移动肢体。除急症外一般应避免在饱餐或吸烟后检查。

（3）环境准备：室内要求温暖（不低于 10 ℃），避免寒冷引起的肌电干扰；检查床宽度不应窄于 80 cm，避免肢体紧张引起的肌电干扰；心电图机的电源线应尽可能远离检查床和导联线，检查床旁不要摆放其他电器及穿行的电源线。

（4）护士准备：熟悉操作流程，洗手。

2. 心电图描记

（1）设定心电图机：连接心电图机电源线，打开电源，选择交流电源，检查机器性能及导线，设定标准电压与走纸速度（定准电压 10 mm/mV，走纸速度 25 mm/s）。

（2）放置电极：在电极放置部位涂抹导电胶或生理盐水，消除皮肤阻力，减少伪差。具体放置方法为：①肢体导联线末端接电极板处有红、黄、绿、黑标志。在受检者两侧腕关节内侧上方约 3 cm 处及两侧内踝上方约 7 cm 处涂抹导电胶，将各个肢体导联连接紧密（红色电极接于右手腕，黄色电极接于左手腕，绿色电极接于左踝，黑色电极接于右踝）。②心前区导联线末端接电极板处有红、黄、绿、褐、黑、紫颜色标志，分别对应代表 $V_1 \sim V_6$ 导联。在电极放置部位涂抹导电胶，依次放置 $V_1 \sim V_6$ 导联。导联设置完毕后为受检者盖上大毛巾。

（3）描记各导联心电图：如为单导心电图机，按导联切换键，选择Ⅰ导联，按 Check 键，将热笔调节至记录纸中间，按 Start 键开始描记图形。Ⅰ导联描记结束，按定准电压键在记录纸上标记定准电压，之后按 Stop 键。依次记录Ⅱ、Ⅲ、aVR、aVL、aVF 及 $V_1 \sim V_6$ 导联心电图。各导联记录 3 ~ 5 个心室波。准确记录描计结束时间。描记过程中可根据初步判读结果增加非常规导联或者调整定标电压。如为多导心电图机，则按其不同要求进行心电图的描记。

（4）整理用物：关闭心电图机，拔下电源，整理电极板与导联线。

3. 标记心电图记录纸　标记各导联，在心电图纸前部注明受检者门诊号或住院号、姓名、性别、年龄、描计时间以及定标电压等信息。

（二）心电图描计质量控制

高质量的心电图具有基线稳定、波形清晰、无伪差的特点。伪差是由心脏电激动以外因素导致的基线不稳、交流电干扰和肌颤波等心电图改变。识别、减少或消除伪差的方法如下。

1. 基线不稳　表现为心电图基线上下起伏，与受检者肢体移动和呼吸影响有关（图 6-15）。嘱受检者保持平静呼吸，不可移动肢体，必要时屏气后描记即可消除。

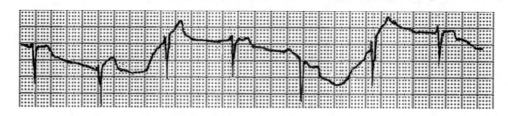

图 6-15　呼吸对心电图基线的影响

2. 交流电干扰　表现为基线上出现规则密集的小波，看上去基线变粗（图 6-16），与电极板与皮肤接触不良、地线接触不良、周围有交流电器干扰等因素有关。检查并去除以上因素，必要时按下抗交流电干扰键可消除。

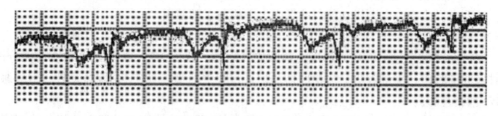

图 6-16　交流电干扰对心电图基线的影响

3. 肌颤波　表现为基线上出现不规则密集的微小波（图 6-17），与受检者因紧张、寒冷导致的肌肉震颤有关。调节室内温度，嘱受检者放松肢体，必要时按下去肌颤滤波键可消除。

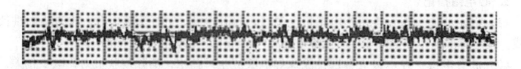

图 6-17　肌肉震颤对心电图基线的影响

二、心电图测量

心电图记录纸由纵线和横线交织划分成多个 1 mm^2 的小方格。其中，横线代表时间，用秒（s）表示，指各波和各间期所占的时间；纵线代表电压，用毫伏（mV）表示，指各波振幅的大小。记录纸上细线间距为 1 mm，粗线间距为 5 mm。通常心电图机走纸速度为 25 mm/s，横向每小格 1 mm 代表 0.04 s，每大格代表 0.2 s；当标准电压 1 mV=10 mm 时，纵向每小格 1 mm 代表 0.1 mV（图 6-18）。

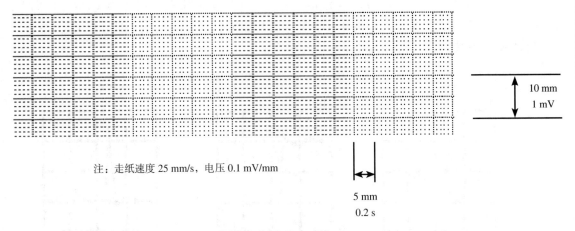

注：走纸速度 25 mm/s，电压 0.1 mV/mm

5 mm
0.2 s

图 6-18　心电图纸的规定

（一）各波段振幅的测量

1. 正向波形的高度　即为波峰的顶点到基线上缘垂直距离；负向波形的深度，即为波谷的最低点到基线下缘的垂直距离。测量双向波时，应计算波峰顶点到基线上缘垂直距离的电压值与波谷最低点到基线下缘垂直距离的电压值代数和。P 波振幅的测量应以 P 波起始前的水平线为参考；QRS 波群、J 点、ST 段、T 波和 u 波振幅均采用 QRS 波群起始部作为测量参考点。

2. ST 段移位的测量　以 QRS 波群起始部作为参考水平线。通常情况下，ST 段为一等电位线，当 ST 段抬高时，应测量 ST 段上缘距参考水平线上缘的垂直距离；当 ST 段压低时，应测量 ST 段下缘距参考水平线下缘的垂直距离。

（二）各波段时间的测量

测量各波段时间应选择振幅最大、波形最清晰的导联，自波形起始点的内缘至波形终点的内缘。P 波、QRS 波群时间应选择最宽的 P 波及 QRS 波群进行测量；PR 间期应选择 P 波宽大且存在 Q 波的导联进行测量；QT 间期取 12 个导联中最长的 QT 间期进行测量。

（三）心率的测量

心律规则时，测算相邻两个 PP 间期或 RR 间期的秒数（代表 1 个心动周期），用 60 除以该时间（秒），即心率（次 / 分）= 60 / PP 或 RR 间期（秒）。除以 PP 间期是心房率；除以 RR 间期是心室率。一般情况下，心房率等于心室率，通常所说的心率指心室率。除了用公式计算，还可用查表法或心率尺直接读出心率。

心律不规则时，心率的计算需测量 5 个以上连续的 PP 或 RR 间期的秒数，求出平均值，然后代入以上公式，便可较准确地求得心房率或心室率。或采取数 30 大格（6 秒）内的 P 波或 QRS 波群的个数再乘以 10 的方法，得出心房率或心室率。

（四）心电轴的测量

1. 概念　心电轴常指平均 QRS 心电轴，是左、右心室除极过程中全部瞬间向量的综合，代表心室在除极过程这一总时间内的平均向量的方向和强度。心电轴为空间立体结构，但心电图学中一般指的是它投影在前额面上的心电轴。心电轴与 I 导联轴左（正）侧段间的角度表示平均心电轴的偏移方向。规定 I 导联轴左侧端为 0°，右（负）侧端为 –180°，沿 0° 的顺时针的角度为正，逆时针者为负。正常心电图的额面平均心电轴在 0°～+ 90°。除了 QRS 波群电轴

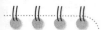

外，P 波和 T 波电轴也可用同样的方法测定。

2. 测定方法 常用的心电轴测定方法包括目测法、作图法、查表法、计算机自动分析法。不同方法测得的心电轴值不完全相同。

（1）目测法：为最简单的判定方法。通过目测 I、III 导联 QRS 波群的主波方向估计心电轴是否发生偏移：如 I 和 III 导联 QRS 主波均向上，可推断电轴不偏；如 I 导联 QRS 主波向上，III 导联 QRS 主波向下，则提示电轴可能左偏；如 I 导联 QRS 主波向下，III 导联 QRS 主波向上，则提示电轴可能右偏（图 6-19）。

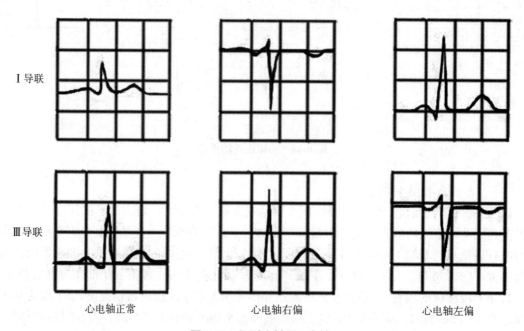

图 6-19 目测法判断心电轴

（2）作图法：R 波取正值，Q 波与 S 波取负值，算出 I 和 III 导联 QRS 波群振幅的代数和，分别在 I 和 III 导联轴对应的 QRS 波群振幅数值点作垂线，两垂线相交于一点，将电偶中心 0 点与该交点相连即为心电轴，其与 I 导联轴正侧的夹角即为心电轴的角度（图 6-20）。

（3）查表法：先测算出 I、III 导联 QRS 波群振幅的代数和，从心电轴角度表中对应的部位直接查出心电轴角度。

（4）计算机自动分析法：即应用心电图机自动分析程序测出心电轴。此测定方法需要操作者对报告细心审核，临床应用最广。

3. 临床意义 正常心电轴的范围在 −30°～＋90°；位于 −30°～−90° 为心电轴左偏；位于 ＋90°～＋180° 为心电轴右偏；位于 −90°～−180° 为心电轴极度右偏或称为"不确定电轴"（图 6-21）。心电轴的偏移，与年龄、体型、心脏的解剖位置、两侧心室的质量比例、心室内传导系统的功能等因素有关。心电轴左偏可见于左心室肥厚、左束支传导阻滞、左前分支阻滞等；心电轴右偏可见于右心室肥厚、右束支传导阻滞、左后分支阻滞等；在没有明确病因的情况下，如电轴轻度偏转而无动态变化，多为心电轴正常变异。

（五）钟向转位

钟向转位指自心尖部沿心脏长轴向心底部观察，心脏可循长轴发生顺钟向或逆钟向的转动（图 6-22）。一般情况下，V_3 或 V_4 导联 QRS 波群正向波与负向波幅度大致相等，为左、右

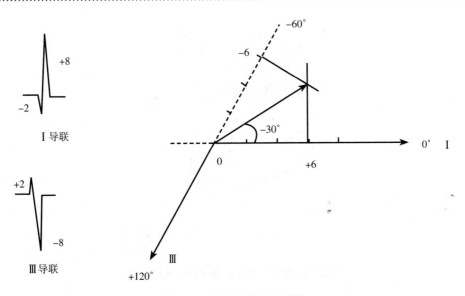

图 6-20　作图法测定心电轴

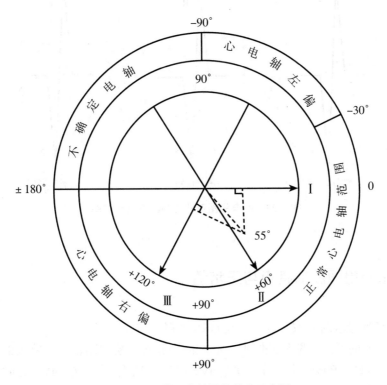

图 6-21　正常心电轴及其偏移示意图

心室过渡区波形。若正常在 V_3 或 V_4 导联出现的波形出现在 V_5 或 V_6 导联上，提示心脏顺钟向转位（clockwise rotation），可见于右心室肥厚；若正常在 V_3 或 V_4 导联出现的波形出现在 V_1 或 V_2 导联上，提示心脏逆钟向转位（counterclockwise rotation），常见于左心室肥厚（图 6-23）。需要注意的是，心电图上的这种转位图形在正常人中也可见到，并非都是心脏解剖学转位的结果。

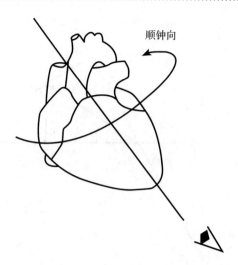

图 6-22　自心尖部沿其长轴向心底部观察

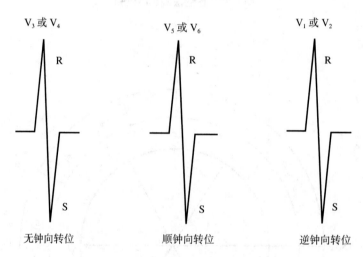

图 6-23　心电图图形转位判断方法示意图

三、正常心电图波形特点与正常值

（一）P 波

1. 位置　任何导联的 P 波一定出现在 QRS 波群之前。

2. 形态　P 波的形态一般呈钝圆形，心脏激动起源于窦房结，心房除极的综合向量指向左、前、下方。因此，P 波方向在 Ⅰ、Ⅱ、aVF、$V_4 \sim V_6$ 导联直立，aVR 导联倒置。在其他导联可直立、倒置、低平或双向。

3. 时间　一般小于 0.12 秒。

4. 振幅　在肢体导联不超过 0.25 mV，心前区导联不超过 0.2 mV。如 V_1 导联 P 波为正负双向时，P 波后段负向波的深度（mm）× 宽度（s）的乘积，称为 P 波终末电势（P terminal force，Ptf），正常人 $PtfV_1$ 的绝对值 ≤ 0.04 mm·s。

（二）PR 间期

成人心率在正常范围时，PR 间期为 0.12 ~ 0.20 秒。心率越快，PR 间期越短；反之，PR 间期越长。老年人、心动过缓者，PR 间期可以稍延长，但一般不超过 0.22 秒；幼儿或心动过速者，PR 间期可相应缩短。

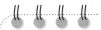

（三）QRS 波群

1. 时间 正常成人 QRS 波群时限 < 0.11 秒，多数在 0.06 ～ 0.10 秒。

2. 形态和振幅 ①心前区导联：QRS 波群波形和振幅变化有一定规律，V_1、V_2 导联多呈 rS 型，主波方向以向下为主，R_{V_1} 不超过 1.0 mV。V_5、V_6 导联 QRS 波群主波向上，呈 qR、qRs、Rs 或 R 型，R 波不超过 2.5 mV。V_1 ～ V_5 逐渐增高，V_6 的 R 波一般低于 V_5 的 R 波。V_2 导联 S 波较深，以后振幅逐渐变小。V_1 的 R/S 小于 1，V_5 的 R/S 大于 1。在 V_3 或 V_4 导联，R 波和 S 波的振幅大致相等。②肢体导联：Ⅰ、Ⅱ 导联的 QRS 波群主波向上，Ⅲ 导联的 QRS 波群主波方向多变。aVR 导联的 QRS 波群主波向下。Ⅰ 导联的 R 波小于 1.5 mV，aVR 导联的 R 波不超过 0.5 mV，aVL 导联的 R 波不超过 1.2 mV，aVF 导联的 R 波不超过 2.0 mV。

肢体导联的 QRS 波群振幅（正向波与负向波振幅的绝对值相加）一般不应均低于 0.5 mV，心前区导联的 QRS 波群振幅一般不应均低于 0.8 mV，否则为低电压。若心前区导联 QRS 波群振幅超过正常范围，即为高电压。

3. R 峰时间（R peak time） 也称室壁激动时间（ventricular activation time，VAT），指自 QRS 波群起点到 R 波顶端垂直线间的距离，代表心室激动从心室肌的内膜面到达外膜面所经过的时间，以秒表示。若 R 波后有 R′ 波，则应测量至 R′ 峰；若 R 峰有切迹，则测量至切迹后峰。正常人 R 峰时间在 V_1、V_2 导联不超过 0.03 秒，在 V_5、V_6 导联不超过 0.05 秒。

4. Q 波 除 Ⅲ、aVR 导联外，正常人的 Q 波时限一般不超过 0.03 秒。Ⅲ 导联 Q 波宽度可达 0.04 秒，aVR 导联可出现较宽 Q 波，V_1、V_2 导联不应有 Q 波，但偶尔可呈 QS 波。Q 波的振幅应小于同导联 R 波的 1/4。

（四）ST 段

正常 ST 段大多为一等电位线，有时可有轻微偏移。在任何导联中，向下偏移不应超过 0.05 mV。ST 段抬高在心前区 V_1 ～ V_2 导联不超过 0.3 mV，V_3 导联不超过 0.5 mV，V_4 ～ V_6 导联和肢体导联不超过 0.1 mV。

（五）T 波

1. 形态 在 Ⅰ、Ⅱ、V_4 ～ V_6 导联直立，aVR 导联倒置，其余可直立、倒置或双向。若 V_1 导联的 T 波方向向上，V_2 ～ V_6 导联就不应向下。

2. 振幅 多与 QRS 波群振幅呈平行关系，在以 R 为主波的导联上，T 波振幅不应低于同导联 R 波的 1/10。

（六）QT 间期

QT 间期与心率快慢相关，心率越快，QT 间期越短，反之越长。心率在正常范围时，QT 间期在 0.32 ～ 0.44 秒。由于 QT 间期受心率的影响很大，临床常用校正后的 QT 间期。一般采用 Bazett 公式计算：QTc = QT/RR，即 RR 间期为 1 秒（心室率为 60 次 / 分）的 QT 间期。校正后 QT 间期不超过 0.44 秒，否则为 QT 间期延长（男性 QTc ≥ 0.45 秒，女性 ≥ 0.46 秒）。不同导联间的 QT 间期存在一定差异。

（七）u 波

正常 u 波方向一般与 T 波一致，其形态与 T 波相反，即前半部较陡，后半部平缓。u 波一般在心前区导联（尤其在 V_2、V_3 导联）较明显。u 波振幅大小与心率快慢相关，心率增快时 u 波振幅降低或消失，心率减慢时 u 波振幅增高。

小 结

1. 心电图描记是临床护理的基本操作技术之一，除了常规操作的基本要求外，应

随堂测 6-2

注意避免交流电干扰、肌颤波等因素的干扰，确保所描记的心电图基线稳定、波形清晰、无伪差。

2. 心电图测量包括对各波段振幅及时间、心率、心电轴、钟向转位的测量。

3. 正常人心电图各波段的持续时间、波形、振幅等均有各自的特点，掌握各波段的正常表现是识别正常与异常心电图的基础。

（王苏容）

第三节　常见异常心电图

一、心房与心室肥大

心房、心室容量负荷、压力负荷过重引起心房、心室肥大，当心房、心室肥大发展到一定程度时会引起心电图的相应改变。心电图对心房、心室肥大的诊断有一定的临床参考价值。

（一）心房肥大

心房肥大时，多表现为心房的扩大而较少表现为心房肌肥厚，因心房除极向量增大，传导时间增加，表现为 P 波形态及振幅变化和（或）时限延长。

1. 右心房肥大（right atrial hypertrophy） P 波的前 1/3 由右房除极、中 1/3 为左右房同时除极、后 1/3 为左房除极所引起，右心房肥大时其延长的除极时间与左心房除极时间重叠，所以右心房肥大以 P 波振幅增高为主，P 波时限正常。

（1）心电图特征：①P 波形态高尖，振幅增高，肢体导联振幅 ≥ 0.25 mV，以 Ⅱ、Ⅲ、aVF 导联最为突出，称为"肺型 P 波"。②V$_1$ 导联 P 波直立时，其振幅 ≥ 0.15 mV，当 P 波呈双向时，其振幅的算术和 ≥ 0.2 mV。③P 波时限正常，< 0.12 s（图 6-24）。

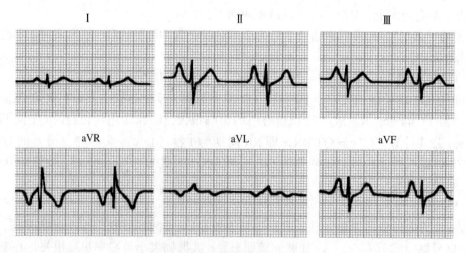

图 6-24　右心房肥大心电图

（2）临床意义：右心房肥大常见于肺源性心脏病、肺动脉高压等。

2. 左心房肥大（left atrial hypertrophy） 左心房肥大时牵拉心房内的传导束，使其传导速度变慢，造成左心房的除极时间延长，导致 P 波时限延长、P 波增宽，呈双峰型，第一峰代表右心房除极波，第二峰代表左心房除极波。因此，左心房肥大时，主要表现为 P 波时限延长，而振幅无显著增高。

（1）心电图特征：①P波增宽，其时限≥0.12 s，常呈双峰型，两峰间距≥0.04 s，以Ⅰ、Ⅱ、aVL及心前区导联明显，又称"二尖瓣型P波"。②V_1导联上P波常呈先正后负，负向部分增宽加深。左心房肥大时V_1导联Ptf（绝对值）≥0.04 mm·s（图6-25）。

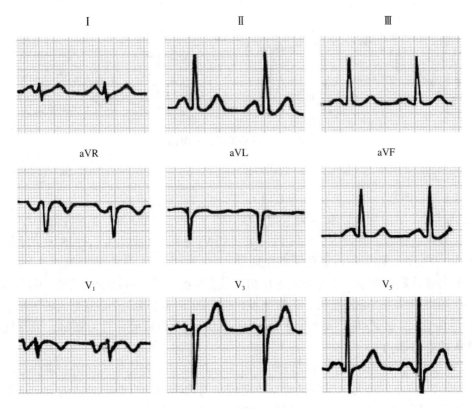

图6-25　左心房肥大心电图

（2）临床意义：左心房肥大多见于风湿性心脏病二尖瓣狭窄，高血压、肥厚性心肌病等亦较常见。

3. 双心房肥大（biatrial hypertrophy）　兼有左、右心房肥大的心电图特征，表现为P波时限与振幅均超过正常范围。P波异常高大、增宽，时限延长，呈双峰型。常见于风湿性心脏病及某些先天性心脏病。

（二）心室肥大

心室肥大（ventricular hypertrophy）是心室肌肥厚和心室扩大的统称。心室肌肥厚多由心脏收缩期压力负荷过重所致，心室扩大多由心脏舒张期的容量负荷过重所致。不论是心室肌肥厚还是心室扩大都会影响到心肌的除极和复极过程，主要表现为心室除极面增大，室内激动传导时间延长，继发性心室复极异常。

1. 左心室肥大（left ventricular hypertrophy）　左心室位于右心室的左后方，左心室壁的心肌明显厚于右心室，在正常情况下，左心室除极向量即明显占优势。左心室肥大时，左心室除极向量加大，指向左后上方，但除极顺序无改变，故QRS波群形态变化不大，表现为QRS波群的振幅较正常增高。

（1）心电图特征（图6-26）

1）QRS波群形态及电压改变或左心室高电压。①肢体导联：Ⅰ导联的R波>1.5 mV，$R_Ⅰ + S_Ⅲ$>2.5 mV，aVL导联的R波>1.2 mV，aVF导联的R波>2.0 mV。②胸导联：V_5或V_6导联的R波>2.5 mV，或$R_{V5} + S_{V1}$>4.0 mV（男性）或>3.5 mV（女性）。

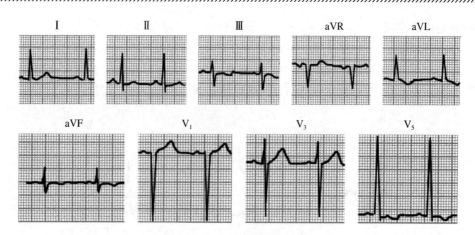

图 6-26　左心室肥大心电图

2）心电轴左偏。

3）QRS 波群时限：延长至 0.10 ~ 0.11 s。

4）继发性 ST-T 改变：以 R 波为主的导联（如 V_5、V_6 导联）ST 段下移达 0.05 mV 以上，T 波低平、双向或倒置。在以 S 波为主的导联（如 V_1 导联）T 波直立。QRS 波群电压增高同时伴有 ST-T 改变者，称为左心室肥大伴劳损。

在上述各条诊断标准中，以左心室电压增高最为重要，是不可缺少的条件，结合其他阳性指标之一，可以诊断为左心室肥大。一般来说，符合的指标越多，左心室肥大的诊断越可靠。

（2）临床意义：左心室肥大多见于高血压、冠状动脉粥样硬化性心脏病、风湿性心脏病及某些先天性心脏病。

2. 右心室肥大　轻微的右心室肥大时，左心室的除极电势仍然占优势，综合心电向量的改变不明显。当右心室肥大相当明显时，才会较显著地影响综合心电向量的方向（偏向右前方），使之产生特征性的改变，出现特异的 QRS 波群及 ST-T 的变化。

（1）心电图特征（图 6-27）

1）QRS 波群形态及电压改变。V_1 导联：R/S ≥ 1，呈 R 型或 Rs 型，重度右心室肥大时，V_1 导联呈 qR 型（除外心肌梗死）；V_5 导联：R/S ≤ 1 或 S 波比正常加深，$R_{V_1} + S_{V_5} > 1.05$ mV（重症 > 1.2 mV）；aVR 导联以 R 波为主或 R 波 > 0.5 mV。

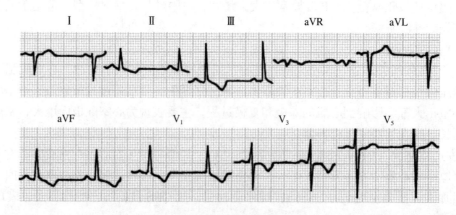

图 6-27　右心室肥大心电图

2）额面 QRS 电轴右偏：≥ +90°（重症可 > +110°）。

3）继发性 ST-T 改变：右胸导联（V_1、V_2）ST 段压低及 T 波双向或倒置，当 QRS 波群出现以上改变同时伴有 ST-T 改变者，称为右心室肥大伴劳损。

（2）临床意义：右心室肥大多见于肺源性心脏病、先天性心脏病房间隔缺损、风湿性心脏病二尖瓣狭窄等。

3．双侧心室肥大（biventricular hypertrophy）

（1）心电图特征：双侧心室肥大由于增大的双侧心电向量相互抵消，故心电图可表现为大致正常心电图，也可表现为一侧心室肥大为主或双侧心室肥大的图形（图6-28）。

（2）临床意义：多见于各种心脏病晚期。

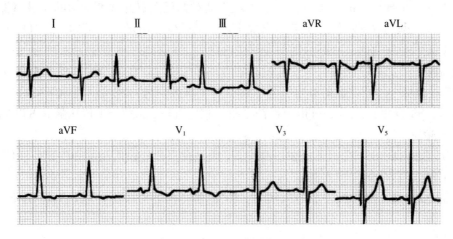

图6-28　双侧心室肥大心电图

二、心肌缺血

心肌缺血（myocardial ischemia）是指冠状动脉供血不足，通常发生在冠状动脉粥样硬化基础之上。当心肌某一部位缺血时，直接影响心肌电活动，尤其引起心肌复极延迟，继而出现相关导联ST-T的改变。心肌缺血的心电图改变类型取决于缺血的严重程度、持续时间和缺血发生的部位。

（一）心肌缺血的心电图类型

1．T波改变　正常情况下，心室复极是从心外膜开始向心内膜方向进行。心肌缺血时，复极过程出现异常，心电图上主要表现为T波变化。因缺血部位不同，T波可有不同改变（图6-29）。

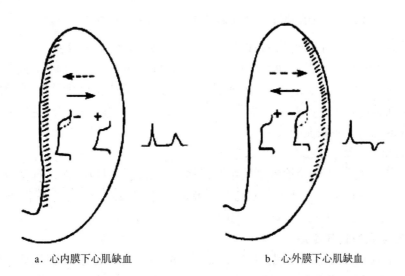

a．心内膜下心肌缺血　　　　　　　　　　b．心外膜下心肌缺血

图6-29　心肌缺血与T波变化的关系（虚线箭头表示复极方向，实线箭头表示T波向量方向）

（1）T波高大直立：心内膜下心肌缺血时，心室复极的方向仍正常，由于缺血部位的心肌复极时间较正常延长，原来存在的与心外膜复极向量相抗衡的心内膜复极向量减小或消失，致使T波向量增加，在相应导联出现高大直立的T波（图6-29a）。

（2）T波倒置：心外膜下心肌缺血（包括透壁性心肌缺血）时，心肌复极顺序发生逆转，即复极方向由心内膜开始向心外膜进行。已复极的心内膜膜外电位为正，而缺血的心外膜心肌尚未复极，膜外电位仍呈负性，于是在相应导联出现与正常方向相反的T波向量。此时面向缺血区的导联出现倒置的T波，甚至会出现双支对称且倒置并逐渐加深的T波（图6-29b）。由于这种倒置尖深、双支对称的T波多出现于冠状动脉供血不足时，又称为"冠状T波"。

（3）T波低平或双向：心脏双侧对应部位心内膜下心肌均发生缺血或心内膜与心外膜下心肌同时缺血时，心肌心电向量的改变可相互抵消，在相应导联可表现为T波低平或双向。

2. ST段改变　心肌缺血的心电图除了可出现T波改变外，还可出现损伤型的ST段改变。心肌损伤时，ST向量从正常心肌指向损伤心肌，相应导联表现为ST段压低和ST段抬高两种类型（图6-30）。

（1）ST段压低：心内膜下心肌损伤时，ST向量背离心外膜面指向心内膜，使位于心外膜面的导联出现ST段压低（图6-30a）。

（2）ST段抬高：心外膜下心肌损伤时，ST向量指向心外膜面导联，引起ST段抬高（图6-30b）。

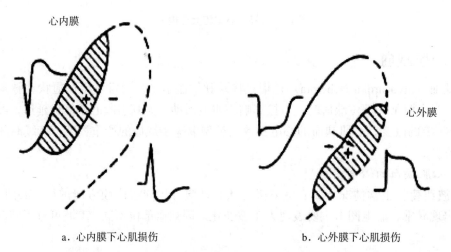

a. 心内膜下心肌损伤　　　　　　　b. 心外膜下心肌损伤

图6-30　心肌损伤与ST段偏移的关系（箭头表示ST向量方向）

发生损伤型ST改变时，对侧部位的导联常可记录到相反的ST改变。

在临床上发生透壁性心肌缺血时，心电图往往表现为心外膜下缺血（T波深、倒置）或心外膜下损伤（ST段抬高）类型。有学者把引起这种现象的原因归为两类。①透壁性心肌缺血时，心外膜缺血范围常大于心内膜。②因检测电极靠近心外膜缺血区，故透壁性心肌缺血在心电图上主要表现为心外膜缺血的改变。

（二）心肌缺血心电图图形的临床意义

临床上约50%的冠心病受检者未发生心绞痛时，心电图可以正常，而仅于心绞痛发作时才记录到ST-T动态改变。约10%的冠心病受检者在心绞痛发作时心电图仍正常或仅有轻度ST-T变化。而且心肌缺血类型不同，心电图表现也不一。

1. 急性冠状动脉供血不足

（1）典型心绞痛的心电图表现：面向缺血部位的导联呈缺血型ST段压低（水平型或下斜型下移≥0.1 mV）和（或）T波倒置。

（2）变异型心绞痛（冠状动脉痉挛为主要因素）的心电图表现：面向缺血部位的导联呈

暂时性 ST 段抬高并常伴有高大 T 波；对应部位出现 ST 段压低，这是急性严重心肌缺血的表现。若 ST 段持续抬高，提示将发生心肌梗死。

2. 慢性冠状动脉供血不足 心电图表现：长期持续且较恒定的 ST 改变（水平型或下斜型下移 ≥ 0.05 mV）和（或）T 波低平、负正双向和倒置，而于心绞痛发作时可出现 ST-T 改变加重或伪改善。

除冠心病外，其他疾病如心肌病，心肌炎，瓣膜病，心包炎，脑血管意外（尤其颅内出血），低钾血症、高钾血症等电解质紊乱，药物（洋地黄、奎尼丁等）影响，自主神经调节障碍等均可引起 ST-T 改变。此外，心室肥厚、束支传导阻滞、预激综合征等也可引起继发性 ST-T 改变。因此，必须结合其他临床资料综合分析鉴别诊断。

三、心肌梗死

临床上，绝大多数心肌梗死（myocardial infarction，MI）是由冠状动脉粥样硬化所致，属于冠心病的严重类型。除了临床症状、心肌坏死标志物升高外，心电图的特征性改变及演变规律对确定心肌梗死诊断、治疗方案，判断病情和预后起着重要作用。

（一）心肌梗死的心电图基本图形

冠状动脉发生急性闭塞后，随着时间的推移在心电图上可先后出现缺血、损伤和坏死 3 种类型的图形改变。因梗死部位从中心到边缘的病变程度是不同的，故往往同时出现上述 3 种图形的改变。心肌各部分接受不同冠状动脉分支的血液供应，因此图形改变常具有明显的区域特点。心电图显示的是梗死后心肌多种心电变化的综合结果（图 6-31）。

1. "缺血型"改变 急性冠状动脉闭塞后，最早出现的变化是缺血性 T 波改变：①缺血通常最早出现在心内膜下肌层，使面向缺血区的导联出现高大而直立的 T 波。②若缺血发生在心外膜下肌层，则面向缺血区的导联出现 T 波对称性倒置。缺血使心肌复极时间延长，可引起 QT 间期延长。

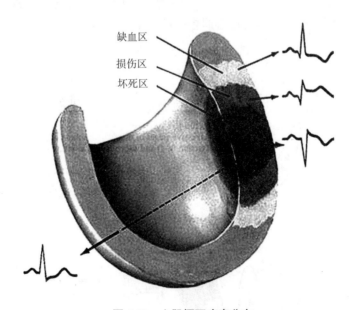

图 6-31 心肌梗死病变分布

2. "损伤型"改变 随着缺血时间的延长，缺血程度进一步加重，出现"损伤型"图形改变，主要表现为面向损伤心肌的导联出现 ST 段弓背向上抬高（图 6-32）。ST 段明显抬高可形成单向曲线，损伤一般不会持久，或恢复，或进一步发生坏死。

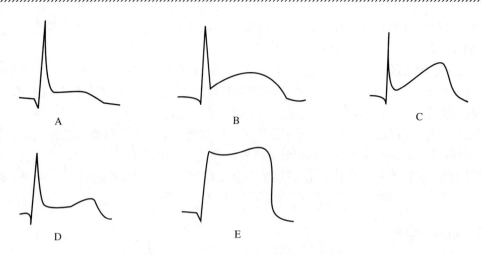

图 6-32　常见的"损伤型"ST 段抬高的形态

3."坏死型"改变　长时间的缺血导致心肌细胞变性、坏死。坏死的心肌细胞丧失了电活动，不再产生心电向量，但正常心肌仍正常除极，故产生一个与梗死部位相反的综合向量。由于心肌梗死主要发生于室间隔或左室壁心肌，往往引起起始 0.03 ~ 0.04 s 除极向量背离坏死区。

心电图改变主要表现为：面向坏死区的导联出现异常 Q 波（时间 ≥ 0.04 s，振幅 ≥ 同导联 R 波 1/4）或者呈 QS 波（图 6-33）。一般认为，梗死的心肌直径 > 20 ~ 30 mm 或厚度 > 5 mm 才可产生病理性 Q 波。

临床上急性心肌梗死描记出的心电图是 3 种改变的混合图形：坏死区的异常 Q 波或 QS 波；靠近坏死区周围受损心肌的损伤型改变；外边受损较轻的心肌呈缺血型改变（图 6-34）。其中，缺血型 T 波较为常见，但对诊断心肌梗死的特异性较差；ST 段抬高、异常 Q 波是诊断急性心肌梗死的特征性改变，尤其是 ST 段弓背向上抬高是急性心肌梗死最具诊断价值的心电图改变。若上述 3 种改变同时存在，则急性心肌梗死的诊断基本确立。

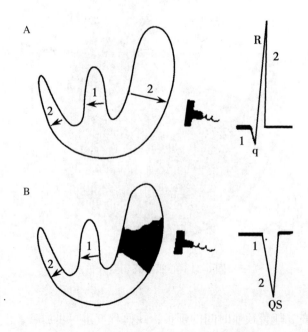

图 6-33　坏死型 Q 波或 QS 波发生机制

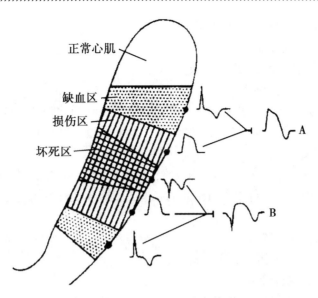

图 6-34 急性心肌梗死心电图的特征性改变

（二）心肌梗死心电图图形的演变及心肌梗死的分期

急性心肌梗死发生后，心电图的变化随着心肌缺血、损伤、坏死的发展和恢复而呈现一定演变规律，这对诊断同样具有重要意义。根据心电图图形的演变过程和演变时间可将心肌梗死分为超急性期、急性期、近期（亚急性期）和陈旧期（愈合期）（图 6-35）。

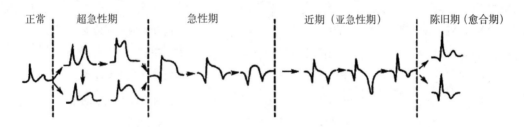

图 6-35 典型急性心肌梗死心电图图形的演变及心肌梗死的分期

1．超急性期　急性心肌梗死发生数分钟后，首先出现短暂的心内膜下心肌缺血，心电图表现为：

（1）直立高大的 T 波。

（2）迅速出现 ST 段呈上斜型或弓背向上型抬高，与高耸直立 T 波相连。

（3）由于急性损伤性阻滞，可见 QRS 波群振幅增高，并轻度增宽。

（4）无异常 Q 波。

这些表现仅持续数小时，临床上多因持续时间太短而不易记录到。此期若能及时有效治疗，有可能避免发展为心肌梗死或使已发生梗死的范围趋于缩小。

2．急性期　此期开始于心肌梗死后数小时或数日，可持续 3 ～ 6 周，心电图呈现出一个动态演变过程：

（1）ST 段呈弓背向上抬高，抬高显著者可形成单向曲线，继而逐渐下降。

（2）心肌坏死导致面向坏死区导联的 R 波振幅降低或丢失，出现异常 Q 波或 QS 波。

（3）T 波由直立开始倒置，并逐渐加深。

在此期内，坏死型的 Q 波、损伤型的 ST 段抬高和缺血型的 T 波倒置可同时并存。

3．近期（亚急性期）　出现于心肌梗死后数周至数个月，一般持续 3 ～ 6 个月。此期以坏死型及缺血型图形为主要特征，心电图表现为：

（1）坏死型 Q 波持续存在。

（2）缺血型 T 波由倒置较深逐渐变浅。

（3）抬高的 ST 段恢复至基线。

4. 陈旧期（愈合期）　常出现在急性心肌梗死 3～6 个月之后或更久，心电图表现为：

（1）ST 段和 T 波恢复正常或 T 波持续倒置、低平，趋于恒定不变。

（2）残留坏死型 Q 波。

理论上异常 Q 波将终生存在。但实际随着瘢痕组织的缩小和周围心肌的代偿性肥大，其范围在数年后有可能明显缩小。小范围心肌梗死的心电图图形改变有可能变得很不典型，异常 Q 波甚至可消失。

近年来，由于溶栓、抗栓或介入性治疗的广泛应用，急性心肌梗死的病程被显著缩短，心电图图形可不再呈现上述典型的演变过程。

（三）心肌梗死的定位诊断

心肌梗死的部位主要根据心电图坏死型图形（异常 Q 波或 QS 波）所出现的导联做出判断。发生心肌梗死的部位多与冠状动脉分支的供血区域相关，因此，心电图的定位基本上与病理一致（表6-3、图6-36）。

表6-3　心电图导联与心室部位及冠状动脉供血区域的关系

导联	心室部位	供血的冠状动脉
$V_1 \sim V_3$	前间壁	左前降支
$V_3 \sim V_5$	前壁	左前降支
Ⅰ、aVL、V_5、V_6	侧壁	左前降支或左回旋支
$V_1 \sim V_5$	广泛前壁	左前降支
Ⅱ、Ⅲ、aVF	下壁	右冠状动脉或左回旋支
$V_7 \sim V_9$	正后壁	左回旋支或右冠状动脉
$V_{3R} \sim V_{4R}$	右心室	右冠状动脉

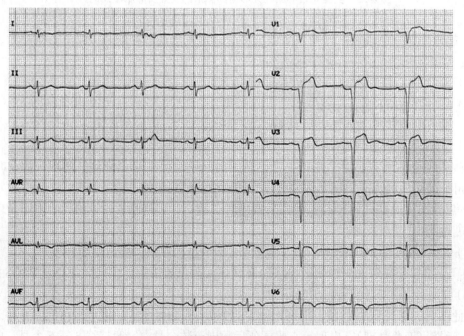

图 6-36　急性前间壁心肌梗死心电图

在急性心肌梗死早期（数小时内），尚未出现坏死型 Q 波，可根据 ST-T 异常（ST 段抬高或压低，或 T 波异常变化）所出现的导联判断梗死的部位。

为提高心电图诊断急性心肌梗死的敏感性和准确性，应注意以下事项：

（1）反复多次描记，前后对比心电图的动态变化。

（2）对疑诊者，可描记 18 导联心电图，即加做 $V_7 \sim V_9$、$V_{3R} \sim V_{5R}$。

（3）除观察 QRS 波群和 ST 段外，还应观察 PR 段和 P 波的变化（PR 段抬高或明显下移，提示心房梗死）。

（4）在发病 12 ～ 24 h，心电图可出现一过性伪正常化，应多次描记心电图加以鉴别。

四、心律失常

正常人的心脏起搏点位于窦房结，并按正常传导系统顺序激动心脏。各种原因使心脏激动的起源异常和（或）传导异常而引起的心脏节律改变，称为心律失常（arrhythmias）。

心律失常目前多按形成原因进行如下分类。

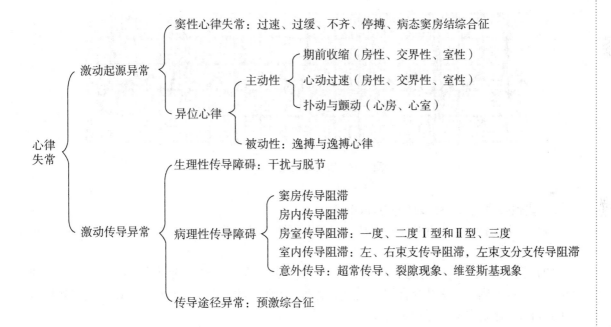

（一）窦性心律及窦性心律失常

由窦房结发出激动引起的心律，称为窦性心律（sinus rhythm），属正常节律。一般心电图机描记不出窦房结激动电位，通常以窦性激动发出后引起的 P 波特点来推测窦房结的活动。

窦性心律并非意味着窦性激动均能下传到心室，而只表明窦房结已发出了激动，只要窦性 P 波规律地出现，无论其后有无 QRS 波群，均应诊断为窦性心律。当窦性心律发生变化时，就会产生窦性心律失常。

1．窦性心律 成人窦性心律的心电图特征如下（图 6-37）。

（1）P 波规律出现，频率 60 ～ 100 次 / 分，呈钝圆形，且 P 波形态表明激动来自窦房结（即 P 波在 Ⅰ、Ⅱ、aVF、$V_4 \sim V_6$ 导联直立，在 aVR 导联倒置）。

（2）PR 间期 0.12 ～ 0.20 s。

（3）PP 间期固定，同一导联上 PP 间期相差 < 0.12 s。

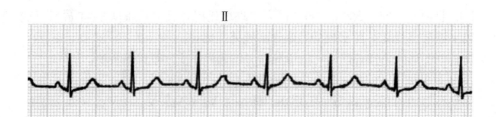

图 6-37　正常窦性心律心电图

2．窦性心动过速（sinus tachycardia）

（1）心电图特征：①具有窦性心律特点，成人窦性心律的频率 > 100 次 / 分；② PR 间期及 QT 间期相应缩短，有时可伴有继发性 ST 段轻度压低和 T 波振幅降低（图 6-38）。

（2）临床意义：生理情况下，常见于运动、精神紧张、饮酒、饮浓茶或咖啡、吸烟等情况。病理情况下，可见于发热、甲状腺功能亢进、贫血、失血、心功能不全及应用肾上腺素、阿托品等药物。

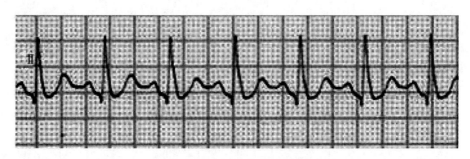

图 6-38　窦性心动过速心电图

3．窦性心动过缓（sinus bradycardia）

（1）心电图特征：具有窦性心律特点，成人窦性心律的频率 < 60 次 / 分，一般为 40 ~ 50 次 / 分（图 6-39）。

（2）临床意义：生理情况下，常见于老年人、运动员、重体力劳动者、睡眠时等。病理情况下，可见于病态窦房结综合征、颅内压增高、甲状腺功能低下、高钾血症以及应用某些药物（例如 β 受体阻滞剂、洋地黄过量等）。

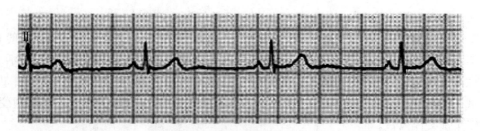

图 6-39　窦性心动过缓心电图

4．窦性心律不齐（sinus arrhythmia）

（1）心电图特征：具有窦性心律特点，在同一导联上，PP 或 RR 间期差值 > 0.12 s（图 6-40）。窦性心律不齐常与窦性心动过缓同时存在。

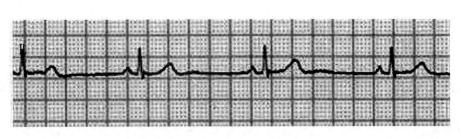

图 6-40 窦性心律不齐心电图

（2）临床意义：较常见的为呼吸性窦性心律不齐（与呼吸周期有关），多见于青少年，一般无临床意义。另有一些与呼吸无关的窦性心律不齐，比较少见，如与心室收缩排血有关的窦性心律不齐及窦房结内游走性心律不齐等。

5．窦性停搏（sinus arrest） 亦称窦性静止。在规律的窦性心律中，有时因迷走神经张力增大或窦房结功能障碍，在一段时间内窦房结停止发放激动。

（1）心电图特征：在窦性心律中，规则的 PP 间距中突然出现 P 波脱落，形成长 PP 间距，且长 PP 间距与正常 PP 间距不呈倍数关系。窦性停搏后常出现逸搏或逸搏心律（图 6-41）。

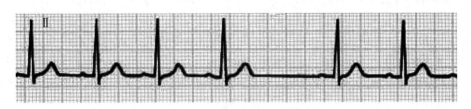

图 6-41 窦性停搏心电图

（2）临床意义：生理情况下，常见于迷走神经张力增大，如吞咽、咽部刺激、按压颈动脉窦、气管插管等。病理情况下，可见于急性心肌梗死、窦房结退行性纤维化及应用洋地黄和奎尼丁过量等。

6．病态窦房结综合征（sick sinus syndrome，SSS） 简称病窦综合征，是由于窦房结及其周围组织的器质性病变，导致窦房结激动形成障碍和传导障碍而产生的心律失常。

（1）心电图特征

1）持续的窦性心动过缓，心率＜ 50 次 / 分，且不易用阿托品等药物纠正。

2）多发窦性停搏或窦房阻滞。

3）慢 - 快综合征：在显著窦性心动过缓、窦性停搏基础上，常出现室上性快速心律失常（房速、房扑、房颤等）。

4）双结病变：若病变同时累及房室交界区，可出现房室传导障碍，或发生窦性停搏时，长时间不出现交界性逸搏。

（2）临床意义：常见于起搏传导系统退行性病变、冠心病、高血压性心脏病、心肌炎（尤其是病毒性心肌炎）、心肌病等。

（二）异位心律

异位心律包括主动性异位心律和被动性异位心律。主动性异位心律是指窦房结以外的异位起搏点主动发出激动，引起心房或心室搏动，主要包括期前收缩、心动过速、扑动与颤动。被动性异位心律是指高位起搏点发生停搏、节律减慢或激动传导障碍不能下传时，低位起搏点被动发出激动，继而引起心房或心室搏动，主要包括逸搏和逸搏心律。

1．期前收缩 又称过早搏动，是指起源于窦房结以外的异位起搏点提前发出的激动而引起的心脏搏动，是临床上最常见的心律失常。根据异位起搏点发生的部位，可分为房性、交界性和室性期前收缩，其中以室性期前收缩最为常见，房性次之，交界性比较少见。

（1）相关术语

代偿间歇（compensatory pause）：指提前出现的异位搏动代替了一个正常窦性搏动，其后出现一个较正常心动周期长的间歇。由于房性异位激动，常易逆传侵入窦房结，使其提前释放激动，引起窦房结节律重整，因此房性期前收缩大多为不完全性代偿间歇（即期前收缩前后两个窦性 P 波的间距小于正常 PP 间距的 2 倍）。而交界性和室性期前收缩距窦房结较远，不易侵入窦房结，故往往表现为完全性代偿间歇（即期前收缩前后 2 个窦性 P 波的间距等于正常 PP 间距的 2 倍）。

联律间期（coupling interval）：指期前收缩与其前正常搏动之间的时距。折返途径与激动的传导速度等可影响联律间期长短。房性期前收缩的联律间期应从异位 P 波起点测量至其前窦性 P 波起点，而室性期前收缩的联律间期应从异位搏动的 QRS 波群起点测量至其前窦性 QRS 波群起点。

单源性期前收缩与多源性期前收缩：单源性期前收缩是指期前收缩来自同一异位起搏点或有固定的折返途径，其形态、联律间期相同。多源性期前收缩是指在同一导联中出现 2 种或 2 种以上形态及联律间期互不相同的异位搏动。如联律间期固定，而形态各异，则称为多形性期前收缩，其临床意义与多源性期前收缩相似。

偶发性与频发性期前收缩：依据期前收缩出现的频度可人为地分为偶发性（< 5 次 / 分）和频发性（> 5 次 / 分）期前收缩。二联律（bigeminy）与三联律（trigeminy）就是临床常见的有规律的频发性期前收缩。前者指期前收缩与窦性心搏交替出现；后者指每 2 个窦性心搏后出现 1 次期前收缩。

（2）心电图特征

室性期前收缩（premature ventricular contraction）：①期前出现的 QRS-T 波前无 P 波或相关 P 波；②期前出现的 QRS 波群形态宽大畸形，时限通常 > 0.12 s，T 波方向多与 QRS 波群的主波方向相反；③多伴有完全性代偿间歇（图 6-42）。

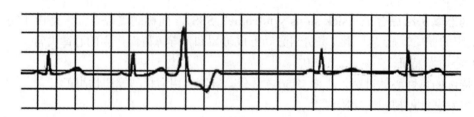

图 6-42　室性期前收缩心电图

房性期前收缩（premature atrial contraction）：①期前出现的异位 P′ 波，其形态与窦性 P 波不同；②P′R 间期 > 0.12 s；③提前出现的 QRS 波群形态多正常；④常为不完全性代偿间歇（图 6-43）。

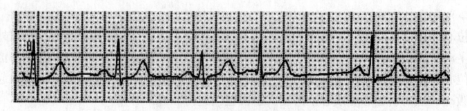

图 6-43　房性期前收缩心电图

房性期前收缩的 P'R 间期可以延长；如异位 P' 后无 QRS-T 波，则称为未下传的房性期前收缩；有时 P' 下传心室引起 QRS 波群增宽变形，多呈右束支传导阻滞图形，称房性期前收缩伴室内差异性传导。

交界性期前收缩（premature junctional contraction）：①期前出现的 QRS-T 波，其前无窦性 P 波，QRS-T 形态多正常；②逆行 P' 波可发生于 QRS 波群之前（P'R 间期 < 0.12 s）或 QRS 波群之后（RP' 间期 < 0.20 s），或者与 QRS 波群相重叠；③多为完全性代偿间歇（图 6-44）。

（3）临床意义：期前收缩可见于情绪激动、剧烈运动、饱餐、过量饮酒、吸烟、过度劳累等生理情况；但更多见于器质性心脏病，如冠心病、高血压、心肌炎、心肌病等；此外，也可见于甲状腺功能亢进、低钾血症及儿茶酚胺类类物、抗心律失常药、三环类抗抑郁药、洋地黄等药物影响。偶发性期前收缩多无重要临床意义。而频发性、多源性室性期前收缩（图 6-45）多见于病理情况。

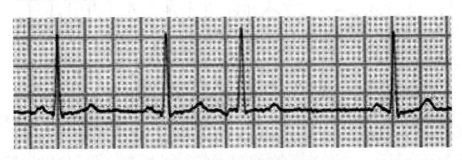

图 6-44 交界性期前收缩心电图

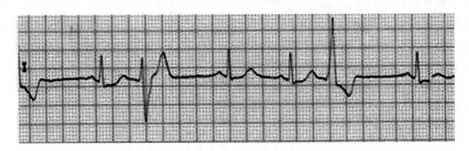

图 6-45 多源性室性期前收缩心电图

2. 异位性心动过速 是指异位节律点兴奋性增高或折返激动引起的快速异位心律（期前收缩连续出现 3 次或 3 次以上）。根据异位节律点发生的部位，可分为房性、交界性及室性心动过速。

（1）阵发性室上性心动过速（paroxysmal supraventricular tachycardia，PSVT）：理论上分为房性和交界性心动过速，但常因 P' 波不易辨别，故统称为阵发性室上性心动过速（简称室上速）。

心电图特征：①连续 3 次或以上快速均齐的 QRS 波群，形态与时间正常。若伴有室内差异传导或束支传导阻滞，QRS 波群可畸形、增宽。②心率多在 160 ～ 250 次 / 分，绝对规则。③可伴有继发性 ST-T 改变（图 6-46）。

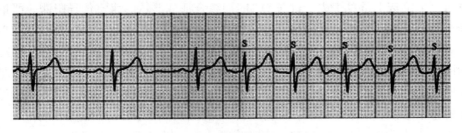

图 6-46 阵发性室上性心动过速心电图

临床意义：常见于正常人和预激综合征患者，少数可见于风湿性心脏病、心肌梗死、甲状腺功能亢进等。无器质性心脏病者发生阵发性室上性心动过速，一般不引起严重后果，但发作持久、频率过快或原有心脏病者，可出现血压下降、眩晕、心绞痛、晕厥、心力衰竭。

（2）阵发性室性心动过速（paroxysmal ventricular tachycardia，PVT）

心电图特征：①连续3次或以上快速、宽大畸形的QRS波群，时间＞0.12 s；②心室率140～200次/分，节律可稍不齐；③多无P波，如能发现P波，并且P波频率慢于QRS波群频率，PR无固定关系（房室分离），则可明确诊断；④常伴有继发性ST-T改变；⑤偶有心室夺获或发生室性融合波，也支持室性心动过速的诊断（图6-47）。

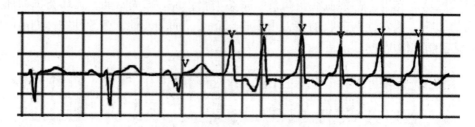

图6-47　阵发性室性心动过速心电图

心室夺获是指窦房结激动到达交界区时，恰遇交界区已脱离不应期，使窦性激动得以下传，从而激动心室，形成的QRS波群提前出现，形似窦性心律。室性融合波是指若窦性激动下传仅激动心室一部分，心室的另一部分被室性异位节律点所激动，形成的QRS波群形态介于窦性心律和室性异位心律之间。

临床意义：阵发性室性心动过速是一种严重的心律失常，90%～95%并发于严重心脏病，如冠心病、急性心肌梗死、风湿性心脏病和心肌病等；也可见于洋地黄中毒、低钾血症或高钾血症等电解质紊乱；偶见于无器质性心脏病者。

（3）尖端扭转型室性心动过速（torsade de pointes，TDP）：此类心动过速是一种特殊类型的阵发性室性心动过速，是一种严重的室性心律失常。

心电图特征：表现为一系列宽大畸形的QRS波群，以每3～10个心搏围绕基线不断扭转其主波的正负方向，心室率为180～250次/分（图6-48）。

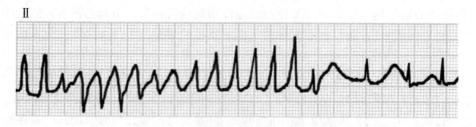

图6-48　尖端扭转型室性心动过速心电图

临床意义：临床上常见于先天性长QT间期综合征、严重的房室传导阻滞、严重低钾血症，以及奎尼丁、胺碘酮等药物不良反应。每次发作持续数秒至数十秒而自行终止，但极易复发或转为心室颤动，受检者表现为反复发作心源性晕厥或称为阿-斯综合征，甚至猝死。

3. 扑动与颤动　是一种频率比阵发性心动过速更快的异位心律，主要发生机制是异位起搏点自律性增高，不应期缩短，同时伴有一定的传导障碍，形成环形激动及多发微折返。根据异位心律的起源与节律不同，可分为心房扑动、心房颤动、心室扑动、心室颤动。

（1）心房扑动（atrial flutter，AFL）与心房颤动（atrial fibrillation，AF）

1）心房扑动的心电图特征：①正常 P 波消失，代之以连续呈大锯齿状的心房扑动波（F波），多在 Ⅱ、Ⅲ、aVF 导联中明显，F 波间无等电位线，波幅大小一致，间隔规则，频率为250 ～ 350 次 / 分。②大多不能全部下传，常以固定房室比例（2∶1 或 4∶1）下传，故心室律规则。如果房室传导比例不恒定或伴有文氏传导现象，则心室律可以不规则。③ QRS 波群形态、时间正常，可伴有差异传导（图 6-49）。

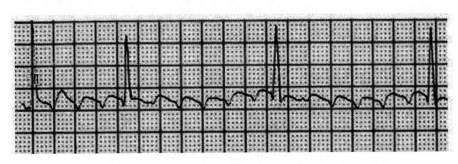

图 6-49　心房扑动心电图

2）心房颤动的心电图特征：①正常 P 波消失，代之以大小、形状、间距均不等的心房颤动波（f 波），多以 V₁ 导联最明显，频率为 350 ～ 600 次 / 分；② RR 间期绝对不规则；③ QRS 波群形态、时间正常，可伴有差异传导（QRS 波群增宽）（图 6-50）。

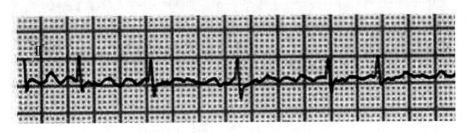

图 6-50　心房颤动心电图

3）临床意义：心房颤动是临床上常见的心律失常，可呈阵发性或持续性，大多发生在器质性心脏病的基础上，多与心房扩大、心肌受损、心力衰竭等有关，也有少部分房颤患者无明显器质性心脏病。

（2）心室扑动（ventricular flutter）与心室颤动（ventricular fibrillation）

1）心室扑动的心电图特征：P 波、QRS 波群、T 波均消失，代之以连续、快速而节律相对规则的大振幅波，频率为 200 ～ 250 次 / 分（图 6-51）。

2）心室颤动的心电图特征：P 波、QRS 波群、T 波均消失，代之以形态、节律极不规则的连续的小振幅波，频率为 250 ～ 500 次 / 分（图 6-51）。

3）临床意义：心室扑动和心室颤动均是极严重的致死性心律失常，多见于严重的器质性心脏病、电解质紊乱、严重药物中毒、各种疾病的终末期等。心室扑动时心脏失去排血功能，若不能很快恢复，则转为心室颤动而导致死亡。

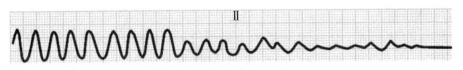

图 6-51　心室扑动与心室颤动心电图

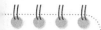

4. 逸搏与逸搏心律 当高位节律点发生病变或受到抑制而出现停搏或节律明显减慢时（如病态窦房结综合征），或因传导障碍而不能下传时（如窦房或房室传导阻滞），或其他原因造成长的间歇时（如期前收缩后的代偿间歇等），作为一种保护性的反应，低位起搏点就会发出冲动，激动心房或心室。仅发生 1 ~ 2 次称为逸搏（escape beat），连续 3 次或以上称为逸搏心律（escape rhythm）。

按发生的部位，将逸搏分为房性、交界性和室性逸搏，其 QRS 波群的形态特点与各相应的期前收缩相似，差别是期前收缩属提前发生，为主动节律，而逸搏则在长间歇后出现，属被动节律。临床上以交界性逸搏最为多见，室性逸搏次之，房性逸搏较少见。

（1）心电图特征

房性逸搏与逸搏心律：长间歇后出现的 P'-QRS-T 波群，形态符合房性期前收缩的特点。房性逸搏心律的频率多为 50 ~ 60 次 / 分。

交界性逸搏与逸搏心律：长间歇后出现的 P'-QRS-T 波群，形态符合交界性期前收缩的特点。交界性逸搏心律的频率多为 40 ~ 60 次 / 分，慢而规则。是最常见的逸搏心律，见于窦性停搏以及三度房室传导阻滞等情况。

室性逸搏与逸搏心律：长间歇后出现的 QRS-T 波群，形态符合室性期前收缩的特点（图 6-52）。室性逸搏心律的频率多为 20 ~ 40 次 / 分。若心室率＜ 22 次 / 分，称为室性自主心律。

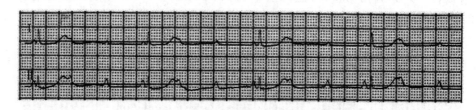

图 6-52　三度房室传导阻滞伴室性逸搏心电图

（2）临床意义：逸搏与逸搏心律多见于严重的窦性心动过缓、窦性心律不齐、窦性停搏、双结病变、二度以上房室传导阻滞、期前收缩后的长间歇等。患者可出现头晕、心悸等供血不足的临床表现。

（三）传导阻滞

传导阻滞的病因可以是传导系统的器质性损害，也可能是迷走神经张力增高引起的功能性抑制或是药物作用及位相性影响。心脏传导阻滞（heart block）按发生的部位分为窦房传导阻滞、房内传导阻滞、房室传导阻滞和室内传导阻滞。其中以房室传导阻滞最常见，其次为心室内传导阻滞。

1. 房室传导阻滞（atrioventricular block，AVB） 是房室交界区不应期延长，使激动从心房向心室传导过程中发生传导延缓或中断，通过分析 P 波与 QRS 波群的关系可以了解房室传导情况。根据阻滞程度，可将房室传导阻滞分为三度。①一度房室传导阻滞：全部激动均可下传至心室，但传导时间延长。②二度房室传导阻滞：部分激动因阻滞而不能下传至心室。③三度房室传导阻滞：房室交界区的绝对不应期极度延长，以致房室交界区以上的激动完全不能通过阻滞部位，又称完全性房室传导阻滞。若偶尔出现 P 波下传心室者，称为几乎完全性房室传导阻滞。

（1）心电图特征

1）一度房室传导阻滞：主要表现为 PR 间期延长。①P 波规律出现，每个 P 波后都跟随一个 QRS 波群；②成人 PR 间期＞ 0.20 s，老年人 PR 间期＞ 0.22 s；③对两次检测结果进行比较，心率没有明显改变而 PR 间期延长＞ 0.04 s，可诊断为一度房室传导阻滞（图 6-53）。

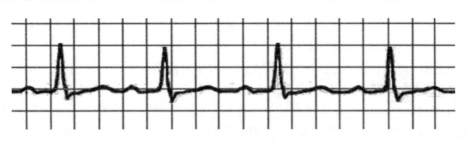

图 6-53　一度房室传导阻滞心电图

2) 二度房室传导阻滞：主要表现为部分 P 波后 QRS 波群脱漏。分两种类型。①二度 I 型房室传导阻滞：又称莫氏 I 型（Morbiz I 型），P 波规律地出现，PR 间期逐渐延长（通常每次延长的绝对增加值多呈递减），直到 1 个 P 波后脱漏 1 个 QRS 波群，漏搏后房室传导阻滞得到一定改善，PR 间期又趋缩短，之后又恢复逐渐延长，如此周而复始地出现，称为文氏现象（Wenckebach phenomenon）。通常以 P 波数与 P 波下传数的比例来表示房室阻滞的程度，例如 3∶2 传导表示 3 个 P 波中有 2 个 P 波下传心室，而只有 1 个 P 波不能下传（图 6-54）。②二度 II 型房室传导阻滞：又称莫氏 II 型（Morbiz II 型），PR 间期恒定（正常或延长），部分 P 波后有 QRS 波群脱漏（图 6-55）。凡连续出现 2 次或 2 次以上的 QRS 波群脱漏者（如呈 3∶1、4∶1 传导的房室传导阻滞），称高度房室传导阻滞，易发展为完全性房室传导阻滞。

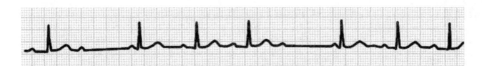

图 6-54　二度 I 型房室传导阻滞心电图

II

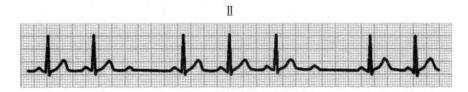

图 6-55　二度 II 型房室传导阻滞心电图

3) 三度房室传导阻滞：主要表现为 P 波与 QRS 波群毫无关系。① PR 间期不固定，但 PP 间期和 RR 间期各自有其节律；②心房率快于心室率；③ QRS 波群的形态、时间和频率取决于潜在起搏点的位置。若阻滞部位在希氏束以上，潜在起搏点多在房室交界区内，形成交界性逸搏心律，即 QRS 波群形态、时间正常，频率在 40 ~ 60 次 / 分；若阻滞部位在希氏束以下，潜在起搏点位于心室，形成室性逸搏心律，即 QRS 波群宽大畸形，频率多在 40 次 / 分以下（图 6-56）。

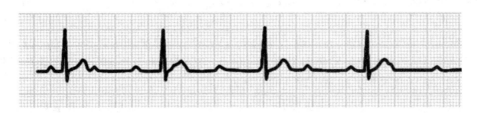

图 6-56　三度房室传导阻滞心电图

（2）临床意义：多见于冠心病、心肌炎、心肌病、药物中毒（洋地黄、奎尼丁等）、严重电解质紊乱及传导系统退行性变等。

一度房室传导阻滞亦可见于一些健康人，多由迷走神经张力过高所引起。多数预后良好，但亦有发展为二、三度房室传导阻滞者。

二度Ⅰ型房室传导阻滞较Ⅱ型常见。前者多为功能性或病变位于房室结或希氏束的近端，预后较好；后者多属器质性损害，病变大多位于希氏束远端或束支部位，易发展为高度或完全性房室传导阻滞。

2. 室内传导阻滞 发生在希氏束以下的阻滞，统称为室内传导阻滞或束支传导阻滞。根据阻滞部位可分为右束支传导阻滞、左束支传导阻滞、左束支分支（左前或左后分支）传导阻滞、双支传导阻滞和三支传导阻滞。按阻滞的程度可分为完全性和不完全性传导阻滞。

（1）右束支传导阻滞（right bundle branch block，RBBB）：右束支细长，由单侧冠状动脉分支供血，其不应期比左束支长，故传导阻滞比较多见。右束支传导阻滞时，心室除极仍始于室间隔中部，自左向右方向除极，接着正常快速激动左心室，最后通过缓慢的心室肌传导激动右心室。因此，QRS波群前半部接近正常，主要表现在后半部QRS波群时间延迟、形态发生改变。

1）心电图特征：① QRS波群时间 ≥ 0.12 s。② V_1 或 V_2 导联QRS呈特征性的rsR′型或M形；Ⅰ、V_5、V_6 导联S波增宽而有切迹，其时间 ≥ 0.04 s；aVR导联呈QR型，其R波增宽且有切迹。③ V_1 导联的室壁激动时间 > 0.05 s。④继发性ST-T改变：V_1、V_2 导联ST段压低，T波倒置；Ⅰ、V_5、V_6 导联ST段抬高，T波直立（图6-57）。

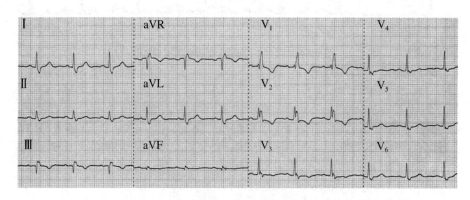

图 6-57　完全性右束支传导阻滞心电图

不完全性右束支传导阻滞时，QRS波群形态和完全性右束支传导阻滞相似，仅QRS波群时间 < 0.12 s。

2）临床意义：可见于各种器质性心脏病，如风湿性心脏病、冠心病、高血压性心脏病、先天性心脏病等，也可见于健康人。

（2）左束支传导阻滞（left bundle branch block，LBBB）：左束支粗而短，由双侧冠状动脉分支供血，不易发生传导阻滞。如有发生，大多为器质性病变所致。

左束支传导阻滞时，激动沿右束支先使室间隔从右向左除极，即心室除极顺序从开始就发生改变。室间隔除极变为右向左除极，导致Ⅰ、V_5、V_6 导联室间隔除极波（q波）消失；左心室除极时间明显延长；心室除极向量主要向左后，其QRS向量中部及终末部除极过程缓慢，使QRS主波（R波或S波）增宽、粗钝或有切迹。

1）心电图特征：① QRS波群时间 ≥ 0.12 s。② V_1、V_2 导联QRS波群呈rS型或QS型；Ⅰ、aVL、V_5、V_6 导联R波增宽、顶部粗钝或有切迹，Ⅰ、V_5、V_6 导联Q波一般消失。③心

电轴左偏。④ V_5、V_6 导联的室壁激动时间 > 0.06 s。⑤继发性 ST-T 改变：以 R 波为主的导联 ST 段下移，T 波倒置；以 S 波为主的导联 ST 段上抬，T 波直立（图 6-58）。

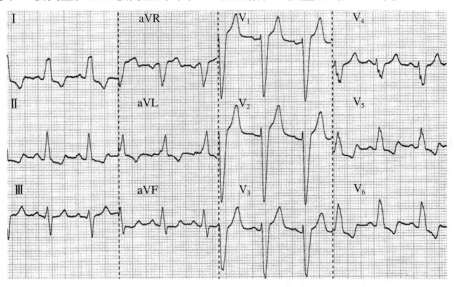

图 6-58　完全性左束支传导阻滞心电图

不完全性左束支传导阻滞时，QRS 波群形态和完全性左束支传导阻滞相似，仅 QRS 波群时间 < 0.12 s。

2）临床意义：主要见于器质性心脏病，约 90% 以上为冠心病、原发性高血压或主动脉瓣疾病所引起。左束支传导阻滞多为永久性的。

（3）左前分支传导阻滞（left anterior fascicular block，LAFB）：左前分支细长，由一侧冠状动脉分支供血，易发生传导阻滞。左前分支传导阻滞时，激动先沿左后支向下方使室间隔的后下部及膈面内膜除极，然后向左上激动心室前侧壁，主要变化在前额面。

1）心电图特征：①心电轴左偏在 −30° ～ −90°，以左偏 −45° 以上有较肯定的诊断价值。②Ⅱ、Ⅲ、aVF 导联 QRS 波群呈 rS 型，$S_Ⅲ > S_Ⅱ$；Ⅰ、aVL 导联呈 qR 型，$R_{aVL} > R_Ⅰ$。③QRS 波群时间轻度延长，但 < 0.12 s（图 6-59）。

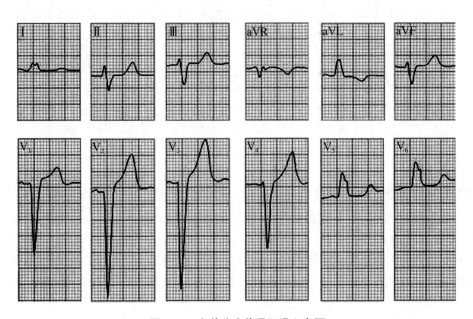

图 6-59　左前分支传导阻滞心电图

2）临床意义：常见于冠心病、原发性高血压、心肌退行性变、心肌炎等；也可见于高钾血症、冠状动脉造影、肺梗死、休克等引起的暂时性左前分支阻滞；偶可见于正常人。

（4）左后分支传导阻滞（left posterior fascicular block，LPFB）：左后分支粗，向下向后散布于左心室的隔面，具有双重血液供应，故左后分支传导阻滞比较少见。其心电图特征：①电轴右偏在 +90° ～ +180°，以超过 +120° 有较肯定的诊断价值；② QRS 波群在 I、aVL 导联呈 rS 型，III、aVF 导联呈 qR 型，$R_{III} > R_{II}$；③ QRS 波群时间 < 0.12 s。

（四）干扰与脱节

正常的心肌细胞在一次兴奋后具有较长的不应期，因而对于两个相近的激动，前一激动产生的不应期必然影响后面激动的形成和传导，这种现象称为干扰。当心脏两个不同起搏点并行地产生激动，引起一系列干扰时，称为干扰性房室脱节（interference atrioventricular dissociation）。

干扰所致心电图的许多变化特征（如传导延缓、中断、房室脱节等）都与传导阻滞图形相似，必须与病理性传导阻滞相区别。干扰是一种生理现象，常可使心律失常分析变得更加复杂。干扰现象可以发生在心脏的各个部位，最常见的部位是房室交界区。房性期前收缩的代偿间歇不完全（窦房结内干扰），房性期前收缩本身的 P'R 间期延长，间位性期前收缩或室性期前收缩后的窦性 PR 间期延长等，均属干扰现象。

（五）预激综合征

预激综合征（preexcitation syndrome）属传导途径异常，是指在正常的房室传导途径之外，沿房室环周围还存在附加的房室传导束（旁路），使激动抢先抵达心室的一类心律失常。预激综合征有以下类型。

1. WPW 综合征（Wolff-Parkinson-While syndrome） 又称经典型预激综合征，其解剖学基础为房室环存在直接连接心房与心室的一束纤维（Kent 束）。窦房结激动或心房激动可经传导很快的旁路纤维下传预先激动部分心室肌，同时经正常房室结途径下传激动其他部分心室肌。其心电图特征为：① PR 间期缩短 < 0.12 s；② QRS 波群增宽 ≥ 0.12 s；③ QRS 波群起始部有粗钝的预激波（δ 波）；④ PJ 间期正常；⑤继发性 ST-T 改变（图 6-60）。

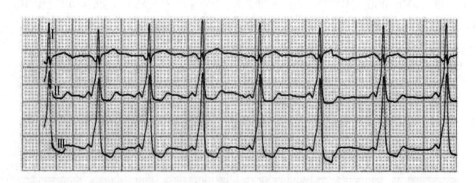

图 6-60　预激综合征心电图

根据 V_1 导联 δ 波极性及 QRS 主波方向可对旁路进行初步定位。如 V_1 导联 δ 波正向且以 R 波为主，为左侧旁路，称 A 型预激；如 V_1 导联 δ 波负向或 QRS 主波以负向波为主，为右侧旁路，称 B 型预激。

部分受检者的房室旁路没有前向传导功能，仅有逆向传导功能，心电图上 PR 间期正常，QRS 波群起始部无预激波，但可反复发作房室折返性心动过速（AVRT），此类旁路称为隐匿性旁路。

2. LGL 综合征（Lown-Ganong-Levine syndrome） 又称短 PR 综合征。目前有关 LGL

综合征的解剖生理有两种观点：①存在绕过房室结传导的旁路纤维 James 束；②房室结较小，发育不全，或房室结内存在一条传导异常快的通道引起房室结加速传导。心电图表现：PR 间期 < 0.12 s，但 QRS 波群起始部无预激波。

3．Mahaim 型预激综合征 其解剖学基础是存在连接右心房与左束支远端或右心房与三尖瓣环下右心室旁路，即 Mahaim 束。此类旁路只有前传功能，没有逆传功能。心电图上表现为 PR 间期正常或长于正常值，QRS 波群起始部可见预激波。

预激综合征多见于健康人，其主要危害是常可引发房室折返性心动过速。WPW 综合征如合并心房颤动，还可引起快速的心室率，甚至发生室颤，属一种严重的心律失常类型。

五、电解质紊乱与药物影响

（一）电解质紊乱

电解质的平衡对维持心脏的正常功能有一定的作用，一旦其发生紊乱，将影响心肌的电活动，可反映在心电图上。心电图虽有助于电解质紊乱（electrolytes disturbance）的诊断，但由于受其他因素的影响，心电图改变与血清中电解质水平并不完全一致。如同时存在各种电解质紊乱时又可互相影响，加重或抵消心电图改变。故应密切结合病史和临床表现进行判断。

1．高钾血症（hyperkalemia）（图 6-61） 是指血清钾浓度超过 5.5 mmol/L。高钾血症的心电图特征与血清钾浓度密切相关。

（1）血钾 > 5.5 mmol/L 时，QT 间期缩短，T 波高尖，基底部变窄，两肢对称，此为高钾血症最早出现且最常见的心电图改变。

（2）血钾 > 6.5 mmol/L 时，QRS 波群增宽，PR 间期及 QT 间期延长，R 波振幅降低及 S 波加深，ST 段压低。

（3）血钾 > 7 mmol/L 时，QRS 波群进一步增宽，PR 间期及 QT 间期进一步延长，P 波增宽，振幅低，甚至消失，出现"窦室传导"。此时窦房结仍在发出激动，并沿 3 个结间束经房室交界区传入心室，因心房肌受抑制而无 P 波，称之为"窦室传导"。

（4）高钾血症的最后阶段，宽大的 QRS 波群与 T 波融合呈正弦波。

高钾血症可引起室性心动过速、心室扑动或颤动，甚至心脏停搏。

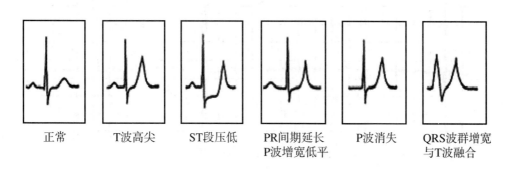

| 正常 | T波高尖 | ST段压低 | PR间期延长
P波增宽低平 | P波消失 | QRS波群增宽
与T波融合 |

图 6-61 高钾血症：随血钾水平逐渐升高引起的心电图改变示意图

2．低钾血症（hypokalemia）（图 6-62） 是指血清钾浓度低于 3.5 mmol/L。心电图主要改变如下。

（1）ST 段压低，T 波低平或倒置。

（2）u 波显著增高：u 波 > 0.1 mV 或 u/T > 1，并可与 T 波融合呈双峰型。

（3）QT 间期一般正常或轻度延长，表现为 QT-u 间期延长。

（4）严重的低血钾可使 QRS 波群时间延长，P 波振幅增高。

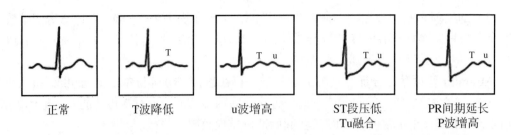

| 正常 | T波降低 | u波增高 | ST段压低
Tu融合 | PR间期延长
P波增高 |

图 6-62 低钾血症：随血钾水平逐渐降低引起的心电图改变示意图

低钾血症可引起房性心动过速、室性异位搏动和室性心动过速、室内传导阻滞、房室传导阻滞等各种心律失常。

3. 高钙血症（hypercalcemia）（图 6-63）　是指血清钙浓度超过 2.58 mmol/L。心电图主要改变如下。

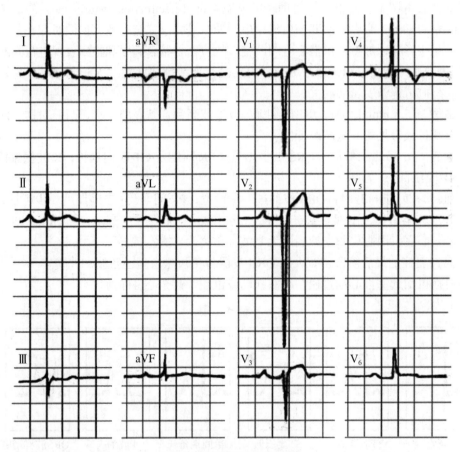

图 6-63 高钙血症的心电图

（1）ST 段缩短或消失。

（2）QT 间期缩短，可伴有 u 波增高。

（3）T 波低平或倒置。

严重高钙血症（如快速静注钙剂）时，可发生窦性静止、窦房阻滞、室性期前收缩、阵发性室性心动过速等。

4. 低钙血症（hypocalcemia）　是指血清钙浓度低于 2.25 mmol/L。心电图主要改变为：①ST 段明显延长，致使 QT 间期显著延长；②T 波变窄、低平或倒置。一般很少发生心律失常。

（二）药物影响

1. 洋地黄对心电图的影响

（1）洋地黄效应（digitalis effect）：心电图特征性表现如下。① ST-T 改变：以 R 波为主的导联，ST 段下垂型压低；T 波低平、双向或倒置，然后 ST 与 T 波融合呈"鱼钩型"。② QT 间期缩短。

上述心电图表现常为已经接受洋地黄治疗的标志，即所谓洋地黄效应（图 6-64）。

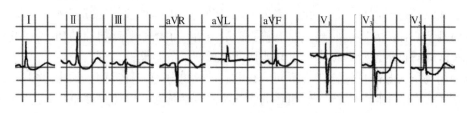

图 6-64　洋地黄效应

（2）洋地黄中毒（digitalis toxicity）：洋地黄中毒患者可以有胃肠道症状和神经系统症状，但出现各种心律失常是洋地黄中毒的主要表现。

常见的心律失常有：窦性静止或窦房阻滞、心房扑动、心房颤动、频发性及多源性室性期前收缩，严重时可出现室性心动过速，甚至室颤。洋地黄中毒时，还可出现房室传导阻滞，当出现二度或三度房室传导阻滞时，则是洋地黄严重中毒的表现。

2. 奎尼丁对心电图的影响　奎尼丁属 I_A 类抗心律失常药物，对心电图有较明显影响。

奎尼丁治疗剂量时的心电图表现：① QT 间期延长；② T 波低平或倒置；③ u 波增高；④ P 波稍宽，可有切迹，PR 间期稍延长。

奎尼丁中毒时的心电图表现：① QT 间期明显延长；② QRS 波群时间明显延长（用药过程中，QRS 波群时间不应超过原来的 25%，如达到 50% 应立即停药）；③各种程度的房室传导阻滞，以及窦性心动过缓、窦性静止或窦房阻滞；④各种室性心律失常，严重时发生扭转型室性心动过速，甚至室颤引起晕厥和突然死亡。

3. 其他药物　如胺碘酮及索他洛尔等也可使心电图 QT 间期延长，应用 β 受体阻滞剂时可出现窦性心动过缓、房室传导阻滞、窦性静止、窦房阻滞等。

小　结

1. 心电图检查是临床上诊断心肌梗死的重要手段。心肌梗死的临床诊断包括：①临床表现；②心电图特征性改变；③心肌酶学动态改变和血清肌钙蛋白的增高。

2. 典型心肌梗死心电图的特征性改变是病理性 Q 波、ST 段呈弓背向上抬高、缺血性 T 波改变这 3 种表现的综合。应注意心肌梗死的演变过程，动态分析心电图，尤其是 ST 段的动态改变。心肌梗死的定位诊断可以根据特征性改变的导联来判断。

3. 心电图检查对心律失常的诊断和鉴别诊断具有非常重要的作用。心律失常是心脏的频率、节律、起搏部位、传导速度与激动顺序发生异常。按发生原理分为激动起源异常和传导异常两大类。

（王苏容）

随堂测 6-3

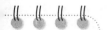

第四节　心电监护

一、概述

心电监护是指应用特殊的心电监护装置对心脏活动的电变化参数进行监控，通过收集参数分析诊断疾病以及适时监控病情变化。临床中可以利用心电监护仪，连续观测受检者心电图的变异，及时判断心律失常、心肌缺血及电解质紊乱与否，了解心脏起搏器的功能，动态监测病情，由此采取针对性的治疗和护理，更好地帮助患者度过危险期。

根据使用场所、数据传输方式等不同，心电监护仪可分为多种类型，如床边多参数心电监护系统、重症病房心电监护系统、遥测心电监护仪、电话传输心电监护系统、动态心电图等。

二、床边多参数心电监护系统

（一）概述

床边多参数心电监护系统使用多参数生理监护仪，通过特殊装置对患者的多项生理参数（包括心电信号、心率、血氧饱和度、血压、呼吸频率和体温等重要参数）进行连续、长时间、自动、实时监测，实现对各参数的监督报警、信息存储和传输，是一种监护患者的重要设备。有的便携式心电监护仪还同时配备有除颤器，便于临床抢救使用。

（二）床旁多参数心电监护系统的导联电极安放位置

为了简便操作，既不影响受检者床上活动和各项诊疗措施的施行，又能获得良好的监护质量，常采用简化的心电图导联来代替标准体表心电图导联系统，所以电极板放置部位与常规心电图检查不同，临床上常称作监测导联。电极板放置部位应满足以下条件：①P波清晰、明显（如为窦性节律）；②QRS波群振幅清晰并达到一定幅度，以触发心率计数和报警；③不妨碍抢救操作（如电除颤等）。每种监护仪器都标有电极安放示意图，可参照执行。

三、动态心电图

（一）概述

动态心电图（ambulatory electrocardiography，AECG）是指连续记录 24 h 或更长时间的心电图。该项检查首先由美国学者 Holter 于 20 世纪 60 年代初期应用于临床，故又称为 Holter 监测。常用于心律失常及心肌缺血患者，尤其是无症状性心肌缺血的诊断与评估。该方法只能通过回顾性分析了解心电异常，不能反映出即时的心电图变化，因此，不能用于危重症患者连续、实时的心电图监测。且由于导联的限制，不能反映某些异常心电改变的全貌，所以对于心脏房室大小的判断，束支传导阻滞、预激综合征的识别以及心肌梗死的诊断和定位等，仍需要依靠常规 12 导联心电图检查。

（二）动态心电图的导联选择

目前多采用双极导联，电极一般均固定在躯体胸部。导联的选择应根据不同监测目的而定，常用导联及电极放置部位如下。

1. CM$_5$ 导联　正极置于左腋前线平第 5 肋间处，即 V$_5$ 位置，负极置于右锁骨下窝中 1/3 处。该导联对检出缺血性 ST 段下移最为敏感，且记录到的 QRS 波群振幅最高，是常规使用的导联。

2. CM$_1$ 导联　正极置于胸骨右缘第 4 肋间，即 V$_1$ 位置或胸骨上，负极置于左锁骨下窝中 1/3 处。该导联可清楚地显示 P 波，分析心律失常时常用此导联。

3．M_{aVF} 导联　正极置于左腋前线肋缘，负极置于左锁骨下窝内 1/3 处。该导联主要用于检测左心室下壁的心肌缺血改变。

4．CM₂ 或 CM₃ 导联　正极置于 V₂ 或 V₃ 的位置，负极置于右锁骨下窝中 1/3 处。怀疑受检者有变异性心绞痛（冠状动脉痉挛）时，宜联合选用 CM₃ 和 M_{aVF} 导联。

无关电极可放于胸部的任何部位，一般置于右胸第 5 肋间腋前线或胸骨下段中部。

（三）临床应用范围

动态心电图可以获得受检者日常生活状态下连续 24 h 甚至更长时间的心电图资料，因此常可检测到常规心电图检查不易捕捉到的一过性异常心电图改变。其临床应用范围如下。

（1）心悸、气促、头昏、晕厥、胸痛等症状性质的判断。

（2）心律失常的定性和定量诊断。

（3）心肌缺血的诊断和评价，尤其是发现无症状心肌缺血的重要手段。

（4）心肌缺血及心律失常药物疗效的评价。

（5）心脏病受检者预后的评价，通过观察复杂心律失常等指标，判断心肌梗死后受检者及其他心脏病受检者的预后。

（6）选择植入起搏器的适应证，评定起搏器的功能，检测与起搏器有关的心律失常。

（7）进行医学科学研究和流行病学调查，如正常人心率的生理变动范围、宇航员、潜水员、驾驶员心脏功能的研究等。

（四）分析注意事项

受检者必须在佩带记录器检测的过程中做好生活日志，按时间记录其活动状态和有关症状。不能填写的受检者，应由医务人员代写。不论有无症状都应认真填写记录。一份完整的生活日志对于准确分析动态心电图资料具有重要参考价值。

动态心电图常受监测过程中受检者体位、活动、情绪、睡眠等因素的影响，有时在生理与病理之间难以划出明确的分界线。因此，对动态心电图检测到的某些结果，尤其是 ST-T 改变，还应结合病史、症状及其他临床资料综合分析以做出正确的诊断。

小　结

1．心电监护是指应用特殊的心电监护装置对心脏活动的电变化参数进行监控，通过收集参数，分析、诊断疾病以及适时监控病情变化，对及时发现各种原因所致的心律失常、心肌缺血等具有重要意义。

2．目前临床常用的是床边多参数心电监护仪，可同时监测心电、呼吸、血压、血氧饱和度等多项生理参数，是危重症受检者监护的重要设备。

3．动态心电图监护仪可对受检者在日常生活状态下连续 24 h 或更长时间进行心电图资料的记录，易于发现常规心电图检查不易捕捉的一过性异常心电图，对心律失常及心肌缺血等具有重要的诊断价值。

（王苏容）

随堂测 6-4

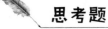

思 考 题

1．为什么常规心电图要设置 12 个导联？肢体导联和心前区导联之间的区别与联系是什么?

2．请给出图 6-1 中Ⅲ导联及 V_1 导联中 QRS 波群的命名。

3．请通过目测法判断图 6-1 的心电图上心电轴是否发生偏移? 是否存在钟向转位?

4．请测量图 6-1 中 PR 间期及 QT 间期时长。

5．心电监护的临床意义是什么?

6．心电监护仪监测导联的电极板放置部位应满足哪些条件?

7．案例分析

男性，61 岁，突发胸骨后压榨样疼痛 1 h。患者 1 h 前，因打牌与人争吵激动后突发胸骨后疼痛，压榨样，伴胸闷、憋气、大汗、恶心、未吐，二便正常。被家人送来急诊。既往无高血压、糖尿病、心绞痛病史，无药物过敏史，吸烟 25 余年，每天 1 包，无饮酒史。

查体：T 36.6 ℃，P 92 次 / 分，R 18 次 / 分，BP 100/60 mmHg，神志清楚，无皮疹和发绀，浅表淋巴结未触及，巩膜无黄染，睑结膜无苍白，颈软，无颈静脉怒张，双肺未闻及啰音，心界不大，心率 92 次 / 分，律齐，心音低，未闻及杂音。腹平软，肝脾未触及，双下肢无水肿。

急诊心电图检查结果见图 6-65。

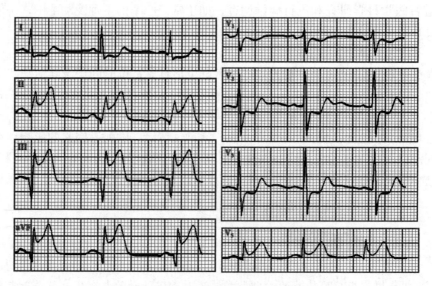

图 6-65　患者的心电图

（1）该患者的心电图诊断是什么? 诊断依据是什么?

（2）怀疑有心律失常时，该如何利用心电图分析和判断?

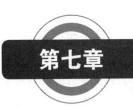

第七章 影像学检查

第七章数字资源

导学目标

通过本章内容的学习，学生应能够：

◆ **基本目标**

1. 描述影像学检查中不同成像技术的主要临床应用。
2. 解释放射学检查、超声检查和核医学检查的基本成像原理和图像特点。
3. 比较不同影像学检查技术的优势。

◆ **发展目标**

1. 依据不同影像学检查要求，指导患者做好相关配合。
2. 根据影像学检查结果，结合临床资料分析可能存在的健康问题。

◆ **思政目标**

树立精准化、个体化的临床思维，实现患者利益最大化，不断拓展科技视野，提高创新能力。

案例 7-1

男性，32 岁，工人。因寒战、高热 3 天，咳铁锈色痰 1 天入院。患者 3 天前受凉后突然出现高热，体温 39.3 ℃，伴寒战，全身肌肉酸痛，头痛，食欲缺乏，轻微干咳。1 天前咳嗽加重，咳铁锈色痰，伴右侧胸痛，咳嗽时加剧，无咯血。

身体评估：T 38.5 ℃，P 100 次 / 分，R 20 次 / 分，BP 120/80 mmHg。发育正常，营养中等，神志清楚，气管居中，胸廓无畸形，呼吸平稳，左上肺叩诊呈浊音，触觉语颤增强，可闻及湿啰音，余未见异常。

实验室检查：Hb 130 g/L，WBC 11.7×10^9/L，中性粒细胞 79%，淋巴细胞 20%，嗜酸性粒细胞 1%。

请回答：

1. 拟行胸部 X 线片检查，检查前护士对该患者应做哪些准备工作？
2. 根据患者的病情，你认为胸部 X 线片上可能出现哪些影像表现？

影像学检查是运用X线、计算机体层摄影、血管造影、磁共振成像、超声和核医学等各种成像技术使人体内部结构和器官成像，从而了解人体解剖、生理功能状况以及病理变化，达到协助诊断的目的。掌握不同影像学检查的成像原理、图像特点和临床应用，有助于护士在临床工作中更好地评估患者的健康状况，完善检查前的各项准备工作，做好检查后的护理。由此可见，影像学检查是临床健康评估中的重要组成部分。

第一节　放射学检查

1895年，德国物理学家伦琴发现X线以后，X线很快就被用于人体疾病诊断，由此产生了放射诊断学，从而开创了医学影像诊断的先河。随着医学影像学的飞速发展，相继出现各种不同的成像技术，极大拓宽了放射诊断学的应用领域，但X线检查仍是医学各种影像检查中最基本的检查技术，临床应用最为广泛。

一、X线检查

（一）概述

1. X线的特性　X线由真空管内高速运行的电子群撞击钨靶时产生，是波长极短的电磁波，具有以下特性。

（1）穿透性：X线具有很强的穿透力，能穿透一般可见光不能穿透的物质（包括人体），并在穿透过程中被不同程度的吸收（即衰减），这是X线成像的基础。

（2）荧光效应：X线能激发荧光物质，使波长短的X线转换成波长长的肉眼可见的荧光，这是X线透视检查的基础。

（3）感光效应：X线能使涂有溴化银的胶片感光，经显影、定影处理形成黑白不同灰度的影像，这是X线摄片的基础。

（4）电离与生物效应：X线进入任何物质都能使其发生电离，而产生电离效应。进入人体可导致细胞损伤甚至坏死等生物学方面的改变，即生物效应。这是放射治疗的基础，也是进行放射防护的原因。

2. X线成像的基本原理　人体组织结构间存在密度和厚度的差别，当具有穿透性的X线穿过人体各种不同的组织结构时，由于被吸收的X线程度存在差异，到达荧光屏或胶片上的X线量有差异，从而形成黑白或明暗对比不同的影像。

人体组织结构自然存在的密度差别，在荧光屏或X线胶片上形成黑白或明暗对比影像，称为自然对比。对于缺乏自然对比的组织或器官，可人为地引入一定量的密度更高（如硫酸钡、碘剂等）或更低的物质（如空气等），使之产生人工密度差，形成黑白或明暗对比影像，称为人工对比。

3. X线图像特点　X线图像是X线束穿透人体某部位的不同密度和厚度组织结构的综合投影，是各层投影相互叠加在一起的影像，表现为从黑到白不同灰度的灰阶图像。X线图像上的影像密度和人体组织结构的密度概念不同，在胶片上呈白色处的影像密度为高密度，黑色的为低密度，灰色的为中等密度。同样厚度的组织结构，密度高者，吸收的X线量多，影像在图像上呈白影；密度低者，吸收的X线量少，影像在图像上呈黑影。在工作中，通常采用高密度、中密度和低密度来分别表示白影、灰影和黑影。由于X线束是从X线管向人体做锥形投射，投照角度和中心线不同，所以被照物体的投影会出现放大或伴影，使影像的清晰度减低。

4. X线检查方法

（1）普通检查：荧光透视（fluoroscopy）简称透视，是利用透过人体被检查部位的X线

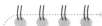

在荧光屏上形成影像的检查方法，多采用影像增强电视系统。优点是简单易行，可多方位、不同角度观察器官的动态和功能变化及病变的形态，并立即得出结论。缺点是影像对比度和清晰度较差，不易发现细微病变，且不能留下永久的客观记录。多用于胃肠道钡剂造影检查、骨折复位、介入治疗等。

X线摄影（radiography）俗称为拍片，是利用透过人体被检查部位的X线使胶片感光形成影像的检查方法。图像对比度和清晰度均较好，能留下客观记录，常需进行两个或以上方位摄片，如正位和侧位，可更好地发现病变，显示病变的特征和空间位置。临床常用于胸部、腹部、四肢、骨盆及脊柱的检查。

数字X线成像（digital radiography，DR）和计算机X线成像（computer radiography，CR）：目前临床应用广泛，是将透过人体的X线信息进行像素化和数字化，再经过计算机系统进行处理，最后转变为模拟X线图像的成像技术。普通X线能成像的部位都可进行数字成像，数字化图像对骨结构、软组织的显示和胃肠黏膜皱襞的显示均优于传统的X线图像；对肺部结节性病变的检出率高于传统的X线图像。

（2）特殊检查：是指利用特殊装置进行X线摄影，包括X线减影技术、乳腺X射线摄影、高千伏摄影、体层摄影和放大摄影等，目前只有软线摄影还在应用。乳腺X射线摄影（mammography）亦称乳腺软线摄影。软线是指40 kV以下低能量的X线，易被软组织吸收，有利于观察软组织，特别是乳房的形态变化以及肿瘤等疾病，适用于乳癌的普查。

（3）造影检查：主要用于人体缺乏自然对比的器官，将低于或高于其本身密度的物质引入到器官及其周围，使之产生对比，以显示器官形态结构和功能的方法，被引入的物质称为对比剂。常用的造影检查有胃肠道造影、胆囊造影、泌尿系统造影、心血管造影等。根据对比剂导入的途径不同分为直接引入和间接引入两种方法，直接引入是通过口服、灌注、穿刺或经导管直接注入，如上消化道钡餐检查、钡剂灌肠等。间接引入是将对比剂注入体内后聚集于拟检查的器官或组织使之显影，如静脉肾盂显影。

对比剂的常见反应：任何一种对比剂，都有其毒副反应，尤其是含碘的注射用对比剂。临床上根据反应强度可分为①轻度反应：发热、发痒、恶心、皮疹；②中度反应：寒战、发热、头疼、眩晕、胸闷、心悸、皮疹、呕吐；③重度反应：胸闷、心悸、冷汗、面色苍白、意识丧失、血压下降等。婴幼儿及年老体弱、久病卧床、心肾功能不良、有对比剂过敏史者，对比剂反应一般比较强烈，发生率也高，这一类人被称为高危人群，对此类人一般使用非离子型对比剂比较安全。

知识链接

常用对比剂的种类

根据对比剂对X线吸收程度的不同，可将其分为两种。

（1）阴性对比剂：此类对比剂的密度低，对X线的吸收少，在X线片上显示为低密度影像，常用的有空气、氧气、二氧化碳、油脂等。

（2）阳性对比剂：此类对比剂的密度高，对X线的吸收多，在X线片上显示为密度高或白色的影像，常用的有硫酸钡和碘化合物。

5. X线检查中的防护　X线照射量在允许范围内，一般对人体很少产生影响，但过量照射会给人体带来辐射危害。因此，必须做好工作人员和患者的防护工作。防护原则为①时间防护：尽量缩短受照时间；②距离防护：增大人体与X线源的距离，以减少受照量；③屏蔽防护：

常用铅或含铅的物质作为屏障以吸收不必要的 X 线。对于被检查者应选择恰当的 X 线检查方法，控制照射次数和范围，设计正确的检查程序，尤其重视对孕妇、小儿患者的防护。同时也要注意对其周围人员的防护，尽量避免不必要的照射。放射工作者应遵照国家有关放射防护卫生标准的规定，正确进行 X 线检查操作，认真执行保健条例。

（二）X 线检查前患者的准备与处理

1. 普通检查前的准备

（1）检查前向患者说明 X 线检查的目的、方法和注意事项，消除其紧张和恐惧心理。

（2）协助患者去除检查部位的金属饰品、敷料、膏药等物品，以免影响检查结果。

（3）指导患者充分暴露检查部位，并采取正确的体位与姿势，摄片时需要屏气等。

（4）腹部摄片检查前 2～3 日内禁服吸收 X 线的药物（如铋剂、碘剂和钡剂等）以及不易溶化的药物；检查前 1 日不进产气和多渣食物，晚上口服轻泻剂（如番泻叶），以帮助排便；检查当日晨禁食、水，检查时排空二便。

2. 特殊检查前的准备 以乳腺钼靶 X 线摄影应用最为广泛。

（1）检查前告知患者检查时需脱去上衣（包括内衣），最好穿柔软的开襟衣服，以方便穿脱。

（2）因需要拍摄双侧轴位、双侧斜位或侧位片，告知患者要有耐心。

（3）检查过程中会因机器的压迫而使乳房出现不适，请患者做好心理准备。

3. 钡剂造影检查前准备

（1）普通检查前的准备：同上。

（2）心理准备：检查前向患者说明 X 线检查的目的、方法和注意事项，消除其紧张和恐惧心理。

（3）口服钡餐造影：①检查前 3 天禁用含有重金属（铋剂、铁剂、钙剂等）和影响胃肠功能的药物；②检查前 1 天进食少渣、易消化的食物；③检查前禁食、水 12 小时，胃内有大量滞留液者，应先抽出再行检查；④检查前肌内注射盐酸山莨菪碱（654-2），可松弛平滑肌，降低胃肠张力，但心动过速、青光眼、前列腺增生的患者禁用；⑤近期有上消化道大出血的患者，在出血停止 10～15 天后可进行检查；⑥怀疑有胃肠道穿孔、肠梗阻者，禁行口服钡剂造影检查。

（4）钡剂灌肠造影：①检查前 2 天进无渣饮食；②检查前 1 天晚遵医嘱口服硫酸镁或甘露醇等药物清洁肠道；③钡剂温度应与体温基本一致；④操作不当可能造成消化道穿孔，应做好相应的观察。

4. 碘剂造影检查

（1）检查前准备

了解禁忌证：检查前询问患者既往有无过敏反应和药物过敏史，尤其是含碘药物的过敏史。了解患者的心、肝、肾功能情况，有无甲亢、骨髓瘤等含碘药物的禁忌证。糖尿病患者检查前 48 小时停用双胍类药物。

心理准备：检查前向患者介绍检查的目的、方法、不良反应和注意事项等，消除其紧张与恐惧，以取得充分合作。

签署同意书：检查前患者或其监护人应签署"碘对比剂使用患者知情同意书"。

碘过敏试验：非离子型碘对比剂一般无需行碘过敏试验。

建立抢救机制：常规配备抢救物品和药物，并建立相应的抢救应急快速增援机制。

（2）检查后处理

留置观察：使用碘对比剂后，患者需留置观察至少 30 分钟，高危患者应更长时间。临床上遇到的最紧急的情况就是过敏性休克，其发作突然，经过迅速，处理不当可危及生命。因此，要注意观察患者有无过敏性休克的表现，以便于及时发现，及时给予有效处理。

补充水分：建议患者充分饮水，以利于碘对比剂的排出。

碘对比剂副反应的处理：对于轻度反应者可给予对症处理，经吸氧或短时间休息即可好转。对中、重度反应者在给予对症处理的同时必须立即终止检查，并及时给予抗过敏、扩容和吸氧等抗休克处理。呼吸困难应吸氧，周围循环衰竭应用去甲肾上腺素，心搏骤停应立即行胸外心脏按压。

5．冠状动脉造影检查

（1）检查前准备

了解病情：造影前进行出血时间、凝血时间、血小板计数及凝血酶原时间等检查。

心理准备：检查前向患者介绍检查的目的、方法、可能出现的问题和注意事项等，消除其紧张与恐惧，必要时给予镇静剂。

签署同意书：检查前患者或其监护人应签署"介入手术知情同意书"。

术前准备：指导患者做好术前准备，训练深吸气、屏气和有效咳嗽动作，禁食6小时以上，术前1日备皮。

建立抢救机制：常规配备抢救物品和药物，并建立相应的抢救应急快速增援机制。

（2）检查后处理

病情观察：注意观察动脉搏动和远端皮肤颜色温度、穿刺处有无渗血，穿刺部位加压包扎6小时，穿刺侧肢体限制活动6～12小时。

防止感染：插管时间较长者，可使用抗生素预防感染发生。

知识链接

碘剂过敏试验方法

（1）静脉注射造影前静脉注射30%造影剂1 ml，观察15分钟。若出现结膜红肿、胸闷、气促、咳嗽、恶心、呕吐、皮肤瘙痒和荨麻疹等，则为碘剂过敏试验阳性。

（2）皮下注射造影前皮下注射3%造影剂0.1 ml，观察20分钟。若局部皮肤出现红肿、硬结，直径达1 cm以上为阳性。

（3）口服或口含法口服5%～10%碘化钾液5 ml，每日3次，连服3天或10%碘化钾液5 ml口含，5分钟后观察反应。若有口麻、头晕、心悸、恶心、呕吐、荨麻疹等症状为阳性。

（4）结膜试验将同一品种造影剂1～2滴直接滴入一侧眼内，另一侧眼滴入生理氯化钠溶液作对照，3～4分钟后观察。若试验侧眼结膜明显充血，甚至血管怒张或曲张和有明显刺激者为阳性反应。

（三）呼吸系统X线检查

X线检查是诊断肺部病变的主要方法。因胸部具有良好的自然对比，所以X线检查可以清楚地显示病灶的部位、形状、大小及密度，对常见呼吸系统疾病的诊断、随访复查及群体普查等有重要的作用。

1．检查方法

（1）胸部透视：常取立位，应用简单、方便、经济，可多体位观察病变，并可观察膈肌运动及心脏搏动状态等，但不易发现微小病变。

（2）胸部摄片：是检查胸部疾病的首选方法。常用摄片位置为①后前位（即正位）：常取立位，前胸壁靠片，包括整个胸廓、双侧全部肺野、两侧肋膈角及下颈部；②侧位：侧胸壁靠片，常用于确定病变位置，观察病变形态；③前后位：适用于不能站立者。

（3）造影检查：主要包括肺动脉和支气管动脉造影，将高密度造影剂注入气管、支气管内，可直接观察支气管内病变。随着CT的普及，肺动脉造影检查已很少应用。

2．正常胸部X线表现 胸部正常X线影像是胸腔内、外各种组织和器官的综合投影（图7-1）。

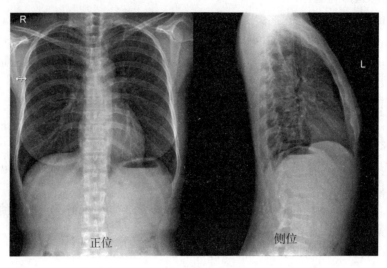

图7-1 胸片正、侧位

（1）胸廓：包括软组织和骨骼，正常时两侧胸廓对称。胸片上显示较清楚的软组织影有胸锁乳突肌、胸大肌、女性乳房影等。骨性胸廓由胸骨、胸椎、肋骨、锁骨及肩胛骨组成。

（2）纵隔：正常时纵隔影居中，但受呼吸和体位的影响。病理情况下，可随胸腔压力的改变出现相应的移位，而纵隔内病变可致纵隔呈普遍性或局限性的增宽。

（3）横膈：呈圆顶状，一般右膈顶较左膈高1～2 cm。正位胸片上，膈外侧与胸壁相交形成尖锐的肋膈角，在内侧与心脏形成心膈角。平静呼吸时，横膈活动范围为1～3 cm，深呼吸时可达3～6 cm，两侧基本对称。病理情况下，胸、腹腔压力的改变而致膈位置发生相应的改变。

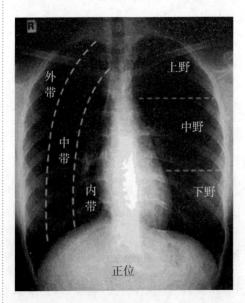

图7-2 肺野的划分

（4）胸膜：胸膜极薄，分为脏层和壁层，一般在X线上不显影。

（5）气管、支气管：气管位于纵隔内，在正位胸片上呈柱状透亮影，气管在第5～6胸椎平面分为左、右主支气管。左、右主支气管影显示不清。

（6）肺野、肺门和肺纹理：充满空气的双肺在胸片上显示为均匀一致的透明区域，称肺野。正常时，双侧肺野透明度基本相同。为了便于病变定位，人为地将双侧肺野纵行分为三等分，分别称内、中、外带；在两侧第2、4肋前端下缘分别划一水平线，将双肺野分为上、中、下三野（图7-2）。肺门影是肺动脉、肺静脉、支气管和淋巴组织的综合投影，位于两肺中野的内带，大多数人左肺门比右肺门高1～2 cm。肺纹理是由肺门向肺野发出呈放射状分布的由粗变细的树枝状影，以肺动脉分支为主，肺静脉、支气管和淋巴管参与其组成。在正位胸片上，肺纹理由肺门向肺野中、外带延伸，逐渐变细。

3. 基本病变 X 线表现

（1）渗出（exudation）：是机体急性炎症的反应，肺泡内气体被病理性液体或组织所代替。X 线表现为边缘模糊的、密度稍高而均匀的云絮状阴影（图 7-3），渗出扩散至肺段及肺叶时则为大片实变影像。多见于各种炎症性浸润、结核病灶的周围炎或肺水肿等。

（2）增殖（proliferation）：是肺内慢性炎症在肺组织内形成肉芽组织所致。X 线表现为密度较高、边缘清楚的结节状阴影（图 7-4）。多见于肺结核或各种慢性肺炎等。

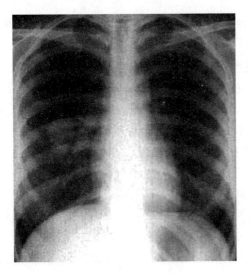

图 7-3　右肺渗出病变

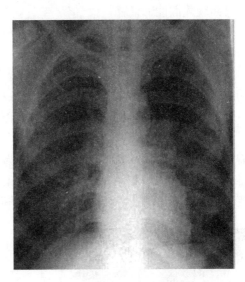

图 7-4　双肺增殖病变

（3）纤维化（fibrosis）：是从增殖性病变发展而来，病变由纤维结缔组织所代替，是组织修复或愈合的表现。局限性纤维化 X 线表现为局限性索条状致密影；如病灶较大，可呈斑片状、大片状致密影，边缘清楚，可引起周围组织结构向病灶部移位，常见于慢性肺炎、肺脓肿和肺结核等。弥漫性纤维化 X 线表现为广泛分布的索条状、网状或蜂窝状影，其内可见弥漫颗粒状或小结节状阴影，常见于弥漫性间质性肺炎、硅肺等。

（4）钙化（calcification）：是退行性变或坏死组织内钙盐的沉积，为病变愈合的表现。X 线表现为斑点状、斑块状、边缘不规则、密度极高的阴影。见于肺结核、淋巴结结核或错构瘤"爆米花样"钙化等。

（5）空洞（cavity）：为肺内病变组织发生液化及坏死，坏死液化物经引流支气管排出而形成。X 线表现为病变阴影中出现大小不一、形状不同的透亮区。见于肺结核干酪样坏死、肺脓肿或肺癌等。空腔（aircontaining space）为肺内生理性腔隙的病理性扩大。X 线表现为薄壁透亮区。见于肺大疱或含气肺囊肿等。

（6）结节（nodule）与肿块（mass）：当病灶以结节或肿块为基本病理形态时，直径≤ 3 cm 者称为肺结节，直径> 3 cm 者称为肿块。X 线表现为①肺良性肿瘤：球形，多有包膜，呈边缘光滑或锐利的结节或肿块。②肺恶性肿瘤：浸润性生长，边缘常有短毛刺向周围伸出。③结核球：圆形，内可有点状钙化。

（7）支气管阻塞性病变：主要由支气管腔内肿块、异物、炎性狭窄，分泌物淤积、水肿、痉挛等原因腔内阻塞所致，也可由邻近肿瘤或肿大淋巴结压迫所致。因阻塞程度不同分为阻塞性肺气肿和阻塞性肺不张。

阻塞性肺气肿：支气管不完全阻塞所致肺组织过度充气而膨胀引起。根据阻塞的部位又分为①弥漫性肺气肿：多继发于慢性支气管炎、支气管哮喘及硅肺等多种慢性肺疾病，其阻塞部位多在细支气管。X线表现为：双肺野透亮度增加，可见肺大疱，肺纹理稀疏，胸廓呈桶状，肋间隙增宽，膈肌低平，纵隔狭长，心影呈垂位心型。②局限性肺气肿：常见于支气管异物、肿瘤和慢性炎症等疾病，其阻塞部位多在较大支气管。X线表现为局部肺野透亮度增加，肺纹理稀疏，纵隔移向健侧，患侧横膈下降。

阻塞性肺不张：支气管完全阻塞所致肺内气体减少、肺体积缩小而引起，以支气管堵塞最为多见。因阻塞部位分为一侧肺不张、肺叶不张和肺段不张等。X线表现与阻塞的支气管部位有关，为阻塞远端的肺体积缩小、密度增高，纵隔及肺门可有不同程度的向患侧移位，邻近肺叶可出现代偿性肺气肿。

（8）胸膜病变：胸膜腔为胸膜脏层与壁层之间的腔隙，正常情况下胸膜腔内有少量液体起润滑作用，且胸膜腔内为负压。

胸腔积液：由炎症、心血管疾病或肿瘤的胸膜腔转移所致，积液最初聚集在位置最低的后肋膈角，站立后前位检查多难以发现。积液量达 250 ml 以上，X线表现为患侧肋膈角变钝、变浅或变平，液体随呼吸和体位改变而移动，随着液量增加可掩盖膈顶，呈外低内高的弧形凹面。①少量胸腔积液：液面上缘在第 4 肋前端以下。②中等量积液：液面上缘在第 4 肋前端以上、第 2 肋前端平面以下，表现为患侧中下肺野呈均匀致密影，其上缘呈外高内低的斜形弧线影，患侧膈肌显示不清，肋膈角消失。③大量积液：液面上缘达第 2 肋前端以上，表现为患侧肺野均匀致密影，仅见肺尖部透明，同侧肋间隙增宽，膈下降，纵隔向健侧移位。

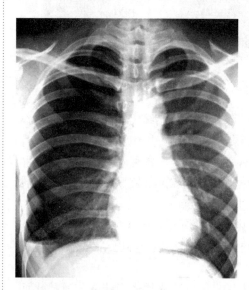

图 7-5 液气胸

气胸和液气胸：空气进入胸腔，肺组织被压缩向肺门。X线表现为压缩肺组织与胸壁间出现含气透亮带，其间无肺纹理。气体量大时纵隔向对侧移位，横膈下降。多见于严重肺气肿、胸膜下肺大疱等导致的自发性气胸或外伤性肺泡破裂、胸壁穿通伤等导致。胸腔内液体和气体并存时称液气胸，外伤、手术及胸膜穿刺都可能产生液气胸。X线立位胸片可见气液平面，液面上方为气体和压缩的肺组织（图 7-5）。

胸膜肥厚、粘连、钙化：胸膜炎症引起纤维素沉着或肉芽组织增生等所致。局限性胸膜增厚、粘连的 X线表现为肋膈角变钝，膈肌运动轻度受限；广泛胸膜肥厚粘连时，患侧胸廓塌陷，肋间隙变窄，肺野密度增高。胸膜钙化常为长条状或斑片状极高密度影。

4．常见疾病的 X 线表现

（1）支气管扩张症：是由支气管管壁病变而引起管腔的病理性增宽。好发于儿童和青少年。临床表现为咳嗽、咳痰和咯血，白细胞增多，还可出现发热、呼吸困难等。

X线表现：轻度可无异常发现。重者肺纹理增多、紊乱呈网状或蜂窝状。合并感染时肺纹理模糊、肺内出现斑片状模糊阴影（图 7-6）。

（2）慢性支气管炎：常见于中老年人，临床表现为咳嗽、咳痰、气喘等。病程较长、反复发作。

X线表现：早期无异常。随着病程延长，肺内可表现为肺纹理增重、扭曲、分布紊乱、边缘毛糙，以中下肺野为重。常可并发弥漫性阻塞性肺气肿、肺部反复感染及慢性肺源性心脏病，出现相应的影像表现。

（3）大叶性肺炎：主要由感染肺炎双球菌引起，多见于青壮年，临床表现为高热、寒战、胸痛、咳嗽及咳铁锈色痰等。

X线表现：①早期可无明显改变或仅表现为肺纹理增加、模糊；②实变期呈密度均匀的致密阴影，病变范围与肺叶的分布一致，由于实变的肺组织与含气支气管相衬托，有时在大片实变区中可见管状透亮的支气管分支影，称空气支气管征（图7-7）；③消散期实变区密度逐渐下降，为不均匀的斑片状影，呈散在分布。

（4）支气管肺炎：亦称小叶性肺炎。主要也是由肺炎双球菌引起，多见于儿童及老年人。临床起病急，表现为发热、咳嗽、咳痰、呼吸困难等。

X线表现：①发病部位为脊柱旁、双肺中下肺野的内中带；②沿肺纹理分布的斑点状、斑片状模糊阴影，病灶可融合成大片状模糊阴影；③病变密度不均匀（图7-8）。

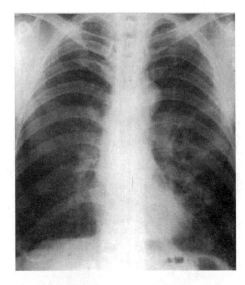

图7-6　支气管扩张症

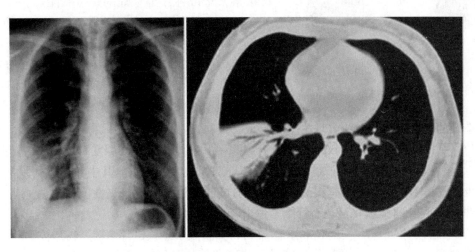

图7-7　大叶性肺炎（肺实变）

（5）肺结核：是由结核分枝杆菌引起的肺部慢性传染病。临床可无明显病状，或有咳嗽、咳痰、咯血、胸痛等呼吸系统症状，或有低热、盗汗、乏力等全身症状。临床上将肺结核分为5个类型。

1）原发性肺结核（Ⅰ型）：为初次感染的结核，多见于儿童和青少年。包括①原发综合征：由肺内原发病灶、淋巴管炎、肺门或纵隔淋巴结炎三部分组成。X线表现为位于肺野中部的边缘模糊的片絮状阴影及肺门和（或）纵隔淋巴结肿大而形成的团块状阴影，两者之间可见索条状影为淋巴管炎所致。②胸内淋巴结结核：原发病灶经治疗后易于吸收，或原发病灶非常轻微，仅表现为胸内或纵隔内淋巴结结核。X线表现为一侧或两侧肺门影增大如团块

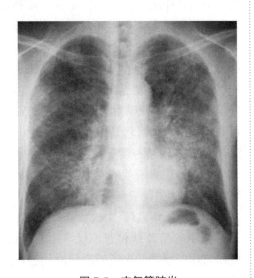

图7-8　支气管肺炎

状或结节状，右肺门多见；一侧或两侧纵隔呈半圆形或分叶状凸出的致密影，边缘清楚。

2）血行播散型肺结核（Ⅱ型）：为原发性肺结核未愈，结核菌进入血液循环所致。急性血行播散型肺结核又称急性粟粒型肺结核，是由大量结核分枝杆菌于短期内侵入血循环，播散至肺所致。X线表现为早期两肺呈毛玻璃样改变，可见直径约2 mm、大小相等、均匀分布的粟粒状结节影，通常概括为"三均"现象，即分布均匀、大小均匀及密度均匀。亚急性或慢性血行播散型肺结核，是较少量的结核分枝杆菌在较长时间内屡次侵入血液循环，播散至肺所致。X线表现为"三不均"的特点，即分布不均、大小不等、密度不同的病灶。

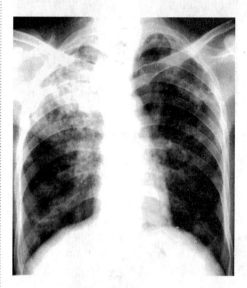

图7-9 干酪样肺炎

3）继发型肺结核（Ⅲ型）：机体再次感染结核分枝杆菌而引起，是成年人结核中最常见的类型，发病最多、最复杂。主要类型包括①肺内浸润：好发部位为双肺肺尖、锁骨上下区域及下叶背段。表现为边缘模糊的密度增高阴影，还可出现干酪样坏死、溶解，形成空洞。②结核球：为纤维组织包绕非液化的干酪样结核病变而形成。表现为直径2～3 cm的圆形或椭圆形结节影，一般单发，边界清楚、光滑，其内密度不均，可有斑块状钙化。附近常有散在的纤维索条影或称作卫星灶的斑点状阴影。③干酪样肺炎：是大量结核分枝杆菌感染引起的急性干酪样坏死。病灶可呈大叶性分布，好发于右肺上叶。表现为肺段或肺叶的致密阴影，病变很快就溶解形成空洞，呈多发虫蚀样密度减低的无壁空洞（图7-9）。④纤维空洞性肺改变：是肺结核早期未治愈，反复恶化而造成的晚期病变。X线表现为空洞形成，走行紊乱的索条状纤维化影，气管、纵隔向患侧移位，肺门上移，相应肺纹理呈垂柳状，患侧胸廓塌陷、肋间隙变窄、局部胸膜肥厚。

4）结核性胸膜炎（Ⅳ型）：是由结核分枝杆菌侵犯胸膜所致，其中渗出性胸膜炎比较多见。X线表现为不同程度的胸腔积液表现。若有胸膜粘连可形成包裹性胸腔积液，若发生在叶间胸膜可形成叶间胸膜积液，有纤维素渗出者可引起胸膜肥厚、粘连及钙化。

5）肺外结核（Ⅴ型）：按部位和脏器命名，如骨关节结核、肾结核、肠结核等。

（6）原发性支气管癌：指起源于支气管、细支气管肺泡上皮及腺体的恶性肿瘤。根据发生部位可分为①中央型：肿瘤发生在肺段和肺段以上的较大支气管。肺门处的肿瘤团块是其直接征象，但早期主要表现为肿瘤引起支气管不同程度狭窄而致的继发性改变，称为间接征象，包括局部阻塞性肺气肿、阻塞性肺炎和肺不张。发生在右肺上叶支气管的肺癌，X线表现为右肺上叶发生肺不张而近肺门处癌性肿块外凸，使外凸肿块边缘与肺不张之上与内收的叶间隙边缘连成"横S状"改变（"横S"征）。②周围型：肿瘤发生在肺段以下支气管，可发生于肺野的任何部位。X线表现为圆形、椭圆形或不规则的团块状阴影，大小不一。肿块边缘可呈分叶状，可有短小毛刺征。病灶近侧边缘清楚，远侧边缘模糊。

（7）肺内转移瘤：人体肺外恶性肿瘤细胞可经血行发生肺内转移。X线表现为密度相似、大小不等、边缘清楚的圆形阴影，大小可从粟粒样到直径10 cm左右。密度一般均匀，可以有钙化或形成空洞。

（四）循环系统X线检查

循环系统X线检查不仅显示心脏、大血管的外形轮廓，还可观察心脏及大血管的搏动幅度和节律，以判断患者的心功能状态，同时显示肺循环的情况。

1．检查方法

（1）透视：简单易行，便于观察心脏、大血管的搏动幅度和节律。

（2）摄片：常做心脏三位像，即后前位（正位）、右前斜位和左前斜位，必要时加照左侧位像（四位像）。

（3）心血管造影检查：将对比剂通过导管快速注入心腔和大血管内，使其显影以观察其腔内的形态及血流动力学的改变，造影同时可进行介入治疗。

2．正常 X 线表现　心脏、大血管在各投照位置上的正常影像只显示心脏各房室及大血管的轮廓，其心内结构显示不清。心胸比例是指心影最大横径与胸廓最大横径之比，测定心胸比例是判断心脏有无增大最简单的方法（图 7-10）。正常成人心胸比例 ≤ 0.5。在后前位上心脏形态可分为横位心、斜位心和垂位心三型。心脏大血管形态和大小的变化常受年龄、呼吸和体位等多因素影响。

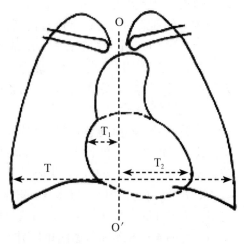

图 7-10　心胸比例测定示意图

心胸比例 =（T_1+T_2）/T，其中 T_1+T_2、T 分别指心脏和胸廓的最大横径

3．基本病变 X 线表现

（1）心脏增大：是诊断心脏病变的重要征象，包括心肌肥厚、心腔扩张或两者并存。可为一个或多个房室增大，也可为全心的增大，在心脏三位像上均有相应的影像表现。判断心脏增大最简便的方法是测量心胸比例，0.5 ~ 0.55 是轻度增大，0.55 ~ 0.60 是中度增大，0.60 以上是重度增大。

（2）心脏形态异常：心脏、大血管疾病致心脏房室增大时，心脏可失去正常形态，可分为二尖瓣型心脏、主动脉型心脏和普大型心脏 3 种类型。

（3）肺循环异常

肺血增多：指肺动脉血流量异常增多，又称肺充血。后前位见肺动脉段突出，右下肺动脉扩张；肺血管纹理呈比例增粗、增多，边缘清楚；肺野透亮度正常；肺门和肺动脉干搏动增强，被称为"肺门舞蹈"。常见于左向右分流的先天性心脏病、甲状腺功能亢进和贫血等。

肺淤血：指肺静脉回流受阻而导致血液淤滞于肺内。后前位见上肺静脉增粗，下肺静脉变细或正常；两肺门阴影增大模糊；肺血管纹理增多、增粗，边缘模糊；肺野透亮度降低。肺淤血严重时可出现间质性肺水肿，在肋膈角处可见到与外侧胸壁垂直的长 2 ~ 3 cm、宽 1 ~ 3 mm 的水平线状影（克氏 B 线）。常见于二尖瓣狭窄和左心衰竭等。

4．常见心脏病 X 线表现

（1）风湿性心脏病：急性期以心肌炎为主，急性期过后常可遗留风湿性心瓣膜损害。各瓣膜均可损害，以二尖瓣为常见，可引起二尖瓣的狭窄和（或）关闭不全。

X 线表现：心脏外形呈二尖瓣型，左心房增大为主，肺淤血，肺门影增大，右心室增大。

（2）高血压性心脏病：长期高血压引起左心室肥厚扩大以致最后左心衰竭。

X 线表现：心脏外形呈主动脉型，左心室增大和主动脉迂曲。

（3）慢性肺源性心脏病：是肺部慢性病变导致肺通气困难，肺血管床减少，肺循环阻力增加，肺动脉高压，右心室负担增加。

X 线表现：心脏外形呈二尖瓣型，肺动脉段膨隆及右心室增大，肺部原发病变表现，肺血增多，可见"肺门舞蹈"征。

（4）心包积液：心包腔内液体量超过 50 ml，即为心包积液，常见于结核、风湿、化脓或病毒感染。少量心包积液时心影形态和大小在 X 线摄片上不易改变，而难于做出诊断。中等量积液时，X线可见心脏外形呈普大型，心影各弧度消失，心外形呈"烧瓶状"或"球状"，心缘搏动减弱或消失，上腔静脉增宽。

（五）消化系统X线检查

1. 检查方法

（1）透视与X线摄片：透视可用于胃肠穿孔和肠梗阻的筛选，X线摄片主要用于急腹症的诊断和不透X线的异物检查。由于腹壁与腹腔内器官缺乏自然对比，因此腹部X线摄片所显示的软组织层次较少。

（2）钡剂造影检查：常用对比剂为医用硫酸钡，方法为气钡双重对比造影。按检查范围分为①食管造影：主要检查食管和咽部病变；②上消化道造影（简称钡餐）：主要检查食管、胃、十二指肠及上段空肠病变；③小肠造影：主要检查空、回肠及回盲部的病变；④结肠造影：多为钡剂灌肠造影，主要检查直肠、结肠和回盲部的病变。

2. 正常X线表现

（1）食管：轮廓光整，管壁柔软，食管充盈宽度为2～3 cm。右前斜位是观察食管的常用位置，其前缘由上至下可见主动脉弓压迹、左主支气管压迹和左心房压迹。正常的食管黏膜皱襞表现为2～5条纵行的条状透亮影，下端与胃小弯黏膜皱襞相连。

（2）胃：位置和形状与体型、胃张力、体位和神经功能状态等因素有关，常分为牛角型、钩型、长型和瀑布型4种类型。胃底黏膜皱襞呈不规则排列，胃体小弯侧黏膜皱襞表现为与胃长轴平行的4～8条纵行透明条纹并延续到胃窦部。胃大弯侧皱襞走行比较弯曲紊乱，使胃大弯边缘形成锯齿状影像。胃窦部黏膜皱襞为胃体小弯侧黏膜皱襞的延续，可斜行或与胃小弯平行。

> **知识链接**
>
> ### 胃的位置和形状
>
> （1）牛角型胃：胃的位置和张力均高，呈横置牛角形，胃腔上宽下窄，胃角切迹不明显，胃最下极常在脐水平上方，多见于矮胖体形者。
>
> （2）钩型胃：胃的位置和张力中等，胃角切迹明显，胃最下极常于髂嵴水平，最常见，多见于匀称体形者。
>
> （3）长型胃：又称无力型胃，胃的位置和张力均低，胃腔上窄下宽如水袋形，胃最下极常在髂嵴水平以下，可低达骨盆入口，多见于瘦长体形者。
>
> （4）瀑布型胃：胃的位置和张力均高，胃底呈囊袋状后倾，胃泡大，胃体小，造影时钡剂先进入后倾的胃底处，充满后再犹如瀑布样倾泻而下，溢入胃体。于侧位、斜位显示最佳，多见于均称体型或矮胖体形者。

（3）十二指肠：全程呈"C"字形，将胰头包绕其中，球部呈等腰三角形，幽门管开口于十二指肠球基底部中央，球黏膜皱襞呈纵行走向，自底部向顶角聚拢。降部与升部黏膜皱襞呈花纹或羽毛状。

（4）小肠：空肠黏膜皱襞呈羽毛状排列与肠轴垂直。回肠肠腔较空肠细，皱襞也较少。正常肠管柔软，移动性较大，轮廓规整。

（5）结肠：结肠充盈钡剂时，X线上表现为腹部两侧多数半圆形袋状突出的结肠袋，近段结肠最为明显，越往远段则肠袋渐浅。结肠黏膜皱襞呈横、纵和斜互相交错组合的花纹状。

3．基本病变 X 线表现

（1）黏膜皱襞改变：①黏膜皱襞粗糙、迂曲或紊乱，多见慢性炎症；②黏膜皱襞纠集，多见于溃疡性瘢痕收缩或肿瘤；③黏膜皱襞破坏、中断、消失，多见于肿瘤浸润。

（2）轮廓的改变：可分为突向腔外、伸向腔内两种情况。

龛影（niche）：胃肠道壁上溃疡性病变形成局限性缺损被硫酸钡充填，X 线切线位上表现为胃肠轮廓某局部向腔外突出的含钡影像，称龛影。正位显示圆形或椭圆形的斑点状钡影，周围有带状透明区环绕。多见于消化道溃疡。

充盈缺损（filling defect）：胃肠道内占位性病变形成局限性的肿块向腔内生长，占据一定的空间，不能被硫酸钡充填，切线位上表现为胃肠轮廓某局部向腔内突入的密度减低区，称充盈缺损。多见于消化道肿瘤、肉芽肿和异物等。良性肿瘤呈边缘整齐的类圆形的阴影，恶性肿瘤多为不规则的充盈缺损。

憩室（diverticulum）：表现为向壁外的囊袋状膨出，有正常黏膜通入。

（3）管腔大小的改变：管腔狭窄常见于胃肠道炎症、肿瘤、粘连、痉挛、外在压迫或先天发育不良等。狭窄的边缘可整齐、对称或不规整。管腔扩张常见于管腔狭窄和梗阻的近侧，并伴有近段管腔内积气、积液和蠕动增强，梗阻时可见阶梯状气液平面。

（4）功能性改变：为器质性病变的前期或早期表现，或伴随器质性病变出现。包括张力、蠕动、运动力及分泌功能的改变。

4．常见疾病 X 线表现

（1）食管静脉曲张：是门静脉高压的重要并发症，常见于肝硬化。X 线典型表现为：食管中、下段黏膜皱襞明显增宽、迂曲，呈蚯蚓状或串珠状充盈缺损，食管边缘不规则呈锯齿状，管壁柔软。

（2）胃、十二指肠溃疡：溃疡是一种常见的胃肠道疾病，临床主要症状为反复发作的上腹部疼痛，有一定的规律性和周期性。

胃溃疡：多见于小弯侧角切迹附近，龛影为其直接征象。正位观察表现为圆形密度增高的龛影，其周围有黏膜水肿时而致组织增厚，呈环形透明区。切线位龛影位于胃轮廓外，呈边缘光整、密度均匀的乳头状、锥状或其他形状钡影。溃疡口部可见由黏膜炎性水肿所致的透亮带影，犹如一个项圈，称"项圈征"；慢性溃疡的龛影周围有放射状黏膜皱襞向龛影部集中，为瘢痕收缩所致（图 7-11）。

十二指肠溃疡：90% 以上发生在球部，龛影是其直接征象。表现为类圆形的边缘光整的钡斑影，周围可见黏膜炎性水肿形成的"月晕征"，周围黏膜因瘢痕收缩而呈放射状向龛影部位集中。

（3）消化道肿瘤：多见于食管癌、胃癌、结肠癌等。早期肿瘤是指病变限于黏膜和黏膜下层，中晚期是指肿瘤侵及肌层及其以下者。以胃癌为例，大体病理形态可分为①蕈伞型：X 线表现以充盈缺损

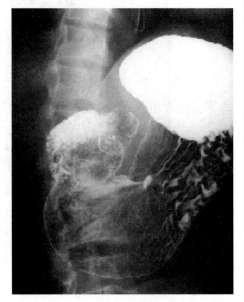

图 7-11　胃溃疡（黏膜皱襞集中）

为主，边缘不规则但较清楚，黏膜皱襞在充盈缺损周围中断或消失，病变区域胃壁局限性僵硬。②溃疡型：X 线切线位表现为位于胃肠道轮廓之内的龛影，且形态不规则，外缘平直，内缘有多个尖角，称"尖角征"，其周围呈宽窄不一的透亮带影，称"环堤征"，其中可见指压迹状的充盈缺损，称"指压征"。胃肠道腔内突入的龛影及其周围不规则的环堤，称为"半月综

合征"。黏膜皱襞至溃疡环堤的边缘处突然中断或破坏,并明显僵硬。③浸润型:局限性浸润型胃癌的 X 线表现主要为局部胃腔变形,表面光滑,胃壁僵硬,蠕动消失。胃窦部的浸润型胃癌常为环形狭窄,容易引起梗阻。弥漫性浸润型胃癌,由于广泛浸润,使整个胃壁增厚而无弹性,胃腔缩小形成"皮革胃"。

(4)急腹症:胃肠道穿孔和肠梗阻常见。

胃肠道穿孔:多为溃疡、伤寒、外伤或肿瘤等引起。穿孔后胃肠道内的气体逸入腹腔内形成气腹,立位摄片或透视时见在一侧或两侧膈下呈新月形带状透光区,为膈下游离气体。是诊断胃肠道穿孔的重要依据。

肠梗阻:分为机械性肠梗阻及麻痹性肠梗阻。机械性肠梗阻最常见的原因是肠粘连引起,此外有炎症、肿瘤、异物(如蛔虫)、肠扭转及肠套叠等。X 线表现为小肠内气体增加、液体滞留,肠梗阻 3 ~ 6 小时后,立位透视或摄片可见多数高低不齐、长短不等的阶梯状液平面。

(六)骨、关节系统 X 线检查

1. 检查方法

(1)透视:主要用于外伤性骨折、关节脱位的诊断与复位,不穿透 X 线异物的定位与摘除。

(2)摄片:骨骼与肌肉有着良好的自然对比,因此 X 线摄片是骨、关节及软组织疾病首选的检查方法。摄片除了常规的正位、侧位两个投照位置外,某些部位(包括脊柱、头颅和手足等)还应加摄斜位、切线位和轴位等投照位置。

2. 正常 X 线表现　骨在人体组织结构中密度最高,X 线片上呈高密度影。骨质按其结构分为骨密质和骨松质两种,骨密质含钙盐多,骨结构密实,X 线片为均匀高密度影;骨松质由多数骨小梁组成,X 线片为密度低于骨密质的网状致密影。

(1)长骨(图 7-12)

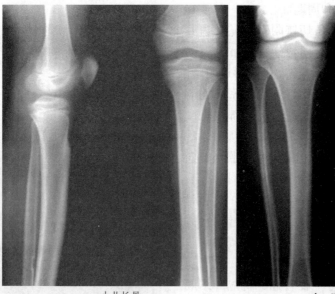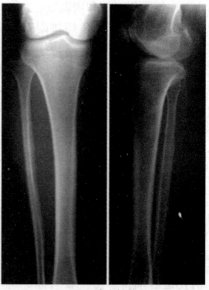

a. 小儿长骨　　　　　　　　　　b. 成人长骨

图 7-12　长骨

小儿长骨:可分为骨干、干骺端、骨骺和骺板等部分,主要特点是有骺软骨,且未完全骨化。

成人长骨:外形与小儿长骨相似,但骨骺与干骺端愈合,骨发育完全,只有骨干和骨端两部分。

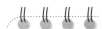

（2）四肢关节：关节由两骨或多骨组成，X线片上主要显示关节骨端的骨性关节面，为边缘光滑整齐的线状致密影；还可显示关节间隙，为两个骨性关节面之间的透亮区，包括关节软骨、关节腔和少量滑液的投影。

（3）脊柱：由脊椎和其间的椎间盘组成。X线表现为椎体呈长方形，从上向下依次增大，主要由骨松质构成，周围是一层均匀致密的骨皮质，边缘光整。椎间盘位于相邻椎体之间，为软组织密度，呈宽度均匀的横行带状透明影，称之为椎间隙。侧位片上可显示脊柱生理弯曲、椎间孔、椎间小关节间隙等（图7-13）。

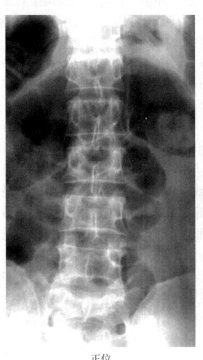
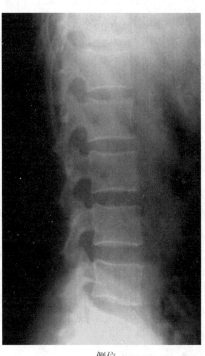

正位　　　　　　　　　　　　　　　侧位

图7-13　腰椎正、侧位

3. 基本病变X线表现

（1）骨质疏松：指一定单位体积内骨组织减少，即骨组织的有机成分和钙盐含量都减少，但二者比例正常。X线表现为骨密度减低，骨小梁细少，间隙增宽，骨髓腔增宽，骨结构清楚（图7-14）。广泛性骨质疏松多见于老年人、绝经后妇女、代谢或内分泌障碍等。局限性骨质疏松多见于骨折后、感染和恶性肿瘤等，因关节活动障碍或局部充血等继发骨质疏松。

（2）骨质软化：指一定单位体积内骨组织有机成分正常，而矿物质减少。X线表现为骨密度减低，以腰椎和骨盆最为明显。因骨组织内含有大量未钙化的骨样组织，因此骨小梁和骨皮质粗糙模糊。由于骨质软化，承重骨骼常发生变形。骨质软化发生于儿童

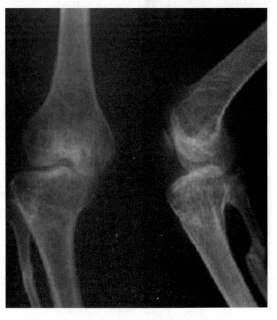

图7-14　骨质疏松

骨生长发育期为维生素 D 缺乏性佝偻病，成年期则为骨质软化症。

（3）骨质破坏：指局部正常骨质结构被病理组织（炎症、肉芽肿、结核、肿瘤或肿瘤样病变）所代替，形成局部骨组织缺损。X 线表现为片状或斑片状局限性密度减低区，即骨质缺损区，边界可清楚、光整、模糊或毛糙。

（4）骨质增生硬化：指一定单位体积内骨量增多。X 线表现为骨质密度增高，骨小梁增粗、密集，骨皮质增厚、致密，骨髓腔变窄或消失，或骨骼粗大、变形。常见于慢性炎症、外伤、骨折和骨肿瘤、甲状旁腺功能低下等。

（5）骨膜增生：又称骨膜反应，是骨膜受炎症、外伤、肿瘤等病理因素刺激，骨膜内层成骨细胞活动增加引起的。X 线表现早期可见与骨皮质平行或垂直、长短不一的细线状致密影，可呈线状、层状、葱皮状、花边状、垂直状和放射状等，继而骨膜新生骨逐渐增厚。

（6）骨质坏死：指骨组织局部血液供应中断，代谢停止，坏死的骨质称为死骨。X 线表现为骨质局限性密度增高影，可为砂粒状、碎片状、长条状等，其周围呈低密度影。多见于化脓性骨髓炎、骨结核、骨缺血性坏死、外伤骨折后及服用大量激素、酒精中毒等。

（7）关节病变：包括关节肿胀、关节破坏、关节退行性变、关节强直和关节脱位等。关节肿胀由关节积液或关节囊及其周围软组织充血水肿引起，X 线表现为关节周围软组织影增大，密度增高，大量积液可导致关节间隙增宽。关节破坏是关节软骨及其下方的骨性关节面骨质被病理组织侵犯代替，只破坏关节软骨时，X 线表现仅见关节间隙变窄，在累及关节面骨质时，则出现相应区的骨破损和破坏，严重时可导致关节半脱位和变形。关节退行性变是缓慢发生的软骨变性和溶解，早期 X 线表现主要是骨性关节面模糊、中断、消失，中晚期表现为关节间隙狭窄、软骨下骨质囊变和骨性关节面边缘骨赘形成，一般无骨质疏松，不发生明显骨质破坏。关节强直分为骨性和纤维性两种，骨性强直多见于化脓性关节炎愈合后，表现为关节间隙变窄或消失，由骨小梁连接两侧骨端；纤维性强直常见于关节结核，X 线上可见到狭窄的关节间隙，无骨小梁贯穿。关节脱位是关节骨端的脱离、错位，有完全脱位和半脱位两种，X 线多可清晰显示。

4. 常见疾病 X 线表现

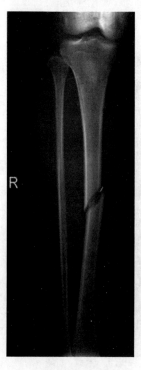

图 7-15 骨折

（1）骨折：指骨骼发生断裂，骨结构的完整性和连续性中断。以长骨骨折和脊椎骨折常见。X 线表现为骨骼断裂处不规则透明线，称为骨折线，为诊断骨折的主要依据（图 7-15）。有些骨折可看不到骨折线，而显示局部骨小梁扭曲紊乱或带状致密影等。如儿童青枝骨折、嵌入性或压缩性骨折等。

（2）化脓性骨髓炎：常为金黄色葡萄球菌感染所致。可分为急性和慢性。

急性化脓性骨髓炎：好发于儿童。临床起病急、高热，局部可有红、肿、热、痛等炎性表现。X 线表现：发病 2 周内仅表现软组织改变，2 周后可出现不规则的骨质破坏、骨膜增生和骨质坏死，同时可伴有病理性骨折。

慢性化脓性骨髓炎：是急性化脓性骨髓炎未愈合的结果。临床以局部肿痛、窦道形成为主要表现。X 线表现为广泛骨质增生硬化，骨干增粗，骨髓腔变窄或闭塞，可见长条状死骨。

（3）骨、关节结核：属继发性结核病，多发生于儿童和青年。好发于脊椎，其次是髋和膝关节。

骨骺、干骺端结核：经血行的结核菌最易侵犯血运丰富的骨松质内，骨骺、干骺端是长骨结核的好发部位。X 线表现为局限性类圆形、边缘较清的骨质缺损区，周围无明显骨质增生硬化现象。在骨质破坏区有时可见"泥沙"状死骨，密度不高，边缘模糊。

关节结核：可继发于骨骺、干骺端结核，为骨型关节结核，也可经血行直接累及滑膜，为滑膜型关节结核。后者较常见，并以髋、膝关节常见。早期 X 线表现为关节软组织肿胀，关节间隙增宽及局部轻度骨质疏松。继而病变侵犯关节软骨和关节面，先累及关节面非持重的部位或边缘，造成关节面虫蚀状骨质破坏区，关节软骨破坏出现较晚，当其破坏较多时，则关节间隙变窄，此时可发生半脱位，局部骨质疏松明显。愈合后可发生纤维性关节强直。

脊椎结核：是骨、关节结核中最常见者，好发于儿童和青年。以胸椎下段和腰椎上段多见，常累及相邻的两个以上椎体。X 线表现为椎体内或其边缘骨质破坏；椎体变扁或呈楔形；椎间隙变窄或消失；脊柱后突畸形或侧弯；病变周围软组织内出现椎旁冷脓肿。

（4）骨肿瘤：可分良性和恶性骨肿瘤。

骨软骨瘤：又称外生骨疣，是最常见的良性骨肿瘤。多为单发，也可多发，多见于青少年，好发于长骨的干骺端，以胫骨上端、股骨下端多见。肿瘤生长缓慢，随着骨的发育成熟而停止生长。X 线表现为长骨干骺端骨性突起，背向关节方向生长；以蒂或宽基底与局部骨相连，瘤体内骨松质与正常骨小梁相连续，其外缘骨皮质由骨干起始延续至肿瘤；顶部覆盖一层软骨，软骨钙化时，则为点状或斑片状不规则致密影。

骨巨细胞瘤：为常见的骨肿瘤，多为良性。多见于青壮年，好发于长骨的骨端，以胫骨上端、股骨下端和桡骨下端常见。X 线表现为偏侧性、膨胀性骨质破坏，边界清楚；骨皮质变薄，其内见纤细骨嵴，呈大小不等分房状或皂泡状影。

骨肉瘤：是常见的原发性恶性骨肿瘤。多见于青少年，好发于长骨干骺端，以股骨下端、胫骨上端和肱骨上端多见。病程进展迅速，容易出现肺内转移。X 线表现：①为干骺端骨髓腔内不规则骨质破坏；②不同形式骨膜增生，肿瘤破坏并吸收骨膜新生骨时，其两端残留的骨膜新生骨与骨皮质构成近似三角形状，称 Codman 三角；③肿瘤侵蚀周围软组织形成边界不清的软组织肿块影；④肿瘤破坏区有肿瘤新生骨形成，可呈象牙质样、棉絮样、针状和磨砂玻璃样瘤骨影像。

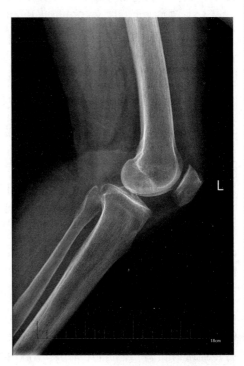

图 7-16　膝关节退行性骨关节病

（5）退行性骨关节病：又称骨性关节炎，是由关节软骨退行性改变所引起的慢性骨关节病。多见于 40 岁以上的成年人，承重关节如髋、脊柱和膝等关节易受累。四肢关节退行性骨关节病的 X 线表现为关节间隙变窄，关节面变平，边缘锐利或有骨赘突出，软骨下骨质致密，关节面下方骨内出现圆形或不规整形透明区（图 7-16）。晚期还可见关节半脱位和关节内游离体。脊椎退行性骨关节病包括脊椎小关节和椎间盘的退行性变。脊椎小关节的 X 线表现为上下关节突变尖、关节面骨质硬化和关节间隙变窄。椎间盘退行性变表现为椎体边缘出现骨赘，可连成骨桥，椎体后缘骨赘突入椎间孔或椎管内，可引起骨髓、神经压迫症状。髓核退行性变则出现椎间隙变窄，椎体上、下骨缘硬化。

二、CT 检查

（一）概述

计算机体层摄影（computed tomography，CT）是 20 世纪 70 年代初发展起来的一门新的 X 线诊断技术。CT 是用 X 线束对人体层面进行扫描，获取信息，经计算机处理重建形成图像。CT 图像在解剖层次及密度分辨力上明显优于传统 X 线图像，从而显著扩大了人体的检查范围，提高了病变的检出率和诊断的准确率。目前，CT 已成为临床上普遍使用的一种检查方法。

1. CT 成像的基本原理　CT 是用 X 线束对人体某部位一定厚度的层面进行多方向扫描，由探测器接收透过该层面的 X 线并转变为强弱不等的光信号，由光电转换器转换为电信号，再经模拟 / 数字转换器转为数字，输入计算机处理。图像处理时，将选定层面分成若干个体积相同的立方体，称体素。扫描时，X 线从多个方向透过体素得到大量数据，经计算而获得每个体素的 X 线衰减系数或称为吸收系数。此系数反映各体素的物质密度，再排列成数字矩阵，经数字 / 模拟转换器将数字矩阵中的每个数字转变为由黑到白不等灰度的小方块，即像素，并按矩阵顺序排列，形成 CT 图像。所以 CT 图像是由一定像素组成的计算机重建的数字断层图像。

2. CT 设备

（1）普通 CT：主要包括 3 部分。①信息采集部分：由 X 线管、探测器和扫描架组成，用于对受检部位进行扫描；②信息处理系统：将扫描收集到的人体断层信息数据进行存储运算；③图像显示和存储系统：将计算机处理、重建的图像显示在显示器上并用照相机将图像摄于照片上，数据也可存储于磁盘或光盘中。

（2）螺旋 CT：是 X 线管围绕检查部位连续旋转并进行连续扫描，同时在扫描期间，床沿人体纵轴连续匀速平直移动，X 线扫描的轨迹呈螺旋状，故得名螺旋扫描。近年开发的多层螺旋 CT，进一步提高了螺旋 CT 的性能。X 线管旋转一周可获得多层 CT 图像，扫描时间更短，扫描层厚更薄，扫描范围更大；容易完成难于合作或难于制动患者的扫描；一次完成胸部、腹部和盆部的检查；有利于运动器官的成像和动态观察等。所得图像经计算机处理后，利用图像后处理技术，可得不同显示方式的图像。

3. CT 图像的特点　CT 图像是由一定数目从黑到白不同灰度的像素按矩阵排列所构成的灰阶图像。器官和组织对 X 线的吸收程度，以不同的灰度来表示。因此，与 X 线图像所示的黑白影像一样，黑影表示低吸收区，即低密度区，如肺部；白影表示高吸收区，即高密度区，如骨骼。但是 CT 具有高的密度分辨力，人体软组织的密度差别虽小（吸收系数多接近于水），也能形成对比而成像，显示出良好的解剖结构及软组织内病变的影像，且图像清晰。另外，CT 图像是断层图像，常用的是横断位，通过 CT 设备上图像后处理可重组冠状面和矢状面的断层图像。

CT 图像不仅用不同灰度显示其密度的高低，还可用组织对 X 线的吸收系数说明其密度高低的程度，具有一个量的标准。但在工作中，不用吸收系数，而是把它换算成 CT 值，用 CT 值代表密度，单位为 HU（Hounsfield Unit）。规定水的 CT 值为 0 HU，人体中密度最高的骨皮质吸收系数最高，CT 值为 +1000 HU，而空气密度最低，为 −1000 HU。人体中密度不同的各种组织的 CT 值则居于 −1000 到 +1000 HU。

4. CT 检查技术

（1）平扫：不使用任何对比剂，以组织器官或病变自然存在的密度差别的扫描方法，扫描方位多采用横断层面，一般检查都先行平扫。

（2）增强扫描：经静脉注入对比剂后再进行扫描的方法，可以提高病变组织同正常组织间的密度差，显示平扫上未被显示或显示不清的病变，通过病变有无强化和强化类型，对病变

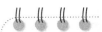

组织类型做出判断。常用团注法，即在若干秒内将全部造影剂迅速注入。目前多使用高压注射器注射造影剂，可根据需要选择剂量和速度。

（3）CT 灌注成像：经静脉团注有机水溶性碘造影剂后，对特定器官（例如脑或心脏）在固定的层面行连续扫描，获得灌注参数图。通过分析这些参数与参数图可了解特定区毛细血管血流动力学，即血流灌注状态，因而是一种功能成像。目前主要用于急性或超急性脑局部缺血的诊断以及脑瘤新生血管的观察，以便区别脑胶质细胞瘤的恶性程度，也应用于急性心肌缺血的研究，其结果已接近 MR 灌注成像。

（4）图像后处理技术：螺旋 CT 获得的容积数据，经过计算机后处理技术，可获得三维立体仿真图像。包括①再现技术：可获得被检查器官的三维立体 CT 图像，也可重组冠状、矢状乃至任意方位的断层图像及其他显示方式的图像；② CT 血管造影（computed tomography angiography，CTA）：于静脉内注入对比剂后进行血管造影 CT 扫描的图像重组技术，可立体显示血管影像，如脑血管、肾动脉、肺动脉、冠状动脉和肢体血管等；③仿真内镜（virtual endoscopy）显示技术：可模拟内镜检查的过程，即从一端向另一端逐步显示空腔器官的内腔。是将计算机技术与 CT 或磁共振成像结合而开发出的仿真内镜功能。几乎所有空腔器官都可行仿真内镜显示，无痛苦，易被患者接受。

（二）CT 检查前患者的准备

1. CT 平扫检查前患者的准备

（1）心理准备：检查前向患者解释检查的目的、方法，以消除其紧张和恐惧心理。

（2）去除异物：协助患者去除检查部位的金属物品。

（3）制动镇静：在进行胸部、腹部 CT 扫描时，指导患者进行吸气与屏气训练；不能配合 CT 检查者，可采用镇静措施后再行检查。

（4）胃肠道准备：腹部 CT 检查前，1 周内不能进行消化道钡剂造影检查；检查前禁食 4～8 小时；检查前 30 分钟口服碘造影剂 300～600 ml，检查时再追加 200 ml，使造影剂充盈胃、十二指肠及近端小肠。

（5）泌尿系统准备：盆腔 CT 检查前嘱患者充盈膀胱后再行检查。

（6）急诊监护：生命垂危的急诊患者，须在急诊医护人员监护下进行检查。

2. 增强扫描检查前患者的准备　除做好平扫检查前的准备之外，还应注意做好对比剂检查的相应准备与处理。同时还需注意团注增强时，大量（100 ml 左右）对比剂（尤其是高渗的离子型）注入会对血管扩容而加重心脏的负荷，所以要注意对心脏功能的观察。

（三）CT 检查临床应用

1. 中枢神经系统疾病　CT 是颅内各种疾病的首选和主要影像检查技术，能够发现大多数疾病，对脑梗死、脑出血等脑血管疾病和脑肿瘤、外伤血肿、脑损伤以及寄生虫病等诊断效果较好。对于一些脑变性疾病以及垂体微腺瘤、小的转移瘤等，CT 检查的价值有限，有时不能发现病变或虽然发现病变但难以明确诊断。螺旋 CT 三维血管重建，即 CT 血管造影（CT angiography，CTA），可以获得比较清晰和精细的血管图像。

（1）检查方法：常规使用平扫检查，能明确诊断如急性颅脑外损伤、急性脑出血和先天性脑发育畸形等疾病。平扫发现颅内病变时，多需行增强检查，依据病变的强化程度和方式，可明确多数颅脑疾病，如肿瘤性、血管性和感染性病变。CTA 检查可发现和诊断脑动脉主干及主要分支狭窄和闭塞、颅内动脉瘤和动静脉畸形等。

（2）正常表现

1）脑：脑实质分为额叶、颞叶、顶叶、枕叶和小脑、脑干，皮质密度略高于髓质，分界清楚。大脑深部的灰质核团密度与皮质相近，在髓质对比下显示清楚。脑室系统包括双侧侧脑室、第三脑室和第四脑室，内含呈均匀水样密度的脑脊液，蛛网膜下腔包括脑沟、脑裂和脑池，均充以脑脊液（图 7-17）。

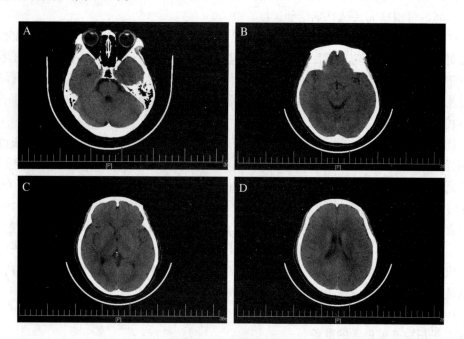

图 7-17 正常脑 CT
A. 延髓层面；B. 中脑层面；C. 丘脑层面；D. 侧脑室层面

2）脊髓：横断位适用于观察椎管的形状和大小，硬膜囊位于椎管内，呈圆形或卵圆形，周围有低密度的脂肪性间隙，脊髓和硬膜囊呈中等密度。在上颈椎水平，可以看见脊髓与硬脑膜之间有低密度脑脊液，其余水平难以分辨脊髓和硬脑膜（图 7-18）。

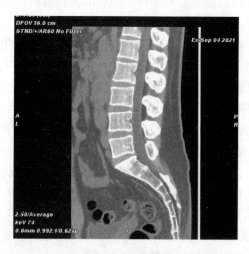

图 7-18 正常腰髓 CT

（3）常见病变表现

平扫：颅脑 CT 平扫可见以下改变。①密度改变：高密度病灶见于新鲜血肿、钙化；等密度病灶见于某些肿瘤、血肿吸收期、血管性病变等；混杂密度病灶见于恶性胶质瘤、颅咽管瘤等。②脑结构改变：占位效应见于颅内占位性病变及周围水肿所致，脑萎缩可为局限性或弥漫性；脑积水可出现相应脑室增大，脑池增宽。脊髓 CT 平扫总体对局限于椎管内病变的显示能力较差，与周围结构分界不佳。

增强检查：颅脑 CT 增强检查可见病变呈不同形式的强化，均匀性强化见于脑膜瘤、转移瘤、动脉瘤等；非均匀性强化见于胶质瘤、血管畸形等；环形强化见于脑脓肿、结核瘤等；脑炎、囊肿、水肿等则无强化。脊髓CT增强检查临床上较少使用。

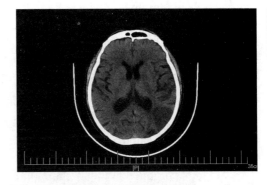

图7-19　缺血性脑梗死

（4）常见疾病的表现

脑梗死：①缺血性脑梗死。发病24小时内难以显示病灶，24小时后表现为低密度灶，部位和范围与闭塞血管供血区一致，皮髓质同时受累，多呈扇形（图7-19）。②出血性脑梗死。常发生在缺血性梗死1周以后，平扫可见低密度梗死灶内出现不规则斑点、片状高度出血灶，占位效应明显。

脑出血：急性期血肿呈边界清楚的肾形、类圆形或不规则形均匀高密度影，周围水肿带宽窄不一，局部脑室受压移位；2～7天后可见血肿减小，密度降低，血肿周边模糊，水肿带增宽；出血2个月后进入慢性期，较大血肿吸收后遗留大小不等的裂隙状囊腔，常伴有不同程度的脑萎缩（图7-20）。

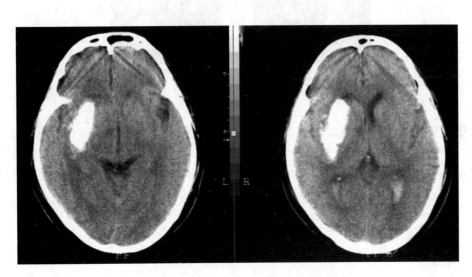

图7-20　脑出血

星形细胞瘤：属于神经上皮组织起源的肿瘤，按细胞分化程度分为Ⅰ～Ⅳ级。CT平扫显示肿瘤呈低密度灶，Ⅰ级边界清楚，占位效应轻；Ⅱ～Ⅳ级呈高、低或混杂密度肿块，肿块形态不规则，边界不清，占位效应和瘤周水肿明显，增强检查Ⅰ级、Ⅱ级无明显强化，Ⅲ级、Ⅳ级强化明显。

脑外伤：①脑挫裂伤，低密度水肿区内，散步斑点状高密度出血灶，伴有占位效应，可表现为广泛脑水肿或脑内水肿；②颅内血肿，急性脑内血肿呈边界清楚的类圆形高密度灶；③硬膜外血肿，颅板下方梭形或半圆形高密度灶，多位于骨折线附近；④硬膜下血肿，急性期可见颅板下新月形或半月形高密度影，脑水肿占位效应明显，亚急性或慢性期血肿呈高、等、低或混杂密度灶；⑤蛛网膜下腔出血，表现为脑沟、脑池内密度增高影，密度与出血量和出血时间长短有关，出血一般7天吸收，此时CT检查呈阴性。

2．胸部疾病　对原发和转移性纵隔肿瘤、淋巴结结核等的诊断价值较大；可以显示肺间质、实质的病变；对与心脏、大血管重叠病变的显示更具有优越性。采用增强扫描可以明确纵隔和肺门有无肿块或淋巴结增大、支气管有无狭窄或阻塞等。

3. 心脏、大血管疾病 多层螺旋 CT 可以很好地显示心包疾病、冠状动脉和心瓣膜的钙化、血管壁的钙化、斑块及血栓等；经静脉血管注入碘对比剂，行 CT 血管造影，可以清晰地显示冠心病、先天性心脏病的心内、外畸形及侧支血管。

4. 腹部疾病 主要用于肝、胆、胰、脾、腹膜腔及腹膜后间隙以及泌尿和生殖系统的疾病诊断，尤其是占位性、炎症性和外伤性疾病等（图 7-21）。CT 模拟仿真内镜技术可以用于整个胃肠道内部结构的观察，在病变部位可以立即获得与相应节段胃肠道垂直显示的影像，以同时观察管腔内、外的结构。

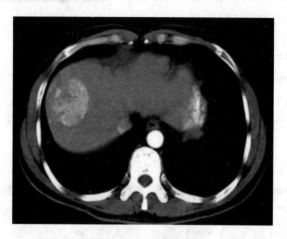

图 7-21　原发性肝癌

5. 骨关节疾病 对椎间盘突出及退行性病变诊断效果较好。螺旋 CT 三维表面重建（SSD）可以形成与骨骼标本外观极为相似的三维 CT 图像，对肿瘤侵犯骨质情况进行观察，可以从多方向判断骨质破坏程度，对复杂部位的骨折可准确显示骨折部位的解剖结构关系，有利于发现骨骼、椎体的畸形以及矫形、植骨手术计划的制订。

三、MRI 检查

（一）概述

磁共振成像（magnetic resonance imaging，MRI）是利用强外磁场内人体中的氢原子核，即氢质子（^1H）在特定射频脉冲作用下内产生磁共振现象所进行的一种医学成像技术。

1. MRI 成像基本原理 人体 ^1H 丰富，各器官、组织的磁共振信号强度不同，正常组织与病变产生的磁共振信号强度也不同，这种信号强度上的差别是 MRI 成像的基础。为此，对人体产生的磁共振信号进行采集、空间编码和图像重建处理，获得 MRI 图像。

将人体置于强外磁场中，施加特定频率的射频脉冲，将发生一系列的物理学现象，并产生磁共振信号。磁共振信号有纵向弛豫时间（T_1）、横向弛豫时间（T_2）和质子密度等参数，并由这些参数构成 MRI 的图像。主要以 T_1 参数构成的图像为 T_1 加权成像（T_1 weighted imaging，T_1WI），主要以 T_2 参数构成的图像为 T_2 加权成像（T_2 weighted imaging，T_2WI），主要由组织内质子密度构成的图像为质子密度加权成像（proton density weighted imaging，PDWI）。人体不同器官的正常组织与病理组织的 T_1、T_2 和质子密度是相对固定的，而且它们之间有一定的差别，MRI 就是利用这种差别来鉴别组织器官和诊断疾病。

知识链接

几种正常组织在 T_1WI 和 T_2WI 图像上的信号强度和影像灰度

		脑白质	脑灰质	脑脊液	韧带	肌肉	脂肪	骨皮质	骨髓
T_1WI	信号强度	较高	中等	低	低	中等	高	低	高
	影像灰度	白灰	灰	黑	黑	灰	白	黑	白
T_2WI	信号强度	中等	较高	高	低	中等	较高	低	中等
	影像灰度	灰	白灰	白	黑	灰	白灰	黑	灰

2. MRI 设备　MRI 的成像系统包括 MR 信号产生、数据采集处理、图像显示 3 部分。信号产生来自 MR 波谱仪，数据处理及图像显示部分与 CT 装置相似。

3. MRI 图像特点

（1）多参数灰阶图像：MRI 成像是多参数成像 [T_1、T_2 和质子密度（PD）等]，故可分别取得同一解剖部位，同一层面的 T_1WI、T_2WI 和 PDWI 图像，都是由黑到白不同灰度的灰阶图像。由组织反映出的不同的信号强度变化，就构成组织器官之间、正常组织和病理组织之间图像明暗的对比。在 T_1WI 上，脂肪的 MR 信号强，图像亮；脑和肌肉信号居中，图像灰；脑脊液、骨与空气信号弱，图像黑。在 T_2WI 上，则与 T_1WI 不同，如脑脊液 MR 信号强，图像呈白影。T_1WI 有利于观察解剖结构，T_2WI 可更好地显示病变（图 7-22）。

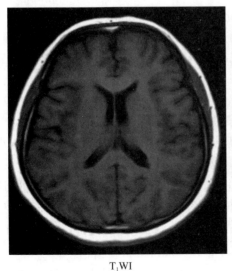
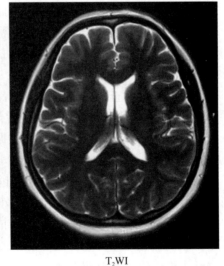

T_1WI　　　　　　　　　　　　　　　T_2WI

图 7-22　正常头颅 MRI

（2）多方位断层图像：可直接获得人体横断面、冠状面、矢状面及任何方向的断层图像，获得高度清晰逼真的组织解剖结构和病变。

（3）流空效应：心血管内的血液由于流动迅速，所以测不到 MR 信号呈低信号，这就是流空效应。这一效应使心腔和血管不注入对比剂就可显示。

（4）MRI 对比增强效应：常用对比剂为钆 - 二乙三胺五乙酸（Gd-DTPA），可缩短周围质

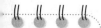

子的弛豫时间，有利于肿瘤、非肿瘤的病变和中枢神经系统疾病的鉴别。

4．MRI检查技术

（1）序列技术：MRI的高敏感性基于正常组织与病理组织弛豫时间T_1及T_2的不同，并受质子密度、脉冲序列的影响。常用的脉冲序列有自旋回波、梯度回波、翻转恢复等。自旋回波（spin echo，SE）序列是最基本、最常用的成像序列。在SE序列中，高信号为白色，低信号为黑色。如含气器官及骨皮质由于氢质子少而呈黑色。SE序列的成像时间长，成像时要求患者制动。而梯度回波（gradient echo，GRE）序列的特点是成像快，图像质量好。

（2）对比增强检查技术：静脉内注入能使质子弛豫时间缩短的顺磁性的对比剂，如Gd-DTPA，它能改变组织和病变的弛豫时间，从而提高正常组织与病变间的对比。

（3）磁共振血管成像（magnetic resonance angiography，MRA）：是利用流空效应使血管内腔成像的技术，无需使用造影剂，安全、无创。流动的血液常呈低信号，使其与相邻组织间形成显著对比，可对大、中血管的病变诊断，对小血管、小病变的显示尚不满意。

（4）磁共振水成像（MR hydrography）：主要是利用静态液体具有长T_2弛豫时间的特点，在重T_2加权成像技术时，胆汁、胰液、尿液、脑脊液、内耳淋巴液、涎液、泪水等流动缓慢或相对静止的液体均呈高信号，获得犹如造影效果的图像，而T_2较短的实质器官及流动血液则表现为低信号，从而使含液体的器官显影。磁共振水成像技术包括磁共振胰胆管成像（MRCP）、磁共振泌尿系成像（MRU）、磁共振椎管成像（MRM）等。

（5）功能磁共振成像（functional MR imaging，fMRI）：是以组织结构的生理功能为基础，以图像形式显示其状态的成像技术。可提供脑部的功能信息，它包括弥散成像（diffusion imaging，DI）、灌注成像（perfusion imaging，PI）和脑活动功能成像。

（二）MRI检查前患者的准备

（1）心理准备：检查前向患者解释检查的目的、意义、检查过程和时间，以消除其紧张和恐惧，并配合检查。

（2）去除异物：协助患者去除影响检查的各种金属和磁性物品。

（3）禁忌证：幽闭恐惧症、早期妊娠、需要使用生命支持系统的危重患者、癫痫等不能进行检查；体内有金属植入物的患者（如心脏起搏器、金属人工瓣膜、金属支架胰岛素泵等）不能进行检查。

（4）制动镇静：因检查时间较长，嘱患者不要急躁，在医师的指导下保持体位制动，以免影响图像质量；小儿及不能合作者需镇静后再做检查。

（5）腹部检查：禁食、禁饮4小时；磁共振胰胆管成像（MRCP）检查前禁饮6小时以上；盆腔检查时须充盈膀胱；有宫内金属节育器者，必要时将其取出后再行检查。

（6）增强检查：询问患者有无钆对比剂过敏史；告知患者对比剂注射部位可出现短暂温热和疼痛，注射过程中也可能出现渗漏血管外现象；严重肾功能不全、肾移植及孕妇慎用钆对比剂；检查前签署"钆对比剂使用患者知情同意书"；建立抢救机制，常规配备抢救物品和药物。

（三）MRI检查的临床应用

1．中枢神经系统疾病 MRI三维成像和流空效应使病变定位、定性诊断更为准确，并可观察病变与血管的关系；对脑干、幕下区、枕骨大孔区、脊髓显示较好；对脑脱髓鞘病变、多发性硬化、脑梗死、脑与脊髓肿瘤、出血与脊髓空洞症的诊断价值较大。

2．纵隔、肺部病变 对纵隔肿瘤性病变、血管性病变以及肺肿瘤纵隔淋巴结转移的诊断与鉴别诊断有明显的优势。

3．心脏、大血管病变 对先天性心脏病、冠心病急性缺血期、心肌梗死后心腔扩大或室壁瘤的形成、心脏瓣膜病变及心肌病均显示较好，还可以显示血流改变；对主动脉瘤和主动脉夹层有较高的诊断价值。

4．腹部疾病　对肝硬化、肝海绵状血管瘤、肝细胞癌、先天性胆管囊状扩张、胆系结石、急性胰腺炎等疾病有较好的显示；磁共振胰胆管造影（MRCP）对胰胆管病变的显示有独特优势；对胃肠道肿瘤病变的范围、与周围组织的关系、分期和术后复发的诊断有一定的价值。

5．泌尿系统疾病　对肾和膀胱恶性肿瘤病变的定位、范围、邻近脏器侵犯及转移灶的观察及诊断有很大优势；磁共振尿路造影（MRU）对输尿管狭窄与梗阻诊断价值较大。

6．生殖系统疾病　对前列腺增生、前列腺癌、子宫肌瘤等疾病均有良好的显示；对于子宫内膜癌及子宫颈癌的诊断、分期具有较高的价值。

7．骨、关节疾病　对椎间盘突出症进行影像诊断（图7-23）；对四肢骨骨髓炎和软组织内肿瘤及血管畸形显示较好，对关节软骨损伤、韧带损伤、关节积液等病变具有很高的诊断价值；在关节软骨的变性与坏死诊断中，早于其他影像学方法。

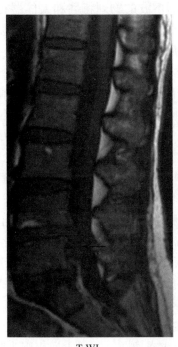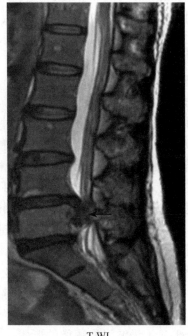

T₁WI　　　　　　　　T₂WI

图 7-23　腰椎间盘突出 MRI

8．消化系统疾病　对于消化系统、脾和腹膜腔疾病，MRI 已成为一种重要的检查技术。MRI 软组织分辨力高，有利于病变的检出和定性诊断。

小　结

1．放射学检查中包括 X 线、CT 及 MRI 检查等，能使人体内部结构和器官形成影像，达到诊断的目的。

2．X 线及其成像的基本原理：①X 线具有穿透性、荧光效应、摄影效应和电离与生物效应。②当 X 线穿过人体时，不同密度、厚度的组织吸收 X 线不同，而在荧光屏或胶片上形成黑白或明暗对比不同的影像。

3．放射学检查的临床应用：呼吸系统与骨关节系统的常见病、多发病普通 X 线检查即可做出初步诊断。胃肠道常见疾病首选胃肠道造影 X 线检查，而腹部实质性脏器首

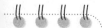

选 CT 检查。对于中枢神经系统疾病和肺部细小的病变选用 CT 或 MRI 检查，对肝结节的鉴别诊断 MRI 优于 CT。

4．不同放射学检查前，应根据检查指导患者需要做好的检查前准备。

（吴　茵）

第二节　超声检查

一、概述

超声检查（ultrasonic examination）是利用超声波的物理特性和人体器官组织声学特性，将二者相互作用后产生的声学信息接收、放大、处理，形成图形、曲线或其他数据，从而对人体组织器官的物理特性、形态结构与功能状态及病变做出诊断的非创伤性检查方法。

1．超声成像基本原理

（1）超声波：是指振动频率在 20000 赫兹（Hz）以上，超过人耳听觉阈值上限的声波。

（2）超声波的主要物理特性：①指向性。超声在介质中呈直线传播，有良好的指向性，这是超声对人体器官进行探查的基础。②反射、折射和散射。超声在介质中传播，遇到不同声阻抗会发生反射、折射和散射，利用这个特性可以显示不同组织的界面轮廓。③吸收与衰减。超声在介质中传播时，其声能逐渐减少，称为衰减，不同的人体组织，其衰减程度不同。④多普勒效应。超声束在传播中遇到运动的反射界面时，其反射波的频率将发生改变，为多普勒频移，这种现象称超声波多普勒效应。利用频移可探测血流速度和血流方向。

（3）超声成像的基本原理：人体结构对超声而言是一个复杂的介质，各种器官与组织，包括病理组织有它特定的声阻抗和衰减特性，因而构成声阻抗上的差别和衰减上的差异。具有一定频率的超声波在人体组织中传播时，经过人体组织不同的界面，在每层界面由于其声阻抗不同而发生不同程度的反射和（或）散射，这些反射和散射形成的回声，含有超声波在传播途中所经过的不同组织的声学信息，被换能器接收并经过仪器的信号处理系统的一系列处理，在显示器上显示为波形或图像的形式，形成声像图。一般无回声则为暗区（黑影），强回声则为亮区（白影）。人体不同组织的衰减程度不同，明显衰减时，其后方回声消失而出现声影。

> **知识链接** ────────────────────────────►
>
> ### 人体组织的声学类型
>
> 根据组织内部声阻抗及声阻抗差的大小，人体组织器官可分为以下 4 种声学类型。
>
> （1）无回声型（无反射型）：均匀的液性物质，B 型超声表现为液性暗区。
>
> （2）低回声型（少反射型）：实质性脏器如肝、脾、肾实质等，B 型超声表现为均匀细小的弱回声光点。
>
> （3）高回声型（多反射型）：乳腺、心内膜、大血管壁等，B 型超声表现为粗大不均匀的高回声光点。
>
> （4）强回声型（全反射型）：骨骼、结石、肺和胃肠道等，B 型超声表现为强回声区，后方伴声影。

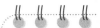

2．超声设备　医学诊断用超声波仪器含有换能器（探头）、信号处理系统和显示器，多根据压电效应原理制造，通常采用压电晶体作为换能器，换能器兼有超声发生器和回声接收器的功能。换能器有线扫描、凸弧扫描和扇扫描等类型。前两者用于腹部脏器扫描，后者用于心脏显像。

常用超声设备有 A 型超声仪、B 型超声仪、M 型超声仪和 D 型超声仪。D 型超声又称多普勒超声，包括频谱多普勒超声和彩色多普勒血流成像（color Doppler flow imaging，CDFI）等，可无创观察人体血流运动的速度、方向等。

3．超声检查方法

（1）二维超声检查：即 B 型超声检查，能清晰地、直观地实时显示各脏器的形态结构、空间位置、连续关系等，并可区分实质性、液性或含气性组织，为超声检查的基础，是目前应用最广泛的超声检查方法。主要用于检查腹盆腔脏器、浅表器官、心脏血管和肌肉骨关节系统。

（2）M 型超声：主要用于检查心脏和大血管，可检测房室和主动脉径线，左右室壁和室间隔厚度，瓣膜运动幅度和速度，左右室收缩功能等。

（3）D 型超声检查：频谱型多普勒能够获取组织和器官结构和病变的血流信息，可对病变的血流进行定性和定量分析，CDFI 显示信号的动态范围广，可敏感地发现异常血流。

（4）超声诊断新技术：包括三维超声成像、组织多普勒成像、声学造影、腔内超声等。①实时三维超声心动图：是超声医学成像一项技术性的突破。可以实时显示心脏的立体形态，可以进行任意方向、任意层面的切割，使心脏的大小、立体结构和复杂空间关系得以完整显示。主要应用于对左心室容量、质量指数和射血分数的评估；左心室室壁运动异常的评估；左心室运动同步化的评估；瓣膜功能和疾病的评估及先天性心脏病的评估。②腔内超声：经食管超声心动图、心脏内和血管内超声用于检查心血管疾病。经胃十二指肠超声、经直肠超声和经阴道超声用于检查相应和毗邻器官的疾病。

4．超声图像的特点　超声图像是根据探头所扫查的部位构成的断层图像，改变探头位置可获得任意方位的图像，是以解剖形态为基础，依据各种组织结构间的声阻抗差的大小以明（白）暗（黑）之间不同的灰度来反映回声的有无和强弱，从而分辨解剖结构的层次，显示脏器组织和病变的形态、轮廓和大小以及某些结构的声学性质。

（1）二维声像图：由黑至白不同灰度的光点组成，代表组织结构回声的强弱，图像显示范围受限，不能整体反应较大的脏器和病变。

（2）M 型声像图：以多条距离 - 时间曲线表示运动器官（心脏、大血管）的多层回声，能实时记录运动器官在一段时间的运动幅度和速度。

（3）频谱型多普勒声像图：以频谱方式显示，峰高显示的是血流方向和速度，能实时记录某一段时间内的血流信息。

（4）CDFI 声像图：以不同颜色的彩色信号代表血流方向，色彩的亮度反映血流速度，能显示心血管内某一断面的血流动力学信息。

二、超声检查前患者的准备

1．常规准备　超声检查前应将检查的必要性、安全性和检查步骤对患者做必要的解释和说明，以缓解其紧张心理，配合检查。

2．体位准备　超声探测时常规采取仰卧位，也可根据需要取侧卧位、俯卧位、半卧位或站立位。暴露皮肤、涂布耦合剂、探头紧贴皮肤进行扫查。

3．腹部检查　检查肝、胆囊、胰腺疾病，应空腹 8 ～ 12 小时；进行胃后方的胰腺及腹内深部病变的检查，可饮水 400 ～ 500 ml，充盈胃腔作为声窗；胆囊检查需要评价胆囊收缩或了解胆管有无梗阻时，应备用脂肪餐；胃检查前需饮水及服胃造影剂，以显示胃黏膜和胃腔。

4. 泌尿生殖系统检查　早孕、妇科、膀胱及前列腺检查前 2 小时饮水 400～500 ml，适度充盈膀胱。需行腔内超声检查者，应选择不同的腔内探头并做好消毒等准备工作；经阴道妇产科超声检查前患者应排空尿液，经直肠超声检查前需进行清洁灌肠。

5. 心脏、外周血管、浅表器官及组织检查　一般不需特殊准备。但经食管超声心动图检查，检查前禁饮 8 小时以上，检查后 2 小时内禁饮。检查前患者需签署知情同意书。

6. 婴幼儿及不合作者检查　可用水合氯醛灌肠，安静或入睡后再行检查。

7. 介入超声检查　接受肝穿刺、肾活检等介入超声诊断者，术前需征得患者或家属的同意，常规做凝血功能检查及相应的心、肝、肾功能的测定。注意观察并记录术后患者一般情况、定时测量和记录脉搏、血压等。

三、超声检查临床应用

（一）肝

1. 正常肝声像图　正常肝包膜整齐、光滑，呈细线样强回声；肝实质回声中等且均匀；肝内管道结构呈自然的树枝状分布，肝血管管壁回声较强，血管腔无回声。

2. 常见肝病声像图

（1）肝硬化声像图：肝硬化早期肝可正常或轻度增大；病变进展，肝体积缩小，左右叶比例失调；肝表面凹凸不平或呈锯齿状，实质回声弥漫性增高、增粗，分布不均；肝静脉变细或显示不清楚；严重者可有腹水（图 7-24）。

（2）肝囊肿声像图：肝内见一个或多个圆形或椭圆形无回声区；囊壁菲薄，边界整齐光滑，与周围组织分界清楚；囊肿后方回声增强。

（3）肝血管瘤声像图：血管瘤直径＜ 2 cm 时，表现为圆形或椭圆形高回声结节，病灶内可见到细小的筛孔状弱回声，边界清晰；直径 2～4 cm 时，边界清晰似壁，形态或边缘不规则，多数表现为强回声，其内可见筛孔状虫蚀样弱回声；直径超过 4 cm 时，内部回声结构复杂，强、弱回声交错，边界清晰似壁，后方回声增强（图 7-25）。

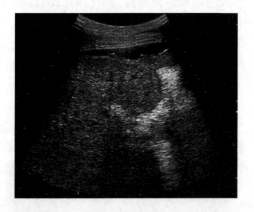
图 7-24　肝硬化

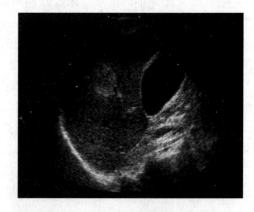
图 7-25　肝血管瘤

（4）肝脓肿声像图：可见单发或多发的低回声或无回声肿块；脓肿壁表现强回声，厚薄不等，外壁光滑，内壁不平整；脓肿周围显示由亮渐暗的环状回声的水肿带；脓腔的无回声、脓肿壁的强回声和周围的低回声形成所谓"环中环"征。

（5）原发性肝癌声像图：肿瘤较小时，①多呈圆形或类圆形，边界清楚，轮廓线较光整；②多为均匀的低回声，肿块周边有弱回声晕，在侧后方形成声影。肿瘤较大（＞ 5 cm）时，①显示为类圆形、椭圆形或分叶状，边界不规则，周边晕可因肿瘤穿破包膜而显示不完整或不规则；②内部回声多不均匀，以高低回声混合者居多，呈"结节中结节"；③当肿瘤出现坏死性液化时，病灶内可见无回声区（图7-26）。

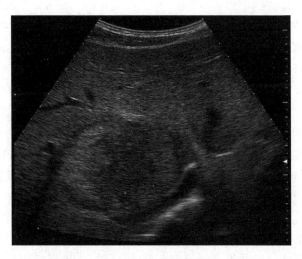

图7-26　原发性肝癌

（6）转移性肝癌声像图：根据内部回声高低分为4种。①高回声型：较多见，主要来自消化道肿瘤。特征性的表现是"牛眼征"，即肿瘤内部呈高回声，周围有一较宽的弱回声环。②低回声型：一般肿瘤较小，内部呈低回声，边界清，周边多有晕环。③无回声型：肿瘤表现为无回声区，边界清楚，但没有明确的囊壁回声，一般后方回声无或轻度增强。④混合回声型：肿瘤周围呈环状高回声，中央为无回声，也可强弱不均，呈条状分隔。

（二）胆道系统

1. 正常胆道系统声像图　正常胆囊呈梨形或椭圆形无回声结构，向颈部移行逐渐变细，胆囊壁薄，光滑清晰，厚度不超过0.3 cm。正常肝内胆管与门静脉分支相伴行；肝外胆管的主要超声定位标志是门静脉、下腔静脉和胰头。一般情况下，上段肝外胆管与门静脉伴行，中、下段肝外胆管与下腔静脉伴行。管壁为强回声，光滑整齐，纵切面呈无回声长管状影，横切面呈小圆形无回声影。

2. 常见胆道系统疾病声像图

（1）胆囊结石声像图：胆囊腔内见强回声结节或斑点，其形态结构恒定；强回声的后方伴有声影（图7-27）；改变体位时结石随重力方向移动。

（2）急性胆囊炎声像图：胆囊轮廓饱满，胆囊横径＞3.5cm；胆壁增厚、毛糙，可呈"双边影"（图7-28）；部分患者胆囊颈部显示结石回声。

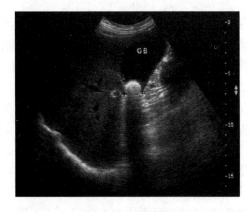

图7-27　胆囊结石

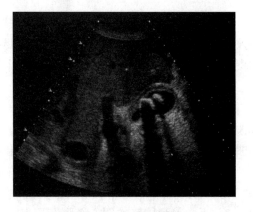

图7-28　急性胆囊炎

（3）慢性胆囊炎声像图：病变程度不同，胆囊大小可从无明显改变到萎缩；胆囊轮廓回声模糊，腔内可见结石或由组织碎屑所致的沉积性回声图像；胆壁增厚，厚度可达 5 mm 以上；长期慢性炎症可引起胆囊壁钙化。

（4）胆管结石声像图：扩张的胆管腔内见团块状强回声；团块状强回声后方可以有明显的声影或声影浅淡；肝内胆管结石可以引起病变肝萎缩和正常肝代偿性增大，导致肝形态不规则；肝外胆管结石于肝外胆管内见强回声团块伴后方声影，肝外胆管扩张，与后方的门静脉构成"双管征"，肝内胆管普遍扩张。

（5）胆管癌声像图：①高位胆管癌，肝大，肝内胆管显著扩张。沿扩张胆管扫查至肝门可见强回声或等回声的结节状肿瘤，或见肝门部胆管管壁增厚和管腔狭窄，或见胆管呈截断征象。胆囊形态正常或充盈不佳，肝外胆管呈正常状态或不显示。②肝外胆管癌，梗阻部位以上的肝外胆管和肝内胆管扩张，胆囊肿大。梗阻的肝外胆管可见结节状或乳头状等回声或高回声肿瘤，或见肝外胆管壁增厚和管腔狭窄，或见肝外胆管呈截断征象。

（三）胰腺疾病

1. 正常胰腺声像图　长轴切面呈蚯蚓形、哑铃形或腊肠形，边界光滑整齐，胰头稍膨大，呈椭圆形；胰腺实质呈均匀细小的回声光点，比肝回声稍强；胰头、体、尾前后径分别小于 2.5 cm、2.0 cm、2.0 cm（图 7-29）。

2. 常见胰腺疾病声像图

（1）急性胰腺炎声像图：胰腺增大增厚，多呈弥漫性，也可为局限性肿大，边界常不清，内部回声强度减低，随病情好转上述改变可迅速消失；出血性坏死性胰腺炎者胰腺明显肿大，边缘模糊不清，回声强弱不均伴无回声暗区（图 7-30）。

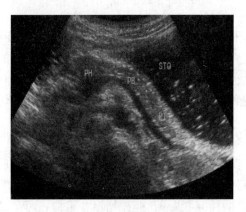

图 7-29　正常胰腺声像图

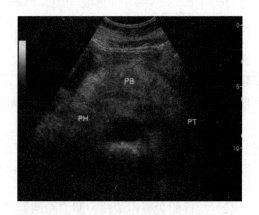

图 7-30　急性胰腺炎

（2）胰腺癌声像图：胰腺多呈局限性肿大，内见异常回声肿块，以低回声为主，轮廓不规则，边界模糊，肿瘤可向周围组织呈蟹足样或花瓣样浸润。癌肿坏死液化、出血及胰管阻塞时，可伴有小的无回声暗区，可有胆管和主胰管扩张。

（四）泌尿系统

1. 正常肾声像图　肾实质声略低于肝、脾，呈均匀分布的点状低回声。肾锥体回声在肾冠状面显示清楚，回声较肾皮质低，呈弱回声。肾中央部分为肾窦区，包括肾盂、肾盏、血管和脂肪，呈不规则的强回声区，又称肾集合系统。

2. 正常膀胱声像图　正常充盈的膀胱横切面呈圆形或椭圆形，纵切面呈边缘圆钝的三角形。膀胱腔内为均匀液性无回声区，膀胱壁连续、光滑为强回声带。

3. 正常前列腺声像图　经腹壁探查时，横切面成左右对称而圆钝的三角形或栗子形。包膜整齐，实质呈低回声，内有均匀分布的细小光点回声。其上下径为 3 cm，前后径为 2 cm，左右径为 4 cm。

4. 常见泌尿系统疾病声像图

（1）肾囊肿声像图：肾实质内可见单个或多个囊壁薄、边缘光滑、整齐呈圆形或椭圆形的无回声区，其后方回声增强，囊肿可向外凸出肾表面。当肾囊肿伴有出血或感染时，囊内可见点状或絮状回声。

（2）泌尿系统结石声像图：肾结石表现为肾窦区点状或团状强回声，后方伴有声影，直径小于 0.3 cm 的结石后方可无声影。肾结石伴积水者，在积水远端可发现嵌顿的强回声结节及其后方的声影。输尿管结石表现为在扩张输尿管的下端强回声，后方伴声影。膀胱结石表现为膀胱内强光团，后方伴声影，并随体位改变而移动（图 7-31）。

（3）肾细胞癌声像图：肾实质内见圆形、椭圆形或不规则形病灶，有良好的球体感。病灶边界较清楚，内部回声变化较多。直径 2 ~ 3 cm 的病灶多呈强回声，4 ~ 5 cm 的病灶多呈低回声，巨大肿瘤表现为不均匀性回声。肾癌往往向肾表面隆起，并可压迫或侵蚀肾窦使其变形或肾盂、肾盏扩张。

（4）膀胱肿瘤：表现为膀胱壁上有向腔内突起的赘生物，大小不一，形态多样，呈中等强度回声，表面不光滑，呈菜花状，有蒂肿瘤可随体位变化而有漂浮感。如肿瘤未侵及肌层，肿瘤附着部位膀胱壁轮廓光整；如肿瘤已侵及肌层，则膀胱壁回声连续性破坏，轮廓不清（图 7-32）。

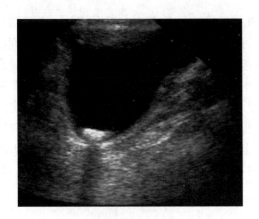 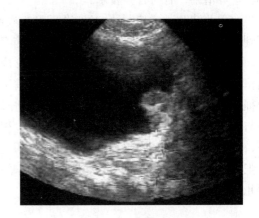

图 7-31　膀胱结石　　　　　　　　　　　　　图 7-32　膀胱肿瘤

（5）前列腺增生症：前列腺增大，以前后径为主；前列腺断面呈圆形或近圆形，外观规整，包膜回声增厚，但光滑连续；增生的内部常回声减弱，少数回声增强或等回声。

（五）女性生殖系统

1. 正常子宫声像图　膀胱适当充盈或阴道超声检查，纵切面子宫一般呈倒置的梨形，横切面呈椭圆形，轮廓清晰，被膜光滑，子宫肌层呈均匀低回声，子宫内膜呈高回声，中央可见强回声的宫腔线。成年女性正常子宫上下径为 5 ~ 7 cm，前后径 3 ~ 4 cm，左右径 4 ~ 5 cm。

2. 卵巢的生理性变化　青春前期卵巢体积较小，2 岁前容积小于 1 cm^3，12 岁前小于 2 cm^3，18 岁半后未出现青春期任何临床征象的正常女孩卵巢内可有多个 4 ~ 9 mm 直径的卵泡。生育期妇女卵泡的大小随月经周期可发生变化，优势卵泡会逐渐长大并排卵，排卵后形成黄体。绝经后卵巢内卵泡逐渐消失，呈低回声实性结节。

3. 正常妊娠子宫声像图　早期妊娠 5 周时可显示妊娠囊，为增大的子宫内见圆形或椭圆形的光环；中、晚期妊娠时主要发现妊娠有无异常，评定胎儿生长发育情况、进行孕龄估计或胎儿生理功能的观察。

4. 常见女性生殖系统疾病声像图 超声检查可以诊断子宫肌瘤、子宫内膜癌、卵巢肿瘤及胎儿畸形等疾病。

（1）子宫肌瘤声像图：子宫肌瘤是子宫最常见的良性肿瘤，其声像图可见子宫增大，形态不规则；肌瘤结节呈圆形低回声或等回声，周边有假性包膜形成的低回声晕；肌壁间肌瘤子宫内膜移向对侧且发生变形；黏膜下肌瘤内膜显示增宽、增强或显示出瘤体；肌瘤钙化时，其内出现点状、团状或带状强回声，后方伴声影。

（2）子宫内膜癌声像图：内膜癌的表现多种多样，典型的表现为宫腔内的不规则强回声结节，可伴宫腔积液。

（3）卵巢良性肿瘤：①浆液性囊腺瘤，包括单纯性囊腺瘤和乳头状囊腺瘤，前者表现为薄壁囊肿，内部透声好，5～10 cm大小；乳头状囊腺瘤囊壁上可见乳头状突起。②黏液性囊腺瘤，黏液性囊腺瘤通常体积较浆液性囊腺瘤大，壁较厚，内常有较多分隔，液体内常有点状回声。③囊性畸胎瘤，是最常见的卵巢良性肿瘤，有很多特征性的超声表现，如"脂液分层征""面团征""杂乱结构征"等，术前多数能由超声做出明确诊断。

（4）卵巢恶性肿瘤：①原发恶性肿瘤，卵巢的原发恶性肿瘤的种类很多，有的属低度恶性，有的恶性程度却非常高。多数恶性肿瘤都是囊实性的，不规则，很多患者合并有腹腔特别是大网膜的转移及腹水。②转移性卵巢恶性肿瘤，很多肿瘤都可以转移到卵巢上，以原发于消化道、乳腺的恶性肿瘤转移到卵巢上多见，一般表现为双侧卵巢以实性为主的包块，常一大一小，边界清晰，有时合并腹水。

（5）胎儿畸形：超声检查是诊断胎儿畸形最直接、最方便的方法。①无脑儿：于头部见不到颅骨的环状强回声，有时可见外露的脑组织，可合并有羊水过多。②脊柱裂：脊柱排列紊乱，表面皮肤组织部分缺如或向表面隆起形成囊性包块，前者为开放性脊柱裂，后者为脊膜膨出。③脑积水：可见脑室扩大，脉络丛悬垂于积液中，脑组织变薄或大部分消失。④心内膜垫缺损：胎儿心率正常或出现心动过缓，四腔切面显示心内十字交叉结构消失，也就是有房间隔与室间隔缺损，房室瓣只有一对。⑤心包积液：心包腔内出现明显的液性暗区围绕在心脏四周，常合并有腹水、胸腔积液。⑥十二指肠梗阻：十二指肠远端部分或完全性闭锁引起其近端扩张积液，表现为上腹腔内相邻的两个液性暗区（另一个为胃泡），称为"双泡征"。⑦其他，如婴儿型多囊肾、肾积水、部分肢体缺如等。

小 结

1. 超声成像的基本原理：超声波经过不同组织的界面时，由于其声阻抗不同而发生不同程度的反射或散射，这些声学信息经一系列处理后，形成相应的波形或图像（声像图）。超声检查常用的技术主要有二维超声检查、频谱型多普勒超声检查和彩色多普勒血流显像。

2. 超声检查主要用于腹部实质脏器，如肝、胆道、胰腺、肾、女性生殖器官的形态与功能的检查。应掌握这些组织器官的正常及常见病变的声像学图特点。

3. 超声检查前的准备基本原则同放射学检查，应掌握不同检查项目的特殊要求，尤其是饮食、饮水的要求等。

（吴 茵）

第三节 核医学检查

一、分子影像学和核医学

分子影像学（molecular imaging）是指在活体状态下，应用影像学的方法对人或动物体内的细胞和分子水平的生物学过程进行成像，并进行定性和定量研究的一门学科。核医学（nuclear medicine）是通过成像设备对放射学核素释放的射线进行灵敏和实时的监测，对人体正常和异常变化进行动态与静态、全身和断层成像的影像技术，是最早应用于分子影像学的成像技术，也是为数不多的进入临床应用阶段的分子成像技术。

科研小提示

分子影像学可应用于肿瘤研究，通过肿瘤血管生成分子成像使疾病的早期诊断和治疗称为可能。

（一）核医学检查基本原理

放射性核素或其标记化合物被引入人体后，可被脏器组织摄取，实现脏器、组织或病变的显像和功能的检查。这种放射性核素或其标记化合物称为显像剂或示踪剂。显像剂通过静脉、口服或吸入等方式被引入人体后，可通过不同的途径被脏器、组织摄取，由于这种显像剂能发射穿透组织的核射线（如 γ 射线），所以用放射性探测仪器经体表探测其在体内的吸收、分布和排出等代谢过程，进行平面或断层显像及功能测定，从而了解组织脏器的功能、代谢或血流灌注等情况或体内某一通道的通畅程度，对疾病进行诊断。

（二）核医学检查的主要方法

1. 放射性核素显像法　是利用放射性核素示踪技术在人体内实现正常和病变组织显像的核医学检查法，主要包括单光子发射计算机体层显像仪（single photon emission computed tomography，SPECT）和正电子发射体层显像（positron emission tomography，PET）等。放射性核素成像技术具有灵敏度高、可定量等优点，与 CT 和 MRI 结合后形成的 SPECT-CT、PET-CT、PET-MRI 是目前可用于临床的最为成熟的分子影像技术。

2. 放射性核素非显像法　即脏器功能测定，将示踪剂引入体内后，用功能测定仪在体表对准特定脏器，连续或间断地探测和记录示踪剂在脏器和组织中被摄取、聚集和排出的情况，多以时间 - 放射性曲线形式显示，即可对脏器的血流及功能状态进行判断。临床常用有肾图仪、甲状腺功能测定仪等。

（三）核医学显像特点

核医学显像为功能显像，不仅可显示脏器和病变的位置、形态、大小的解剖图像，同时提供脏器和病变的血流、功能、代谢，甚至是分子水平的化学信息，有利于疾病的早期诊断；可以对影像进行定量分析，提供有关血流、功能和代谢的各种参数；具有较高的特异性，可使某些脏器、组织或病变特异地摄取特定显像剂而显影；是一种无创性的检查，毒副作用很少。

二、核医学检查前患者的准备

（一）常规准备

1. 向患者说明检查的目的、意义、方法和时间，以消除其紧张与恐惧，取得理解与配合。

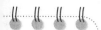

2．在应用放射性药物前仔细核对患者的基本资料、检查的内容、放射性药物的名称等。

（二）神经系统

1．脑血流灌注显像　注射显像剂前5分钟至注射后5分钟进行视听封闭，给患者带眼罩和耳塞，以减少声音、光线等对脑血流灌注和功能的影响；头托固定头部，保持环境安静，对不能制动或安静者，需镇静后再行检查。

2．脑葡萄糖代谢显像　检查前禁食4～8小时。

（三）心血管系统

1．心肌灌注显像　检查前2天停用β受体阻滞剂和抗心绞痛的药物；检查前至少禁食4小时；嘱患者自带脂肪餐，于注射显像剂后30分钟服用，以促进胆汁排泄，减少肝胆对显像的影响。

2．心肌灌注负荷试验　①运动负荷：试验前48小时尽可能停用β受体阻滞剂和硝酸酯类药物，检查日当天空腹或素食3小时后为宜，应全程进行心电图监测，在注射显像剂前、后及注射过程中均需观察心电图变化，并记录心率和血压；②药物负荷试验前48小时停用双嘧达莫及氨茶碱类药物；检查当日空腹或素食3小时后，禁服咖啡类饮料，试验前建立静脉通道，并备好抢救药物及物品，全程监测、记录血压和心电图等指标。

（四）内分泌系统

1．葡萄糖负荷 ^{18}F-FDG 显像　检查前禁食至少6小时；注射显像剂前30分钟根据患者的血糖水平口服葡萄糖25～50g。

2．甲状腺吸 ^{131}I 率试验　检查前停服含碘的食物、药物及影响甲状腺功能的药物2周以上；检查当日空腹以保证 ^{131}I 的充分吸收，用药后继续禁食1～2小时；因 ^{131}I 可通过胎盘屏障，并可通过乳汁分泌，因此妊娠期妇女禁用，哺乳期妇女要停止哺乳2周以上。

3．肾上腺皮质显像　检查前停用影响显像剂摄取的药物和激素至少2周；检查前3天开始口服复方碘溶液封闭甲状腺；显像前一天晚上口服缓泻剂清洁肠道。

4．肾上腺髓质显像　检查前停用能抑制肾上腺髓质功能的药物至少1周；检查前封闭甲状腺和清洁肠道（同肾上腺皮质显像）。

（五）骨骼系统

1．检查前24小时内禁行消化道造影检查，显像前去除患者身上的金属物品。

2．显像前排空膀胱（输尿管肠道吻合口术后患者要排空尿袋）。

3．注射骨显像剂后多饮水，多排尿，以促进显像剂的排出。排尿时注意避免尿液污染衣物及皮肤，以免造成放射性伪影。如有污染，及时更换衣裤，擦洗皮肤。

（六）呼吸系统

1．肺血流灌注显像　检查前详细询问病史，有无蛋白质过敏史；向患者及家属说明显像流程，获得其合作；常规吸氧10分钟后取仰卧位。

2．肺通气显像　检查前无需患者做特殊准备。

（七）泌尿系统

检查前3天停用利尿剂；检查前2天禁行静脉肾盂造影检查；可正常饮食，显像前30分钟饮水300～500ml；显像前排空膀胱尿液。

三、核医学检查的临床应用

（一）神经系统核医学检查

1．脑血流灌注显像　静脉注射脑血流灌注显像所需的放射性药物（显像剂），如双半胱乙酯可通过血-脑脊液屏障进入脑实质内，并可在脑实质内停留足够的时间，其进入脑实质细胞的量与局部脑血流量和脑功能呈正相关。在体外用 SPECT 仪可显示脑血流的灌注和功能状态。临床主要用于脑缺血性疾病早期诊断；癫痫病灶的定位诊断；阿尔茨海默病、精神性疾病、震颤性麻痹、小儿缺血缺氧性脑病的诊断。

2. 脑葡萄糖代谢显像 ^{18}F- 氟代脱氧葡萄糖（^{18}F-FDG）为葡萄糖类似物，具有与葡萄糖相同的细胞运转方式而被脑细胞摄取，滞留于脑细胞内。静脉注射 ^{18}F-FDG 后 45～60 分钟在体外用 PET 或符合线路 SPECT 进行脑葡萄糖代谢显像。临床主要用于脑瘤的诊断与鉴别诊断、疗效随访和预后判断；癫痫灶定位；脑缺血性疾病的定位诊断及疗效随访；锥体外系疾病和共济失调疾病的诊断；脑功能的研究。

（二）心血管系统核医学检查

1. 心肌灌注显像 正常心肌细胞可选择性地摄取放射性核素标记的化合物，如 ^{99m}TC- 甲氧基异丁基异腈（^{99m}TC-MIBI），摄取量与该区域冠状动脉血流量呈正相关，与局部心肌细胞的功能和活性相关，在体外利用 SPECT 显像仪，即可从体表探测到其在心肌摄取的情况。显像方法包括负荷显像和静息显像。负荷心肌显像，包括运动负荷和药物负荷，临床多采用药物负荷（双嘧达莫或腺苷）显像，主要用于冠心病心肌缺血、心肌梗死的诊断；冠心病预后的估测；冠心病内科或手术治疗的疗效观察；心肌病的鉴别诊断等。

2. ^{18}F-FDG 心肌代谢显像 显像的方法主要有空腹 ^{18}F-FDG 显像和葡萄糖负荷 ^{18}F-FDG 显像两种。临床多在糖负荷状态下静脉注射 ^{18}F-FDG 后，被心肌细胞摄取，经己糖激酶作用后转变为 6- 磷酸 -^{18}F-FDG，它不能参与进一步的糖代谢，而停留在心肌细胞。在体外用 PET 或符合线路 SPECT 进行心肌糖代谢显像即可间接了解葡萄糖在心肌内的摄取和分布情况。局部心肌摄取葡萄糖是心肌存活的可靠标志，是判断存活心肌的"金标准"。临床主要用于冠心病心肌活性的测定和疗效评定。

（三）内分泌系统核医学检查

1. 甲状腺显像 甲状腺具有摄取和浓聚 ^{131}I 的特性，将 ^{131}I 引入体内后（空腹口服），即在有功能的甲状腺组织内浓聚，在体外用特定的核医学显像仪器探测 ^{131}I 所发射的 γ 射线的分布情况，可获得包括甲状腺大小、位置、形态和放射性分布的图像。高锝酸盐（^{99m}TC）也可用于甲状腺显像，半衰期短且图像质量较好，较常用。临床主要用于异位甲状腺的定位诊断、甲状腺结节功能的判定、甲状腺转移灶的探测等。

2. 甲状腺摄 ^{131}I 率测定 给患者口服一定量的 Na^{131}I，利用甲状腺功能仪测得不同时间体表甲状腺部位的放射性来判断甲状腺的功能状态。服药后 2 小时、4 小时、24 小时分别测定本底、甲状腺部位和标准源的放射性计数，通过公式计算不同时间甲状腺摄 ^{131}I 率，临床上可用于进行甲状腺功能亢进、甲状腺炎、甲状腺肿和甲状腺功能减低的诊断。

（四）骨骼系统核医学检查

静脉注射放射显像剂，如 ^{99m}Tc 标记的亚甲基二磷酸盐（^{99m}Tc-MDP）后，通过化学吸附和离子交换途径，沉积在骨骼的羟基磷灰石晶体表面，在体外利用 SPECT 显像装置可以获得全身骨骼的图像。临床主要用于恶性肿瘤患者疑有骨转移者寻找骨转移病灶，可较 X 线摄片或 CT 早 3～6 个月发现病灶，现已成为诊断肿瘤骨转移的首选方法（图 7-33）。骨显像亦可进行原发性骨肿瘤的诊断，早期发现侵犯部位，以及股骨头缺血性坏死的早期诊断。

（五）呼吸系统核医学检查

1. 肺灌注显像 静脉注射直径在 10～90 μm 的放射性核素 ^{99m}Tc 标记的大颗粒聚合人血清白蛋白（^{99m}Tc-MAA），因人体肺毛细血管的直径为 7～9 μm，因此 ^{99m}Tc-MAA 进入人体后随血流进入右心系统，与肺动脉血混合均匀并流经肺毛细血管，一过性暂时栓塞于肺毛细血管床，其分布与肺动脉血流灌注量呈正比。应用核医学显像装置（SPECT 仪）在体外可获得反映肺部血流灌注的图像。

2. 肺通气显像 将放射性气溶胶 ^{99m}Tc- 葡萄糖磷脂（^{99m}Tc-GP）经雾化吸入后，沉积和滞

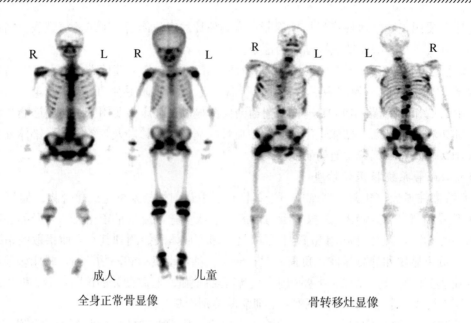

成人　　　　　儿童

全身正常骨显像　　　　　　　　骨转移灶显像

图 7-33　骨显像

留于气管、支气管、细支气管和肺泡。用核医学显像装置（SPECT 仪）在体外可获得放射性气溶胶在呼吸道的分布情况，从而判断气道通畅情况和局部的通气功能。临床一般同时进行肺通气 - 灌注显像，结合两种显像图像特征进行病变判断。主要用于肺动脉血栓栓塞症、慢性阻塞性肺疾病和肺动脉高压的诊断。

（六）泌尿系统核医学检查

1. 肾动态显像　静脉注射可快速经肾小球滤过或肾小管上皮细胞分泌而不被再吸收的显像剂（^{99m}Tc-DTPA 或 ^{99m}Tc-EC），用 SPECT 显像仪器进行连续的肾动态显像，可观察到显像剂通过腹主动脉、肾动脉、肾实质和输尿管而到达膀胱的一系列动态影像。临床主要用于肾功能的判断、上尿路梗阻的诊断和疗效判断、单侧肾血管性高血压的筛选、急性肾动脉栓塞的诊断和随访及肾移植术后的监测等。

2. 肾静态显像　静脉注射慢速通过肾的显像剂（^{99m}Tc-DMSA），它们能被选择性浓聚并暂时停留在肾小管上皮细胞内。注射显像剂 1 ～ 2 小时后，双肾放射性分布的影像，为肾实质影像。肾静态显像可显示肾的形态、位置、大小，了解肾的功能及有无占位病变。临床主要用于肾的位置与形态异常和先天畸形的诊断以及炎性肾病的辅助诊断。

小　结

1. 核医学检查是将放射性核素或其标记化合物被引入人体后，被脏器组织摄取，通过放射性探测仪经体表探测其所发射的核射线，可了解其在体内的吸收、分布和排出的代谢过程，进而实现对相应组织、脏器或病变的显像和功能的检查。

2. 核医学检查前后的准备与处理：除了检查前的常规准备外，不同的检查项目有不同的要求。

3. 核医学检查主要用于不同组织器官的显像，如脑血流灌注显像、心肌灌注显像、肺灌注显像、肺通气显像等。其中，骨显像可比普通 X 线早 3 ～ 6 个月发现骨骼

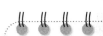

疾病，尤其是骨转移瘤的早期诊断，而心肌代谢显像是目前临床上判断心肌存活的"金标准"。

（吴　茵）

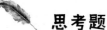

思考题

1．X 线的特性有哪些？

2．原发性肝癌声像图特点是什么？

3．案例分析

女性，32 岁，因反复发作餐后上腹部疼痛，拟诊胃溃疡，欲行口服钡餐造影试验。

（1）如何指导患者做好造影前的准备？

（2）根据病情，你认为可能出现哪些影像学表现？

常见症状评估

导学目标

通过本章内容的学习，学生应能够：

◆ **基本目标**

1. 复述常见症状的基本概念。

2. 说明常见症状的病因和发病机制。

3. 描述常见症状的评估要点。

◆ **发展目标**

1. 关心、爱护患者，及时帮助患者缓解症状。

2. 鉴别不同症状所致的临床表现，提出相关护理诊断/问题。

◆ **思政目标**

具备良好的人文修养和职业素养，加强共情沟通，基于患者真实世界的理解与沟通，弥合认知差距。

第一节　发　热

案例 8-1A

男性，19 岁，大学生，因持续发热就诊。患者 3 天前熬夜受凉后出现发热，呈持续性，波动于 37.6 ~ 38.8℃，伴咽痛及头枕部轻度疼痛，无寒战，无咳嗽、咳痰、胸痛，无腹痛、腹泻、恶心、呕吐，在家自服感冒冲剂等药，效果不佳。

请回答：

1. 该患者发热症状有何特点？

2. 应如何对患者进行问诊？

【概述】

机体受到致热原的作用，或各种原因使体温调节中枢发生功能障碍时，导致产热增多，散热减少，体温升高超过正常范围，称为发热（fever）。

（一）正常体温及生理变异

正常人的体温是受大脑皮质和下丘脑体温调节中枢控制，通过神经、体液等因素的调节，使机体的产热和散热保持动态平衡，从而维持体温的恒定。正常体温的范围如表8-1所示，正常体温在不同的个体稍有差异，并受昼夜、性别、年龄、情绪、活动程度、药物、环境等内、外因素的影响而略有波动，但波动范围不超过1℃，妇女在月经前及妊娠期体温稍高，剧烈运动、劳动或餐后、高温环境等情况下体温可略升高。老年人由于代谢率偏低，其体温相对于青壮年亦稍低。

表8-1　正常体温的范围

部位	平均温度	正常范围
口温	37.0℃（98.6℉）	36.3～37.2℃（97.3～99.0℉）
肛温	37.5℃（99.5℉）	36.5～37.7℃（97.7～99.9℉）
腋温	36.5℃（97.7℉）	36.0～37.0℃（96.8～98.6℉）

（二）发生机制

各种原因引起人体内产热增加或散热减少而出现发热，可分为致热原性和非致热原性发热。

1. 致热原性发热　是导致发热最主要的因素。致热原包括外源性和内源性两大类。外源性致热原是指来自体外的细菌、病毒、真菌、螺旋体、疟原虫等病原微生物及其分泌的内、外毒素；来自体内的炎性渗出物、无菌性坏死组织、抗原 - 抗体复合物等。外源性致热原为大分子物质，不能通过血 - 脑屏障作用于体温调节中枢，但可通过刺激血液中的中性粒细胞和单核 - 吞噬细胞系统，使之产生并释放白细胞介素 -1（interleukin-1，IL-1）、肿瘤坏死因子（tumor necrosis factor，TNF）、干扰素（interferon，IFN）、白细胞介素 -6（interleukin-6，IL-6）等内源性致热原，后者可以通过血 - 脑屏障直接作用于体温调节中枢的体温调定点，使体温阈值上移。体温调节中枢一方面可通过运动神经使骨骼肌收缩（表现为寒战），使产热增多；另一方面通过交感神经使皮肤血管及竖毛肌收缩，停止排汗，使散热减少。这一综合的调节作用使产热大于散热，体温升高而引起发热。

2. 非致热原性发热　由于体温调节中枢受损，如颅脑外伤、出血、炎症、中毒、中暑等，或产热过多，如甲状腺功能亢进症、癫痫持续状态等；或散热减少，如广泛性皮肤病、心力衰竭等，均影响体温的正常调节过程，使产热大于散热，引起发热。

（三）病因

按病因发热可分为感染性与非感染性，其中感染性发热最多见。

1. 感染性发热　各种病原体引起的感染性疾病，如细菌、病毒、支原体、衣原体、螺旋体、立克次体、真菌、寄生虫等感染，不论是急性、亚急性或慢性，全身性或局部性感染，均可引起发热。感染是发热最常见的病因，引起感染性发热最常见的病原体是细菌。

2. 非感染性发热　主要有以下几种常见原因。

（1）无菌性坏死物质的吸收：主要包括①机械性、物理性或化学性因素导致的机体组织损伤，常见于大手术后、大面积烧伤、机体内出血等。②血管栓塞或血栓形成引起的脏器梗死或肢体坏死，如心肌梗死、肺梗死或血栓闭塞性脉管炎等。③大量细胞破坏与组织坏死，可见于溶血反应、恶性肿瘤等。

（2）抗原 - 抗体反应：见于系统性红斑狼疮、类风湿性关节炎等自身免疫性疾病；血清病、药物热等变态反应性疾病。

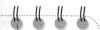
（3）内分泌及代谢障碍：如甲状腺功能亢进症、更年期症候群、痛风性关节炎等均可引起发热。

（4）中枢神经性发热：如颅脑外伤、脑出血、药物中毒、中暑等直接损害体温调节中枢，使体温调节功能失常。高热无汗为其临床特点。

（5）皮肤散热障碍：心功能不全或严重脱水时，心搏出量降低，皮肤血流量减少；广泛性皮炎、鱼鳞癣等，均可因皮肤散热减少而出现发热，多为低热。

（6）自主神经功能紊乱：由于自主神经功能紊乱而影响正常体温调节致体温升高，多为低热，常伴有自主神经功能紊乱的其他表现，属于功能性发热。常见于暑期发热、剧烈运动后发热、精神紧张发热、女性月经前期或妊娠早期发热等，多表现为低热。

（7）其他：血液病，如白血病、淋巴瘤等；结缔组织疾病，如系统性红斑狼疮、类风湿关节炎等；各种恶性肿瘤均可引起发热。

案例 8-1B

上述患者 1 日后体温高达 39.5 ℃，伴寒战、全身肌肉酸痛、头痛，口服感冒药后，体温不下降，并出现咳嗽，咳铁锈色痰，胸痛，咳嗽时加重。

请回答：

1. 请描述该患者发热的临床过程。

2. 判断患者发热的程度并描述其有何伴随症状。

【护理评估】

（一）健康史的采集

1. 发热的临床表现 询问患者起病缓急、发热程度、持续时间及体温变化的规律等。

（1）发热程度：以口腔温度为标准，将发热分为 4 种。①低热：37.3 ~ 38.0 ℃；②中等热：38.1 ~ 39.0 ℃；③高热：39.1 ~ 41.0 ℃；④超高热：41.0 ℃以上。

（2）发热的临床过程

1）体温上升期：此期特点是产热大于散热。患者表现为全身不适、肌肉酸痛、疲乏无力、皮肤苍白、干燥、无汗、畏寒或寒战等。由于皮肤散热减少刺激皮肤的冷觉感受器并传至中枢引起畏寒，还可引起骨骼肌不随意的周期性收缩，出现寒战及竖毛肌收缩，使产热增加。体温上升分为骤升型和缓升型两种方式。①骤升型：指体温在数小时内迅速升高达 39 ~ 40 ℃或以上，多伴有寒战，小儿易出现惊厥，见于大叶性肺炎、败血症、疟疾、急性肾盂肾炎、流行性感冒、输液或某些药物反应等；②缓升型：指体温于数日内逐渐上升达高峰，常不伴有寒战，见于结核病、伤寒、布鲁氏菌病等。

2）高热持续期：此期特点是产热和散热在较高水平上达到相对平衡。体温上升至高峰后保持一定时间，高热的持续时间的长短因病因不同而异，如疟疾可持续数小时高热，流行性感冒可持续数天，伤寒时高热则可持续数周。此期患者寒战消失，自觉全身灼热、呼吸加快，皮肤由苍白转为潮红、多汗。

3）体温下降期：此期特点是散热大于产热，体温逐渐下降至正常。患者表现为皮肤潮湿、多汗。体温下降分为骤降型和缓降型两种方式。①骤降型：体温在数小时内迅速下降至正常或稍低于正常，患者常伴有大汗淋漓，见于大叶性肺炎、疟疾、急性肾盂肾炎、输液反应等；②缓降型：指体温经数日逐渐下降到正常，见于风湿热、伤寒等。

（3）热型及临床意义：发热患者每天在不同时间测得的体温，记录在体温单上，绘制成体温曲线，该曲线的不同形态称为热型（fever type）。临床常见的热型有下列几种。

1）稽留热（continued fever）：体温持续在 39 ～ 40 ℃或以上达数日或数周，昼夜间体温波动范围不超过 1℃。此热型见于伤寒、大叶性肺炎高热期（图 8-1）。

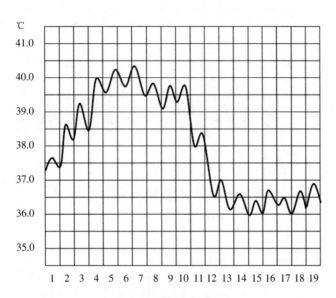

图 8-1　稽留热示意图

2）弛张热（remittent fever）：体温高达 39 ℃以上，昼夜波动范围超过 2 ℃，但最低温度仍高于正常。此热型见于化脓性感染、败血症、风湿热、重症肺结核等（图 8-2）。

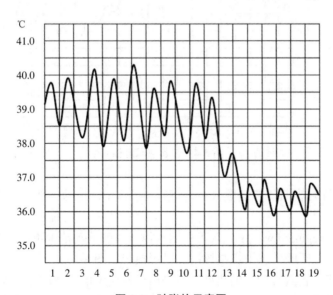

图 8-2　弛张热示意图

3）间歇热（intermittent fever）：体温骤升达 39 ℃以上，持续数小时后骤降至正常；无热期持续数小时或数日后，体温又突然升高，如此高热期与无热期交替出现。此热型见于疟疾、急性肾盂肾炎等（图 8-3）。

4）波状热（undulant fever）：体温逐渐升高达 39 ℃或以上，持续数日后体温逐渐降至正常，数日后体温又逐渐上升，如此反复多次，体温曲线呈波浪型。见于布鲁氏菌病（图 8-4）。

5）回归热（recurrent fever）：体温骤然升高至 39 ℃或以上，持续数日后体温骤然下降至

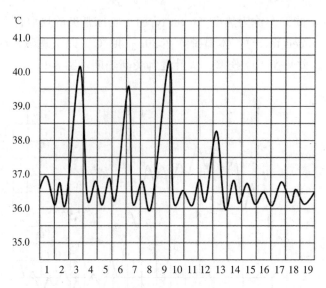

图 8-3　间歇热示意图

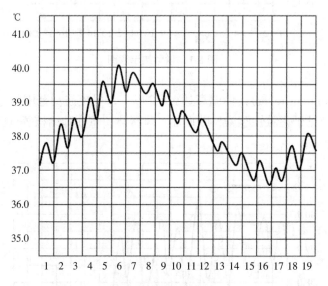

图 8-4　波状热示意图

正常。如此高热期与无热期各持续数日后，规律地交替出现。见于回归热、霍奇金病等（图8-5）。

6）不规则热（irregular fever）：发热无一定规律，体温波动范围不定，为临床常见的热型。常见于支气管肺炎、上呼吸道感染、结核病、风湿热等（图8-6）。

不同的发热性疾病各具有相应的热型，但是由于抗生素的广泛应用，及时控制了感染，或因解热药或糖皮质激素的应用，可使某些疾病的特征性热型变得不典型或呈不规则热型。热型也与个体反应的强弱有关，如老年人休克型肺炎时可仅有低热或无发热，而不具备肺炎的典型热型。

2. 发热引起的身心反应　询问患者有无以下身心反应。

（1）脉率、呼吸、血压的变化。①脉率：一般体温每升高1℃，脉搏平均每分钟增加10次。②呼吸：体温升高1℃，呼吸频率平均每分钟增加3～4次。当有肺部、胸膜疾患时，呼吸频率增加更多。③血压：急性发热或体温上升期，由于心率加快，末梢血管收缩，血压可略有升高；反之，体温下降期由于末梢血管扩张、大量出汗，血压可轻度下降。

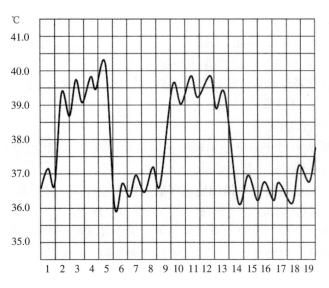

图 8-5　回归热示意图

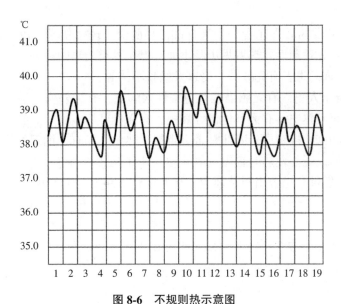

图 8-6　不规则热示意图

（2）中枢神经系统的变化：发热初期患者常感到头痛、头晕，高热时可出现烦躁不安、谵语。小儿高热易伴有惊厥。

（3）体重下降：发热时可使糖、脂肪、蛋白质分解，代谢率增强，以供机体热能需要，蛋白质每日分解量可为健康人的 3 ~ 4 倍。另外，由于发热可引起唾液、消化液分泌减少，胃肠蠕动减弱，患者可表现食欲缺乏或伴恶心、呕吐，故发热时间过长，会使患者体重减轻、机体免疫力下降。

（4）脱水：体温下降期由于出汗增多，皮肤及呼吸道水分蒸发也增多，易导致机体脱水。

（5）泌尿系统的变化：体温上升至高热时，可见尿量减少，尿比重升高。持续高热时，尿中可出现蛋白质和管型。

（6）心理反应：发热时，患者全身酸痛不适、头痛、头晕，因此可出现心情烦躁，尤其发热原因不明者，更会对自己的疾病有种种猜测，担心疾病预后不良，因而可出现焦虑、恐惧等。

3．发热的伴随症状

（1）伴寒战：见于大叶性肺炎、败血症、急性胆囊炎、急性肾盂肾炎、流行性脑脊髓膜炎、疟疾钩端螺旋体病、药物热、急性溶血或输血反应等。

（2）伴结膜充血：见于麻疹、流行性出血热、斑疹伤寒、钩端螺旋体病等。

（3）伴单纯疱疹：口唇单纯疱疹多出现于急性发热性疾病，见于大叶性肺炎、流行性脑脊髓炎、间日疟、流行性感冒等。

（4）伴淋巴结肿大：见于传染性单核细胞增多症、风疹、淋巴结结核、局灶性化脓性感染、丝虫病、白血病、淋巴瘤、转移癌等。

（5）伴肝脾大：见于传染性单核细胞增多症、病毒性肝炎、肝及胆道感染、布鲁氏菌病、疟疾结缔组织病、白血病、淋巴瘤、黑热病、急性血吸虫病等。

（6）伴出血：发热伴皮肤黏膜出血可见于重症感染及某些急性传染病，如流行性出血热、病毒性肝炎、斑疹伤寒、败血症等。也可见于某些血液病，如急性白血病、再生障碍性贫血、恶性组织细胞病等。

（7）伴关节肿痛：见于败血症、猩红热、布鲁氏菌病、风湿热、结缔组织病、痛风等。

（8）伴皮疹：见于麻疹、猩红热、风疹、水痘、斑疹伤寒、风湿热、结缔组织病、药物热等。

（9）伴昏迷：先发热后昏迷者见于流行性乙型脑炎、斑疹伤寒、流行性脑脊髓膜炎、中毒性菌痢、中暑等；先昏迷后发热者见于脑出血、巴比妥类药物中毒等。

4．诱发因素　询问患者有无疲劳、受寒及饮食不洁等。

5．相关病史及个人史　有无感染性及免疫性疾病史，有无外伤、手术史，有无输血、服药史。既往有无反复发热史，有无其他慢性病史，有无传染病接触史。有无饮用野外水或不洁饮水史，有无与动物密切接触史。既往是否有类似发热史，如有，询问发热间隔时间是否存在周期性或一定规律性。既往发热时曾做过的处理及处理效果。

6．诊疗和护理经过　是否用药及剂量，有无降温及方法、疗效等。

科研小提示

心理护理干预应用在呼吸内科发热患者可改善患者心理焦虑情绪，护理满意度较高，临床可持续推广。

7．相关知识的了解情况　对发热产生的病因及处理措施等相关知识的了解程度，发热时有哪些自我护理行为。

（二）身体评估

1．一般状态　生命体征、意识状态、面容表情、营养状况、身体活动情况。皮肤黏膜有无发红、皮疹、皮下出血、苍白。口腔黏膜有无溃疡，牙龈有无出血、溢脓。浅表淋巴结有无肿大、压痛。

2．胸部评估　呼吸动度，触觉语颤，肺部叩诊音，呼吸音改变，有无干、湿性啰音。

3．腹部评估　有无肌紧张、压痛及反跳痛，腹部包块，肝脾大，有无肾区叩击痛，有无肠鸣音亢进等。

4．神经系统评估　深、浅反射检查，有无病理反射及脑膜刺激征等。

（三）实验室及其他检查

1．实验室检查　血、尿、便常规，必要时进一步做血、尿、便、痰的病原学检查；骨髓、脑脊液、浆膜腔积液生化检查及培养；血涂片显微镜下查找疟原虫、狼疮细胞等。

2．其他检查 结核菌素试验；骨髓、脑脊液、浆膜腔积液检查；X 线胸片检查、腹部 B 超检查等。

案例 8-1C

上述患者身体评估：体温 39.4℃，血压 120/80 mmHg，脉搏 112 次 / 分，呼吸 30 次 / 分。神志清楚，急性病容，皮肤、黏膜干燥，未见皮疹、出血点、黄疸，全身浅表淋巴结未及肿大，扁桃体不大。胸廓对称，呼吸急促，听诊双肺呼吸音粗，左肺下部可闻及湿啰音。心率 112 次 / 分，律齐，未闻及心脏杂音。腹软，无压痛，肝脾未触及，双侧肾区无叩击痛。关节无红肿。

实验室检查：血常规示 RBC 4.3×10^{12}/L，WBC 17.5×10^9/L，中性粒细胞 93%，淋巴细胞 6%，单核细胞 1%。

胸部 X 线片示：左肺下叶片状高密度影。临床诊断：左肺下叶肺炎。

请回答：

根据目前的资料，你认为该患者可能的护理诊断有哪些？

【相关护理诊断】

1．体温过高 与病原微生物感染有关和（或）体温调节中枢功能障碍有关。

2．体液不足 / 有体液不足的危险 与高热期及体温下降期体液丢失过多有关；与液体摄入不足有关。

3．有口干的危险 与发热所致口腔黏膜干燥有关。

4．营养失调：低于机体需要量 与长期发热所致机体消耗增加、消化吸收功能减退、营养物质摄入不足有关。

5．焦虑 与担心疾病诊断不明、治疗效果不佳、预后不良有关。

6．潜在并发症：意识障碍、惊厥。

小 结

1．机体受到致热原的作用，或各种原因使体温调节中枢发生功能障碍时，导致产热增多，散热减少，体温升高超过正常范围，称为发热。发热机制包括致热原性发热和非致热原性发热。致热原包括外源性和内源性两大类。发热病因可分为感染性发热和非感染性发热。

2．发热护理评估要点包括发热的临床表现、发热引起的身心反应、发热的伴随症状、健康史的其他资料、身体评估和实验室与其他检查。

（乔红梅）

随堂测 8-1

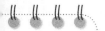
第二节 疼 痛

一、概述

疼痛（pain）是一种与组织损伤或潜在损伤相关的不愉快的主观感觉和情感体验，是临床常见症状之一。它由痛感觉和痛反应两部分组成。伤害性刺激作用于机体所引起的是痛感觉，表现为痛苦和焦虑；而机体对伤害性刺激所引起的生理和病理变化，如呼吸急促、血压升高、出冷汗和骨骼肌收缩等，则称为痛反应。

【发生机制】

痛觉感受器位于皮肤和其他组织内的神经末梢，各种物理、化学刺激作用于机体达到一定程度时，受损部位组织释放出乙酰胆碱、5-羟色胺、组胺、酸性代谢产物等致痛物质，痛觉感受器受到致痛物质的刺激后发出冲动，经上行传导系统上传至大脑皮质，产生痛觉，或在脊髓内弥散性上升引起情绪反应。

【疼痛的分类】

（一）根据疼痛发生的原始部位和传导途径分类

1. 皮肤痛 疼痛来自体表，多因皮肤受到刺、切割、挤压、烧灼等刺激引起。疼痛的特点为"双重痛觉"，即刺激后立即出现尖锐刺痛（快痛），定位准确，去除刺激后出现烧灼样疼痛（慢痛），定位不准确。

2. 躯体痛 是指肌肉、肌腱、筋膜和关节等深层组织引起的疼痛。其中骨膜神经分布最密，痛觉最敏感。各种原因都可以引起躯体痛，其中最重要的原因是肌肉缺血。

3. 内脏痛 主要是由内脏器官受到机械性牵拉、平滑肌痉挛或扩张、炎症、化学性刺激等引起。内脏痛定位常不明确，疼痛性质可为钝痛、绞痛或烧灼痛，发生缓慢而持久。

4. 牵涉痛 也称放射痛（radiating pain），指除病变引起内脏的局部疼痛外，出现相应体表部位的疼痛。由于原发病灶的痛觉冲动经内脏神经传入，又引起相应脊髓节段感觉神经的兴奋，可产生不同程度及范围的放射痛。如心绞痛的疼痛可放射到胸椎第 1～4 神经节分布区，患者可感到左肩、左前臂内侧疼痛；胆囊疾病疼痛可牵涉到右肩。

5. 假性痛 是指病变已经去除仍感觉相应部位疼痛，如截肢患者仍感觉已不存在的肢体疼痛。其发生可能与病变部位去除前的疼痛刺激在大脑皮质形成强兴奋灶的后遗影响有关。

6. 神经痛 为神经受损所致，可表现为剧烈灼痛或酸痛。

（二）根据疼痛部位分类

1. 头痛 发生于头部的疼痛。

2. 胸痛 发生于胸廓与胸腔部位的疼痛，包括源于胸壁表层皮肤或骨骼肌肉病变的疼痛，以及源于胸壁脏器病变的疼痛。

3. 腹痛 由腹部脏器病变或腹腔外疾病及全身性疾病引起的，发生于腹部的疼痛。

4. 其他 腰背痛、关节痛等。

（三）根据疼痛病程分类

1. 急性疼痛 常突然发生，有明确的开始时间，持续时间较短，以数分钟、数小时或数天之内者居多，常用镇痛方法可以控制。

2. 慢性疼痛 疼痛持续 3 个月以上，具有持续性、顽固性和反复发作的特点，疼痛较难控制。持续 2 年以上的疼痛一般认为属于永久性疼痛。

（四）按疼痛程度分类

1. 微痛 似痛非痛，常与其他感觉复合出现。

2．轻度疼痛　范围局限、程度轻微。

3．中度疼痛　疼痛较重，伴有心搏加快，血压升高。

4．剧烈疼痛　疼痛程度剧烈，痛反应强烈。

（五）按疼痛性质分类

1．钝痛（dull pain）　酸痛、胀痛、闷痛等。

2．锐痛（sharp pain）　刺痛、切割痛、灼痛、绞痛、撕裂样痛等。

3．其他　压榨样痛、跳痛、牵拉样痛等。

【常用疼痛测评工具】

1．视觉模拟评分法（visual analogue scale，VAS）　划一长 10 cm 的直线，两端分别代表无疼痛和难以忍受的剧烈疼痛。患者根据自己所感受的疼痛程度在直线上选择某一点代表当时疼痛的程度，然后用直尺测量从起点到患者确定点的直线距离，用测量到的数字表达疼痛的强度。这一方法可在一段时间内重复使用，以连续动态地反映患者疼痛程度的变化情况。

2．数字等级评分法（numerical rating scale，NRS）　划一长 10 cm 的直线，等分为 10 点，数字为 0 的一端表示无痛，数字为 10 的一端表示难以忍受的疼痛。患者根据自己所感受到的疼痛程度在直线上选择某一点代表当时疼痛的程度，然后用尺测量自起点至标记点的距离，即为评分值。评分值越高表示疼痛程度越重。该法是 VAS 方法的一种数字直观的表达方法，其优点是较 VAS 方法更为直观，该法不足之处是患者容易受到数字和描述字的干扰，降低了其灵敏性和准确性。

3．语言等级评分法（verbal rating scales，VRS）　该方法为一种评价疼痛程度和变化的方法，让患者从所给的一系列描述疼痛的形容词中挑选出符合自身疼痛程度的关键词。目前有多种口述评分法，包括 4 级评分法、5 级评分法、6 级评分法、12 级评分法和 15 级评分法。临床上最常用的是 5 级和 6 级评分法。分为无痛、轻度痛、中度痛、重度痛和剧烈痛 5 级，或无痛、轻度痛、中度痛、重度痛、剧烈痛和难以忍受的痛 6 级。该方法的优点是易于被护士和患者接受，缺点是受患者主观因素的影响较大。

4．Wong-Banker 疼痛面部表情评估法（Wong-Banker pain faces scale）　该方法用 6 种面部表情从微笑、悲伤至哭泣来表达疼痛程度，其中 0 为全无疼痛，1 为轻微疼痛，2 为中度疼痛，3 为严重疼痛，4 为更严重疼痛，5 为最剧烈疼痛（图 8-7）。此法适合任何年龄，没有特定的文化背景或性别要求，特别适用于急性疼痛、老人、小儿和表达能力丧失者。

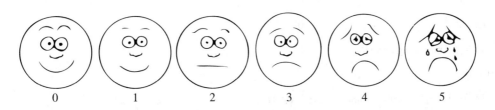

图 8-7　Wong-Banker 疼痛面部表情评估法

5．麦吉尔疼痛问卷（McGill pain questionnaire，MPQ）　为多因素疼痛测评工具，以疼痛的性质、特点、程度和伴随状态为测评重点，而不仅局限于疼痛程度的评估。该方法适用于临床科研工作或较为详细的疼痛调查工作。其缺点是复杂，评估费时长，且因某些词语表述较抽象，因此对患者的要求高。简化的麦吉尔疼痛问卷（short-form of McGill pain questionnaire，SF-MPQ）是在 MPQ 的基础上简化而成的。该问卷由以下 3 个部分组成。①疼痛评级指数：由 11 个感觉类和 4 个情感类对疼痛的描述词组成，每个描述词均需患者对其疼痛程度进行评级。0 代表无疼痛，1 代表轻度疼痛，2 代表中度疼痛，3 代表重度疼痛。根据患者回答的疼痛程度在相应级别处作记号。②视觉模拟评分法：以一长为 10 cm 的直线代表由无痛到剧痛的疼痛程度，让患者用笔根据自己疼痛的感受在线段上标明相应的点。③现时疼痛强度评分法：采用 5 级评分法，根据患者的主观感受在相应分值上做记号。最后对 3 个部分进行总评，分数越高疼痛越重。SF-MPQ 对慢性疼痛、癌症痛以及各种疼痛治疗产生的临床变化都较敏感，是一种敏感、可靠的疼痛评价方法（见表 8-2）。

表8-2　简化麦吉尔疼痛问卷

Ⅰ . 疼痛评级指数（pain rating index，PRI）

疼痛的性质	疼痛的程度			
	无疼痛	轻度疼痛	中度疼痛	重度疼痛
1. 感觉项				
跳痛（throbbing）	0	1	2	3
刺痛（shooting）	0	1	2	3
刀割痛（stabbing）	0	1	2	3
锐痛（sharp）	0	1	2	3
痉挛痛（cramping）	0	1	2	3
绞痛（gnawing）	0	1	2	3
热灼痛（hot，burning）	0	1	2	3
持续固定痛（aching）	0	1	2	3
胀痛（heavy）	0	1	2	3
触痛（tender）	0	1	2	3
撕裂痛（splitting）	0	1	2	3
感觉项总分：				
2. 情感项				
软弱无力（tiring-exhausting）	0	1	2	3
厌烦（sickening）	0	1	2	3
害怕（fearful）	0	1	2	3
受罪 - 惩罚感（punishing-cruel）	0	1	2	3
情感项总分：				

Ⅱ . 视觉模拟评分法（visual analogue scale，VAS）

无痛（0）——————————————————————— 剧痛（10）

Ⅲ . 现时疼痛强度（present pain index，PPI）评分法

0—无痛

1—轻度痛

2—中度痛

3—重度痛

4—剧烈痛

5— 难以忍受的痛

二、头痛

案例 8-2A

男性，69 岁，以"头痛、恶心、呕吐伴意识障碍 3 小时"为代主诉入院。

患者入院前 3 小时因情绪激动出现剧烈头痛，伴恶心、呕吐，呕吐物为胃内容物，继而出现意识不清，遂由家属送医院急诊科就诊。患者既往有高血压病史，血压控制不理想。

请回答：

1. 该患者头痛的特点是什么？头痛最可能的病因是什么？

2. 下一步的护理评估应重点关注哪些资料？

【概述】

头痛（headache）是临床极为常见的症状之一，是指额、颞、顶、枕部或全头部的疼痛。该症状可见于多种疾病，大多无特异性，全身性疾病可伴有头痛，过度紧张、劳累也可引起头痛。如有反复发作或持续性头痛也可能是某些器质性疾病，故对某些头痛原因不明的患者，应认真检查，寻找病因。国际头痛疾病分类第三版（ICHD-3，2018 年）将头痛分为三类：①原发性头痛；②继发性头痛；③痛性脑神经病变、其他面痛及其他类型头痛。

> **科研小提示**
>
> 头痛造成的疾病负担和医疗资源浪费已成为严重的公共卫生问题，亟待开展头痛门诊的规范化建设和医疗质量控制研究。

（一）发生机制

颅外各层组织及毗邻组织对痛觉均较为敏感，颅内组织对痛觉敏感只限于一部分血管以及软、硬脑膜，传导颅内外痛觉的神经主要为三叉神经、面神经、舌咽神经、迷走神经以及颈 1 ～ 3 神经，颅内外的痛敏结构受到各种病变损害时，即可引起多种性质的头痛。头痛发生机制有下列几种情况。

1. 血管因素　各种原因引起颅内、外血管的收缩、扩张以及血管受牵引或伸展均可导致头痛。

2. 脑膜受刺激或牵拉　颅内炎症或出血刺激脑膜，或同时发生脑水肿而牵拉脑膜引起头痛。如脑膜炎、脑炎等颅内炎症或蛛网膜下腔出血的血液刺激均可引起头痛。

3. 神经因素　具有痛觉的脑神经（三叉神经、舌咽神经、迷走神经）和颈神经被刺激、挤压或牵拉均可引起头痛。

4. 肌肉因素　头颈部肌肉持续收缩或痉挛引起局部缺血而致头痛，如精神过度紧张或头颈部外伤所致头痛。

5. 牵涉性因素　眼、耳、鼻及牙齿等病变的疼痛，可扩散或反射到头部而引起头痛。

6. 神经功能因素　神经功能紊乱可引起头痛，见于神经症和精神疾病。

（二）病因

1. 颅内病变　可见于：①感染，如脑膜炎、脑膜脑炎、脑炎、脑脓肿等；②血管病变，如脑出血、蛛网膜下腔出血、脑梗死、脑栓塞、高血压脑病、脑供血不足等；③占位性病变，如脑肿瘤、颅内转移瘤、颅内白血病浸润、颅内囊虫病等；④颅脑外伤，如脑震荡、颅内血肿、脑挫伤等；⑤其他，如偏头痛等。

2．颅外病变　常见于：①颅骨疾病，如颅骨肿瘤等；②神经痛，如三叉神经痛、枕神经痛等；③眼、耳、鼻及牙齿疾病所致的头痛。

3．全身性疾病　包括：①急性感染，如流感、肺炎、伤寒等发热性疾病；②心血管疾病，如原发性高血压等；③中毒性疾病，如乙醇、一氧化碳、有机磷等中毒；④其他，如尿毒症、低血糖、贫血、肺性脑病、月经期或绝经期头痛等。

4．精神心理因素　如焦虑、抑郁等精神障碍。

【护理评估】

（一）健康史的采集

1．头痛的临床表现　询问患者头痛的起病方式，头痛的部位、程度、性质，头痛出现的时间与持续时间、诱发加重及缓解的因素等。

（1）头痛的起病方式：急剧的头痛并有不同程度意识障碍而无发热者，提示颅内血管性疾病，如蛛网膜下腔出血；急性起病并有发热者，常为感染性疾病所致。长期反复发作性头痛或搏动性头痛，多为血管性头痛或神经痛；慢性进行性头痛并有颅内压增高的症状，应考虑有颅内占位性病变的可能。

（2）头痛的部位：如偏头痛多在一侧；高血压引起的头痛多在额部或整个头部；全身性感染或颅内感染的头痛，多为全头痛；眼源性头痛多为浅在性且局限于眼眶、前额或颞部。鼻源性或牙源性也多为浅表性疼痛。

（3）头痛的程度与性质：三叉神经痛、脑膜刺激、偏头痛的疼痛最为剧烈，脑肿瘤的疼痛多为轻度或中度钝痛；高血压性、发热性及血管源性疾病常有搏动性；神经痛多呈电击样或针刺样痛，如三叉神经痛、枕神经痛；紧张型头痛多有重压感、紧箍感或戴帽感等。也可用测评工具测评疼痛程度和性质。

（4）头痛出现的时间与持续时间：脑肿瘤、颅内压增高头痛常在清晨加剧；鼻窦炎引起的头痛也常在清晨或上午明显；下午痛重常为偏头痛；女性偏头痛常与月经周期有关；脑肿瘤的头痛常为持续性。

（5）诱发加重及缓解因素：咳嗽、打喷嚏、转头、俯身、过分用力等常使颅内压增高性头痛、血管性头痛、颅内感染性头痛、脑肿瘤性头痛加重。过度疲劳、紧张、睡眠不足可诱发偏头痛发作，麦角胺能使此头痛减轻或消除。直立位或坐位可使低颅压头痛加剧，平卧、饮水可使头痛减轻。

2．头痛引起的身心反应　询问患者有无以下身心反应。

（1）脉率、呼吸、血压的变化：颅压增高引起的头痛可有呼吸、脉搏减慢，血压升高。

（2）对休息和睡眠的影响：剧烈头痛可影响休息和睡眠，引起睡眠型态改变。

（3）水、电解质紊乱表现：颅压增高引起的头痛可引起恶心、呕吐，甚至剧烈恶心、呕吐，因而造成水、电解质紊乱，患者表现口干、尿量减少、皮肤黏膜干燥、皮肤弹性减低、眼窝凹陷等脱水症状，以及腹胀、肌肉无力等电解质紊乱表现。

（4）心理反应：急性剧烈头痛可使患者有恐惧感。长期慢性头痛可造成患者失眠、健忘、思想不集中、烦躁、焦虑，甚至出现兴趣、爱好改变。

3．伴随症状　①头痛伴发热：常见于感染性疾病，包括颅内或全身感染；②头痛伴恶心、呕吐：常见于颅内压增高（如脑血肿、脑肿瘤等），或血管性头痛（如偏头痛），严重者可出现喷射性呕吐；③头痛伴脑膜刺激征：常见于脑膜炎、脑炎、蛛网膜下腔出血等；④头痛伴视力障碍：可见于青光眼、脑肿瘤等。

4．相关病史及个人史　询问患者有无中枢神经系统感染、脑血管病、高血压、全身性疾病等；有无偏头痛发作史；近来有无头部外伤、眼部、鼻部等疾病史。询问头痛与月经周期有无关系，有无嗜酒史等。

5. 诊疗及护理经过　询问患者头痛发作后做过哪些检查、治疗，应用过什么药物，药物名称、剂量、应用效果、不良反应及采取过哪些缓解头痛的护理措施等。

6. 相关知识的了解情况　对头痛的病因以及处理措施等相关知识的了解程度；采取了哪些自我护理措施。

▌知识链接 - ➤

偏头痛非药物防治中国专家共识

偏头痛是最常见的致残性原发性头痛，临床表现为反复发作的中重度头痛，多发生于偏侧头部，常为搏动性，可伴恶心、呕吐、畏光和畏声等自主神经功能紊乱症状。许多偏头痛患者对药物治疗依从性差、疗效欠佳或不能耐受不良反应，导致急性镇痛药的滥用和头痛的慢性化。对于不适合药物治疗的偏头痛患者，针对无/有先兆偏头痛的急性发作期和间歇期，中国专家共识确定推荐四大类偏头痛的非药物防治方法为：①调整生活方式；②针灸疗法；③神经调节技术；④行为疗法。

（二）身体评估

1. 一般状态　生命体征、意识状态、营养状况、面容及表情，注意有无皮肤、黏膜干燥及皮肤弹性改变。

2. 头颈部评估　头颈部有无压痛；两侧瞳孔大小是否一致、对光反应、测眼压、检查眼底；鼻窦有无压痛等。

3. 胸部评估　肺部及心脏评估。

4. 脊柱、四肢评估　注意脊柱、四肢活动情况。

5. 神经系统评估　浅、深反射，脑膜刺激征（颈软硬度，克尼格征）及病理反射。

（三）实验室及其他检查

1. 实验室检查　血常规、脑脊液检查等。

2. 其他检查　头颅 X 线摄片、脑 CT、脑 MRI、脑血管造影、颈椎 X 线片及鼻窦 X 线片等。

案例 8-2B

身体评估：T 36.5 ℃，P 90 次/分，R 24 次/分，BP 230/130 mmHg，浅昏迷，有抵抗，心、肺、腹未发现明显异常，克尼格征、布鲁津斯基征阳性，病理反射（-）。

实验室检查：外周血白细胞 8.0×10^9/L，中性粒细胞 72%，淋巴细胞 28%。

脑 CT 检查：蛛网膜下腔出血。

请回答：

1. 该患者身体评估存在的异常体征及临床意义是什么？

2. 患者目前的主要护理诊断有哪些？

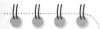
【相关护理诊断】

1. 急性疼痛/慢性疼痛 与脑膜炎、脑肿瘤、脑外伤引起颅内压增高有关；与血压高有关等。

2. 睡眠型态紊乱 与头痛发作有关。

3. 焦虑 与头痛发作有关；与诊断不明确有关。

4. 恐惧 与头痛剧烈有关。

5. 潜在并发症：脑疝形成。

三、胸痛

案例 8-3A

男性，62岁，于3年前无明显诱因开始出现阵发性胸痛，常于活动后、劳累或情绪激动时加重，呈心前区烧灼样疼痛，范围约手掌大小，放射至后背、左肩及左上肢内侧，伴有大汗、气促，无呕吐、头晕、咳嗽、咳痰。经休息或舌下含服硝酸甘油可缓解。

请回答：

1. 该患者的胸痛有何特点？

2. 胸痛会给患者带来怎样的影响？

【概述】

胸痛（chest pain）多由胸壁、胸膜及胸腔脏器疾病引起，少数由其他部位的疾病引起。胸痛的程度因个体痛阈的差异而有所不同，与疾病病情轻重程度不完全一致。胸痛的原因比较复杂，多为病理性。

（一）发生机制

当胸部感觉神经纤维受到物理性、化学性、生物性刺激后，产生痛觉冲动，并传入大脑皮质的痛觉中枢引起胸痛。胸部的感觉神经纤维有：①肋间神经感觉纤维；②支配心脏和主动脉的交感神经纤维；③支配气管和支气管的迷走神经纤维；④膈神经的感觉纤维。除患病器官的局部疼痛外，还可见远离该器官相应体表区域或深部组织也发生疼痛，称放射痛（radiating pain），也称牵涉痛。其发生是由于原发病灶的痛觉冲动经内脏神经传入，与相应区域体表的传入神经进入脊髓同一节段，并在后角发生联系，故来自内脏的感觉冲动可直接激发脊髓体表感觉神经元，引起相应体表区域的疼痛。如心绞痛的疼痛可放射到胸椎第1～4神经节分布区，患者感到左肩、左前臂内侧，或左颈、左侧面颊部疼痛。

案例 8-3B

患者近半个月胸痛发作频繁，每日发作2～3次，性质程度同前。入院前2小时，于休息时再次出现上述症状，且疼痛较以往更加剧烈，舌下含服硝酸甘油片不缓解，遂来我院急诊就诊。

请回答：

1. 该患者胸痛可能的原因是什么？

2. 为该患者进行护理评估，还应重点收集哪些资料？

3. 患者目前的主要护理诊断有哪些？

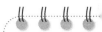

（二）病因

1. 胸壁疾病 如肋软骨炎、肋骨骨折、肋间神经炎、带状疱疹、急性皮炎、皮下蜂窝织炎、流行性肌炎、多发性骨髓瘤、急性白血病等。

2. 呼吸系统疾病 如胸膜炎、自发性气胸、胸膜肿瘤、血胸、支气管炎、肺炎、支气管肺癌等。

3. 心血管疾病 冠状动脉粥样硬化性心脏病（心绞痛、心肌梗死）、肥厚型心肌病、主动脉狭窄、急性心包炎、胸主动脉夹层动脉瘤、肺梗死、肺动脉高压等。

4. 消化系统疾病 如食管炎、食管癌、食管裂孔疝等。

5. 纵隔疾病 如纵隔肿瘤、纵隔气肿、纵隔炎症等。

6. 其他 过度通气综合征、痛风、膈下脓肿、肝脓肿、脾梗死以及神经症等。

【护理评估】

（一）健康史的采集

1. 胸痛的临床表现 询问患者胸痛部位，持续时间，程度和性质，诱发、加重及缓解的因素。

（1）胸痛部位：疼痛的部位往往为病变所在的部位，但有些疾病也可出现牵涉痛，如心绞痛和急性心肌梗死等。

胸壁疾病：胸壁疾病所致胸痛常在病变部位固定，且局部伴有压痛；若为胸壁皮肤的炎性病变，局部可出现红、肿、热、痛等表现。肋间神经炎疼痛沿着肋间神经走行分布。肋软骨炎病变位于肋骨与肋软骨交界处，局部有压痛，但无红肿表现。

呼吸系统疾病：肺部无感觉神经，因此，肺组织疾病本身并不引起疼痛，当病变侵犯胸膜时才引起疼痛。胸膜炎引起的疼痛多在胸部侧面。自发性气胸常在剧烈咳嗽、用力过度时，突然发生一侧胸痛，并向同侧肩背部放射。

心血管疾病：心绞痛、急性心肌梗死疼痛多位于胸骨后中上 1/3 或心前区，可向左肩、左臂内侧、左颈或左侧面颊部放射，疼痛程度轻重不一。夹层动脉瘤引起疼痛多位于胸背部，向下放射至下腹、腰部与两侧腹股沟和下肢。

食管及纵隔疾病：胸痛多位于胸骨后。

肝胆疾病及膈下脓肿引起的胸痛多位于右下胸，侵犯膈肌中心部时疼痛放射至右肩部。

（2）胸痛的持续时间：平滑肌痉挛或血管狭窄、缺血所致的胸痛为阵发性，而炎症、肿瘤、栓塞或梗死所致胸痛呈持续性。如心绞痛发作时间短暂，一般持续数分钟，而心肌梗死胸痛持续时间较长，可达数小时或更长。

（3）胸痛程度和性质：胸痛程度可呈隐痛、轻微痛和剧烈痛，性质也不同。肋间神经炎呈刺痛或烧灼痛；自发性气胸呈尖锐刺痛；心绞痛、心肌梗死为压榨样、紧缩感或窒息感；肺梗死可突然发生胸部剧痛或绞痛；带状疱疹呈刀割样或灼热样剧痛；食管炎多呈烧灼痛；心绞痛呈绞榨样痛并有重压窒息感，心肌梗死则疼痛更为剧烈并有恐惧、濒死感；气胸在发病初期可出现撕裂样疼痛；胸膜炎常呈隐痛、刺痛和钝痛；夹层动脉瘤常突发胸背部撕裂样剧痛或锥痛；肺梗死的胸部剧痛或绞痛亦可突然发生，且常伴呼吸困难与发绀。也可用测评工具测评疼痛程度和性质（见本节常用疼痛测评工具）。

（4）诱发、加重及缓解的因素：肋间神经炎因深呼吸、咳嗽或身体活动时疼痛加重。肋软骨炎于转身、咳嗽、同侧上肢活动时疼痛加重。胸膜炎、自发性气胸的胸痛常因咳嗽、深呼吸而加重，停止呼吸运动则疼痛减轻。心绞痛因体力活动、精神紧张可诱发或加重，休息或含硝酸甘油可缓解。心肌梗死胸痛持续时间长，可达数小时或数天，休息或含服硝酸甘油无效。食管源性胸痛多在进食后半小时至一小时发作，平卧位易出现，口服抗酸剂或半卧位有助于缓解。

2. 胸痛的身心反应 询问患者有无下列身心反应。

（1）生命体征改变：疼痛可导致自主神经活动异常，使呼吸急促、心率加快、血压升高，甚至出现心律失常。强烈的疼痛还可出现休克或心搏骤停。

（2）缺氧表现：深呼吸使胸痛加重，因此患者不敢深呼吸，故而使呼吸变得浅、快，氧气吸入减少，造成缺氧。

（3）分泌物滞留：由于咳嗽可使胸痛加剧，故患者咳嗽、咳痰受限，造成分泌物滞留，影响气体交换，进一步加重缺氧。

（4）消化道症状：剧烈胸痛时常发生恶心、呕吐，严重呕吐可造成脱水、电解质紊乱等。

（5）睡眠及休息型态改变：剧烈胸痛常使患者不能卧位休息，影响睡眠，使睡眠及休息型态发生改变。

（6）心理反应：胸痛可使患者烦躁不安、精神不振，剧烈胸痛还可产生焦虑、恐惧感，如心绞痛或心肌梗死所致疼痛。

除此之外，还应询问患者有无疼痛所致的肢体功能障碍或强迫体位，有无因疼痛而影响日常生活、工作和社会交往等。

3．伴随症状　①胸痛伴咳嗽、咯血：见于肺炎、肺结核、支气管肺癌等；②胸痛伴呼吸困难：常见于气胸、渗出性胸膜炎等；③胸痛伴苍白、大汗、血压下降或休克：多见于心肌梗死、大面积肺栓塞等；④胸痛伴吞咽困难：多见于食管疾病。

4．相关病史及个人史　如有无胸膜炎、自发性气胸、心绞痛、急性心肌梗死等；既往有无肺及胸膜疾病、心血管系统疾病、消化系统疾病等病史，既往胸痛发作情况。

5．诊疗和护理经过　胸痛发生后是否做过检查，结果如何；是否采取过治疗或应用镇痛药，效果如何；询问药物的种类、剂量、疗效及不良反应等。询问患者有无滥用镇痛药或镇痛药依赖等情况。

6．对相关知识的了解情况　询问患者对引起胸痛的疾病以及诊疗措施等相关知识的了解程度；胸痛发作时有哪些自我护理行为。

（二）身体评估

1．一般评估及头部评估　生命体征、意识状态、体位、姿势、面部表情、发绀等。

2．胸部评估　胸壁有无皮疹、局部有无压痛、有无气胸及胸腔积液等体征。

3．心脏评估　注意心脏大小、外形、心率、心律、心音、杂音、心包摩擦音等。

（三）实验室及其他检查

1．实验室检查　血常规、心肌酶谱、胸腔积液常规及生化检查等。

2．其他检查　胸部X线片、CT、MRI等影像学检查，心电图、超声心动图及内镜检查等。

知识链接

急性胸痛急诊诊疗专家共识

急性胸痛临床表现不一、病情变化迅速、危险性差异悬殊、预后与疼痛程度不完全相关、救治时间依赖性强。接诊胸痛患者后，除关注患者血流动力学、心脏电活动外，还应注意胸痛持续时间，结合病史、症状、查体、辅助检查等快速识别高危急性冠脉综合征、急性主动脉夹层、急性肺栓塞、张力性气胸等致命性胸痛疾病。

【相关护理诊断】

1．急性疼痛／慢性疼痛　与自发性气胸有关；与心肌梗死引起的心肌缺血缺氧有关；与带状疱疹有关；与各种伤害性刺激作用于机体引起的不适有关等。

2.睡眠型态紊乱 与胸痛有关。

3.焦虑 与疼痛频繁发作有关；与长期慢性疼痛有关。

4.恐惧 与剧烈疼痛有关。

5.潜在并发症：心律失常、心源性休克。

四、腹痛

【概述】

　　腹痛（abdominal pain）是临床上最常见的症状之一，病因较多，绝大多数是由腹部脏器病变引起，腹腔外疾病及全身性疾病也可引起。临床上一般将腹痛按起病缓急、病程长短分为急性腹痛与慢性腹痛。

　　（一）发生机制

　　1.内脏性腹痛 腹腔内某一器官的痛觉信号由交感神经传入脊髓而产生疼痛，称为内脏性腹痛。疼痛特点：①部位不准确，接近腹中线；②感觉模糊，多为痉挛、不适、钝痛、灼痛；③常伴有恶心、呕吐、出汗等自主神经兴奋症状。

　　2.躯体性腹痛 来自腹膜壁层及腹壁的痛觉信号，经体神经传至脊神经根，反映到相应脊髓节段所支配的皮肤而引起的疼痛。其特点是：①常呈剧烈、持续性痛；②定位准确；③与病变内脏所在部位相符合；④多伴明显压痛及腹肌紧张；⑤腹痛可因咳嗽、体位变化而加重。

　　3.牵涉痛 内脏性疼痛牵涉到身体体表部位，即内脏痛觉信号传至相应脊髓节段，引起该节段支配的体表部位疼痛，为牵涉痛。其特点是：①定位较明确；②有压痛、肌紧张；③可能有皮肤区痛觉过敏等。如胆囊疾病疼痛可牵涉到右肩痛。

　　临床上有些疾病的腹痛涉及多种机制，如急性阑尾炎早期疼痛在脐周或上腹部，为内脏性疼痛，常伴有恶心、呕吐；而随疾病的进展，持续而强烈的炎症刺激影响相应脊髓节段的躯体传入纤维，患者可出现牵涉痛，疼痛转移至右下腹麦氏（McBurney）点；当炎症进一步波及腹膜壁层，则出现躯体性疼痛，程度剧烈，同时伴压痛、肌紧张及反跳痛等。

案例 8-4B（续）

请回答：
1. 该患者实验室及其他检查结果的临床意义是什么？
2. 患者目前的主要护理诊断有哪些？

（二）病因

1. 急性腹痛

（1）腹腔脏器急性炎症：如急性胃炎、急性胆囊炎、急性胰腺炎、急性出血坏死性肠炎、急性肠炎、急性阑尾炎等。

（2）空腔脏器阻塞或扩张：如急性肠梗阻、肠套叠、胆道结石、胆道蛔虫、泌尿系结石等。

（3）脏器破裂或扭转：肠扭转、绞窄性肠梗阻、胃肠穿孔、肠系膜或大网膜扭转、肝破裂、脾破裂、异位妊娠破裂、卵巢囊肿扭转等。

（4）腹膜急性炎症：如胃肠道穿孔引起的急性腹膜炎。

（5）心、肺疾病：如心绞痛、心肌梗死、肺梗死等可引起腹部牵涉痛。

（6）其他：腹壁挫伤、过敏性紫癜、肠系膜动脉血栓形成等。

2. 慢性腹痛

（1）腹膜及腹腔脏器慢性炎症：如结核性腹膜炎、慢性胃炎、十二指肠炎、慢性胰腺炎、慢性胆囊炎及胆道感染、溃疡性结肠炎等。

（2）腹腔脏器溃疡、肿瘤：如消化性溃疡、胃癌、肠癌、胰腺癌、卵巢癌等。

（3）消化道运动障碍：功能性消化不良、肠易激综合征及胆道运动功能障碍等。

（4）腹腔脏器扭转或梗阻：慢性胃扭转、肠扭转、十二指肠淤滞症、慢性肠梗阻。

（5）腹腔内脏器包膜张力增加：如肝炎、肝脓肿、肝淤血、肝癌等。

（6）其他：如尿毒症、胃肠神经官能症等。

【护理评估】

（一）急性腹痛

1. 健康史的采集

（1）急性腹痛的临床表现：询问患者起病方式，疼痛部位、性质、程度、持续时间、持续性或阵发性痛、有无放射痛、腹痛与体位的关系、诱发因素等。

腹痛部位、性质和程度：一般来说，腹痛部位即为病变所在部位。如胃、十二指肠穿孔为突然出现上腹部剧烈疼痛，如刀割样或烧灼样。急性胰腺炎表现为上腹中部持续性钝痛或刀割样疼痛呈阵发性加剧，可向左腰背部放射。急性阑尾炎多先有上中腹钝痛，后转移至右下腹，持续性疼痛，逐渐加重。急性弥漫性腹膜炎表现为持续性、广泛性剧烈腹痛伴腹壁肌紧张或板样强直。胆石症或泌尿系统结石常为阵发性绞痛，疼痛剧烈，使患者辗转不安。胆石症疼痛多在右上腹部，肾、输尿管结石疼痛位于患侧腰部，沿输尿管向下放射至会阴部。阵发性剑突下钻顶样疼痛是胆道蛔虫症的典型表现。

腹痛与体位的关系：某些体位可以使腹痛加剧或减轻，如急性胰腺炎，胸膝位可以减轻疼痛。

急性腹痛诱因：如胃、十二指肠穿孔，多在进餐后发生；急性胆囊炎、胆石症常因进食油腻食物而诱发；急性胰腺炎发作前常有暴饮暴食、酗酒史；腹部受暴力作用引起的剧痛并有休克者，可能是肝、脾破裂所致。

（2）急性腹痛引起的身心反应：询问患者有无以下身心反应。

水、电解质紊乱及酸碱平衡紊乱：因腹痛常伴恶心、呕吐，剧烈呕吐可引起水、电解质及酸碱平衡紊乱。

周围循环衰竭：有些急性腹痛性疾病，如胃肠穿孔、肠梗阻、脏器破裂等，可引起血压下降、脉搏加快、面色苍白、四肢发凉，甚至休克等。

心理反应：急性腹痛患者发病急骤、痛苦不堪，患者可出现紧张、恐惧等心理反应。

（3）急性腹痛的伴随症状：①急性腹痛伴发热，提示有炎症存在，见于急性胰腺炎、急性胆囊炎及腹腔外感染性疾病等；②急性腹痛伴恶心、呕吐，见于急性胰腺炎、急性阑尾炎等；③急性腹痛伴血尿，见于肾、输尿管结石；④急性腹痛伴休克，同时有贫血者，可能是腹腔脏器破裂，如肝、脾破裂、异位妊娠破裂；无贫血者，见于胃肠穿孔、肠扭转、急性出血性坏死性胰腺炎；腹腔外疾病，如心肌梗死、大叶性肺炎等。

（4）急性腹痛相关病史及个人史：询问患者引起此次急性腹痛发作的疾病，如急性胃炎、急性胰腺炎、急性阑尾炎等；既往引起腹痛疾病的名称及类似发作情况。女性患者应询问月经史及妊娠史。

（5）急性腹痛诊疗和护理经过：发病后是否经过检查、治疗、用药；腹痛缓解方式；已采取过哪些护理措施；对于所使用的药物应询问所用药物的名称、剂量、疗效及不良反应等。

（6）急性腹痛相关知识的了解情况：对急性腹痛病因、诱因，以及处理措施等相关知识的了解情况，有哪些自我护理行为。

2．身体评估

（1）一般状况：生命体征、意识状态、面部表情、皮肤弹性等。

（2）腹部评估：注意腹部外形，有无胃肠型、蠕动波，有无压痛、肌紧张、反跳痛，能否触及肿大胆囊、肿块，肠鸣音变化。

3．实验室其他检查

（1）实验室检查：血、尿、便常规、血淀粉酶、心肌酶谱等。

（2）其他检查：X线腹部透视或X线摄片、心电图、腹部B超检查、腹腔穿刺、内镜检查等。

（二）慢性腹痛

1．健康史的采集

（1）慢性腹痛的临床表现：应询问患者腹痛的起病方式、病程、腹痛部位、性质、持续时间、诱发与缓解因素等。

起病方式：慢性腹痛性疾病多数起病缓慢、病程长，腹痛持续时间在6个月以上。也有急性起病后转为慢性过程，如急性胆囊炎治疗后转为慢性病变，以后间断急性发作。消化性溃疡病、溃疡性结肠炎等多有既往腹痛病史。

疼痛部位、性质：慢性腹痛部位多数与病变脏器部位一致，如胃、十二指肠溃疡疼痛在上腹部，为持续性钝痛、胀痛、烧灼痛和饥饿样不适感，有时可放射至背部，疼痛有节律性、周期性发作特点。慢性胆囊炎为右上腹隐痛、刺痛。慢性肝病腹痛多为肝区或右上腹部。溃疡性结肠炎病变好发于乙状结肠，腹痛常位于左下腹。

诱发与缓解因素：消化性溃疡疼痛的诱发因素为气候、情绪变化。慢性胆囊炎腹痛常在高脂肪饮食后加重。溃疡性结肠炎常因精神刺激、过劳、饮食不调而诱发。

腹痛与体位的关系：胃黏膜脱垂患者左侧卧位疼痛可减轻；十二指肠淤滞症患者膝胸位或俯卧位可缓解腹痛及呕吐等症状；胰腺癌患者仰卧位时疼痛明显，前倾位或俯卧位时可减轻；反流性食管炎患者烧灼痛在躯体前屈时明显，直立位时可减轻。

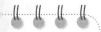

（2）慢性腹痛引起的身心反应：询问患者有无以下身心反应。

营养障碍：慢性腹痛患者常伴有食欲缺乏、恶心、呕吐，造成摄入量减少、营养丢失，因而引起体重下降，严重者可引起营养不良。

心理反应：慢性腹痛患者经长时间痛苦折磨，合并焦虑、抑郁、躯体化障碍等心理疾患的比例均较高。

（3）慢性腹痛的伴随症状：①慢性腹痛伴黄疸，见于慢性肝病、胆囊炎、胰腺癌等；②慢性腹痛伴呕吐、反酸、嗳气，见于胃或十二指肠溃疡、胃炎等；③慢性腹痛伴腹泻，见于消化、吸收障碍或肠道炎症、溃疡、肿瘤等。

（4）相关病史及个人史：如既往有无胆囊炎、溃疡病、肝病、溃疡性结肠炎等病史，有无类似腹痛发作及每次发作表现。

（5）诊疗和护理经过：询问患者所做过的检查及检查结果；腹痛的缓解方式及用药经过，如应用治疗溃疡病药、保肝药、免疫制剂等，应询问药名、剂量、治疗效果、不良反应等。

（6）相关知识的了解情况：是否了解慢性腹痛病因、诱因，以及处理措施等相关知识，对慢性腹痛有哪些自我护理行为。

2．身体评估

（1）一般状况：生命体征、体重、营养状态、面容。

（2）腹部评估：腹部外形，胃型、肠型、压痛、肌紧张、肝大小、肝区叩击痛，脾大小，如触及肿块，应注意其大小、软硬度及有无压痛，腹部移动性浊音，肠鸣音变化等。

3．实验室及其他检查

（1）实验室检查：血常规、便常规、粪便隐血、肝功能等。

（2）其他检查：X线钡餐造影、腹部CT检查、内镜检查等。

知识链接

慢性腹痛的预防

1．一级预防　导致慢性腹痛的诸多疾病均与不当的生活方式相关。故针对一般人群，应普及防病知识，避免烟酒，节制饮食。精神心理因素在慢性腹痛的发病中起重要作用，应重视未成年人的心理健康，教育公众合理平衡工作与生活，建立和谐的家庭环境和人际关系。

2．二级预防　建议对慢性腹痛高危人群（尤其是功能性疾病者）定期走访、筛查，对危险人群进行监测，积极控制危险因素。

3．三级预防　针对患者群，积极进行治疗性生活干预，指导合理用药，及时控制原发病及腹痛症状，提高生命质量。

【相关护理诊断】

（一）急性腹痛

1．急性疼痛　与胃穿孔有关；与急性胰腺炎有关；与急性胆囊炎、胆石症有关等。

2．体液不足/有体液不足的危险　与急性腹痛引起呕吐导致体液丢失及摄入量不足有关。

3．恐惧　与急性腹痛有关。

4．潜在并发症：脱水；电解质及酸碱平衡紊乱；休克。

（二）慢性腹痛

1.慢性腹痛　与消化性溃疡病有关；与慢性胆囊炎有关；与肝病有关。

2.营养失调：低于机体需要量　与慢性腹痛引起长期摄入减少有关。

3.睡眠型态紊乱　与慢性腹痛反复发作有关。

4.焦虑　与慢性腹痛反复发作有关。

小　结

1.头痛是指额、颞、顶、枕部或全头部的疼痛。血管因素、脑膜受刺激或牵拉、神经因素、肌肉因素、牵扯性因素、神经功能因素等均可引起多种性质的头痛。头痛的病因包括颅内病变、颅外病变、全身性疾病和精神心理因素。临床以颅内感染及颅内血管病变引起头痛者最为多见。

2.头痛护理评估要点包括头痛的临床表现、头痛引起的身心反应、伴随症状、健康史的其他资料、身体评估和实验室及其他检查。

3.胸痛的发生机制是当胸部感觉神经纤维受到物理性、化学性、生物性刺激后，产生痛觉冲动，并传入大脑皮质的痛觉中枢引起胸痛。胸痛的常见病因包括：①胸壁疾病；②呼吸系统疾病；③心血管系统疾病；④消化系统疾病；⑤纵隔疾病。其中以呼吸系统疾病、心血管系统疾病最常见。

4.胸痛的护理评估要点包括胸痛的临床表现、胸痛的身心反应、伴随症状、健康史的其他资料、身体评估和实验室及其他检查。

5.临床上急性腹痛多由腹腔脏器急性炎症引起，其他较常见的包括空腔脏器阻塞或扩张以及脏器的破裂、扭转或者急性腹膜炎症等；慢性腹痛多见于腹膜及腹腔脏器慢性炎症、腹腔脏器溃疡、肿瘤以及消化道运动障碍等。疼痛发生机制包括内脏性腹痛、躯体性腹痛和牵涉痛。

6.腹痛评估要点包括腹痛的临床表现、胸痛的身心反应、伴随症状、健康史的其他资料、身体评估和实验室及其他检查。

（高学琴）

随堂测 8-2

第三节　呼吸困难

案例 8-5A

男性，63岁，3年前劳累后出现呼吸困难，近3月来呼吸困难症状加重，夜间间断出现呼吸困难被憋醒、不能平卧等症状。

请回答：

简述患者发生呼吸困难的原因。

【概述】

呼吸困难（dyspnea）是一种常见的临床表现。是指患者主观感到空气不足、呼吸费力，客观上表现呼吸运动用力，严重时可出现张口呼吸、鼻翼扇动、端坐呼吸，甚至发绀、辅助呼吸肌参与运动，并且可有呼吸频率、节律及深度的改变。

（一）病因

引起呼吸困难的原因很多，主要为呼吸系统和心血管系统疾病。

1.呼吸系统疾病

（1）气道阻塞：如慢性阻塞性肺疾病、支气管哮喘及喉、气管、支气管的水肿、肿瘤或异物所致的狭窄或阻塞。

（2）肺部疾病：如肺炎、肺脓肿、肺不张、肺淤血、肺水肿、肺结核、弥漫性肺间质疾病等。

（3）胸壁、胸廓、胸膜腔疾病：如严重胸廓畸形、胸腔积液、自发性气胸、广泛胸膜粘连、外伤等。

（4）神经、肌肉疾病：如脊髓灰质炎、重症肌无力、药物等导致呼吸肌麻痹。

（5）膈肌运动障碍：如膈肌麻痹、大量腹水、腹腔巨大肿瘤和妊娠晚期。

2.循环系统疾病 各种原因所致的心力衰竭、心包积液、肺栓塞和原发性肺动脉高压等。

3.中毒 代谢性酸中毒、糖尿病酮症酸中毒、吗啡类药物中毒、有机磷杀虫剂中毒、氰化物中毒、亚硝酸盐中毒和急性一氧化碳中毒等。

4.神经、精神性疾病 如脑出血、脑外伤、脑肿瘤、脑炎、脑膜炎等颅脑疾病引起呼吸中枢功能障碍，精神因素所致的呼吸困难，如焦虑症、癔症等。

5.血液系统疾病 常见于重度贫血、高铁血红蛋白血症、硫化血红蛋白血症等。

（二）发生机制

引起呼吸困难的病因是多方面的，需根据不同病因分别阐述其发病机制。

1.肺源性呼吸困难 主要是呼吸系统疾病引起的通气、换气功能障碍导致缺氧和（或）二氧化碳潴留引起的。

2.心源性呼吸困难 主要是由左心和（或）右心衰竭引起。

（1）左心衰竭：发生的主要原因是肺淤血和肺泡弹性降低。①肺淤血使气体弥散功能降低；②肺泡弹性减退，使肺活量减少；③肺泡张力增高，刺激牵张感受器，通过迷走神经反射兴奋呼吸中枢；④肺循环压力升高，对呼吸中枢的反射性刺激。

（2）右心衰竭：严重时也出现呼吸困难，主要是因为体循环淤血。①右心房和上腔静脉压升高，刺激压力感受器反射性地兴奋呼吸中枢；②血中氧气含量减少，代谢产物增加，使呼吸中枢受到刺激；③淤血性肝大、大量腹水和胸腔积液，使呼吸运动受限，肺交换面积减少。

3.中毒性呼吸困难 代谢性酸中毒可导致血中代谢产物增多，刺激颈动脉窦、主动脉体化学感受器或直接刺激呼吸中枢引起呼吸困难；某些药物如吗啡类、巴比妥类和有机磷杀虫剂中毒时，直接抑制呼吸中枢；化学毒物如一氧化碳、亚硝酸盐等导致机体缺氧而产生呼吸困难。

4.神经、精神性呼吸困难 神经性呼吸困难主要是颅内压增高和供血减少，刺激呼吸中枢所致；精神性呼吸困难是机体过度通气而发生呼吸性碱中毒所致。

5.血源性呼吸困难 多由红细胞携氧量减少，血氧含量降低所致。

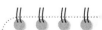

案例 8-5B

上述患者近 3 天呼吸困难症状加重，静息时即有喘息，伴口唇、肢端发绀，夜间不能平卧，伴咳嗽，咳黄色黏痰，不易咳出，听诊肺部呼吸音低，双肺可闻及湿啰音，吸气相锁骨上窝和肋间隙凹陷明显。

请回答：

患者呼吸困难有何特点？属于哪种呼吸困难？

【护理评估】

（一）健康史的采集

1. 呼吸困难的临床表现 询问患者呼吸困难出现的时间、起病缓急、持续时间、严重程度、与活动和体位的关系等。

（1）肺源性呼吸困难（pulmonary dyspnea）：分为 3 种类型。

1）吸气性呼吸困难（inspiratory dyspnea）：表现为吸气显著费力、吸气时间明显延长，重者由于呼吸肌极度用力，胸腔负压增大，吸气时胸骨上窝、锁骨上窝和肋间隙明显凹陷，称"三凹征"（three depression sign），常伴有干咳及高调吸气性哮鸣。见于因炎症、水肿、肿瘤或异物等原因引起的喉、气管、大支气管的狭窄与阻塞，如急性喉炎、气管异物、喉癌、气管肿瘤等。

2）呼气性呼吸困难（expiratory dyspnea）：表现为呼气费力、缓慢、呼气时间明显延长，常伴有哮鸣音。其发生主要是由于肺泡弹性减弱、小支气管不完全阻塞。见于支气管哮喘、阻塞性肺气肿。

3）混合性呼吸困难（mixed dyspnea）：表现为吸气和呼气均感费力，呼吸频率增快、深度变浅，可伴有呼吸音减弱或消失，可有病理性呼吸音。主要是由于肺或胸膜腔病变，使肺呼吸面积减少导致换气功能障碍。常见于重症肺炎、大量胸腔积液、气胸、大面积肺不张等。

（2）心源性呼吸困难（cardiac dyspnea）：主要是由于左心和（或）右心衰竭引起，左心衰竭导致的呼吸困难更为严重。

1）左心衰竭：呼吸困难是急性左心衰的早期临床表现，呈现为混合性呼吸困难，活动时出现或加重，休息时减轻或消失；卧位明显，坐位或立位时减轻，因此，病情较重时，常被迫采取半坐位或端坐位呼吸。如果呼吸困难仅发生在重体力活动时，休息后可自行缓解，称为劳力性呼吸困难。

急性左心衰竭常出现夜间阵发性呼吸困难，表现在夜间睡眠中突然感觉胸闷、气促而惊醒，被迫坐起，轻者持续数分钟至数十分钟后症状逐渐缓解或消失；重者可出现端坐呼吸、面色青紫、大汗，伴有哮鸣音，咳浆液性粉红色泡沫样痰，此种呼吸困难称为"心源性哮喘"。

2）右心衰竭：严重时也可引起呼吸困难，但程度比左心衰竭轻，通过半坐位可以缓解。主要原因是体循环淤血。见于慢性肺源性心脏病、某些先天性心脏病或由左心衰竭发展而来，也可见于各种原因所致的急性和慢性心包积液、肝淤血、腹水和胸腔积液，使呼吸运动受限，或酸性代谢产物增多刺激呼吸中枢而产生呼吸困难。

（3）中毒性呼吸困难：在代谢性酸中毒（糖尿病酮症酸中毒、尿毒症）时出现呼吸深长而规则，可伴有鼾声，称酸中毒大呼吸（Kussmaul respiration in acidosis）；吗啡类中枢抑制类药物、有机磷杀虫药中毒时呼吸缓慢、变浅伴有节律异常，如潮式呼吸或间停呼吸。

（4）神经、精神性呼吸困难：神经性呼吸困难表现为呼吸变慢、变深，并伴有呼吸节律改变，如潮式呼吸、抽泣样呼吸等；精神或心理因素影响的呼吸困难主要表现为突然发生呼吸困难，频率快而浅，伴有叹息样呼吸。

（5）血源性呼吸困难：表现为呼吸表浅、急促，心率快。

2．呼吸困难引起的身心反应　询问患者有无以下身心反应。

（1）酸碱平衡失调：由于呼吸频率、节律的改变，致肺泡通气不足，二氧化碳在体内滞留，产生高碳酸血症、呼吸性酸中毒。在呼吸性酸中毒的基础上可并发代谢性酸中毒，严重时可出现血压下降、心律失常，甚至心脏停搏。癔症患者常因通气过度而发生呼吸性碱中毒，出现口周和肢体麻木、手足抽搐。

（2）脱水：频繁的呼吸运动可使机体的水分大量丢失，造成脱水。

（3）营养不良：慢性呼吸困难患者因呼吸功增加和食欲缺乏、摄入热量不足，使机体处于代谢负平衡状态，造成营养不良，机体免疫功能降低。

（4）对日常生活的影响：呼吸困难时因能量消耗增加及缺氧，患者活动耐力下降，可不同程度地影响日常生活活动（表8-3）。

表8-3　呼吸困难程度与日常生活自理能力的关系

呼吸困难程度		日常生活自理能力
Ⅰ度	日常活动无不适，中、重度体力活动时出现气促	正常，无气促
Ⅱ度	与同龄健康人平地行走无气促，登高或上楼时出现气促	满意，有轻度气促，但日常生活可自理，不需帮助或中间停顿
Ⅲ度	与同龄健康人以同等速度行走时呼吸困难	尚可，有中度气促，日常生活虽可自理，但必须停顿下来喘气，费时、费力
Ⅳ度	以自己的步速平地行走 100 米或数分钟即有呼吸困难	差，有显著呼吸困难，日常生活自理能力下降，需部分帮助
Ⅴ度	洗脸、穿衣，甚至休息也有呼吸困难	困难，日常生活不能自理，完全需要帮助

（5）心理反应：呼吸困难患者可出现易怒、急躁、焦虑、语言障碍、意识障碍等改变，严重呼吸困难时，患者由于喘憋加剧而有濒死感，可产生精神极度紧张、恐惧。呼吸困难不仅会导致各种心理反应，同时紧张、急躁等心理因素可致呼吸中枢兴奋，加重呼吸困难。

3．呼吸困难的伴随症状　不同病因所致的呼吸困难，其伴随症状不同。

（1）伴发热：见于肺炎、肺脓肿、肺结核、胸膜炎、急性心包炎等。

（2）伴咳嗽、咳痰：见于慢性支气管炎、阻塞性肺气肿继发肺部感染、支气管扩张、肺脓肿等。急性左心衰竭伴有粉红色泡沫痰。

（3）伴胸痛：见于急性渗出性胸膜炎、肺栓塞、自发性气胸、急性心肌梗死等。

（4）伴哮鸣音：见于支气管哮喘、心源性哮喘。

（5）伴意识障碍：见于肺性脑病、脑出血、脑肿瘤、脑膜炎、糖尿病酮症酸中毒、尿毒症等。

4．呼吸困难的诱发因素　有无着凉、劳累、呼吸道感染、吸入花粉或特殊气体、输液过快或过量等诱因。

5．相关病史及个人史　询问患者既往有无心、肺病、肾病、代谢性疾病，有无类似疾病发作史；吸烟史、职业性粉尘接触史；有无食物及药物过敏史。

6．诊疗和护理经过　发病后是否使用过氧疗，氧疗的浓度、疗效如何；对所使用的药物，如抗菌药、平喘药、强心药等，应询问药物的名称、疗效及不良反应。

7．相关知识的了解情况　对呼吸困难的发生原因、诱因、加重因素以及紧急处理措施等

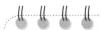

相关知识的了解情况与应对能力。

（二）身体评估

1. 一般状态　生命体征，神志有无烦躁不安、神志恍惚、谵妄或昏迷。精神状况，营养状况，面容表情是否存在口唇发绀、表情痛苦、鼻翼扇动、张口或点头呼吸及肺气肿患者表现出的缩唇吹气，体位，呼吸频率、节律、深度的改变，有无皮肤黏膜、四肢末梢发绀。

2. 头颈部评估　有无鼻翼扇动、颈静脉怒张、肝颈静脉回流征阳性等。

3. 胸部评估　观察是否有桶状胸和辅助呼吸肌参与呼吸，胸廓是否饱满，有无触觉语颤减弱，肺部听诊有无肺泡呼吸音减弱或消失及干、湿啰音等；有无心界扩大、心率增快、心脏杂音等。

4. 腹部评估　腹部是否膨隆，有无腹壁静脉曲张、肝脾大等。

科研小提示

呼吸困难程度评估对特定疾病具有特定的临床意义，如对慢性阻塞性肺疾病的评估与其预后有明确相关性。值得临床推广。

（三）实验室及其他检查

1. 实验室检查　血、尿、便常规，动脉血气分析，注意缺氧程度及二氧化碳潴留情况。

2. 其他检查　心电图检查、胸部 X 线检查、肺功能检查、心脏及腹部超声检查等，必要时还需做纤维支气管镜检查。

案例 8-5C

上述患者身体评估：T 36.8℃，P 102 次 / 分，R 22 次 / 分，BP 140/78 mmHg，发育正常，营养欠佳，口唇发绀，颈静脉怒张，视诊桶状胸，双肺叩诊过清音，肋间隙增宽。查血常规示：WBC $10.5 \times 10^9/L$，血气分析示：pH 7.13，$PaCO_2$ 96 mmHg，PaO_2 56 mmHg。

初步诊断：慢性阻塞性肺病　Ⅱ型呼吸衰竭。

请回答：

根据目前的资料，你认为该患者的护理诊断有哪些？

【相关护理诊断】

1. 气体交换受损　与呼吸道阻塞、肺部广泛病变导致有效呼吸面积减少有关。

2. 有活动耐力下降的危险　与呼吸困难所致能量消耗增加和缺氧有关。

3. 低效性呼吸型态　与肺的顺应性降低、肺扩张受限有关。

4. 进食 / 如厕自理能力缺陷　与呼吸困难导致的活动耐力下降有关。

5. 睡眠型态紊乱　与呼吸困难不能平卧有关。

6. 恐惧　与严重呼吸困难导致的窒息感有关。

7. 潜在并发症：呼吸衰竭、意识障碍。

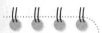

小　结

　　1. 呼吸困难是指患者主观感到空气不足、呼吸费力，客观上表现呼吸运动用力，严重时可出现张口呼吸、鼻翼扇动、端坐呼吸，甚至发绀、辅助呼吸肌参与运动，并且可有呼吸频率、节律及深度的改变。呼吸困难的病因包括呼吸系统疾病、循环系统疾病。不同病因其发病机制不同。

　　2. 呼吸困难护理评估要点包括呼吸困难的临床表现、胸痛的身心反应、伴随症状、健康史的其他资料、身体评估和实验室及其他检查。

（乔红梅）

随堂测 8-3

第四节　心　悸

> **案例 8-6A**
>
> 　　女性，45 岁，2 年前于劳累后出现阵发性心悸、胸闷，持续 20 秒左右，未予治疗。近 2 月来自觉上述症状发作频繁，持续时间延长，并伴有胸痛、头晕。
>
> 　　**请回答：**
>
> 　　1. 什么是心悸？心悸的常见病因有哪些？
>
> 　　2. 该患者心悸的特点是什么？

【概述】

　　心悸（palpitation）是一种自觉心脏搏动的不适感或心慌感。心悸时，心率可快、可慢，也可有心律失常，心率和心律正常者亦可有心悸感。

　　（一）发生机制

　　心悸发生机制尚未完全清楚，一般认为心脏活动过度是心悸发生的基础，常与心率、心律、心肌收缩力及心搏出量改变有关。

　　1. 血流动力学改变　器质性心脏病出现心室肥大，心肌收缩力增强，心搏出量增加，心脏搏动增强可产生心悸。某些疾病因代谢增强或交感神经兴奋性增高，致心率加快，心脏搏动增强也可引起心悸。

　　2. 心律失常　心动过速时，由于舒张期缩短，心室充盈量减少，收缩期心室内压力上升速率增快，使心室肌与心瓣膜的紧张度突然增加而产生心悸。心动过缓时，舒张期延长，心室充盈量增加，心肌收缩力代偿性增强而导致心悸。期前收缩时，于一个较长的间歇之后的心室收缩，强而有力，引起心悸，加之提前的心脏搏动距前一次心脏搏动间歇较短，似连续心搏，也会感到心悸。

　　3. 神经、体液调节　心力衰竭时，交感神经兴奋性增强，去甲肾上腺素分泌增多，心肌收缩力增强，心率增快，引起心悸；另外，心力衰竭患者由于心排血量降低，肾血流量减少，肾素 - 血管紧张素 - 醛固酮系统（RAAS）被激活，心肌收缩力增强引起心悸。

　　4. 神经、精神因素　心脏本身无器质性病变，心悸是由于自主神经功能紊乱而引起，在焦虑、紧张、情绪激动及注意力集中时更易出现。

（二）病因

心悸的病因很多，除心脏本身病变外，某些全身性疾病也可引起心悸。除此之外，还有生理性及功能性心悸。

1. 心脏搏动增强 心脏搏动增强引起的心悸，可为生理性或病理性。

（1）生理性：常见于健康人在剧烈运动或精神过度紧张时；饮酒、喝浓茶或咖啡后；妊娠；应用某些药物，如肾上腺素、麻黄碱、咖啡因、阿托品、甲状腺素片等。

（2）病理性：常见于高血压性心脏病、各种原因导致的主动脉瓣关闭不全、二尖瓣关闭不全等所致的心室肥大，心脏收缩力增强，引起心悸。其他疾病如甲状腺功能亢进症、贫血、发热、低血糖症等，都可引发心排血量增加，使心率加快、搏动增强，发生心悸。

2. 心律失常 各种原因引起的心动过速（窦性心动过速、阵发性室上性或室性心动过速）、心动过缓（高度房室传导阻滞、窦性心动过缓或病态窦房结综合征）或其他心律失常（期前收缩、心房扑动或颤动）均可出现心悸。

3. 心力衰竭 各种原因引起的心力衰竭均可以出现心悸。

4. 自主神经功能紊乱 心脏神经官能症、β受体亢进综合征、更年期综合征等。其中，更年期综合征还可能出现一系列内分泌紊乱症状，心悸是其中的一个症状。

案例 8-6B

身体评估：一般情况尚可，双肺呼吸音清晰，心率160次/分，心律齐，心音稍低，各瓣膜听诊区未闻及杂音。腹软，肝脾不大，双下肢无水肿。

心电图：见图8-8。

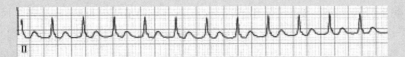

图8-8 心悸患者发作心电图

请回答：

1. 为该患者进行护理评估，还应重点收集哪些资料？

2. 患者目前的主要护理诊断有哪些？

【护理评估】

（一）健康史的采集

1. 心悸的临床表现 询问患者心悸发作的起始时间、缓急、持续时间与间隔时间、发作频率、起止方式、性质及程度、使心悸加重或减轻的因素，有无诱发因素如剧烈活动、情绪紧张、饮酒等，发作时的主观感受。

（1）心脏搏动增强：①生理性心悸，特点为持续时间较短，可伴有胸闷等其他不适，一般不影响正常活动；②病理性心悸，特点为持续时间长或反复发作，常伴有胸闷、气促、心前区疼痛、晕厥等心脏病的表现。

（2）心律失常：如心动过速发作时患者常感心悸；心动过缓发作时患者常感心脏搏动强而有力、心前区不适；期前收缩、心房扑动或颤动患者常感觉心脏有停搏感。

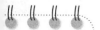
（3）心脏神经官能症、更年期综合征：临床表现除心悸外常有心率加快、心前区或心尖部隐痛、胸闷，以及疲乏、失眠、头晕、头痛、耳鸣、记忆力减退等神经衰弱表现，且在焦虑、情绪激动等情况下更易发生。

2．心悸引起的身心反应　询问患者有无以下身心反应。

（1）晕厥发作：某些心律失常引起的心悸，如高度房室传导阻滞、室性心动过速等，有时会伴有晕厥发作，甚至引起患者外伤。

（2）日常活动受限：器质性心脏病患者会有心悸症状，活动会增加心脏负担，进一步加重心悸症状，因而患者活动减少，活动耐力下降。此外，自主神经功能紊乱、更年期综合征等患者除心悸外，常伴有疲乏、失眠、头痛、头晕等表现，以上原因均可造成患者日常活动受限，生活自理能力下降。

（3）睡眠型态改变：心悸可使患者感觉到心脏搏动、胸闷、气促等，因此影响患者睡眠。

（4）心理反应：患者可因心悸产生失眠、焦虑、恐惧等心理反应，影响患者工作和日常生活。

3．心悸的伴随症状　①心悸伴心前区疼痛：见于冠状动脉粥样硬化性心脏病（如心绞痛、心肌梗死）、心肌炎、心包炎，亦可见于心脏神经官能症等；②心悸伴发热：见于风湿热、心肌炎、心包炎、感染性心内膜炎等；③心悸伴晕厥或抽搐：见于窦性停搏、高度房室传导阻滞、室性心动过速、病态窦房结综合征等；④心悸伴贫血：见于各种原因引起的急性失血，此时常有虚汗、脉搏微弱、血压下降或休克；慢性贫血，心悸多在劳累后较明显；⑤心悸伴呼吸困难：见于急性心肌梗死、心肌炎、心包炎、心力衰竭、重症贫血等；⑥心悸伴消瘦及出汗：见于甲状腺功能亢进症；⑦心悸伴发绀：见于右心功能不全、先天性心脏病和休克。

4．诱发与缓解因素　有无吸烟、饮酒、饮刺激性饮料、剧烈活动及精神受刺激等诱因；是否应用某些药物，如麻黄碱、氨茶碱、肾上腺素、阿托品、甲状腺素等。发作时诱导恶心、Valsalva 动作（深吸气后屏气，再用力作呼气动作）、按摩颈动脉窦（患者取仰卧位，先右侧，每次按摩 5～10 秒钟，切勿双侧同时按摩）等是否可缓解。

5．相关病史及个人史　询问患者是否有心脏疾病，如高血压性心脏病、风湿性心脏病、心肌病、先天性心脏病等；是否患有其他引起心排血量增加的疾病，如甲状腺功能亢进、发热、贫血等；是否有各种原因引起的心律失常等；有无自主神经功能紊乱；是否处于更年期等。

6．诊疗和护理经过　发病后是否用药，或采用电复律、人工起搏治疗、射频消融术及外科手术等进行治疗；采取过哪些护理措施缓解心悸；对于所使用的药物应询问所用药物的名称、剂量、疗效及不良反应等。

7．相关知识的了解情况　对心悸发生的病因、诱因、加重因素，以及处理措施等相关知识的了解情况与应对行为。

科研小提示

中医学认为心悸的基本病机是本虚标实，但心悸的辨证论治个人经验和辨证分型较多，因此临床经验推广仍需探索。

（二）身体评估

1．一般状态　生命体征、面容表情、体位、意识状态、有无双下肢水肿等。

2．头颈部评估　有无结膜苍白、颈动脉搏动、颈静脉怒张、肝颈静脉回流征、甲状腺肿大、血管杂音等。

3．胸部评估　心前区有无隆起或异常搏动，有无震颤、心界扩大、心率增快或减慢，有无节律改变、心脏杂音等；双肺有无哮鸣音、湿啰音等。

4．血管评估　注意有无水冲脉、枪击音、毛细血管搏动征。

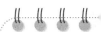

5. 腹部评估　注意有无肝脾大、移动性浊音等。

（三）实验室及其他检查

1. 实验室检查　血常规，甲状腺功能测定，心肌酶、血脂、血糖检查等。

2. 其他检查　心电图、24 小时动态心电图检查、心脏超声心动图、胸部 X 线检查等。

【相关护理诊断】

1. 舒适度减弱　与心悸发作所致不适有关。

2. 活动耐力下降　与心悸发作所致疲乏无力有关。

3. 睡眠型态紊乱　与心悸发作所致不适有关。

4. 焦虑 / 恐惧　与心悸发作所致不适有关。

小　结

1. 心悸是一种自觉心脏搏动的不适感或心慌感。心悸发生机制一般认为心脏活动过度是心悸发生的基础，常与心率、心律、心肌收缩力及心搏出量改变有关。心悸的病因包括心脏搏动增强、心律失常、心力衰竭和自主神经功能紊乱。

2. 心悸护理评估要点包括心悸的临床表现、胸痛的身心反应、伴随症状、健康史的其他资料、身体评估和实验室及其他检查。

（高学琴）

随堂测 8-4

第五节　恶心与呕吐

案例 8-7A

男性，45 岁，司机，由于工作原因，时常出现饱一餐饿一餐的现象。5 年前起渐觉上腹部隐痛不适，以空腹时明显，偶有反酸、嗳气，经自服法莫替丁后症状稍有缓解。近 1 个月右上腹持续隐痛用药治疗无效，2 天前饱餐后突然出现右上腹疼痛难忍，伴恶心、呕吐，呕吐物为胃内容物。就诊于当地县医院。

请回答：

1. 该患者呕吐属于哪一种类型？

2. 应该如何对患者进行问诊？

【概述】

恶心（nausea）是一种紧迫欲吐的上腹部不适感，常为呕吐前兆表现。呕吐（vomiting）是指通过胃的强烈收缩迫使胃或部分小肠内容物经贲门、食管、口腔排出体外的过程。一般恶心后随之呕吐，但也可只有恶心而无呕吐或只有呕吐而无恶心。

（一）发生机制

呕吐是一个复杂的反射动作，其过程可分为恶心、干呕和呕吐 3 个阶段。恶心时胃张力和蠕动减弱，十二指肠张力增强，可伴或不伴有十二指肠液反流；干呕时胃上部分放松而胃窦部收缩；呕吐时胃窦部持续收缩，贲门开放，腹肌与膈肌收缩，腹压升高，迫使胃内容物向上反

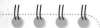

流，经食管、口腔而排出体外。

呕吐中枢位于延髓，由神经反射中枢（呕吐中枢）和化学感受器触发带两个功能不同的机构组成。神经反射中枢接受来自消化道、大脑皮质、内耳前庭、冠状动脉和化学感受器触发带的传入冲动，支配呕吐动作。化学感受器触发带接受来自血液的各种化学性刺激，如外源性的化学物质、药物（如阿扑吗啡、洋地黄）或内生代谢产物（如感染、尿毒症）等，并由此发出神经冲动，传至神经反射中枢引起呕吐。

案例 8-7B

患者 1 天前上述症状持续加重，患者疼痛难忍，大量呕血，出现面色苍白、出冷汗、脉搏细速、血压下降等表现。来我院急诊入院。

请回答：

1. 该患者出现呕血的最可能原因是什么？
2. 大量呕吐会给患者带来怎样的影响？

（二）病因

引起恶心与呕吐的病因很多，根据其发病机制可分为反射性呕吐、中枢性呕吐和前庭功能障碍性呕吐。

1. 反射性呕吐（reflex vomiting） 是指来自内脏末梢神经的冲动，经自主神经传入纤维刺激呕吐中枢引起的呕吐。

（1）咽部受刺激：如剧烈咳嗽、吸烟、急／慢性咽炎等。

（2）消化系统疾病：包括①胃肠疾病，如急／慢性胃炎、消化性溃疡、急性肠炎、肠梗阻、急性阑尾炎等；②肝胆胰疾病，急性肝炎、肝硬化、急／慢性胆囊炎。

（3）其他系统疾病：急性肾盂肾炎、急性盆腔炎、青光眼、屈光不正、急性心肌梗死早期、心力衰竭等。

2. 中枢性呕吐（central vomiting） 是指来自中枢神经系统或化学感受器的冲动，刺激呕吐中枢引起的呕吐。

（1）神经系统病变

颅内感染：如脑脓肿、脑膜炎或各种脑炎。

脑血管疾病：如脑梗死、脑栓塞、高血压脑病等。

颅脑损伤：如颅内血肿、脑挫裂伤等。

癫痫，特别是癫痫持续状态。

（2）全身性疾病：如尿毒症、甲状腺危象、糖尿病酮症酸中毒、低血糖、低钠血症及早期妊娠均可引起呕吐。

（3）药物：如某些抗癌药、抗生素、洋地黄、吗啡等。

（4）中毒：如有机磷农药、乙醇、一氧化碳中毒等。

（5）精神因素：如胃肠神经官能症、癔症、神经性厌食等。

3. 前庭功能障碍性呕吐 呕吐伴有听力障碍、眩晕等症状者，需考虑前庭障碍性呕吐。临床常见病迷路炎、梅尼埃病、晕动病累及前庭神经核时，均可发生呕吐。

【护理评估】

（一）健康史的采集

询问患者恶心、呕吐出现及持续的时间，发生缓急，呕吐次数、方式及特点，呕吐前是否伴有恶心，呕吐与饮食的关系，呕吐物的性质（量、颜色、气味）及混合物（如胆汁、血液），诱发因素、伴随症状、既往史、个人史、诊疗和护理经过等。

1. 临床表现　恶心是一种上腹部不适欲吐的感受，常伴有面色苍白、出汗、流涎、血压降低、心率减慢等迷走神经兴奋的症状，常为呕吐的前驱表现，恶心之后随之出现呕吐，但也可仅有恶心而无呕吐（如消化系统疾病或前庭功能障碍引起的呕吐），或仅有呕吐而无恶心（如颅内高压引起的呕吐）。

（1）呕吐的时间：育龄期妇女晨起呕吐见于早孕反应，也可见于尿毒症、慢性酒精中毒或功能性消化不良。鼻窦炎患者因起床后脓液经鼻后孔流出，刺激咽部，常出现晨起恶心、干呕。幽门梗阻的患者常在晚上或夜间呕吐。

知识链接

妊娠期恶心与呕吐的管理

妊娠期恶心呕吐是一种影响孕妇及胎儿健康的常见疾病。根据美国妇产科医师学会《妊娠期恶心呕吐指南 2018 版》推荐 A 级证据：单用维生素 B_6 或联合多西拉敏治疗妊娠期恶心呕吐安全有效，可作为一线治疗手段；受精前一个月常规服用维生素可降低妊娠期恶心呕吐的发生率和严重程度。妊娠期一过性甲状腺毒症、妊娠剧吐或者两者同时存在导致的母体甲状腺功能异常予以支持治疗，不推荐使用抗甲状腺药物。

（2）与进食的关系：进食过程中或餐后即刻发生呕吐，多见于幽门管溃疡或精神性呕吐；餐后 1 小时以上呕吐称为延迟性呕吐；餐后 6 小时或数餐后呕吐，见于幽门梗阻；餐后近期呕吐，如是集体发病者，多见于急性食物中毒。

（3）呕吐物的特点：胃、十二指肠疾病呕吐常与进食有关，先有恶心、呕吐后症状减轻；肝胆胰及腹膜疾病一般先有恶心，呕吐后症状未减轻；颅内高压性呕吐常无恶心先兆，呕吐呈喷射状。

（4）呕吐物的性质：带发酵、腐败气味提示胃潴留；带粪臭味提示低位小肠梗阻；含有大量胆汁提示梗阻平面多在十二指肠乳头以下，不含胆汁说明梗阻在此平面以上；含有大量酸性液体者多见于胃泌素瘤或十二指肠溃疡，无酸味者可能为贲门狭窄或贲门失弛缓症；上消化道出血呕吐物常呈咖啡样。

2. 引起的身心反应

（1）从生理意义上讲，呕吐是一种保护性反射，可将消化道内的有害物质排出，从而对机体起保护作用，但剧烈、频繁的呕吐造成大量胃液丢失（胃液中含盐酸、钾及钠离子），可引起水、电解质及酸碱平衡紊乱、营养障碍。婴幼儿、老年人、病情危重或意识障碍者，呕吐时易发生误吸而致肺部感染或窒息。剧烈呕吐还可引起胃和食管连接处黏膜撕裂，而致上消化道出血。

（2）心理反应：恶心、呕吐给患者带来明显不适感，严重、频繁呕吐则会给患者带来很大痛苦，产生紧张、烦躁不安、焦虑，也可因害怕呕吐而不敢进食。化疗患者甚至因惧怕呕吐而拒绝治疗。

3. 伴随症状　①伴腹痛、腹泻：常见于急性胃肠炎、细菌性食物中毒、霍乱、副霍乱及其他原因引起的急性食物中毒。②伴右上腹痛及发热、寒战或黄疸：应考虑急性胆囊炎或胆石症。③伴头痛或意识障碍：常见于颅内高压或青光眼。④伴眩晕、眼球震颤：常见于前庭器官疾病。

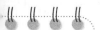
4. 诱发因素 体位突然变化、咽部受刺激、乘车（船）、精神刺激、厌恶的景象及气味等因素可诱发恶心、呕吐。

5. 相关病史及个人史 询问患者既往有无消化系统、泌尿系统、神经系统、内分泌系统疾病病史，有无服药史、进不洁食物史、毒药接触史、饮酒史，有无类似疾病发作史。育龄妇女应询问停经史。

6. 诊疗和护理经过 发病后是否进行了必要的检查、治疗及护理，其效果如何。

7. 相关知识的了解情况 对恶心呕吐的病因、诱因、加重因素以及处理措施等相关知识的了解程度；采取了哪些自我护理措施。

> **科研小提示**
>
> 穴位按压对呕吐应用效果不一。研究显示穴位按压可有效缓解呕吐症状，但仍需继续开展更多研究。

（二）身体评估

1. 一般状态评估 生命体征、体重、营养状况、神志情况、面容表情、皮肤弹性、皮肤黄染等。

2. 头部器官 口腔黏膜有无干燥、巩膜有无黄疸、眼球震颤、瞳孔大小等。

3. 腹部评估 腹部外形、胃肠型、蠕动波、肌紧张、压痛、反跳痛、肠鸣音等。

4. 神经系统评估 神经反射评估，如深浅反射、病理反射、脑膜刺激征等。

（三）实验室及其他检查

1. 实验室检查 血、尿及便常规、尿酮体、血糖、血清电解质，必要时做肝、肾功能检查。

2. 其他检查 心电图、胸及腹部影像学检查、腹部 B 超检查、纤维内镜、脑脊液检查等。

【相关护理诊断】

1. 体液不足 / 有体液不足的危险 与呕吐导致体液丢失及摄入量不足有关。

2. 营养失调：低于机体需要量 与长期频繁呕吐及摄入不足有关。

3. 舒适度减弱：恶心 / 呕吐 与幽门梗阻有关；与颅内压增高有关；与肝疾病有关等。

4. 有误吸的危险 与呕吐物吸入肺内有关。

5. 焦虑 与反复发生恶心与呕吐造成心理障碍有关。

6. 潜在并发症：肺部感染、窒息。

小 结

1. 恶心是一种紧迫欲吐的上腹部不适感，常为呕吐前兆表现。呕吐是指通过胃的强烈收缩迫使胃或部分小肠内容物经贲门、食管、口腔排出体外的过程。恶心与呕吐根据病因分为反射性呕吐、中枢性呕吐、前庭功能障碍性呕吐。

2. 恶心与呕吐护理评估要点包括恶心与呕吐的临床表现、胸痛的身心反应、伴随症状、健康史的其他资料、身体评估和实验室及其他检查。

（杨　莉）

第六节　意识障碍

案例 8-8A

男性，72岁，于1小时前运动时突然感到左侧肢体无力，继而出现意识不清，急诊入院。

请回答：

应从哪些方面对该患者进行护理评估？

【概述】

意识障碍（disturbance of consciousness）是指人体对周围环境及自身状态的识别和察觉能力出现障碍。多由高级神经中枢功能活动（意识、感觉和运动）受损所引起，可表现为嗜睡、意识模糊、昏睡、谵妄，严重的意识障碍为昏迷。

（一）发生机制

正常人意识清晰，即思维合理，反应敏锐、精确，语言表达能力正常。意识由两部分组成，即意识内容及其"开关"系统。①意识内容：即大脑皮质活动功能，包括记忆、思维、定向力和情感等，以及通过视、听、说和复杂运动等与外界保持紧密联系的能力。意识状态的正常有赖于大脑皮质和网状结构功能的完整性，急性广泛性大脑半球损害或半球向下移位压迫丘脑或中脑时，则可引起不同程度的意识障碍。②意识"开关"系统：包括经典的感觉传导径路（特异性上行投射系统）和脑干网状结构（非特异性上行投射系统），起意识"开关"作用。意识"开关"系统可激活大脑皮质并使之保持兴奋性，使机体处于觉醒状态，从而产生意识内容。脑缺血、缺氧、热量供给不足、酶代谢异常等因素，可引起脑细胞代谢紊乱，从而导致网状结构功能损害和大脑活动功能减弱，均可产生意识障碍。

案例 8-8B

患者入院2小时后上述症状加重，查体：意识完全丧失，压迫眶上神经无反应，无自主运动，全身肌肉松弛，角膜反射及瞳孔对光反射均消失。

请回答：

该患者目前为何种程度的意识障碍？

（二）病因

1. 颅内疾病

（1）感染性疾病：如各种脑炎、脑膜炎、脑脓肿等。

（2）脑血管疾病：如脑出血、脑缺血、脑栓塞、脑血栓形成、蛛网膜下腔出血、高血压脑病等。

（3）颅内占位性病变：如脑肿瘤等。

（4）颅脑损伤：如脑震荡、脑挫裂伤、外伤性颅内血肿、颅骨骨折等。

（5）癫痫。

2．颅外疾病

（1）重症感染：如败血症、中毒性肺炎、中毒型菌痢、伤寒、斑疹伤寒、恙虫病等。

（2）心血管系统疾病：如急性心肌梗死、重度休克、心律失常引起的 Adams-Stokes 综合征等。

（3）内分泌与代谢性疾病：如肝性脑病、尿毒症、甲状腺危象、甲状腺功能减退症、糖尿病酮症酸中毒、低血糖、妊娠中毒症等。

（4）外源性中毒：安眠药、有机磷杀虫药、乙醇、一氧化碳、氰化物和吗啡等中毒，以及毒蛇咬伤等。

（5）物理性及缺氧性损害：如触电、溺水、高温中暑、日射病和高山病等。

（6）水、电解质平衡紊乱：如稀释性低钠血症、低氯性碱中毒、高氯性酸中毒等。

【护理评估】

（一）健康史的采集

1．意识障碍的临床表现　询问意识障碍发生的缓急、发生时间、持续时间、意识障碍程度、病情进展情况等。

意识障碍可有下列不同程度的表现。

（1）嗜睡（somnolence）：是最轻的意识障碍，患者处于病理性的睡眠状态，但可为轻微刺激或语言所唤醒，醒后能正确回答问题和做出各种反应，但反应迟钝，答话简单而缓慢，停止刺激后又再入睡。

（2）意识模糊（confusion）：是意识水平轻度下降，较嗜睡为深的一种意识障碍，能保持简单的精神活动，但对时间、地点、人物等定向能力发生障碍，思维和语言不连贯，可有错觉、幻觉、躁动不安、谵语或精神错乱。

（3）昏睡（stupor）：是病理性的沉睡状态，须用强刺激（如压迫眶上神经、用力摇动身体）才能唤醒，答话含糊不清，或答非所问，停止刺激后很快又入睡。

（4）谵妄（delirium）：一种以兴奋性增高为主的高级神经中枢功能活动失调状态，临床上表现为意识模糊、定向力丧失、躁动不安、语言杂乱、出现错觉或幻觉。常见于急性感染性疾病的发热期、药物中毒（颠茄类、乙醇）、代谢障碍（如肝性脑病）、循环障碍或中枢神经系统疾患等。由于病因不同，有些患者可以康复，有些患者可发展为昏迷状态。

（5）昏迷（coma）：是最严重的意识障碍，按其程度可分为三阶段。

轻度昏迷：意识大部丧失，无自主运动，对周围事物及声、光等刺激全无反应，但对强烈的疼痛刺激尚可出现痛苦表情、呻吟或肢体退缩等防御反应。吞咽反射、咳嗽反射、眼球运动、角膜反射及瞳孔对光反射等可存在。生命体征无明显异常。

中度昏迷：对周围事物及各种刺激全无反应，但对强烈的刺激可出现防御反射。角膜反射减弱，瞳孔对光反射迟钝，无眼球运动。可有生命体征轻度异常以及不同程度排便、排尿功能障碍。

深度昏迷：意识完全丧失，无自主运动，全身肌肉松弛，对各种刺激全无反应。深、浅反射均消失。眼球固定，瞳孔散大，呼吸不规则，血压也可下降，二便失禁或潴留。

轻度、中度和深度昏迷比较详见表 8-4。

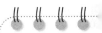

表8-4 轻度、中度和深度昏迷比较

项目	轻度昏迷	中度昏迷	深度昏迷
肌肉紧张度	有	有	肌肉松弛
对刺激反应	对声、光等刺激无反应，对强烈的刺激有反应	对声、光等刺激无反应，对强烈的刺激有反应	对各种刺激均无反应
反射（吞咽、咳嗽、角膜、瞳孔对光反射）	存在	角膜反射减弱，瞳孔对光反射迟钝，无眼球运动	消失
血压、脉搏、呼吸	正常	正常	有变化
二便失禁或潴留	有	有	有

2．意识障碍引起的身心反应 应询问有无下列身心反应。

（1）水、电解质平衡紊乱及营养障碍：由于意识障碍，不能正常进食，影响营养物质及水分摄取，特别是昏迷患者，由于意识部分或完全丧失，不能经口进食，需靠静脉点滴或鼻饲维持营养需要，极易发生水、电解质平衡紊乱及营养障碍。

（2）感染：发生意识障碍时，由于各种反射减弱或消失、排尿及排便不能控制、免疫功能低下等多种因素，容易发生各种感染，如肺部感染、泌尿系统感染、口腔炎、角膜炎、角膜溃疡、结膜炎等，易使患者因感染死亡。

（3）窒息：昏迷患者，吞咽及咳嗽等反射减弱或消失，极易发生窒息，危及患者生命。

（4）压力性损伤：处于昏迷状态时，无自主运动，患者长期保持同一体位，局部组织受压，加之二便失禁，极易使局部皮肤受损伤而发生压疮。

（5）肢体运动障碍：昏迷患者自主运动能力丧失，致使肢体肌肉挛缩、关节强直、肢体畸形等，造成肢体运动障碍，影响自理能力。

（6）发生意外：在意识障碍时，患者的感知能力和对周围环境的识别能力均发生改变，特别是处于意识模糊或谵妄状态时，出现定向力丧失、躁动不安、错觉或幻觉，故易发生意外，严重者可发生自伤或伤及他人。

知识链接

高血压脑出血昏迷患者多感官促醒护理

高血压脑出血是由高张性动脉硬化引起的脑小血管破裂所致的颅内出血，其起病快，进展迅速，致死率和病死率均较高，手术是首选治疗方法，而术后昏迷非常常见。手术后尽早促醒不仅可以降低致残率和病死率，还能减少神经功能损伤。多感官促醒护理是指护理人员通过对昏迷患者的听觉、嗅觉、视觉多个感官进行刺激，帮助昏迷患者苏醒的方式。通常包括：语言促醒、听觉促醒、视觉促醒、触觉促醒、嗅觉促醒、运动促醒。多项研究证实，高血压脑出血术后昏迷患者进行积极有效的多感官促醒护理干预对缩短昏迷时间、减少神经功能损伤、改善患者预后均具有重要意义。

3．意识障碍的伴随症状

（1）意识障碍伴发热：先发热后有意识障碍，常见于重症感染性疾病，如流行性脑脊髓膜炎、中毒性痢疾、大叶肺炎等。先有意识障碍而后发热见于脑出血、蛛网膜下腔出血、巴比妥类药物中毒等。

（2）意识障碍伴呼吸改变：是呼吸中枢受刺激所致，可见于吗啡、巴比妥类、有机磷杀虫药等中毒及各种原因引起的代谢性酸中毒等。

（3）意识障碍伴血压改变：血压增高多见于高血压脑病、脑血管意外、肾炎、尿毒症等；血压降低多见于各种原因引起的休克。

（4）意识障碍伴心动过缓：见于房室传导阻滞、各种原因引起的高颅压、吗啡类及毒蕈等中毒。

（5）意识障碍伴瞳孔改变：瞳孔缩小见于吗啡、巴比妥类、有机磷杀虫药等中毒；瞳孔散大见于颠茄类、酒精、氰化物等中毒，以及癫痫、低血糖等。

（6）意识障碍伴头痛、恶心、呕吐及肢体瘫痪：常见于脑出血、脑梗死等。

（7）意识障碍伴脑膜刺激征：见于脑膜炎、蛛网膜下腔出血等。

（8）意识障碍伴皮肤黏膜改变：出血点、瘀斑和紫癜等见于严重感染和出血性疾病；口唇樱桃红色提示一氧化碳中毒。

4．诱发因素 如原有高血压的患者，由于精神过度紧张或情绪激动，可诱发脑出血，出现意识障碍；糖尿病患者，由于感染、饮食失调、胰岛素用量不足或停用胰岛素、精神创伤、外伤等，均可诱发糖尿病酮症酸中毒昏迷；原有肝病者，由于上消化道出血、大量利尿、高蛋白饮食、感染等，均可诱发肝性昏迷。

5．相关病史及个人史 询问有无急性感染、颅脑损伤、原发性高血压、心脏病、肾病、肝病、糖尿病、呼吸系统疾病、癫痫等病史；有无毒物接触史；以往是否发生过意识障碍及表现。

6．诊疗和护理经过 发病后是否做过必要的辅助检查，如脑血管病需做颅脑影像学检查等，是否用药，使用的药物名称、剂量、疗效及不良反应，已采取过的护理措施等。

7．相关知识的了解情况 对意识障碍发生的病因、诱因、加重因素以及处理措施等相关知识的了解程度与自我护理行为。

（二）身体评估

1．一般状态评估 生命体征、意识障碍程度［做语言、疼痛刺激、瞳孔对光反应、角膜反射等检查，或用国际通用的格拉斯哥昏迷评分表（GCS）对意识障碍的程度进行评估，详见表8-5］、营养状况、面容、体位、皮肤黏膜有无苍白、黄疸、出血。

表8-5　格拉斯哥昏迷评分表（GCS）

评分项目	反应	得分
睁眼反应	正常睁眼	4
	呼叫后睁眼	3
	疼痛刺激后睁眼	2
	任何刺激无睁眼反应	1
运动反应	可按指令动作	6
	对疼痛刺激能定位	5
	对疼痛刺激有肢体退缩反应	4
	疼痛刺激时肢体过屈（去皮质强直）	3
	疼痛刺激时肢体过伸（去大脑强直）	2
	对疼痛刺激无反应	1
语言反应	能准确回答时间、地点、人物等定向问题	5
	能说话，但不能准确回答时间、地点、人物等定向问题	4
	用字不当，但字意可辨	3
	言语模糊不清，字意难辨	2
	任何刺激无语言反应	1

将表中各项目所得分值相加求其总分，GCS 总分范围为 3 ～ 15 分，14 ～ 15 分为正常，8 ～ 13 分表示患者已有程度不等的意识障碍，7 分以下为昏迷，3 分以下为深度昏迷。评估中应注意运动反应的刺激部位应以上肢为主，并以其最佳反应记分。通过动态的 GCS 评分和记录可显示意识障碍演变的连续性。

2. 头部器官评估 头颅有无外伤及骨折、瞳孔大小及两侧是否对称、瞳孔对光反射、角膜反射等。

3. 心脏评估 心脏大小、心率、心律、杂音等。

4. 四肢评估 四肢运动情况（注意有无单瘫、偏瘫）。

5. 神经系统评估 深浅反射、病理反射、脑膜刺激征等。

（三）实验室及其他检查

1. 实验室检查 血及尿常规、尿酮体、血糖、肝及肾功能、血清电解质、血一氧化碳定量、血培养、脑脊液检查、血气分析等。

2. 其他检查 心电图、脑电图、胸部 X 线片、脑 CT 或 MRI 检查等。

科研小提示

目前促醒治疗的报道均以临床经验总结为主，缺乏随机双盲对照试验、RCT 研究数据、循证医学总结和 Meta 分析。

【相关护理诊断】

1. 急性意识障碍 与脑出血有关；与肝性脑病、严重感染等有关。

2. 清理呼吸道无效 与意识障碍所致咳嗽、吞咽反射减弱或消失有关。

3. 排尿功能障碍 与意识丧失所致排尿功能障碍有关。

4. 排便功能障碍 与意识障碍所致排便功能障碍有关。

5. 有受伤的危险 与意识障碍所致躁动不安有关。

6. 营养失调：低于机体需要量 与意识障碍所致不能正常进食有关。

7. 有皮肤完整性受损的危险 与意识障碍所致自主运动消失有关；与意识障碍所致尿失禁、便失禁有关。

8. 有感染的危险 与意识障碍所致咳嗽、吞咽反射减弱或消失或侵入性导尿有关。

9. 有废用综合征的危险 与意识障碍所致自主运动丧失有关。

10. 照顾者角色紧张 与照顾者角色负荷过重有关。

小 结

1. 意识障碍是指人体对周围环境及自身状态的识别和察觉能力出现障碍。当颅内、外疾病引起脑细胞代谢紊乱或急性广泛性大脑半球损害、半球向下移位压迫丘脑或中脑时，均可产生不同程度的意识障碍。

2. 意识障碍的护理评估包括发生的缓急、发生时间、持续时间、意识障碍程度、病情进展情况等；不同程度意识障碍的临床表现和区别；意识障碍引起的身心反应及伴随症状；有无诱发因素、相关病史及个人史，诊疗和护理经过及效果，相关知识的了解情况；身体评估及实验室及其他检查等。

（宋长平）

随堂测 8-6

第七节　抑　郁

案例 8-9

女性，73岁，近半年变得不喜运动，动作缓慢、僵硬，很少的家务劳动需长时间才能完成，不爱主动讲话，每次都以简短低弱的言语答复家人。面部表情变化少，有时双眼凝视，对外界动向常无动于衷，只有在提及她故去的配偶时，她才眼含泪花，谈到许多事情自己都做不了，想不起怎么做，头脑一片空白。

请回答：

1. 该患者处于何种情绪状态？
2. 对该患者进行问诊的注意事项有哪些？

【概述】

抑郁（depression）是一种常见的以心境低落为主的不愉快情绪体验，是患者最常见的情绪反应之一。处于抑郁状态的人对自身及周围事物持消极、悲观或否定的态度，可表现为情绪低落、思维迟缓、意志行为减退，常自责自罪、逃避现实，甚至想自杀。

（一）发生机制

有关抑郁的发生机制目前尚未彻底阐明，主要的观点如下。

1. 生物学因素　①遗传因素：家系、双生子、寄养子的研究均提示抑郁的发生与遗传因素有关；②神经生物学因素：抑郁与大脑神经突触间隙 5- 羟色胺（5-HT）和去甲肾上腺素（NE）功能活动降低有关；③内分泌因素：下丘脑 - 垂体 - 肾上腺皮质轴（HPA 轴）多处于持续兴奋状态，分泌的过量激素对单胺类递质受体起抑制作用，引起抑郁。此外，有研究发现，女性在月经期前、月经期间、产后、更年期发生抑郁概率增加，但雌激素、黄体酮等激素与抑郁的关系尚不清楚。

2. 应激与适应　各种不良的生活事件可诱发或引起抑郁。应激被认为是引起抑郁的重要因素之一，且常与焦虑情绪相伴发生。人对应激事件的反应可分为两类：一类是与焦虑、恐惧和愤怒有关的"或战或逃反应"，主要为交感神经活动增强的表现；另一类是与抑郁、悲观、失望和失助有关的"保存 - 退缩反应"。在"保存 - 退缩反应"中，下丘脑 - 垂体 - 肾上腺皮质轴活动增强，迷走神经活动增强，肾上腺皮质激素分泌增多，外周血管阻力增大，骨骼肌运动减少。

个体对应激事件的反应与其对应激事件的认知程度、既往经历、个性倾向以及社会支持等有关。一个人在面对挫折或失去亲人、亲情等情况下感到悲伤或哀痛是很正常的，这种情绪随着时间的推移而逐渐减退。若这种情绪长期持续并伴有负罪感、无望感等应考虑抑郁性神经症或精神病性抑郁的可能。

3. 个性倾向　抑郁患者具有缺乏自信、消极悲观、易于伤感、惯于忧愁、过分内倾，对挫折和不幸习惯采取悲观的认知态度与消极被动的应对方式等。

知识链接

抑郁发作

　　抑郁发作是以显著而持久的心境低落为主要临床特征的一种异常精神状态，是心境障碍的主要类型。临床可见心境低落与其处境不相称。每次发作持续至少2周，长者甚至数年，可单次发作，多数病例有反复发作的倾向，每次发作大多数可以缓解，部分可有残留症状或转为慢性。

（二）病因

　　抑郁通常是多种病因综合作用的结果。常见的病因如下。

　　1．负性生活事件　如遇久病不愈、婚姻不幸、意外灾害、亲友亡故、人际关系紧张、退休、经济上的困扰等均可导致孤独、无助、无望或内疚感而产生抑郁情绪。

　　2．某些躯体疾病或药物　某些疾病如脑卒中、Cushing病、甲状腺疾病、产后感染、贫血等，某些药物如利血平、甲基多巴、避孕药、激素类、抗结核及抗癌药等均可激发抑郁情绪。

　　3．精神疾病　抑郁也可以是某些精神疾病的表现，如抑郁性神经症、抑郁症、其他神经症以及精神分裂症等。

【护理评估】

（一）健康史的采集

　　由于抑郁患者情绪低落、懒言少语，采集健康史过程中应降低语速、恰当停顿，观察患者的反应，尊重患者，取得信任再开展进一步的工作。

　　1．临床表现　由于个体的差异、不同的产生原因等，抑郁的严重程度及持续时间不同，临床表现也各不相同。

　　（1）情绪低落：抑郁最常见、最主要的临床表现是不同程度的情绪低落。可表现为悲伤、沮丧、忧郁、缺乏自信、内疚、自责、无精打采、兴趣缺乏、快感缺失。

　　（2）运动性迟滞：表现为活动减少、动作缓慢、无精打采，严重者呈木僵或亚木僵状态。木僵状态时患者面部表情固定，二便潴留，对刺激缺乏反应。亚木僵状态时患者的表现类似木僵状态，但程度较轻，可以进食，二便能自己控制。

　　（3）思维迟滞：表现为注意力及记忆力下降。反应迟钝，思考问题困难，主动语言减少，语速慢，交流困难。

　　（4）躯体症状：表现为食欲缺乏、体重下降、睡眠障碍、性欲减退、躯体疼痛、疲惫乏力、自主神经功能失调症状等。其中，睡眠障碍可表现为入睡困难、睡眠浅、早醒等。

　　2．抑郁引起的身心反应　询问患者有无头痛、头晕、口干、食欲改变而导致体重减轻或增加、疲乏无力、慢性疼痛等躯体症状；有无入睡困难、熟睡不醒、早醒、醒后难以入睡等睡眠障碍；有无日常生活及工作困难。观察有无思维过程缓慢、精力不集中以及决策能力下降等表现。严重者可表现为思维和行动迟滞。

　　抑郁患者由于缺乏自信和主动性、易于退缩而影响与他人关系的建立和维持。社会技能丧失、交流障碍、无力解决问题等均可影响患者正常的生活、工作以及社会交往能力，而这种影响则可能进一步加重抑郁的情绪反应。

　　3．病因与诱因　有无引起抑郁的疾病史及用药史，如脑卒中、甲状腺疾病等，或是否服用治疗高血压、抗结核的药物等。

4. 人际关系与角色功能 包括家庭关系、社交情况等，注意有无家庭关系紧张、回避社交、对原来感兴趣的活动失去兴趣等。

5. 应激与应对能力 主要了解是否存在引起抑郁的负性生活事件，如久病不愈、婚姻不幸、退休等，以及对有关生活事件的看法、所采取的应对措施等。

6. 个性心理特点 注意有无缺乏自信、对周围环境及未来易于采取消极的态度等个性倾向。

7. 诊疗与护理经过 发病后是否进行了必要的检查、治疗及护理，其效果如何。

8. 相关知识的了解情况 对抑郁产生的病因、诱因、加重因素以及处理措施等相关知识的了解程度；采取了哪些自我护理措施。

（二）量表测定

可借用相关的量表对患者的抑郁情绪、应激事件、应对能力、个性特点等进行评定。

> **科研小提示**
>
> 目前针对抑郁测量常用的研究工具包括汉密尔顿抑郁量表、抑郁自评量表、Beck抑郁问卷、抑郁状态问卷和流调中心用抑郁量表等。

（三）身体评估

重点观察患者的行为举止、面部表情、衣着等，注意有无缺乏自信、垂头弯腰、不修边幅、行动缓慢等。

【相关护理诊断】

1. 应对无效 与负性生活事件、抑郁情绪、无助感等有关。

2. 自我认同紊乱 与自我评价过低、无价值感有关。

3. 睡眠型态紊乱：早睡、入睡困难 与抑郁导致失眠、睡眠不深等有关。

4. 疲乏 与缺乏兴趣、精力不足有关。

5. 社交孤立 与严重抑郁所致的行为退缩有关。

6. 有自残／自杀的危险 与抑郁导致的自我评价低、无价值感等有关。

小　结

1. 抑郁是一种常见的以心境低落为主的不愉快情绪体验，是患者最常见的情绪反应之一。抑郁的发病机制主要观点有生物学因素（包括遗传因素、神经生物学因素和内分泌因素）、应激与适应和个性倾向方面。抑郁病因包括负性生活事件、某些躯体疾病或药物和精神疾病。

2. 护理评估要点包括抑郁的临床表现、抑郁引起的身心反应、健康史的其他资料和身体评估。

（杨　莉）

随堂测 8-7

思考题

1. 感染性发热和非感染性发热有何异同？

2．列举常用的疼痛测评工具。

3．比较急性腹痛与慢性腹痛引起身心反应的异同。

4．心悸可使患者出现哪些身心反应？

5．恶心与呕吐有何不同？两者都是同时出现吗？

6．比较不同程度昏迷的临床表现的区别。

7．抑郁患者的临床表现有哪些？

8．案例分析

女性，62 岁，发作性呼吸困难，伴喘息、心悸、咳嗽 5 年，常于受凉后或春季发作，服用消炎药、平喘药等可好转，近 3 日来受凉后又再次发作呼吸困难，伴喘息、咳嗽，咳少量白痰，服药无效，夜间症状加重，不能平卧，每天只能睡 3 ～ 4 小时，影响睡眠，生活不能自理，为进一步诊治而入院治疗。

身体评估：T 36.8 ℃，R 22 次 / 分，P 92 次 / 分，BP 120/80 mmHg，神清，端坐位，口唇轻度发绀，胸廓双侧对称，双侧呼吸运动减弱，语颤减弱，叩诊双肺过清音，听诊呼吸音减弱，呼气相延长，两肺满布哮鸣音，心脏、腹部无明显异常。

（1）该患者呼吸困难的特点是什么？属于哪一种呼吸困难？

（2）该患者有哪些异常体征？可能的病因是什么？

（3）该患者现存哪些护理诊断？

特殊人群的评估

导学目标

通过本章内容的学习，学生应能够：

◆ **基本目标**

1. 描述特殊人群的身心特点。
2. 复述特殊人群的评估内容、方法和注意事项。
3. 解释特殊人群评估结果的临床意义。

◆ **发展目标**

1. 针对特殊人群的特点，运用恰当的方法进行评估。
2. 系统分析评估资料的结果，提出相关护理诊断／问题。

◆ **思政目标**

具有人道、博爱、奉献的人文精神，传承中华民族美德，关爱特殊群体。

第一节　孕产妇的评估

案例 9-1

林某，女性，21 岁，已婚，未避孕。因"停经 7 周，晨起恶心 3 天"就诊。自述平时月经规律，月经周期为 30～31 天，现停经 7 周，3 天前晨起有恶心，无呕吐、反酸等症状。为其急查尿妊娠试验为（+）。诊断为：G1P0，妊娠 7 w，早孕。

林某得知早孕后，表现出异常焦虑，反复询问自己身体会发生哪些变化、饮食要注意什么、怎样才能知道孩子在身体内是正常的、怎样进行胎教等。

请回答：

1. 该孕妇生理和心理会发生哪些变化？
2. 该孕妇重点评估内容有哪些？
3. 应对该孕妇进行哪些知识宣教？

【概述】

孕产妇会经历妊娠期、分娩期、产褥期等重要阶段。未来的宝宝也将经历在妈妈子宫内孕育、成长，由胚胎、胎儿到新生儿的历程。

妊娠期是指胚胎和胎儿在母体内发育成熟的时期，卵子受精是妊娠的开始，胎儿及其附属物自母体排出是妊娠的终止。妊娠期全长 40 周，妊娠 13 周末以前为早期妊娠、妊娠第 14 周至第 27 周末为中期妊娠、妊娠第 28 周及其以后为晚期妊娠。分娩期是指妊娠满 28 周及以后，胎儿及其附属物从临产开始到由母体娩出体外的时期。产褥期指从胎盘娩出后至产妇全身各器官（除乳腺外）恢复至未妊娠状态所需的时期，一般规定为 6 周。

孕产妇的生理和心理特点具体如下。

（一）孕妇的生理和心理特点

1. 生理变化特点

（1）生殖系统

子宫：子宫体随着妊娠进展，逐渐增大变软，由妊娠前 7 cm×5 cm×3 cm 逐渐增大至足月时的 35 cm×25 cm×22 cm，容量由非妊娠时约 5 ml 增大到足月时 5000 ml 左右，重量从非妊娠时约 50 g 增长到足月时 1000 g 左右。手测子宫底高度，可以初步判断子宫大小与妊娠周数是否相符。子宫底高度因孕妇脐耻间距离、胎儿发育情况、羊水量等有所差异，增长过速或过缓均可能为异常。一般情况下，手测子宫底高度为妊娠满 12 周，在耻骨联合上 2～3 横指；满 16 周，在其脐耻之间；满 20 周，脐下 1 横指；满 24 周，脐上 1 横指；满 28 周，脐上 3 横指；满 32 周，脐与剑突之间；满 36 周，剑突下 2 横指；满 40 周，脐与剑突之间或略高。妊娠 12～14 周起，子宫会出现不规则无痛性收缩，腹部可以触及。特点为不规律、稀发、不对称性收缩。宫缩时宫腔内压力较低，无疼痛感觉，称之为 Braxton Hicks 收缩。子宫峡部也在妊娠 12 周后逐渐伸长变宽，在妊娠后期形成子宫下段，由妊娠前的 1 cm 变长为 7～10 cm，临产前成为软产道的一部分。子宫颈外观肥大、着色呈紫蓝色，质地软。宫颈管内腺体肥大，宫颈黏液分泌增多，形成黏稠的黏液栓。

卵巢和输卵管：卵巢略增大，停止排卵。一侧卵巢可见妊娠黄体，妊娠黄体分泌雌、孕激素维持妊娠。妊娠 10 周后，黄体功能由胎盘取代，妊娠 3～4 月时，黄体开始萎缩。输卵管伸长，肌层无明显肥厚。

阴道：阴道黏膜水肿充血呈紫蓝色，结缔组织变松软，伸展性增强，有利于胎儿经阴道娩出。阴道 pH 降低至 3.5～6.0，有利于防止感染。

外阴：局部充血，皮肤增厚，色素沉着；大阴唇内血管增多，结缔组织变软，伸展性增强。部分孕妇因增大的子宫压迫导致静脉血液回流受阻，出现外阴水肿或下肢静脉曲张，产后大多自行消失。

（2）乳房：妊娠早期乳房开始增大，孕妇自觉乳房发胀或偶有触痛及麻木感。乳头增大变黑，乳晕颜色加深，其外围的皮脂腺肥大形成散在的结节状小隆起，称蒙氏结节。胎盘分泌的雌激素刺激乳腺腺管的发育，孕激素刺激乳腺腺泡发育。垂体生乳素、胎盘生乳素等多种激素参与，乳腺发育完善，做好泌乳准备。

（3）循环及血液系统

心脏：妊娠后期因膈肌升高，心脏向左上方移位，心浊音界稍扩大，心尖搏动左移 1～2 cm。心脏移位使大血管轻度扭曲，加之血流量增加及流速加快，多数孕妇心尖区可听到 Ⅰ～Ⅱ 级柔和吹风样收缩期杂音，产后逐渐消失。心搏出量妊娠末期约增加 10%，至妊娠 32～34 周达高峰，心率妊娠晚期休息时每分钟增加 10～15 次。

血压：在妊娠早期及中期血压偏低，在妊娠晚期血压轻度升高，一般收缩压无变化，舒张压因外周血管扩张、血液稀释等轻度降低，脉压稍增大。妊娠对上肢静脉压无明显影响，股静脉压自妊娠 20 周开始升高。若孕妇长时间仰卧位，可引起回心血量减少，心搏量降低导致血压下降，称仰卧位低血压综合征（supine hypotensive syndrome）。

血容量：循环血容量于妊娠 6 ~ 8 周开始增加，妊娠 32 ~ 34 周达高峰，整个妊娠期增加 40% ~ 45%，平均增加约 1500 ml，其中血浆增加多于红细胞增加，血液呈稀释状态，出现生理性贫血。红细胞计数下降，白细胞计数增加，妊娠期血液处于高凝状态。

胎心：妊娠 5 周左右，B 型超声检查在妊娠囊里见到有节律的胎心搏动，可确诊为早期妊娠。妊娠 12 周左右，可用 Doppler 胎心听诊器听到胎心音。妊娠 18 ~ 20 周，可用一般听诊器经孕妇腹壁听到胎儿心音，胎儿心音呈双音，类似钟表"滴答"声，速度较快，正常时每分钟 110 ~ 160 次。注意与子宫杂音、腹主动脉音、脐带杂音相鉴别。

（4）呼吸系统：以胸式呼吸为主，呼吸次数在妊娠期变化不大，每分钟不超过 20 次，但呼吸较深。孕妇耗氧量于妊娠中期增加 10% ~ 20%，而肺通气量约增加 40%，有过度通气现象。上呼吸道黏膜轻度充血、水肿，容易发生上呼吸道感染。

（5）消化系统：妊娠期齿龈受大量雌激素影响导致齿龈肥厚，容易充血、水肿，易致齿龈出血、牙齿松动。妊娠期胃肠平滑肌张力降低，贲门括约肌松弛易产生胃烧灼感；胃排空时间延长，易出现上腹饱满感。妊娠早期，约有半数孕妇可出现晨起恶心、呕吐，伴有食欲或饮食习惯改变，例如厌油腻食物、喜食酸辣咸食物、食欲缺乏甚至偏食等，称早孕反应，症状轻重因人而异，一般于妊娠 6 周左右出现，妊娠 12 周左右自行消失。

（6）泌尿系统：孕妇及胎儿代谢产物增多，肾负担加重。肾血浆流量和肾小球滤过率于妊娠早期增加，整个妊娠期维持高水平。由于肾小球滤过率增加，肾小管对葡萄糖的再吸收能力不能相应增加，约 15% 的孕妇餐后可出现妊娠期糖尿。妊娠早期由于增大的子宫压迫膀胱，可出现尿频。妊娠 12 周后子宫体高出盆腔，压迫膀胱的症状消失。到妊娠晚期，由于胎先露进入盆腔，孕妇再次出现尿频。

（7）内分泌系统：促性腺激素（gonadotropin，Gn），在妊娠早期，先由妊娠黄体，后由胎盘分泌大量雌激素、孕激素，对下丘脑及垂体的负反馈作用，使 FSH 及 LH 分泌减少，故妊娠期间卵巢内的卵泡不再发育成熟，也无排卵，月经停止来潮。催乳素（prolactin，PRL）从妊娠 7 周开始增多，随妊娠进展逐渐增多，分娩前达高峰，为非妊娠妇女的 10 倍。分娩后不哺乳者多于产后 3 周内降至非妊娠水平，哺乳者多在产后 80 ~ 100 天或更长时间才降至非妊娠时水平。妊娠期垂体稍增大，妊娠末期腺垂体增生肥大明显，增大 1 ~ 2 倍，产后有出血性休克者，可使增生、肥大的垂体缺血、坏死，导致希恩综合征（Sheehan syndrome）。

科研小提示

希恩综合征对患者影响较大，需要及时输血治疗。但不同人对失血耐受不同，找出个性化的输血适应证仍需继续开展更多研究。

（8）骨骼、关节和韧带：妊娠期间，骨质通常无变化，部分孕妇自觉腰骶部及肢体疼痛不适，可能与胎盘分泌的松弛素使骨盆韧带及椎骨间的关节、韧带松弛有关，严重者有关节疼痛症状。

（9）新陈代谢：基础代谢率于妊娠早期稍下降，妊娠中期逐渐增高，妊娠晚期可增高 15% ~ 20%。体重在妊娠 12 周前无明显变化，妊娠 13 周起体重平均每周增加 350 g，直至妊娠足月时体重平均增加 12.5 kg。妊娠期胰岛功能旺盛，分泌胰岛素增多，血中胰岛素增加，故孕妇空腹血糖值稍低于非妊娠妇女。妊娠期肠道吸收脂肪能力增强，血脂增高，脂肪能较多储存。孕妇对蛋白质需求量增加，呈正氮平衡状态。妊娠期机体水分平均增加 7 L，水钠潴留与排泄形呈适当比例，一般不引起水肿。胎儿生长发育需要大量的钙、磷、铁，多数孕妇铁的储存量不能满足胎儿及孕妇需要，故妊娠后要注意补充钙和铁剂。

（10）皮肤：妊娠期垂体分泌促黑素细胞激素增加，皮肤色素沉着，尤其在孕妇面颊、乳头、乳晕、腹白线、外阴等处明显。面部出现蝴蝶形分布的棕褐色斑，称妊娠斑，可于产后逐渐消失。腹壁因局部皮肤弹力纤维过度伸展断裂，出现不规则的紫色或淡红色条纹，称妊娠纹，多见于初产妇，产后颜色逐渐变浅转为银白色，一般不会消失。

2. 心理与社会特点 虽然妇女妊娠是一种自然现象，但是因为身体、心理、家庭角色等改变较大，对家庭尤其是孕妇是一件非常特殊的事情。妊娠生理变化，尤其是激素水平的改变、家庭角色转变等，导致孕妇心理产生一系列变化，常见的心理反应有惊讶和惊喜、矛盾、接受、情绪激动、自省等，了解妊娠期孕妇及家庭成员的心理变化，指导调适和恰当应对，有利于孕产期母子健康和家庭生活和谐。

（1）惊讶和惊喜：得知妊娠，绝大部分孕妇对妊娠的结果表现为惊讶，少数期盼已久的孕妇表现为惊喜。

（2）矛盾：孕妇对妊娠可能表现为喜忧参半，无论是否为计划内妊娠，或者是否是期待中的孩子，大多数家庭，特别是孕妇都会认为自己孕前没做好充分备孕，孕后的工作、学习、生活、经济、家庭等各方面似乎都未能安排好，自己也缺乏养育孩子的知识和技能，表现为矛盾、犹豫、忐忑的心理，在情绪上可能出现焦虑、情绪低落、郁郁寡欢等。

（3）接受：妊娠早期，孕妇对妊娠的感受仅是停经后的各种不适反应，并未真实感受到胎儿的存在。随着妊娠进展，尤其是胎动出现后，孕妇真正感受到孩子的存在，接受并逐渐喜爱孩子，出现"筑巢反应"，为孩子买衣服、起名字、胎教、学习护理孩子知识、计划孩子未来等。孕妇会很在意胎儿，多方寻求有利于胎儿各种信息，逐渐完成角色转换，做好各项准备工作，并努力安排好家庭生活，迎接家庭新成员的到来。

（4）情绪波动：妊娠期大多数孕妇心理反应不稳定，情绪波动起伏较大，会因为一些小事而生气、哭泣，变得比较敏感、脆弱，易激动、发怒，特别对丈夫的言行、家庭成员的言行比较敏感。莫名的怨气、悲伤往往使丈夫不知所措，有时还会导致家庭不和谐。

（5）自省：孕妇表现出以自我为中心，变得专注于自己，注重自己的身体、穿着、饮食、体重等，兴趣、爱好可能会发生改变，开始喜欢独处和安静休养，对配偶和其他家庭成员关心减少。

（6）家庭支持系统：常见有3种类型。①支持不足：表现在情感、经济、日常生活照料等方面缺乏应有的支持；②支持恰当：表现为家庭在情感、日常生活中能给予恰当照顾，孕妇从事自己力所能及的事情，能保持良好的情绪状态，并感到生活幸福；③支持过度：孕妇成为家庭生活的重心，受到过度关注，可能会造成孕妇营养过剩、活动过少、兴趣爱好减少、情绪失控等，不利于母子身心健康发展。

案例 9-2

林某，G1P0，妊娠 39 w。于 2 天前自然分娩一女婴，体重 4000 g，出生后 1 分钟 Apgar 评分 10 分。查体：体温 37.9℃，双乳腺初诊轻度肿胀，无发红。子宫平脐，略软，无压痛。会阴侧切伤无红肿，恶露色暗红，少于月经量。

交谈中产妇表现出伤心、流泪，得知因比预产期提前分娩，丈夫仍在外地工作，产妇由公婆照顾，但公婆年龄偏大，且因方言不同沟通存在障碍。

请回答：

1. 该产妇生理和心理可能会发生哪些变化？
2. 该产妇的重点护理措施有哪些？

（二）产妇的生理和心理特点

产褥期是产妇各系统恢复的关键时期，产褥期产妇全身各系统发生了较大的生理变化，其中生殖系统变化最明显。伴随着新生儿的出生，产妇及其家庭也经历着心理和社会的适应过程。

1. 生理变化特点

（1）生殖系统：①子宫。产褥期变化最大的是子宫。子宫复旧（involution of uterus）是指子宫逐渐恢复至未妊娠状态的过程，主要变化为子宫体肌纤维缩复和子宫内膜再生，一般约需6周。产褥期子宫肌细胞逐渐缩小导致宫体逐渐缩小，胎盘娩出后子宫圆而硬，宫底在脐下1横指；产后第1日因宫颈外口升至坐骨棘水平，宫底稍上升至平脐；以后每日下降1～2cm，产后10日子宫降入骨盆腔以内，在腹部摸不到子宫底；产后6周子宫恢复至正常妊娠前大小。子宫内膜在胎盘、胎膜从蜕膜海绵层分离娩出后，遗留的蜕膜分为两层，表层发生变性、坏死、脱落，随恶露自阴道排出；深层的子宫内膜基底层逐渐再生新的功能层，约于产后第3周，除胎盘附着部位外，宫腔表面均由新生内膜修复，胎盘附着部位全部修复需至产后6周左右。子宫颈于产后4周，完全恢复至非妊娠时形态。由于分娩时宫颈外口轻度撕裂伤多发生子宫颈3点、9点处，初产妇的子宫颈外口由产前的圆形（未产型），变为产后的"一"字形横裂（已产型）。②阴道。分娩后阴道壁松弛及肌张力低，阴道腔扩大，黏膜皱襞减少甚至消失。产褥期阴道壁肌张力逐渐恢复，黏膜皱襞约在产后3周重新出现，但不能完全恢复至未妊娠时的紧张度。③外阴。轻度水肿，产后2～3日逐渐消退。会阴部若有轻度撕裂伤或会阴切口缝合，伤口于产后3～5日愈合。处女膜因在分娩时进一步撕裂，形成残缺痕迹称处女膜痕。④盆底组织。盆底肌及其筋膜，因分娩过度伸展导致弹性减弱，常伴有肌纤维部分撕裂。坚持做产后康复锻炼，有利于盆底肌恢复接近未妊娠状态。若盆底肌及其筋膜发生严重撕裂造成骨盆底松弛，产褥期过早参加重体力劳动或剧烈运动，可导致阴道壁脱垂，甚至子宫脱垂。

（2）乳房：主要变化是泌乳，尽管垂体催乳素是乳汁分泌的基础，但乳汁分泌很大程度依赖哺乳时的吸吮刺激，吸吮是保持乳腺不断泌乳的关键，不断排空乳房也是维持乳汁分泌的一个重要条件。此外，乳汁的分泌还与产妇的营养、睡眠、情绪及健康状况密切相关，因此保证产妇的休息、睡眠、饮食，避免精神刺激非常重要。哺乳有利于产妇生殖器官及有关器官组织更快恢复，对母儿均有益处。

胎盘娩出，产妇进入以自身乳汁哺育婴儿的哺乳期。母乳喂养不仅对孩子有益，哺乳有利于母亲生殖器官及有关器官组织得以更快恢复。初乳是指产后7日内分泌的乳汁，初乳中含蛋白质及矿物质较成熟乳多，尤其是免疫球蛋白IgG分泌型IgA，脂肪和乳糖含量较成熟乳少，极易消化，是新生儿早期最理想的食物。产后7～14日分泌的乳汁为过渡乳，蛋白质含量逐渐减少，脂肪和乳糖含量逐渐增多。产后14日以后分泌的乳汁为成熟乳，呈白色，蛋白质含量逐渐减少，脂肪和乳糖含量逐渐增多。初乳及成熟乳均含有大量免疫抗体，多数药物可经母乳泌出，故哺乳期妇女用药时应考虑对孩子有无不良影响。

（3）循环系统及血液变化：胎盘娩出后，子宫胎盘血循环停止，子宫缩复，大量血液从子宫回流到体循环，且妊娠期间过多组织液回吸收，产后72小时内血容量增加15%～25%，原有心脏病产妇容易发生心力衰竭。产后2～3周循环血容量恢复至未妊娠状态。产褥早期血液仍然处于高凝状态，有利于胎盘面形成血栓，减少产后出血量，纤维蛋白原、凝血酶、凝血酶原于产后2～4周降至正常。早期红细胞计数及血红蛋白逐渐增多，中性粒细胞和血小板增多，淋巴细胞稍减少，一般于产后1～2周恢复至正常水平。

（4）消化系统：产后1～2日内常感口渴，喜流质或半流质饮食，食欲缺乏，以后逐渐好转。妊娠期胃肠肌张力及蠕动减弱需1～2周恢复正常。产妇因卧床时间长，缺少运动，腹肌及盆底肌松弛加之肠蠕动减弱，容易发生便秘和肠胀气。

（5）泌尿系统：因妊娠期体内潴留的大量水分在产褥早期主要经肾排出，产后最初 1 周尿量增多，妊娠期发生的肾盂及输尿管生理性扩张，需产后 2～8 周恢复正常。分娩过程中，因膀胱受压导致黏膜水肿、充血及肌张力降低，会阴伤口疼痛等原因，产妇容易发生尿潴留。

（6）内分泌系统：分娩后雌激素、孕激素水平急剧下降，至产后 1 周已降至未妊娠水平。催乳素水平受哺乳影响。排卵恢复时间与月经复潮时间受哺乳影响，不哺乳产妇一般在产后 6～10 周月经复潮，产后 10 周左右恢复排卵；哺乳期产妇月经复潮延迟，在产后 4～6 个月恢复排卵。产后较晚恢复月经者，首次月经复潮前多有排卵，因此产妇月经未来潮前仍有受孕的可能。

（7）腹壁：腹壁皮肤部分弹力纤维断裂，产后腹壁明显松弛，其紧张度需在产后 6～8 周恢复。妊娠期出现的下腹部正中线色素沉着逐渐消退，紫红色妊娠纹变为银白色妊娠纹。

2. 心理社会特点 产褥期心理调适是指产妇从妊娠期和分娩期的不适、疼痛、焦虑中慢慢恢复，逐渐接纳新成员及融入新家庭的过程。此期产妇的心理状态处于不稳定状态，面临新家庭关系的冲突、经济压力、社会支持系统寻求等，故产褥期心理调适和支持至关重要。产褥期妇女的心理调适过程一般会经历 3 个时期。

（1）依赖期：产后前 3 日。表现为产妇需要依赖别人来满足需求，如对孩子的照看、沐浴等，同时产妇喜欢用语言关心孩子，较多地谈论自己妊娠和分娩的感受。丰富的营养、良好的休息、较好的情感满足等有助于产妇顺利进入第二期。

（2）依赖 - 独立期：产后 3～14 日。产妇表现出较为独立的行为，开始注意周围的人际关系，主动参与活动，学习和练习护理自己的孩子，亲自喂奶并不需要帮助。但这一时期容易产生抑郁，可能为分娩后产妇体内人绒毛膜促性腺激素、人胎盘生乳、雌激素、孕激素等激素水平急剧下降，不良分娩经历、产妇的个性特征等因素造成，表现为产妇心情压抑、情绪淡漠，甚至焦虑、恐惧、易怒等，有时表现为孤独、不愿见人或伤心、流泪，对周围漠不关心，拒绝哺乳和护理新生儿等，严重者出现绝望、自杀甚至杀婴倾向。抑郁症多在产后 2 周发病，产后 4～6 周症状明显。应及时给予心理支持、咨询和社会帮助，加倍关心、呵护产妇，鼓励产妇表达自己的心情，鼓励产妇多与他人交流，平稳度过这一关键时期。

（3）独立期：产后 2 周至 1 个月。此期是产妇、家人和婴儿成为一个新的生活形态。家庭成员共同分享欢乐和责任，开始建立新的家庭生活包括夫妻生活。在这一时期，产妇及其丈夫会承受更多的压力，如事业与家庭间的矛盾、兴趣爱好与家庭责任之间的矛盾、经济压力矛盾及维持夫妻关系等各种角色的矛盾等。

产褥期发生不良生活事件，如缺少家庭和社会的支持与帮助、对孩子性别或健康状况不满意、亲人病丧、家庭不和睦、家庭经济条件差等，特别是缺乏来自丈夫与长辈的理解、支持与帮助等，是影响产后恢复的重要因素。

【护理评估】

（一）健康史的采集

1. 个人资料 ①年龄：年龄过小者容易发生难产，年龄过大容易发生妊娠并发症；②职业：放射线可能诱发基因突变，造成染色体异常，妊娠早期接触放射线，可造成流产、胎儿畸形等；③其他：教育程度、宗教信仰、住址、电话、医保情况等。

2. 月经史及预产期 询问月经初潮的年龄、月经周期和月经持续时间。月经（menstruation）是指伴随卵巢周期性变化而出现的子宫内膜周期性脱落及出血。月经周期（menstrual cycle）为两次月经第 1 日的间隔时间，一般为 21 日到 35 日，平均 28 日。经期为每次月经的持续时间，一般为 2～8 日，平均 4～6 日。月经的周期的长短因人而异。了解月经周期有助于妊娠诊断和准确推算预产期。生育年龄且有性生活史的健康妇女，平时月经周期规律，一旦出现月经超过 10 日以上，应首先怀疑为妊娠。停经是妊娠最早也是最重要的症状，但并不是妊娠

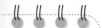

的特有症状。问清末次月经（last menstrual period，LMP）日期，推算预产期（expected date of confinement，EDC）。按末次月经第一日算起，月份减3或加9，日期数加7。例如末次月经第一日是公历2020年10月21日，预产期则为2021年7月28日。月经周期延长者预产期需相应推迟。

3. 既往史 着重了解有无高血压、心脏病、糖尿病、结核病、血液病病史，有无手术及外伤史，有无甲状腺功能亢进能内分泌疾病史，有无药物及食物过敏史。

4. 孕产史 既往妊娠情况，孕产史及其分娩方式，有无产后出血史，有无难产史、死胎、死产史等。本次妊娠经过，了解末次月经日期、早孕反应出现的时间、严重程度，有无病毒感染及用药情况。妊娠过程中有无阴道流血、头痛、气促等。

5. 症状及体征 孕产妇在妊娠、分娩、产褥过程中，全身各系统尤其是生殖系统发生了较大的生理变化，同时，伴随着胎儿的成长、新生儿的出生，其本人及家庭经历着较大的心理和社会适应过程，护士在健康评估中要关注其特殊性。妊娠早期应着重了解停经、早孕反应、尿频、乳房变化等。妊娠中晚期应着重了解子宫大小、胎动、胎心率等。产褥期应着重了解子宫复旧、恶露、泌乳、乳房护理等。

6. 家族史及配偶健康状况 询问家族中有无遗传性家族疾病史，有无高血压、糖尿病、双胎、结核病等家族史。了解配偶有无烟酒嗜好及家族遗传性疾病史。

（二）功能性健康型态评估

1. 健康感知与健康管理型态 健康感知方面，重点评估孕妇对妊娠过程认识和感受。例如妊娠的反应，营养、休息、活动、性生活等，妊娠的心情和精神压力等。健康管理方面，重点评估孕妇的健康管理能力，例如妊娠期知识、自护能力等。此外，还应评估是否存在影响孕产妇健康的危险因素，如详细询问孕妇的工作环境、有无不良嗜好、妊娠期间有无用药等。

2. 营养与代谢型态 涉及孕产妇个体食物和液体的摄入利用，重点评估孕产妇的饮食是否正常、饮食习惯、有无偏食、体重变化是否在正常范围、是否有下肢水肿等。

3. 排泄型态 涉及孕产妇个体排便与排尿的功能，应评估孕产妇日常排泄型态改变、尿路感染征象。

4. 活动与运动型态 涉及孕产妇个体日常生活、休闲娱乐以及锻炼的方式及其相关的活动能力、日常生活自理能力等。妊娠早期活动基本不受限制，随着胎儿的增大，尤其是多胎妊娠的情况下，活动会受到一定影响。

5. 睡眠与休息型态 涉及孕产妇睡眠、休息和放松的模式，重点了解睡眠与休息的质量，影响睡眠的各种因素，休息后是否精力充沛等。促进睡眠手段及有无使用促进睡眠药物等。

6. 认知与感知型态 涉及孕产妇神经系统的感知功能和脑的认知功能，一般不会受到影响。评估时注意询问有无感觉异常，听力、视力等是否正常，观察孕产妇的语言表达能力。

7. 自我概念型态 涉及孕产妇对自己身体特征、社会角色和个性特征的认识与评价。评估孕产妇能否恰当地理解、处理妊娠期间生活、学习、工作中的各种问题。评估孕产妇对自己身体变化的认识及情绪变化，有无焦虑、恐惧、自我形象紊乱等异常心理现象。

8. 角色与关系型态 涉及孕产妇在生活中的角色及与他人关系的性质。应评估孕产妇角色是否能正常转换，是否做好做母亲的准备，有无角色紊乱，家庭关系是否良好，与配偶、亲友的沟通是否有效，家庭经济支持、情感支持、对本次妊娠的看法等。

9. 性与生殖型态 涉及孕产妇性角色行为和生育能力等，询问孕产妇性生活状态、月经史、生育史等，是否为计划内生育。

10. 应对与压力应对型态 涉及孕产妇对压力的感知与处理，包括个体对压力认知与评价、压力反应及应对方式。孕产妇压力源常为角色改变、身体变化、经济问题、家庭问题等。评估压力源及孕产妇应对能力，了解孕产妇的心理应激反应，如有无紧张、焦虑、抑郁、无助感或过度依赖。询问孕产妇能否接受妊娠的事实及应对方式等。

11．价值与信念型态　涉及孕产妇个体的文化和精神价值观，评估妊娠对孕产妇信仰、信念、价值观的影响。了解孕产妇对生活的态度及看法等。

（三）实验室及其他检查

1．超声检查　B 型超声检查探及宫腔内妊娠囊、胚芽及胎心搏动，显示胎儿数目、胎产式、胎方位、胎盘位置及分级、羊水量、胎儿有无畸形等，还能测量胎头双顶径、股骨长等了解胎儿发育情况。

2．妊娠试验（pregnancy test）　妊娠后 7 ～ 9 天，可用放射免疫法测定孕妇血 hCG 诊断早孕。临床上多用早孕诊断试纸法检测孕妇尿液，若为阳性在显示区上下呈现两条红色线，表明受检者尿液中含 hCG，可协助早期诊断妊娠，阴性结果应在一周后复查。

3．基础体温测量　呈双相型，高温相持续 18 天以上，早孕可能性大。

【相关护理诊断】

1．营养失调：低于机体需要量　与早孕反应严重有关；与妊娠期营养摄入过量、活动过少等有关。

2．有超重的危险　与妊娠期营养摄入过量、活动过少等有关。

3．焦虑／恐惧　与缺乏孕产期知识、担心自己和胎儿安全、惧怕分娩等有关。

4．体液过多　与妊娠后期增大的子宫压迫下腔静脉、孕妇合并营养不良性低蛋白血症、妊娠高血压综合征等有关。

5．压力性尿失禁　与妊娠后期增大的子宫压迫膀胱、腹压增高等有关。

6．分娩痛　与子宫收缩、会阴部损伤、感染等有关。

7．潜在并发症　①休克：与异位妊娠破裂引起大出血、前置胎盘、胎盘残留、软产道损伤或产妇合并凝血功能障碍性疾病等引起的大出血有关。②充血性心力衰竭：与妊娠合并心脏病、分娩时或产后血液动力学改变等有关。③先兆子痫／子痫：与孕妇合并重度妊娠高血压综合征有关。④产褥感染：与产妇营养不良、贫血、机体抵抗力下降等有关。

8．母乳喂养无效　与早产、产妇疲劳、缺乏母乳喂养知识及不能正确哺乳等有关。

9．便秘　与妊娠引起肠蠕动减弱有关。

小　结

1．孕产妇会经历妊娠期、分娩期、产褥期 3 个重要阶段。孕产妇生殖系统变化最明显，乳房、循环系统及血液、泌尿系统、呼吸系统、消化系统、内分泌系统、新陈代谢等生理改变较大。

2．护理评估要点包括妊娠早期应着重了解停经、早孕反应、尿频、乳房变化等。妊娠中晚期应着重了解子宫大小、胎动、胎心率等。产褥期应着重了解子宫复旧、恶露、泌乳、乳房护理等。孕产妇实验室及其他检查重点为超声检查、妊娠试验、基础体温测量等。

（张　洪）

随堂测 9-1

第二节　婴幼儿的评估

案例 9-3

患儿，女性，6天。发现皮肤黄染3天。患儿生后4小时内开奶，第3天父母发现患儿颜面部皮肤及巩膜出现黄疸，并逐渐加重。

请回答：

1. 对该患儿进行评估包括哪些方面？
2. 针对于该患儿有哪些问诊和身体评估要点？

婴幼儿时期包含儿童年龄分期中的新生儿期、婴儿期和幼儿期3个时期。不同时期的婴幼儿在解剖、生理、免疫、病理等方面都具有各自的特点，且婴幼儿的语言表达能力差，在评估过程中不能有效配合，因此对婴幼儿进行评估时要充分考虑婴幼儿的生理和心理特点。

一、婴幼儿体格生长特点

评估婴幼儿体格发育的指标常选择方便测量、有较大人群代表性的指标。常用的评估婴幼儿生长发育的指标有体重、身高（长）、坐高（顶臀长）、头围、囟门、胸围、上臂围、牙齿等。

1. 体重的增长　体重的测量方法简便，是最易于测量的衡量婴幼儿体格发育和营养状况的指标。婴幼儿时期体脂与体液常发生变化，因此体重在体格发育的各项指标中最易波动。在儿科临床工作中也作为计算药量、静脉输液量等的依据。根据我国2015年九市城区的调查，男婴出生时平均体重（3.38±0.40）kg，女婴出生时平均体重（3.26±0.40）kg，与世界卫生组织的出生时平均体重参考值相近（男3.3 kg，女3.2 kg）。婴幼儿在出生后3～4天因奶量摄入不足、水分丢失、胎粪排出可出现暂时性生理性体重下降（3%～9%），出生后7～10日恢复到出生时体重。若体重下降超过10%或至第10天还未恢复到出生时的体重，则考虑为病理状态。出生后及时合理喂养，可以减轻或避免生理性体重下降的发生。出生时的体重受宫内因素的影响大，出生后的体重与营养、疾病等因素密切相关。

婴幼儿的体重为非等速增加，年龄愈小、增长速率愈快。正常足月儿出生后第1个月体重增加可至1～1.7 kg，出生后3～4个月体重约等于出生时体重的2倍（6 kg），1岁末体重约为出生时的3倍（9 kg）。出生后第一年是婴儿第一个体重生长高峰。出生后第二年体重增加2.5～3.5 kg，2岁至青春前期体重增长减慢，年增长值约2 kg。在临床上可用以下公式粗略估计婴幼儿体重（表9-1）。

表9-1　正常婴幼儿体重估值公式

年龄	体重（kg）
出生	3.25
3～12月	[年龄（月）+9]/2
1～6岁	年龄（岁）×2+8

2．身材的增长

（1）身高（长）：为头部、脊柱与下肢长度的总和，即头顶到足底的长度。3 岁以内儿童在测量时因立位不易准确，应采用仰卧位进行。立位测量值比仰卧位测量值少 1 ～ 2 cm。身高（长）的增长规律也与体重类似，同样是年龄愈小，增长愈快，也有婴儿期和青春期 2 个生长高峰。出生时身高（长）平均为 50 cm，生后第 1 年增长最快，约为 25 cm；其中前 3 个月增长为 11 ～ 13 cm，约等于后 9 个月的增长值。第 2 年身高（长）增长 10 ～ 12 cm，即 2 岁时身长约 87 cm。2 岁以后身高（长）增长年均 6 ～ 7 cm。估计婴幼儿身高（长）的公式见表 9-2。

表9-2　正常婴幼儿身高（长）估值公式

年龄	身高（长）（cm）
出生	50
3 ～ 12 月	75
1 ～ 6 岁	年龄（岁）×7+75

（2）坐高（顶臀长）：是头顶到坐骨结节的长度。测量方法与身长一致，3 岁以下婴幼儿仰卧位测量的结果称为顶臀长。坐高增长代表头颅与脊柱的生长。

（3）指距：是两上肢水平伸展时两中指尖距离，代表上肢长骨生长。

3．头颅的生长

（1）头围：可用来衡量颅骨的发育。头围是自眉弓上缘经枕骨结节绕头 1 周的最大周径。胎儿期脑发育居全身各系统的领先地位，故出生时头围相对较大，头围 33 ～ 34 cm。与体重和身高（长）发育相似，第一年的前 3 个月和后 9 个月头围都约增长 6 cm，故 1 岁时头围为 46 cm；生后第 2 年头围增长减慢，2 岁时头围 48 cm。头围在 2 岁以内最有评估价值，婴幼儿连续追踪测量比单次测量更重要。头围小于平均值 −2 个标准差（＜ X − 2SD）常提示脑发育不良；头围增长过速则常提示脑积水。

（2）囟门：出生时颅骨缝尚为分离状态，3 ～ 4 个月时闭合。额骨与顶骨之间的菱形间隙为前囟门，出生时在 1 ～ 2 cm，后随颅骨生长而增大，6 个月左右逐渐变小，最迟于 2 岁时闭合；枕骨与顶骨之间的三角形间隙为后囟门，出生时即很小或已闭合，最迟于生后 6 ～ 8 周闭合。

4．胸围的增长　胸围提示肺和胸廓的发育情况。出生时胸围平均为 32 cm，比头围小 1 ～ 2 cm；1 岁左右胸围等于头围；1 岁以后胸围增长逐渐超过头围，头围与胸围的增长在生长曲线上形成头、胸围的交叉。头围、胸围增长线的交叉时间与儿童的营养和胸廓的生长发育有关，发育较差者头、胸围交叉时间延后。

5．上臂围的增长　上臂围的值反映上臂肌肉、骨骼、皮下脂肪和皮肤的发育水平，也反映了婴幼儿的营养状况。上臂围的测量方法是经肩峰与鹰嘴连线中点绕臂一周。1 岁以内上臂围增长迅速，1 ～ 5 岁期间增长缓慢，为 1 ～ 2 cm。不能测体重和身高时，可测量上臂围评估 5 岁以内婴幼儿的营养状况：上臂围超过 13.5 cm 为营养良好；12.5 ～ 13.5 cm，为营养中等；低于 12.5 cm 为营养不良。

6．牙齿的生长　出生后 4 ～ 10 个月乳牙开始萌出，13 个月后未萌出者为出乳牙萌出延迟。乳牙萌出顺序一般为下颌先于上颌、自前向后（图9-1），约于 3 岁前出齐。乳牙萌出时间个体差异较大，与蛋白质、钙、磷、氟、维生素 C、维生素 D 等营养素和甲状腺激素有关。

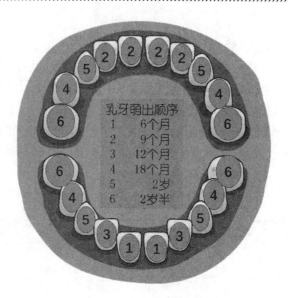

图 9-1　乳牙萌出顺序

二、婴幼儿的心理－社会特点

1. 婴幼儿期的社会行为　2～3个月时主要依靠笑、停止啼哭等行为表达自己的情感，以眼神和简单发音表示认识父母；3～4个月的婴儿开始出现社会反应性的大笑；6个月可表现出认生、明显表现出对母亲的依恋及分离性焦虑情绪；10～12月开始用单词，能听懂大人的吩咐，模仿成人的动作。12～18个月能说出几个词和自己的名字，能逐渐发展为从讲简单句子到复杂句子，表达自己的心情与意愿；18个月时逐渐有自我控制能力，自主性和独立性不断增强。3岁可自称"我"，与小朋友做游戏，逐渐表现出自尊心、同情心、害羞等心理。

2. 心理发展特点　婴儿期注意的发展以无意注意为主，随着年龄的增长逐渐出现有意注意。记忆在1岁前只有再认而无重现，随年龄的增长，重现能力逐渐增强。幼儿以机械记忆为主，随着语言思维能力的提高逐渐开始逻辑记忆。1岁以后的儿童开始产生思维，在3岁以前只有最初级的形象思维。新生儿无想象能力，1～2岁儿童仅有想象的萌芽。在情绪、情感方面新生儿因生后不易适应宫外环境，较多处于消极情绪中，表现为不安、啼哭。婴幼儿情绪表现特点是时间短暂、反应强烈、容易变化、外显而真实。随着年龄的增长，儿童对不愉快因素的耐受性逐渐增加，能够有意识地控制自己，使情绪趋向稳定。婴儿期由于一切生理需要均依赖成人，逐渐建立对亲人的依赖性和信任感。幼儿时期已能独立行走，说出自己的需要，故有一定自主感，但又未脱离对亲人的依赖，常出现违拗言行与依赖行为相交替的现象。

三、婴幼儿评估注意事项

婴幼儿语言表达能力差，不能用语言准确表达自己的感觉，为了获得准确无误的身体评估资料，评估者必须尽可能取得婴幼儿及家属的合作，在进行评估时应特别注意以下几点。

态度和蔼亲切，语言通俗易懂，关心家长与孩子，取得家长的信任。不能用暗示性的言语或语气诱导家长主观期待的回答。尊重孩子和家长的隐私，并为其保密。沟通中要多应用非语言沟通的技巧，沟通中用微笑或用手抚摸等方法与婴幼儿建立良好的关系。可用听诊器或其他玩具吸引婴幼儿的注意力，使婴幼儿消除恐惧感，同时借此观察婴幼儿的精神状态、智力及对外界的反应情况。

评估时可让婴幼儿坐或躺在家长的怀里检查，以增加其安全感。同时注意保持周围环境的温暖和舒适，使婴幼儿放松。

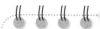

婴幼儿进行评估时不易合作，可根据婴幼儿情况灵活掌握评估顺序。一般从对婴幼儿影响小的项目开始，由简单到复杂。婴幼儿在接受评估初期较安静，可先检查心肺听诊、心率、呼吸次数和腹部触诊等易受哭闹影响的项目；而口腔、咽部等不易接受的部位应放在最后评估；皮肤、四肢躯干骨骼、全身浅表淋巴结等容易观察的可随时查。评估中可能引起疼痛的检查应放在最后。

在询问婴幼儿病史时，要尽量收集实际照顾婴幼儿成员描述的信息，确保患儿信息的真实性和准确性。在向家属收集婴幼儿信息的同时，更应重视临床客观检查的结果。

四、婴幼儿评估要点

（一）健康史

1. 一般资料　婴幼儿在记录一般资料时，特别要重视记录病史陈述者和婴幼儿关系及可靠程度。记录年龄时应填写实足年龄。1个月内记录单位为天数，1岁内记录单位为月，1岁以上记录单位为岁。

2. 主诉　与成人最明显的区别是婴幼儿症状的描述多来自照顾者，注意在询问过程中多倾听，避免语言产生暗示，影响信息的准确性。

3. 现病史　婴幼儿应注意病后婴幼儿的一般情况，如精神状态、吃奶或食欲情况、二便、睡眠等情况。

4. 既往史　①既往病史：婴幼儿应着重了解既往传染病史，如过去曾患过麻疹而此次有发热、皮疹的婴幼儿，在综合分析时应多考虑其他发热出疹性疾病；认真了解有无药物或食物过敏史。在年长儿或病程较长的疑难病例，应对各系统进行系统回顾。②预防接种史：对常规接种的疫苗均应逐一询问。何时接受过何种预防接种，具体次数，有无反应。接种的非常规疫苗也应记录。

5. 个人史　婴幼儿根据不同的年龄和不同的疾病在询问时各有侧重详略。①出生史：母妊娠期的情况，出生体重，分娩时是否足月、早产或过期产；生产方式，出生时有无窒息或产伤，Apgar评分情况等。②喂养史：何时开始喂养，喂养方式，以何种乳品为主，配制方法，喂哺次数及量，断奶时间，添加其他食物的时间、品种及数量。休息、睡眠、排泄、活动等情况。年长儿还应注意了解有无挑食、偏食及吃零食的习惯。了解喂养情况对患有营养性或消化系统疾病的婴幼儿尤为重要。③生长发育史：包括体格生长和神经心理发育两方面的情况。

6. 家族史　家族中有无遗传性、过敏性疾病，如有应了解与婴幼儿的关系和与婴幼儿的接触情况。父母的年龄、健康情况、是否近亲婚配等。对已死亡的直系亲属要问明死因与年龄。有些遗传性疾病的家族史中还应包括某些非直系亲属。

7. 传染病接触史　疑为传染性疾病者，应详细了解可疑的接触史，包括婴幼儿与疑诊或确诊传染病者的关系、该患者的治疗经过和转归、婴幼儿与该患者的接触方式和时间等。

（二）身体评估

1. 一般状况　与婴幼儿开始接触时，即应开始留心观察婴幼儿的营养发育情况、神志、表情、对周围事物的反应、皮肤颜色、体位、行走姿势和孩子的语言表达能力等。在自然接触状态下收集的资料较为真实，可供正确判断一般情况。

（1）生命体征

体温：根据婴幼儿的年龄和病情选用不同的测温方法。①腋下测温法：是最常用的测温方法，腋下测温法较安全、方便，但测试时间较长，将消毒的体温表汞头放在婴幼儿腋窝中，使上臂压紧腋窝，保持至少5分钟，36～37 ℃为正常。②口腔测温法：适用于神志清楚能配合的超过6岁婴幼儿，婴幼儿不采取此种方法。③肛门内测温法：测温时间短且准确，适用于1岁以下不合作的婴幼儿或昏迷、休克婴幼儿等，婴幼儿取侧卧位，下肢屈曲，将已涂润滑油的肛表汞头轻轻插入肛门内 3 ～ 4 cm，测温 2 分钟，36.5 ～ 37.5 ℃为正常。④耳内测温法：准确快速，不会造成交叉感染，对婴幼儿无激惹，在临床和家庭中开始普及使用。

脉搏、呼吸：婴幼儿的脉搏、呼吸易受进食、活动、哭闹等因素影响，故应在安静时评估。婴幼儿脉搏测量最好选择股动脉或通过心脏听诊检测；应注意脉搏的速率、节律、强弱及紧张度。婴幼儿呈腹式呼吸，当开始行走时出现胸腹式呼吸。评估呼吸情况应通过听诊或观察腹部起伏；也可用少量棉花纤维置于婴幼儿鼻孔边缘，观察棉花纤维摆动次数，并注意呼吸节律及深浅。婴幼儿脉搏呼吸正常值见表 9-3。

表9-3　正常婴幼儿呼吸、脉搏次数（每分钟）

年龄	呼吸	脉搏
新生儿	40 ～ 45	120 ～ 140
＜ 1 岁	30 ～ 40	110 ～ 130
1 ～ 3 岁	25 ～ 30	100 ～ 120

血压：测量血压时应根据不同年龄选择不同宽度的袖带，袖带的宽度应为上臂 1/2 ～ 2/3，过宽者测得血压值较实际为低，过窄者则较实际为高。新生儿和小婴儿可用多普勒超声监听仪测定收缩压。婴幼儿血压随年龄增长而逐渐升高，正常值可用以下公式推算：收缩压 =（年龄 ×2）+ 80 (mmHg)，收缩压的 2/3 是舒张压。正常时下肢血压比上肢血压高约 20 mmHg。收缩压超出标准 20 mmHg 者为高血压，低于标准 20 mmHg 者为低血压。

（2）皮肤和皮下组织：应在自然光线下评估，并注意保暖。评估身体各部位皮肤颜色，有无苍白、黄染、发绀、潮红、皮疹、瘀点（斑）、脱屑、色素沉着，毛发有无异常，触摸皮肤弹性、皮下组织，有无水肿等。婴幼儿因自主神经功能不稳定，面颊的潮红与苍白有时不一定能正确反映有无贫血，此时观察甲床、结合膜及唇黏膜更可靠。一般采用测量腹部皮褶的厚度，观察皮下脂肪，判断营养状态，其测量方法为：在腹部脐旁乳头线上，以拇指和示指相距 3 cm 处，与皮肤表面垂直呈 90°，将皮脂层捏起，然后量其上缘厚度。Ⅰ度营养不良时腹部皮褶厚度多为 0.4 ～ 0.8 cm；Ⅱ度营养不良时，其厚度常小于 0.4 cm；Ⅲ度营养不良时，皮下脂肪几乎消失。

（3）浅表淋巴结：评估时注意大小、数目、活动度、质地，有无粘连、压痛等，特别是颈部、耳后、枕部、腋窝、腹股沟处，正常时这些部位可扪及单个质软的淋巴结，黄豆大小，活动度好，无压痛。

2．头部

（1）头颅：观察大小、形状，必要时测量头围。观察囟门发育情况，囟门早闭或过小见于脑发育不良或小头畸形；迟闭、过大见于佝偻病、先天性甲状腺功能低下等；前囟饱满常提示颅内压增高；而凹陷则见于极度消瘦或脱水者。婴儿期还应注意有无枕秃和颅骨软化等。

（2）面部：有无特殊面容、眼距宽窄、鼻梁高低，注意双耳位置和形状等。唐氏综合征婴幼儿有眼距宽、鼻梁低平、眼裂小、眼外侧上斜等特殊面容。

（3）眼、耳、鼻：眼球有无突出、震颤；眼眶有无下陷；眼裂是否对称；眼睑有无水肿、外翻、下垂，结合膜有无充血、滤泡、颗粒；巩膜有无黄疸；角膜有无混浊、溃疡、云翳、白斑；眼球活动有否受限；视力如何；瞳孔形状、大小，双侧是否等大，对光反射是否存在。检查双外耳道有无分泌物、局部红肿及外耳牵拉痛；若怀疑有中耳炎时应用耳镜检查鼓膜情况。观察鼻形，注意有无畸形、鼻翼扇动情况。评估鼻腔分泌物、通气情况及鼻窦区有无压痛。

（4）口腔：口唇色泽有无苍白、发绀、干燥、口角糜烂、疱疹。口腔内颊黏膜、牙龈、硬腭有无充血、溃疡、黏膜斑、鹅口疮，腮腺开口处有无红肿及分泌物。牙齿数目及龋齿数。

舌质、舌苔颜色。咽部评估放在最后进行，评估者一手固定婴幼儿头部使其面对光源，一手持压舌板，在婴幼儿张口时进入口腔，压住舌后根部，利用婴幼儿反射性张口暴露咽部的短暂时间，迅速观察双扁桃体是否肿大，有无充血、分泌物、脓点、假膜及咽部有无溃疡、充血、滤泡增生、咽后壁脓肿等情况。

3．颈部　有无斜颈、短颈或颈蹼等畸形，颈椎活动情况；甲状腺有无肿大，气管位置；颈静脉充盈及搏动情况，有无颈肌张力增高或弛缓等。

4．胸部

（1）胸廓：注意有无胸廓畸形，如鸡胸、漏斗胸、肋膈沟；胸廓两侧是否对称、心前区有无隆起，有无桶状胸。触诊有无肋间隙饱满、凹陷、增宽或变窄、肋骨串珠等。

（2）肺：视诊时应注意呼吸运动有无异常。吸气性呼吸困难可出现胸骨上窝、锁骨上窝及肋间隙向内凹陷，称为"三凹征"。呼气性呼吸困难可出现呼气延长。对婴幼儿的触诊可在啼哭或说话时进行。婴幼儿胸部叩诊时用力要轻（因其胸壁薄，叩诊反响较强），也可用直接叩诊法，用两个手指直接叩击胸腔。听诊时正常婴幼儿呼吸音较响，呈支气管肺泡呼吸音，应尽量保持婴幼儿安静，或利用婴幼儿啼哭后的深呼吸时容易闻及细湿啰音。肺炎时腋下、肩胛间区及肩胛下区较易听到湿性啰音，故应特别注意这些部位有无异常。

（3）心脏：视诊时注意心前区是否隆起，心尖搏动位置、强弱和搏动范围，正常2岁内儿童的心尖搏动在第4肋间，左侧最远点可达锁骨中线外1cm；范围为2～3cm²，肥胖婴儿不易看到搏动。触诊心尖搏动的位置及有无震颤，并注意震颤出现的部位和性质。心界叩诊时用力要轻才易分辨清浊音界线，3岁以内婴幼儿一般只叩心脏左界。叩诊方法同成人。婴幼儿心界参考值见表9-4。

表9-4　婴幼儿心界

年龄	右界	左界
＜1岁	沿右胸骨旁线	锁骨中线外1～2cm
1～3岁	右胸骨旁线与右胸骨线之间	锁骨中线外1cm

心脏听诊应在安静环境下进行，且要用小的听诊器胸件。婴幼儿第一心音与第二心音响度几乎相等；随年龄的增长，心尖部第一心音较第二心音响，而心底部第二心音超过第一心音。婴幼儿时期肺动脉瓣区第二心音比主动脉瓣区第二心音响，有时可出现吸气性第二心音分裂。

5．腹部　视诊腹部外形，应注意新生儿脐部有无分泌物、出血、炎症，脐疝大小。婴幼儿听诊可闻肠鸣音亢进，如有腹部血管杂音时应注意其部位。叩诊可采用直接叩诊或间接叩诊法，其检查内容与成人相同。触诊应尽量使婴幼儿配合，可让其躺在母亲怀里或在哺乳时进行，评估者的手应温暖、动作轻柔，如婴幼儿哭闹不止，可利用其吸气时作快速扪诊。应主要观察婴幼儿表情反应评估有无压痛，而不能完全依靠婴幼儿回答。正常婴幼儿肝可在肋缘下1～2cm扪及，柔软无压痛。婴儿期偶可触及脾边缘。肝脾大也常见于婴幼儿贫血，可能提示髓外造血。

6．脊柱和四肢　注意有无畸形，躯干与四肢比例失调和佝偻病体征，如"O"形或"X"形腿，手镯、脚镯样变，脊柱侧弯等；观察手、足指（趾）有无杵状指、多指（趾）畸形等。缺铁性贫血者指甲菲薄、脆弱，严重者呈扁平或匙状指。

7．会阴肛门和外生殖器　观察有无畸形如先天性无肛、尿道下裂、两性畸形、肛裂等；女孩有无阴道分泌物、畸形；男孩有无隐睾、包皮过长、过紧、鞘膜积液和腹股沟疝等。

8．神经系统　根据病种、病情、年龄选择必要的检查。

（1）一般检查：观察婴幼儿的神志、精神状态、面部表情、反应灵敏度、动作语言能力、有无异常行为等。

（2）神经反射：注意新生儿期特有的吸吮反射、拥抱反射、握持反射是否存在；新生儿和婴儿期提睾反射、腹壁反射较弱或不能引出，但跟腱反射亢进，并可出现踝阵挛；由于中枢神经系统发育尚不成熟，2岁以内婴幼儿Babinski征可呈阳性，但若一侧阳性、一侧阴性则有临床意义。

（3）脑膜刺激征：注意颈部有无抵抗、Kernig征和Brudzinski征是否阳性，评估方法与成人一样，由于婴幼儿不配合，要多次评估才能确定。正常婴儿在胎内时屈肌占优势，出生后前几个月Kernig征和Brudzinski征也可呈阳性，故在解释检查结果意义时一定要结合病情及年龄特点全面考虑。

（三）功能性健康型态评估

婴幼儿感知能力和认识水平还未完全发育成熟，因此对婴幼儿进行功能性健康型态评估时有在很大程度上是依靠父母或其他主要照顾者。

1. 健康感知与健康管理型态 婴儿期是早期感知觉和情感发育的时期，在这个时期对健康的感知和管理都尚未形成。随着年龄的增长，感知能力和自我意识在不断的发展，但由于幼儿期儿童对影响健康的危险因素识别能力和自我防护能力不足，因此幼儿的健康管理很大程度上是依靠主要照顾者来完成，因此评估家庭的健康感知与管理尤为重要。

2. 营养与代谢型态 评估婴幼儿生长发育各项指标，评估喂养情况，各种营养素摄取是否均衡，日常活动形态，观察有无营养不良或肥胖。

3. 排泄型态 评估婴幼儿排泄次数、量、颜色、性状，有无异常改变或影响因素。评估婴幼儿排泄控制能力是否与年龄相当，且随着年龄增长而提高。

4. 活动与运动型态 婴幼儿运动发育可分为大运动（包括平衡）和细运动两大类。评估平衡与大运动包括：①抬头。新生儿俯卧时能抬头1~2秒，3个月时抬头较稳；4个月时抬头很稳。②坐。6个月时能双手向前撑住独坐；8个月时能坐稳。③翻身。7个月时能有意识地从仰卧位翻身至俯卧位或从俯卧位至仰卧位。④爬。8~9个月可用双上肢向前爬。⑤站、走、跳。11个月时可独自站立片刻；15个月可独自走稳；24个月时可双足并跳；30个月时会独足跳。评估细动作包括：3~4个月时握持反射消失；6~7个月时出现换手与捏、敲等探索性动作；9~10个月时可用拇、示指拾物，喜撕纸；12~15个月时学会用匙，乱涂画；18个月时能叠2~3块方积木；2岁时可叠6~7块方积木，会翻书。

5. 睡眠与休息型态 评估睡眠时间和睡眠次数，有无入睡困难、惊醒、哭闹、梦游等情况。

6. 认知与感知型态 评估婴幼儿知觉、感受、认知的发育情况。可参照皮亚杰（Jean Piaget）的儿童认知发展学说来进行评估。

（1）感觉运动期（0~2岁）：婴儿吸收外界知识主要是视觉、听觉、触觉等感觉与手的动作。此等感觉与动作，最初只是简单的反射，而后逐渐从学习中变得复杂，由身体的动作发展到心理的活动。例如：在婴儿早期，如将玩具遮挡住，他不会寻找，因为几个月的婴儿认为看不见的东西是不存在的。1岁左右的婴儿，如将玩具遮挡，他会继续寻找。这表示物体虽在眼前消失，而留在他心中的符号性的心像，却仍然存在。显然，婴儿末期已开始从具体实物中学到抽象的概念。接近2岁的婴儿，他不仅能当场模仿人或动物的动作，而且还能在事后凭记忆去模仿这些动作。

（2）前运算阶段（2~7岁）：在这一时期的幼儿开始应用语言符号来记忆和贮存信息，但幼儿的逻辑思维方式尚未完全达到合理思维的一段时期。表现为：①知觉集中倾向，尚不能具有守恒的概念。②不可逆性、刻板性，如告诉幼儿糖糖（6岁）是甜甜（4岁）的姐姐，问糖糖的妹妹是谁？这个问题幼儿很难回答。③自我为中心，即不能从对方的观点考虑问题，认为每个人看到的世界如他自己所看到的一样。

7. 自我感知、自我概念型态 婴幼儿时期随着年龄增长，自我感知能力会逐步增强，故评估时要结合婴幼儿年龄进行判断。8 个月前的婴儿还没有萌发自我意识。在 1 岁前后，能够把自己作为主体来认知，并能够区分自己做出的动作与他人做出的动作。约在 2 岁前后，能从客体（如照片、录像）中认出自己，能运用人称代词"你、我、他"称呼自己和他人。

8. 角色与关系型态 评估婴幼儿的行为是否与年龄相符，与父母关系是否融洽，家庭功能能否满足婴幼儿身体、心理需要。

9. 性与生殖型态 婴幼儿时期对性别的理解只是外部特征差异，并不能真正理解男女的区别。

10. 应对与应激耐受型态 评估反应能力是否与年龄相符。婴儿期外界应激产生的反应主要是原始的躯体反应，客观反应居多，如面对疼痛出现表情变化、挣扎、哭泣等。幼儿能调节自己的行为，但自我控制能力较差，如对疼痛的恐惧产生心理应激反应常表现为哭闹、挣扎、肢体紧张、躲避甚至攻击行为。

11. 价值与信念型态 价值、信念和信仰是个体在后天的学习和认识水平的发展中逐步形成的，主要用来评估较大儿童和成年人。

小 结

1. 婴幼儿评估必须尽可能取得婴幼儿及家属的合作，评估顺序一般从对婴幼儿影响小的项目开始，由简单到复杂。

2. 婴幼儿健康史评估内容包括一般资料、主诉、病史、既往史、个人史、家族史和传染病接触史。婴幼儿与成人最明显的区别是婴幼儿症状的描述多来自照顾者，要对获得的信息进行甄别。

3. 婴幼儿在不同年龄段解剖、生理、免疫、病理等方面都具有各自的特点，因此对不同时期的婴幼儿进行评估在内容、程序、方法及分析判断等方面与成人有一定差别，要充分考虑婴幼儿的生理和心理特点，进行评估。

（王 焕）

随堂测 9-2

第三节 儿童的评估

> **案例 9-4**
>
> 患儿，男性，6 岁。因淋雨后出现高热 2 天，咳少量铁锈色痰 1 天入院。患儿体温 39.5 ℃、呼吸 26 次/分，伴头痛，食欲缺乏。
>
> **请回答：**
> 对该患儿进行身体评估时，注意事项有哪些？

根据儿童（children）解剖、生理和心理特点，将儿童按年龄划分为 7 个时期。各期之间既各有特点，又有连续性。评估时应充分考虑儿童生长发育的特点，结合心理、社会等内容全面进行。

儿童各年龄期划分：①胎儿期（fetal period），从受精卵形成至胎儿娩出止为胎儿期，共40周。②新生儿期（neonatal period），胎儿娩出脐带结扎开始至生后28天为新生儿期。出生不满7天的阶段称为新生儿早期。③婴儿期（infancy period），从出生后到满1周岁之前称婴儿期。④幼儿期（toddler period），自满1周岁到3周岁之前为幼儿期。⑤学龄前期（preschool period），自3周岁后到6～7岁入小学前为学龄前期。⑥学龄期（school-age period），从入小学始（6～7岁）到进入青春期前（女12岁，男13岁左右）为学龄期。⑦青春期（adolescence period），年龄范围一般从10～20岁，从儿童到成人的过渡时期。女孩的青春期开始年龄和结束年龄都比男孩早2年左右。青春期的进入和结束年龄存在较大的个体差异，可相差2～4岁。

一、儿童的生理和心理特点

（一）生理特点

1. 身长／身高　代表头部、脊柱和下肢长度的总和。3岁以内小儿测量时采取仰卧位，称为身长。3岁以上儿童立位时测量身高。卧位与立位测量值相差1～2 cm。

身高（长）增长多与种族、遗传、内分泌、营养、运动和疾病等因素有关，年龄越小，增长越快，出现儿童期和青春期两个高峰。新生儿出生时身长平均为50 cm，生后第1年内身长增长最快，约为25 cm；其中前3个月身长增长11～13 cm，约等于后9个月的总增长值，1岁时身长约为75 cm；第2年增长速度减慢，为10～12 cm，即2岁时身长86～87 cm。2岁以后身高（长）稳步增长，每年增加5～7 cm。至青春期出现第2个增长加速期，逐步达到成人标准。2～12岁可按下列公式推算。

$$身高（cm）= 年龄（岁）\times 7（cm）+ 75（cm）$$

头部、躯干（脊柱）和下肢这3部分的增长速度并不均等，一般头部发育较早，下肢发育较晚，某些疾病可造成身体各部分的比例失常，因此临床上需要分别测量上部量（从头顶至耻骨联合上缘）和下部量（从耻骨联合上缘至足底），以检查其比例关系。新生儿上部量＞下部量，中点在脐上；2岁时在脐下；6岁时在脐与耻骨联合上缘之间；12岁时上下部量相等，中点在耻骨联合上缘。

2. 体重　是反映儿童生长和营养状况的最易获得的敏感指标。新生儿出生体重与其胎次、胎龄、性别和宫内营养状况有关（可参见本章第二节相关内容）。体重增长为非匀速增长，年龄越小，体重增长越快。正常足月儿出生后第1个月体重增长可达1～1.7 kg，出生后3～4个月体重约为出生时的2倍；出生后前3个月的体重增长约等于后9个月的体重增长，即12月龄时婴儿体重约为出生时的3倍（10 kg）。出生后第1年是体重增长最快速的时期，为"第一个生长高峰"。出生后第2年体重增加2.5～3.5 kg，2岁时体重约为出生体重的4倍（12～13 kg）；2岁后到青春前期体重稳步增长，年增长值为2～3 kg。进入青春期后体格生长再次加快，呈现"第二个生长高峰"。为便于日常应用，可按以下公式粗略估计体重，1～12岁体重（kg）= 年龄（岁）×2（kg）+ 8（kg）。青春期可参照成人标准粗略估计体重。

3. 头围　是指自眉弓上缘经枕骨结节绕头1周的长度，是反映脑发育和颅骨生长的一个重要指标。胎儿时期脑发育居各系统的领先地位，故出生时头围相对较大，为33～34 cm。头围在1岁以内增长较快，1岁时头围约46 cm。1岁以后头围增长明显减慢，2岁时约48 cm，2～15岁头围仅增加6～7 cm，15岁时约54 cm，基本同成人。头围测量在2岁以内最有价值。

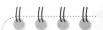

4. 胸围 是指经乳头下缘和两肩胛下角水平绕体 1 周的围度，胸围反映肺和胸廓的发育。出生时胸围比头围小 1 ～ 2 cm，为 32 ～ 33 cm。1 岁末胸围约等于头围，出现头围、胸围生长曲线交叉。1 岁以后胸围发育开始超过头围，1 岁至青春前期胸围超过头围的厘米数约等于周岁数减 1。

5. 顶臀长 / 坐高 坐高是指头顶至坐骨结节的垂直距离，代表头颅与脊柱的发育，可间接反映下肢与躯干的比例。3 岁以下取仰卧位测量，称顶臀长。3 岁后采用坐高计坐位测量，称坐高。由于下肢增长速度随年龄增长而加快，坐高占身高的百分数随年龄而下降，由出生时的 67% 降至 14 岁时的 53%。此百分数显示了身体上、下部比例的改变，反映了身材的匀称性，比坐高绝对值更有意义。

6. 上臂围 指沿肩峰与尺骨鹰嘴连线中点绕上臂一周的长度，反映上臂骨骼、肌肉、皮下脂肪和皮肤的发育水平。常用以评估儿童营养状况。生后第 1 年内上臂围增长迅速，1 ～ 5 岁期间增长缓慢。在测量体重、身高不方便的地区，可测量左上臂围以普查 1 ～ 5 岁以下儿童的营养状况。评估标准：＞ 13.5 cm 为营养良好；12.5 ～ 13.5 cm 为营养中等；＜ 12.5 cm 为营养不良。

7. 骨骼

（1）头颅骨：除头围外，还可根据骨缝闭合、前囟大小及前后囟闭合时间来评价颅骨的生长及发育情况。婴儿娩出时经过产道，故出生时颅骨缝稍有重叠，不久重叠现象消失。出生时后囟很小或已闭合，最迟 6 ～ 8 周龄闭合。前囟出生时 1 ～ 2 cm，以后随颅骨生长而增大，6 月龄左右逐渐骨化而变小，最迟于 2 岁闭合。

（2）脊柱：脊柱的增长反映脊椎骨的生长。生后第 1 年脊柱生长快于四肢，以后四肢生长快于脊柱。出生时脊柱无弯曲，仅呈轻微后凸。3 个月左右抬头动作的出现使颈椎前凸；6 个月后能坐，出现胸椎后凸；1 岁左右开始行走，出现腰椎前凸。这样的脊椎自然弯曲至 6 ～ 7 岁才为韧带所固定。

（3）长骨：随着年龄的增长，长骨干骺端的软骨次级骨化中心按一定的顺序和骨解剖部位有规律地出现。如出生时股骨远端及胫骨近端出现的次级骨化中心，是新生儿长骨发育成熟的标志；而到 4 ～ 6 个月龄，婴儿腕部才出现次级骨化中心，且腕部的次级骨化中心，相对最集中。次级骨化中心的出现可反映长骨生长发育成熟程度，有助于判断骨发育年龄，称之为骨龄（bone age）。骨龄测量主要采用左手腕 X 线摄片，若小婴儿或临床上考虑有骨发育延迟的婴幼儿应加摄膝部 X 线摄片。腕部次级骨化中心出现顺序为：头状骨、钩骨（3 ～ 4 个月）；下桡骨骺（约 1 岁）；三角骨（2 ～ 2.5 岁）；月骨（3 岁左右）；大、小多角骨（3.5 ～ 5 岁）；舟骨（5 ～ 6 岁）；下尺骨骺（6 ～ 8 岁）；豆状骨（9 ～ 10 岁）。10 岁时出全，共 10 个，故 1 ～ 9 岁腕部骨化中心的数目约为其岁数加 1。

知识链接

初级骨化中心和次级骨化中心

　　骨发育过程中，首先骨化的部位称为骨化中心。骨化从此处开始，然后逐渐扩大，最后完成全部骨化。在将要形成骨的部位，间充质细胞增殖、密集成膜状，其中某处的间充质细胞先分化为骨祖细胞，进而分化为成骨细胞，成骨细胞在此成骨，于是形成最早的骨组织，该部位成为骨化中心。

　　初级骨化中心即骨头，也就是骨干部分；次级骨化中心即骨骺，就是骨干两头膨大的部分，初级骨化中心决定了骨骼的形态，次级骨化中心决定了生长的潜力。

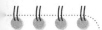
8．牙齿 人一生有两副牙齿，即乳牙（共20颗）和恒牙（共32颗），出生时在颌骨中已有骨化的乳牙牙胞，被牙龈覆盖，生后4～10个月（多数8个月时）乳牙开始萌出，3岁前出齐，2岁以内乳牙的数目约为月龄减4～6，但乳牙萌出时间、萌出顺序和出齐时间存在较大个体差异，13个月龄后仍未萌牙称为萌牙延迟。乳牙萌出顺序一般下颌先于上颌、自前向后进行。

（二）心理－社会状况

1．新生儿期 不具有心理现象，待条件反射形成即标志着心理活动发育的开始，且随着年龄增长，心理活动不断发展。

2．婴儿期 此期感觉发育速度很快，而知觉发育较慢。6个月能辨认陌生人，明显表现出对母亲的依恋及分离性焦虑情绪；10～12个月会叫"爸爸"、"妈妈"，并能听懂大人的吩咐。1岁～1岁半在理解的基础上学说单词。并逐渐发展为从讲简单的句子到复杂的句子，表达心情。语言、动作及心理发育有明显进步。

3．幼儿期 行走和语言能力增强，与外界环境接触机会增多，自主性和独立性不断发展。故智力发育较快，语言、思维和社会适应能力增强，自主性和独立性不断发展，但对各种危险的识别能力和自我保护能力不足，易发生意外事故。

4．学龄前期 智力发育日趋完善，对周围事物产生强烈兴趣，好奇、多问、模仿性强，语言和思维能力进一步发展，自理能力增强，个性开始形成，能有意识地控制自己的情感。

5．学龄期 智能发育较前更成熟，理解、分析、综合能力逐步增强，求知欲望强。从这期开始，儿童从原来以游戏活动为主导的生活过渡到以学习为主导的校园生活，具备了言语和情感表达能力，智力有明显增长，想象力有了很大提高，意志活动已经形成。

6．青春期 处在竭力摆脱童年期的幼稚状态，是心理成长的关键时期。此期儿童接触社会增多，外界环境对其影响越来越大，心理适应能力加强，但容易波动，在感情问题、伙伴问题、职业选择、道德评价和人生观等问题上处理不当时易发生性格变化。

二、儿童健康评估

（一）评估要点

1．健康史采集

（1）一般内容：患儿的姓名、性别、年龄（采用实际年龄：新生儿记录天数，婴儿记录月数，1岁以上记录几岁几个月）、种族、父母或抚养人的姓名、职业、年龄、文化程度、家庭住址和（或）其他联系方式（如电话）、病史叙述者与患儿的关系以及病史的可靠程度等。

（2）主诉：用病史提供者的语言概括主要症状或体征及其时间。例如："间歇腹痛3天""持续发烧5天"。

（3）现病史：为病历的主要部分。详细描述此次患病的情况，包括主要症状病情发展和诊治经过。要特别注意以下几点：①主要症状要仔细询问；②有鉴别意义的有关症状包括阴性症状，也要询问并记录在病史中；③病后患儿的一般情况；④已经做过的检查和结果；⑤曾治疗过的患儿要询问用药的情况。

（4）个人史：包括出生史、喂养史、生长发育史，根据不同的年龄和不同疾病在询问时各有侧重详略。

出生史：母妊娠期的情况；第几胎第几产；出生体重；分娩时是否足月、早产或过期产；生产方式；出生时有无窒息或产伤；Apgar评分情况等。

知识链接

Apgar 评分标准

Apgar 评分即新生儿评分，包括：皮肤颜色、脉搏、呼吸、肌张力、反射，是孩子出生后立即检查身体状况的标准评估方法。评分 8 ~ 10 分者为正常，4 ~ 7 分为轻度窒息，0 ~ 3 分为重度窒息。

1. 皮肤颜色　评估新生儿肺部血氧交换的情况。全身皮肤呈粉红色为 2 分，手脚末梢呈青紫色为 1 分，全身呈青紫色为 0 分。

2. 脉搏　评估新生儿心脏搏动的强度和节律性。心搏有力，大于 100 次 / 分为 2 分，心搏微弱，小于 100 次 / 分为 1 分，听不到心音为 0 分。

3. 呼吸　评估新生儿中枢和肺的成熟度。呼吸规律为 2 分，呼吸节律不齐（如浅而不规则或急促费力）为 1 分，没有呼吸为 0 分。

4. 肌张力　评估新生儿中枢反射及肌肉强健度。肌张力正常为 2 分，肌张力异常亢进或低下为 1 分，肌张力松弛为 0 分。

5. 反射　评估新生儿对外界刺激的反应能力。对弹足底或其他刺激大声啼哭为 2 分，低声抽泣或皱眉为 1 分，毫无反应为 0 分。

喂养史：出生后何时开始喂养，喂养方式，喂养种类、量、次数，辅食添加的月龄，饮食习惯，有无偏食、挑食。

生长发育史：体重和身高以及增长情况，前囟关闭及乳牙萌出的时间等；发育过程中何时能抬头、会笑、独坐、站立和走路；何时会有意识地叫爸爸、妈妈。学龄儿童还应询问在校学习情况和行为表现等。

（5）既往史：包括既往患病史和预防接种史。

既往患病史：既往患过的疾病、患病时间和治疗结果。应着重了解传染病史。

预防接种史：是否按时接种，接种后有无出现异常情况。

（6）家族史：家族中有无遗传性、过敏性或急、慢性传染病患者；如有，则应详细了解与患儿接触的情况。父母是否近亲结婚、母亲分娩情况、同胞的健康情况（死亡者应了解原因和死亡年龄）等。

（7）传染病接触史：疑为传染性疾病者，应详细了解可疑的接触史。

2. 身体评估　评估时态度应和蔼，手要温暖，检查过程中注意保暖。

（1）一般状况：生长发育、营养状况，神志、表情、语言能力，以及对周围环境的反应，皮肤颜色、体位或行走姿势等。在询问病史过程中，以自然状态下所得较为真实的资料来正确判断一般情况。

（2）一般测量：包括体温、脉搏、呼吸、血压、身长 / 身高、体重、头围、胸围、腹围等。

体温：可根据患儿的年龄和病情选用测量的方法。其中口腔测温法、腋下测温法、肛门内测温法、耳内测温法的测量方法和体温正常值参见本章第二节。

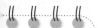

捂热综合征

捂热综合征又称"婴儿蒙被缺氧综合征"，是过度保暖、捂闷过久引起婴儿高热、缺氧、大汗、脱水、抽搐、昏迷，乃至呼吸、循环衰竭的一种冬季常见急症。好发于每年11月至次年4月的婴儿，特别是新生儿。婴儿体温调节中枢尚未发育完善，排汗、散热功能弱，反应能力较差。包盖过紧、过严、过厚时，婴儿无力摆脱不利环境，出现高热、大汗淋漓，严重者会造成脱水和电解质紊乱，甚至循环衰竭。此时，若室内通风不良或空气污浊，还将引起婴儿呼吸困难，甚至呼吸衰竭、惊厥或昏迷。若抢救不及时，很快会出现休克，乃至死亡。存活的患儿，可能出现智力低下、运动障碍、听力障碍、癫痫等严重后遗症。

呼吸、脉搏：应在患儿安静时进行。患儿呼吸频率可通过听诊或观察腹部起伏测量，也可将棉花少许置于小儿鼻孔边缘，观察棉花纤维的摆动的次数。要同时观察呼吸的节律和深浅。对年长儿一般选择较浅的动脉如桡动脉来检查脉搏，婴幼儿亦可检查股动脉或通过心脏听诊来对比检测。要注意脉搏的速率、节律、强弱及紧张度。

血压：测量血压时应根据不同的年龄选择不同宽度的袖带，袖带的宽度通常应为上臂长度的 1/2 ～ 2/3。新生儿和小婴儿可用多普勒超声监听仪测定收缩压。不同年龄小儿血压的正常值可用公式推算：收缩压（mmHg）= 80 +（年龄 ×2）；舒张压为收缩压的 2/3。正常时下肢血压比上肢血压高约 20 mmHg。收缩压低于标准 20 mmHg 者为低血压，超出标准 20 mmHg 者为高血压。

（3）皮肤和皮下组织：应在自然光线下评估，观察皮肤色泽，有无苍白、发绀、黄染、皮疹、瘀点（斑）、色素沉着，触摸皮肤弹性，皮下组织有无水肿。一般采用测量腹部皮褶厚度，观察皮下脂肪判断营养状态，测量 3 次，取中间值，并判断营养情况。①Ⅰ度营养不良：腹部皮褶厚度多为 0.4 ～ 0.8 cm；②Ⅱ度营养不良：腹部皮褶厚度 < 0.4 cm；③Ⅲ度营养不良：皮下脂肪几乎消失。

（4）淋巴结：包括淋巴结的数目、大小、质地、活动度、有无粘连和（或）压痛等。颈部、耳后、枕部、腹股沟等部位尤其要认真检查，正常情况下在这些部位可触及单个质软的黄豆大小的淋巴结，活动，无压痛。

（5）头部

头颅：观察其大小、形状，必要时测量头围，注意前囟有无紧张感、凹陷或隆起；颅缝是否分离；小婴儿有无枕秃和颅骨软化、血肿或颅骨缺损。

面部：有无特殊面容、眼距宽窄、鼻梁高低，双耳位置和形状等。如唐氏综合征患儿有眼距宽、鼻梁低平、眼裂小、眼外侧上斜等特殊面容。

眼、耳、鼻：有无眼睑水肿、下垂、眼球突出、斜视、结膜充血、眼分泌物、角膜混浊、瞳孔大小、形状、对光反射。检查外耳道有无分泌物、局部红肿及外耳牵拉痛。若怀疑有中耳炎时应用耳镜检查鼓膜情况。观察鼻外形、注意有无鼻翼扇动、鼻腔分泌物及通气情况。

口腔：口唇有无发绀、苍白、干燥、口角糜烂、疱疹等。口腔内颊黏膜、牙龈、硬腭有无充血、溃疡、黏膜斑、鹅口疮、腮腺开口处有无红肿及分泌物。牙齿数目及龋齿数。舌质及舌苔。咽部评估放在最后进行，医生一手固定小儿头部使其面对光源，一手持压舌板，在小儿张

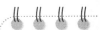

口时进入口腔，压住舌根部，利用小儿反射性将口张大暴露咽部的短暂时间，迅速观察扁桃体是否肿大，有无充血、分泌物、脓点、假膜，咽部有无溃疡、充血、滤泡增生、咽后壁肿胀等情况。

颈部：颈部是否软，有无斜颈、短颈或颈畸形，颈部活动情况，有无颈项强直等，甲状腺有无肿大，气管有无移位，颈静脉充盈及搏动情况，有无颈肌张力增高或弛缓等。

（6）胸部

胸廓和肺：注意有无鸡胸、漏斗胸、肋骨串珠、肋膈沟、肋缘外翻等佝偻病的体征；观察胸廓形状，胸廓两侧是否对称，心前区有无隆起，有无桶状胸、肋间隙饱满、凹陷、增宽或变窄等。肺评估采用视诊、触诊、听诊和叩诊，视诊应注意呼吸频率、节律有无异常，有无呼吸困难和深浅度改变，吸气性呼吸困难时可出现三凹征，即锁骨上窝、胸骨上窝、肋间隙和剑突下吸气时向内凹陷；呼气性呼吸困难时可出现呼气延长。触诊可在幼儿啼哭或说话时进行。婴幼儿胸壁较薄，叩诊反响比成人轻，故胸部叩诊时用力要轻或可用直接叩诊法，用两个手指直接叩击胸壁。听诊时尽量使患儿保持安静，或在患儿啼哭后深呼吸时听诊容易闻及细湿啰音。听诊时正常小儿呼吸音较成人响，呈支气管肺泡呼吸音，肺炎时腋下、肩胛间区及肩胛下区较易听到湿啰音。

心脏：视诊时注意心前区有无隆起，心尖搏动位置、强弱和范围，正常小儿心尖搏动范围在 $2 \sim 3 \text{ cm}^2$，肥胖小儿不易看到心尖搏动。触诊可进一步明确心尖搏动位置以及有无震颤，并注意震颤出现的部位和时间。叩诊心界的大小，各年龄儿童心脏浊音界略有不同。小儿心脏听诊应在安静环境中进行，听诊器的胸件要小。听诊心音、心率、心律，了解有无心脏杂音，并明确杂音的部位、性质、时限、响度及传导方向，对诊断先天性心脏病有重要价值。

（7）腹部：视诊应注意腹部形态，新生儿或消瘦小儿常可见肠型或肠蠕动波，新生儿应注意脐部有无分泌物、出血、炎症、脐疝。触诊时应尽量争取患儿配合，可让其躺在母亲怀里或在哺乳时进行，护理人员的手应温暖、动作轻柔，如小儿哭闹不止，可利用其吸气时做快速扪诊。通过观察儿童的表情反应评估有无压痛，而不能完全依靠儿童回答。正常婴幼儿肝可在肋缘 $1 \sim 2 \text{ cm}$ 处扪及，柔软无压痛；6 ~ 7 岁后在肋下不可触及。叩诊可采用直接叩诊法或间接叩诊法，其检查内容与成人相同。听诊有无肠鸣音亢进、血管杂音。

（8）脊柱和四肢：注意有无前凸、侧弯或后凸，有无脊柱裂、脊膜膨出。观察有无畸形、躯干与四肢的比例、佝偻病体征，如"O"形或"X"形腿，手镯、脚镯样变，脊柱侧弯等。观察手指、足趾有无杵状指，多指（趾）畸形等。

（9）会阴、肛门和外生殖器：观察有无畸形，如先天性无肛、尿道下裂、两性畸形、肛裂等；女孩有无阴道分泌物、畸形；男孩有无隐睾、包皮过长、过紧、鞘膜积液和腹股沟疝等。

（10）神经系统：观察儿童神志、精神状态、面部表情、动作语言能力、反应灵敏度，有无行为异常等；检查新生儿期特有的反射如吸吮反射、拥抱反射、握持反射是否存在；脑膜刺激征（如颈部有无抵抗，Kering 征、Brudzinski 征是否阳性）。

3．功能性健康型态评估

（1）健康感知 - 健康管理型态：重点评估儿童对健康的认识、有无良好的习惯、有关安全防护的知识。儿童对影响健康危险因素的识别能力和自我保护能力不足，常发生交通事故、溺水、异物吸入、中毒等意外。儿童的健康管理一定程度是依靠父母、老师及抚养者，在生长发育过程中，逐渐过渡到生活自理，故应评估家庭对儿童健康的影响。

（2）营养 - 代谢型态：评估儿童生长发育情况，如身高、体重是否正常，评估喂养情况、食欲，有无偏食，食物种类、质、量、营养要素是否均衡。观察有无营养不良和肥胖。

（3）排泄型态：评估排泄物的次数、量及性状，评估有无与年龄不符的现象，如夜尿、

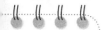

退行现象。

（4）活动 - 运动型态：婴幼儿期应评估儿童的粗动作、细动作。粗动作（包括平衡）如抬头、翻身、坐、匍匐、爬、站、走跳，可归纳为："二抬四翻六会坐，七滚八爬周会走"（数字代表月龄）；细动作如玩手、抓握物品、捏、敲、用匙涂画、叠方木等。学龄儿童、青少年应重点评估运动的兴趣、爱好、运动量、耐力及有无影响运动的因素。

（5）睡眠型态：评估睡眠情况，如入睡是否困难，睡眠是否安稳，有无惊醒、哭闹、梦游、睡眠的次数和时间。

（6）认知 - 感知型态：评估认知、感觉的发育情况，如视觉、听觉、味觉、嗅觉、触觉以及智力、思维、知觉等能力。可参照瑞士心理学家皮亚杰（Jean Piaget）的儿童认知发展学说进行判断。

感觉运动期（0～2岁）：通过与周围事物的感觉运动性接触，如吸吮、咬、抓、握、触摸、敲打等行动认识世界。

运筹前期（2～7岁）：开始使用语言符号来记忆和贮存信息，但还不具备逻辑思维能力。①2～4岁看待事物以自我为中心，不能理解他人观点；②4～7岁对因果关系的推理往往是不现实或错误的。

具体运筹期（学龄期）：以具体形象思维方式理解问题，但不能演绎推理。

形式运筹期（青春期）：能应用综合、分析、分类、比较等思维方法，达到最终思维形式或思维成熟即成人水平。

（7）自我感知 - 自我概念型态：评估儿童与生长发育相适应的自我感知能力，如问婴幼儿手在哪里、脚在哪里等；学龄前期儿童对自己性别的认识；学龄期儿童在学习、游戏中的性格、角色、地位、自尊；身体语言、价值观等。

（8）角色 - 关系型态：评估儿童的角色意识，行为是否与年龄相符；有无角色紊乱；儿童与父母的关系如何，家庭能否满足儿童身体、情感需要，有无受虐现象；能否与周围人沟通。

（9）性 - 生殖型态：评估青春期第二性征发育情况，如女孩月经初潮年龄、乳房发育、男孩声音改变、遗精、对异性的态度等。

（10）应对 - 应激耐受型态：评估应对、应激耐受能力是否与年龄相符；患病后有无心理、行为改变；生活中遇到困难时有无情绪不安、过度烦躁等现象；参加大型考试有无出汗、心动过速、呼吸加快、恶心、颤抖等症状；有无对他人进行攻击的企图。

（11）价值 - 信念型态：评估的目的在于了解较大儿童的文化、精神、价值、信念及其对健康和行为的影响。

（二）注意事项

1. 评估时，应注意沟通技巧，在询问病史时应采用微笑、表扬、鼓励或抚摸等方法与患儿建立良好的关系，运用游戏式交流方法与患儿进行沟通，要根据实际情况，巧妙引导家长或患儿本人叙述。

2. 新生儿、婴幼儿不能正确诉述病情，应由母亲或亲密接触的照顾者代述。

3. 对婴幼儿评估时，应有父母在身边，使患儿有安全感，语言要温和、慈爱，不要恐吓。

4. 较大的患儿，注意采取适当的隐蔽措施，保护患儿的自尊心与隐私。

5. 评估儿童生长发育时，应充分考虑患儿的个体差异，如语言、运动能力的差异。

6. 根据儿童年龄特点及耐受程度，适当调整检查程序。一般开始接受评估时较安静，可先进行心肺听诊，心率、呼吸次数和腹部触诊等易受哭闹影响的项目；口腔、咽部等不易接受的部位放在最后评估；皮肤、四肢躯干骨骼、全身浅表淋巴结等容易接受检查的可随时检查。如果某一部位有疼痛，该处评估也应放在后面。

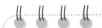

小 结

1. 根据儿童解剖、生理和心理特点，将儿童划分为新生儿期、婴儿期、幼儿期、学龄前期、学龄期和青春期6个时期。各期之间既各有特点，又有连续性。评估时应充分考虑儿童生长发育的特点，结合心理、社会等内容全面进行。

2. 儿童健康评估重点应包括健康史、身体评估、功能性健康型态；还应掌握评估的注意事项。

（秦莉花）

随堂测 9-3

第四节 老年人的评估

> **案例 9-5**
>
> 李某，女性，68 岁，6 年前，作为"老漂族"，背井离乡来到上海与其儿子同住，照顾孙子，与配偶分居两地，时常感到孤独、情绪低落。尤其是"照书养"和"照经验养"的冲突不断，时常让她不知所措。两个月前老伴突然离世后，老人变得不爱说话，时常夜不能寐，偶有自言自语，近期体重明显下降，家属重视，携老人到医院就诊。
>
> **请回答：**
>
> 1. 该患者入院后，应该从哪些方面进行评估？
> 2. 该患者出现体重下降，应如何对其进行营养状态的评估？

老年期是生命过程中组织器官老化以及生理、心理功能衰退的时期。世界卫生组织（WHO）对老年人的年龄划分有两个标准：发达国家将 65 岁以上的人群定义为老年人；发展中国家（特别是亚太地区）则将 60 岁以上的人群称为老年人。

现阶段我国关于老年人的年龄划分标准如下：45 ～ 59 岁为老年前期（中老年人），60 ～ 89 岁为老年期（老年人），90 岁以上为长寿期（长寿老人）。而民间多用"年过半百"形容进入老年，并习惯以五十而知天命，六十花甲，七十古稀，八十为耋，九十为耄代表老年的不同时期。我国人口老龄化相关研究报告指出：中国人口老龄化将伴随 21 世纪始终，且 2030年到 2050 年老年人口最终将超过 4 亿，是最严峻的时期。不仅如此，由于重度人口老龄化和高龄化的日益突出，中国将面临人口老龄化和人口总量过多的双重压力。《"健康中国 2030"规划纲要》将"为老龄人提供连续的健康管理服务和医疗服务"作为五大基本要求之一，明确要求积极发展护理服务业，加快推动健康老龄化，针对老龄人的"互联网 + 护理服务"也在不断发展和完善。

▶ 知识链接 ▶

老龄人群"互联网＋护理服务"探索

2018年，国务院办公厅印发《国务院办公厅关于促进"互联网＋医疗健康"发展的意见》及试点方案，在全国6省市开展试点工作。文件明确了"互联网＋护理服务"主要是指医疗机构利用在本机构注册的护士，依托互联网等信息技术，以"线上申请、线下服务"的模式为主，为出院患者或罹患疾病且行动不便的特殊人群提供的护理服务。对"互联网＋护理服务"的提供主体、服务对象、服务项目、服务行为、服务管理、第三方信息技术平台、相关责任、风险防控、支撑机制9项试点内容提出了原则性要求。自此，"互联网＋护理服务"进入实质性开展阶段，并制定了全面详细的原则性指导意见。

2019年3月，广东省政府出台《广东省开展"互联网＋护理服务"试点工作实施方案》，规划了9个试点城市，每个试点城市不低于5家试点医疗机构，批准了43项护理服务。试点城市在老龄人群"互联网＋护理服务"的实践中，总结出现实中面临着公办护理资源稀缺、民间服务不规范、政策法律环境不完善等问题，针对性提出了精准把握省情和老龄人护理的特殊性，发挥试点医院的骨干作用，发动社会力量参与，构建覆盖全省包括流动人口在内的老龄人"互联网＋护理服务"，并完善政策、技术和法规等建议。

一、老年人的身心特点

（一）身体特点

1. 一般外形

（1）身高下降：成年以后身高随年龄增长而逐渐降低，女性常比男性更明显。身高下降原因主要为骨质疏松、椎间盘萎缩、脊柱前凸、脊柱椎体压缩、下肢弯曲及机体组织萎缩性改变等。

（2）体重减轻：大多数老年人常因机体各脏器的组织和细胞萎缩及水分减少而体重逐渐下降，但部分老年人因活动过少，营养过剩，体重甚至增加。

（3）体型：老年人脊柱短且弯曲，出现驼背，女性变化尤为突出。随着衰老进展，脂肪组织逐渐减少，肌肉萎缩，屈腹弓背，步履缓慢，行走颤抖。

（4）体表面积：逐渐减少，女性更为明显。

2. 皮肤

（1）毛发：变白、稀少。

（2）皱纹：以面部最明显，首先出现在前额和外眼角。

（3）皮肤松弛：是衰老的突出特征。与老年人皮肤水分减少、皮下脂肪萎缩、结缔组织老化及弹力纤维减少等有关。

（4）老年斑：可分布于全身，常见于面部、颈、手背、前臂等暴露部位。

（5）老年疣：又称脂溢性角化症或基底细胞乳头瘤，好发于面部、颈部、手背、躯干上部等处。

（6）老年性白斑：呈点片状散在分布在胸、背、腹等处。

3. 头面部器官

（1）眼睛及视力：老年人眼窝内的脂肪组织减少，眼球凹陷；眼睑下垂；瞳孔直径缩小，反应变慢；泪腺分泌减少，易出现眼干；角膜出现"老年环"，即角膜边缘有类脂质沉积而呈现灰白色混浊环。老年人晶状体柔韧性变差，睫状肌肌力减弱，迅速调节远、近视力的功能逐渐下降，出现老花。老年人因瞳孔缩小、视网膜的再生能力减退，使其区分色彩、暗适应的能力有不同程度的衰退和障碍。

（2）耳：中耳听骨退行性变，内耳听觉感受细胞退变、数目减少，耳蜗动脉血液供血减少等原因出现老年性聋，甚至听力丧失。

（3）鼻腔：鼻黏膜萎缩干燥易出血，嗅觉减退。

（4）口腔：由于毛细血管血流减少，老年人唇周失去红色，口腔黏膜及牙龈显得苍白；涎腺分泌减少，口腔黏膜干燥，味蕾萎缩，味觉减退。牙龈萎缩，牙根外露，牙齿松动，牙齿间隙增大，易脱落，导致唇部及颊部凹陷，颧骨和下颌骨下缘突出而呈典型的老年貌。

4．胸部

（1）乳房：随着年龄增长，女性乳腺组织减少，乳房变平坦。如发现肿块，要高度怀疑为癌症。男性如有乳房发育，常为体内激素改变或药物不良反应所致。

（2）呼吸系统：胸腔前后径增大，横径缩小，胸廓活动减弱，肺组织弹性减退，肺泡数量减少，使呼吸功能下降，呼吸音减弱。支气管壁变硬，支气管黏膜清除异物能力减低，易出现咳嗽、排痰困难。

（3）心血管系统：心脏下移，心尖搏动可出现在锁骨中线旁，幅度减小。主动脉瓣、二尖瓣钙化、纤维化、脂质堆积，导致瓣膜僵硬和关闭不全。心肌收缩力减弱，使心排血量减少，致使全身各脏器供血不足。动脉因退行性变和粥样硬化而弹性下降，管腔狭窄，使血压增高，冠状动脉粥样硬化可引起心绞痛、心肌梗死。

5．消化系统　腹部皮下脂肪堆积、腹壁肌肉松弛。吞咽功能下降，胃液分泌减少，均会影响食物的摄入和消化。胃肠蠕动减慢，肠壁肌肉萎缩，常引起便秘。

6．脊柱、四肢　老年人肌张力下降、腰脊变平，导致颈部脊柱和头部前倾。椎间盘退行性改变可使脊柱后凸。由于关节炎及类似的损害，部分关节出现关节活动范围受限、肌肉萎缩、骨关节疼痛等。

7．泌尿生殖系统　肾功能逐渐减退，常有尿急、尿频、尿失禁、夜尿增多。老年男性前列腺增生，排尿阻力增大，出现排尿困难；阴毛变稀、变灰，阴茎、睾丸变小。老年女性子宫、卵巢和乳房逐渐萎缩；阴毛稀疏，呈灰色；阴唇皱褶增多，阴蒂变小；阴道变窄，阴道壁干燥苍白，皱褶不明显。

8．神经系统　脑组织萎缩，神经细胞数量减少，神经传导速度变慢，对刺激反应时间延长。脑血管硬化等改变，使老年人反应迟钝，记忆力减退，注意力不集中，动作不协调，生理睡眠缩短。

（二）心理-社会状况

老年期是人生历程中的最后一个转折期，这一时期，不仅机体衰老加快，疾病增多，面临着死亡的考验和挑战；而且老年人的职业状况、家庭结构、婚姻状态、经济境遇等方面都在发生变化，这些变化对老年人的感知觉、记忆、思维、情感、人格等心理过程和社会角色状态都会产生影响。

1．感知觉　是个体发展最早，也是衰退最早的心理功能。在各种感觉中，老化最明显的是对人的认知活动作用最大的视觉和听觉，其次是味觉、痛觉等其他感觉。这些感觉的老化会给老年人的生活和社交活动带来诸多不便，如由于听力下降，容易误听、误解他人的意思，出现敏感、猜疑甚至有心因性偏执观念。知觉一般尚能保持，只是易发生定向力障碍，影响其对时间、地点、人物的辨别。

2．记忆　老年人记忆变化的总趋势是随年龄增加而逐渐减退，其记忆变化特点为：有意记忆为主，无意记忆为辅；远事记忆尚好，近事容易遗忘；再认能力尚好，回忆能力相对较差，

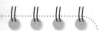

有命名性遗忘；与年轻人相比，机械记忆较差，在规定时间内速度记忆衰退，但理解性记忆，逻辑性记忆常不逊色。老年人记忆衰退出现时间早晚、速度快慢、程度轻重不一，与其身体健康状况、心理精神状况、记忆训练及社会环境等有很大关系。

3. 思维　相对于感知觉和记忆而言，思维随年龄增长出现衰退较晚。在概念、逻辑推理和问题解决方面的能力均有所减退，尤其是思维的敏捷性、流畅性、灵活性、独特性及创造性比中青年时期要差，表现为说话不利落、话到嘴边说不出来或翻来覆去讲同样的话。老年期思维能力的弱化在每个老年人身上表现的程度不同。

4. 智力　分为液态智力和晶态智力。液态智力主要与神经系统的生理结构和功能有关，包括知觉整合能力、近事记忆能力、思维敏捷度以及与注意力和反应速度有关的能力；晶态智力主要指积累知识和经验的后天学习能力，如对常识和词汇的理解能力、抽象概括能力及分析问题和解决问题的能力。液态智力一般在成年早期达到高峰，以后随着年老而递减；而晶态智力则保持相对稳定，对于常用脑的人来说，甚至还会有所提高，到高龄后才缓慢下降。

5. 情绪　人到老年阶段，情绪往往变得不太稳定，比较容易动感情，在感情上也容易被人同化，以至伤心落泪。常回忆过去的辉煌而对眼下的衰老产生伤感；因生活或身体上的不适而产生焦虑感；因活动范围变小产生孤独感；因工作能力下降产生无能感。

6. 人格　是指个体在适应社会生活的成长过程中，经遗传与环境相互作用形成的稳定而独特的身心结构。进入老年期后，老年人的人格会逐渐发生一些变化，其明显特点是自尊心强、衰老感强及希望做出贡献传于后世，表现为以下五种类型。

（1）成熟型：这类老人感到自己的一生富有成就，对自己及自己的过去和现在都能很好地接受，以强烈的关心和积极的态度对待现在。

（2）安乐型：这类老人对退休的现状能够接受，但态度是消极的。

（3）装甲型：这类老人为走向老龄化的恐怖所威胁，设置了牢固的防御体系，总是精力充沛地活动，以此来减轻对身体功能降低产生的不安，从意识上逃避老龄化事实。

（4）易怒型：这类个体不服老，对未能达到的人生目标产生怨恨和绝望情绪，并将其原因归罪于别人，对现实生活不满。

（5）自我厌恶型：把自己的一生看成是失败的一生，并归罪于自己，责备自己，对别人也不关心，有时甚至产生抑郁症或自杀倾向。

7. 角色　老年人的角色变更主要体现在社会角色和家庭角色两个方面。

（1）社会角色的变更：老年人社会角色的变更主要是指社会政治、经济地位的改变所带来的角色改变。老年人到一定年龄后，自然地由社会的主宰者变为社会的依赖者；由社会财富的创造者变为社会财富的消费者。许多老年人不适应这种角色的变化，一旦退休，则认为自己的价值得不到承认，被社会所抛弃，出现情绪低落、沉默忧虑等。

（2）家庭角色的变更：老年人退休后，家庭成了主要的生活场所，进入老年期，大部分家庭都有了第三代人，老年人由父母的地位上升到祖父母的位置，常担当起照料第三代的角色。老年阶段又是丧偶的主要阶段，若老伴去世，则要失去一些角色。

案例 9-6

　　谢某，男性，80岁。3年来记忆力逐渐下降，近1年发展较快，已忘记自己的年龄、妻子和儿子的名字，外出后不知回家，夜间呆坐或卧睡于沙发上。他常无故发脾气，与其交谈时表情淡漠，言语较少，思维贫乏，不能理解他人谈话内容。体格检查：肌力正常，无共济失调。脑部 CT 示：广泛脑萎缩。

案例 9-6（续）

请回答：

1. 该患者出现了什么精神心理问题？
2. 护士如何评估该患者的日常生活活动能力？

二、评估要点和注意事项

老年综合评估（comprehensive geriatric assessment，CGA）是从老年人的整体出发，全面关注与老年人健康和功能状况相关的所有问题，由老年人的躯体功能状态、精神心理健康、社会支持、生活环境和生活质量状况等多个评估要点组成，在提高患者的疗效、提高护理质量、减少医源性损害、降低医疗费用等方面有着极其重要的价值。

（一）评估要点

1. 健康史

健康史包括老年人过去、现在的健康状态。

（1）现病史：目前有无急慢性疾病、疾病发生的时间、主要症状有无加重、治疗情况及恢复程度、疾病的严重程度、对日常生活活动能力和社会活动的影响。

（2）既往史：既往疾病、手术、外伤史，食物、药物等过敏史，药物使用情况，参与日常生活活动和社会活动的能力。

（3）家族史：主要了解老人直系亲属的健康状况及患病情况，有无遗传性传染性疾病。

2. 躯体功能评估

（1）一般状况：包括生命体征、意识状态、营养状态、日常生活活动（activities of daily living，ADL）能力等。

生命体征：①基础体温和最高体温相对较低，若下午体温比清晨高 1℃ 以上，应视为发热；②脉搏测量时间每次不应少于 30 秒，并且应注意脉搏的不规则性；③呼吸次数比正常成人稍增多，评估呼吸时应注意呼吸的形态、节律以及有无呼吸困难；④血压升高，且以收缩压升高为主，血压检查最好进行双臂检查，包括坐位、卧位，以了解循环代偿功能；⑤疼痛被称为第五大生命体征，是老年人常见的一种症状。疼痛不具备客观的评价依据，应以整体的观点、选用合适的工具对疼痛患者进行个体化的评估，对疼痛的部位、程度、性质等方面做出综合的判断。

意识状态：主要反映老年人对周围环境的认识和对自身所处状况的自我识别能力，有助于判断有无颅内病变及代谢性疾病。

营养状态：老年人因生理代谢特点发生改变，食物摄入、消化和吸收的能力均下降，营养风险及营养不良发生率高，且后果严重。对老年人营养状况评估时，可通过膳食调查、人体测量、实验室检查、营养状况筛查工具使用等多种手段进行综合评价。膳食调查包括饮食习惯、膳食结构、进食频率、膳食摄入量，也可计算出每天能量和营养素的摄入量，以及各营养素之间的比例关系等。照护过程中常采用的评估方法为 24 小时回顾法，即要求老年人或照护者回顾过去 24 小时内摄取的所有食物种类及数量，并及时记录和分析。人体测量的评估指标为身高、体重、皮褶厚度、围度（包括上臂围、胸围、腰围和臀围等）、握力等。实验室检查的客观指标包括血浆蛋白、尿素氮、肌酐、淋巴细胞计数等。微型营养评估（mini nutritional assessment，MNA）是一种专为老年人设计的营养状况筛查方法和评定工具（表 9-5），具有操作简便、无侵袭性且不需生化检查等特点，在临床中得到较多应用。

表9-5 微型营养评估（MNA）

项目	得分

营养筛查

1. 既往 3 个月内，是否因食欲缺乏、咀嚼或吞咽等消化问题导致食物摄入量减少
   0 分＝严重食欲缺乏；1 分＝中等程度食欲缺乏；2 分＝食欲正常

2. 最近 3 个月内体重是否减轻
   0 分＝体重减轻超过 3 kg；1 分＝不知道；2＝体重减轻 1～3 kg；3 分＝无体重下降

3. 活动情况如何
   0 分＝卧床或长期坐着；1 分＝能离床或椅子，但不能出门；2 分＝能独立外出

4. 过去 3 个月内是否受过心理创伤或罹患急性疾病
   0 分＝是；1 分＝否

5. 是否有神经心理问题
   0 分＝严重认知障碍或抑郁；1 分＝轻度认知障碍；2 分＝无心理问题

6. BMI 值是多少
   0 分为＜ 19；1 分＝ 19～21；2 分＝ 21～23；3 分为≥ 23

注：总分为 0～14 分。≤ 11 分，可能存在营养不良，需继续进行营养评估；≥ 12 分，无营养不良的风险。

营养评估

7. 是否独立生活（未居住在养老机构或医院内）
   0 分＝否；1 分＝是

8. 每日应用的处方药是否超过 3 种
   0 分＝否；1 分＝是

9. 是否有压力性疼痛或皮肤溃疡
   0 分＝否；1 分＝是

10. 每日完成进餐次数
    0 分＝ 1 次；1 分＝ 2 次；3 分＝ 3 次

11. 蛋白质的摄入量是多少

    *每日至少吃 1 份奶制品？ A．是；B．否
    *每周 2～3 份豆制品或鸡蛋？ A．是；B．否
    *每日吃鱼、肉或家禽？ A．是；B．否

    0 分＝ 0 或 1 个"是"；0.5 分＝ 2 个"是"；1 分＝ 3 个"是"

12. 每日能吃 2 份以上的水果和蔬菜
    0 分＝否；1 分＝是

13. 每日摄入液体量（水、果汁、咖啡、茶等）
    0 分为＜ 3 杯；0.5 分＝ 3～5 杯；1 分为＞ 5 杯

14. 喂养方式
    0 分＝无法独立进食；1 分＝独立进食稍有困难；2 分＝完全独立进食

15. 对营养状况的自我评价
    0 分＝营养不良；1 分＝不确定；2 分＝营养良好

16. 与同龄人相比，如何评价自己的健康状况
    0 分＝不太好；0.5 分＝不知道；1 分＝一样好；2 分＝更好

17. 中臂围（cm）是多少
    0 分为＜ 21；0.5 分＝ 21～22；1 分为≥ 22

18. 腓肠肌围（cm）是多少
    0 分为＜ 31；1 分为≥ 31

注：以上总分为 0～30 分。＜ 17 分，营养不良；≥ 17 且≤ 23.5，不存在营养不良的危险；≥ 24，营养状况良好。

日常生活活动能力：是指个体在家庭、工作机构及社区里自己管理自己的能力，除了包括最基本的生活能力之外，还包括与他人交往的能力以及在经济上、社会上和职业上合理安排自己生活方式的能力。老年人 ADL 能力的评估内容包括基本日常生活活动能力、工具性日常生活活动能力和高级日常生活活动能力三个层次。①基本日常生活活动（basic activities of daily living，BADL）能力指日常生活中最基本的活动，如穿衣、进食、保持个人卫生等自理活动和坐、站、行走等身体活动，是评估老年人是否需要补偿服务的关键指标；②工具性日常生活活动（instrumental activities of daily living，IADL）能力指在家庭和社区中独立生活所需的关键的、较高级的能力，包括洗衣、做饭、服药、购物、家庭清洁和整理、使用电话、付账单、旅游等，这一层次的功能提示老年人是否能独立生活及是否需要提供日常生活照料服务；③高级日常生活活动（advanced activities of daily living，AADL）能力主要是反映老年人的智能能动性及社会角色功能，包括主动参加社交、娱乐、职业活动等。高级日常生活活动能力的缺失，比基本日常生活活动能力和工具性日常生活活动能力出现得更早，一旦出现，意味着需要进一步做基本日常生活活动能力和工具性日常生活活动能力的评估。常用的评估工具见表 9-6。

表9-6　常用日常生活活动能力评估工具

分类	量表
基本日常生活活动能力评估量表	Barthel 指数（Barthel index）
	Katz ADL 量表（Katz ADL scale）
	Kenny 自护量表（Kenny selfcare index of ADL）
工具性日常生活活动能力评估量表	Lawton-Brody IADL 量表（Lawton-Brody IADL scale）
	Frenchay 活动指数（Frenchay activity index，FAI）
	社会功能活动问卷（functional activities questionnaire，FAQ）

科研小提示

高级日常生活活动（AADL）能力项目较多，可通过了解老年人一天的生活活动安排得知其大致情况，但目前暂无相关量表可用，仍需开展进一步研究。

（2）体格检查

皮肤黏膜：包括颜色、弹性、毛发等。老年人皮肤干燥、弹性减低，可见色素斑（老年斑），毛发稀疏无光泽，并有脱发。

头面部：检查巩膜有无黄染，耳郭有无痛风石，口腔和牙的情况等。

颈部：有无颈部强直、颈部血管杂音、颈静脉充盈及程度，甲状腺有无异常。

胸部：①女性乳腺癌多发于 40 ～ 60 岁，应每年进行一次乳房检查；②听诊肺部有无异常呼吸音和啰音；③听诊心脏情况，注意心率和心律，第一心音有无增强或减弱等。

腹部：消瘦的老年人腹壁变薄、松弛，了解便秘情况，有无胀痛、触痛、腹部肿块、肝脾大等情况。

脊柱四肢：了解关节及其活动范围、水肿及动脉搏动情况等。注意有无脊柱后凸、肌肉萎缩、骨关节疼痛等。

泌尿生殖系统：了解老年人性生活情况，评估老年人有无异常排尿情况等。

神经系统：检查应包括颅神经、运动功能、感觉功能及精神状态。

3．精神心理评估

（1）认知功能评估：认知评估反映个体的思维能力，是认识、理解、判断、推理事物的过程，并通过个体的行为和语言表达出来。认知功能损害是老年人的常见问题，可见于痴呆、谵妄、抑郁、语言障碍、注意力不集中、文化水平低下等。认知功能评估是对老年人的知觉、注意、记忆、语言、执行能力等方面进行评价，能够客观反映认知是否有损害，以及损害程度、认知损害的特征和变化，是认知障碍临床及科研活动中的重要环节，可使用简易智能评估量表（mini-mental status examination，MMSE）进行评估，详见表9-7。

表9-7 简易智能评估量表（MMSE）

评估内容		得分
时间定向（5分）	1. 现在是 哪一年？星期几？季节？月份？日期？	
地点定向（5分）	2. 我们现在在哪里 省市？区或县？街道或乡？建筑物？第几层？	
即刻记忆（3分）	3. 现在我要说三种东西，在我说完后，请您重复说一遍，准备好了吗？三个词：皮球、国旗、树木，请重复	
注意力和计算力（5分）	4. 从100减去7等于几，连续减5次，请说出答案 （按减对次数给分，1次计1分）	
短期记忆（3分）	5. 请您说出我刚才让您记住的三个词是什么	
命名能力（2分）	6. 出示手表，问这个是什么东西 出示钢笔，问这个是什么东西	
复述能力（1分）	7. 我现在说一句话，请跟我清楚地重复一遍 （四十四只石狮子）	
阅读能力（1分）	8. 请阅读纸上的这句话，并照着做 （纸上写着"闭上您的眼睛"）	
理解能力（3分）	9. 仔细听并按照我说的做，用右手拿着这张纸，用两只手将它对折起来，放在您的左腿上	
书写能力（1分）	10. 要求受检者自己写一句完整的句子 （句子必须有主语、谓语，有意义）	
结构能力（1分）	11. （出示图案）请您照上面图案画下来	

注：总分为0~30分。正常与不正常的分界值与受教育程度有关：文盲（未受教育）17分；小学（受教育年限≤6年）20分；中学或以上（受教育年限>6年）24分。分界值以下为有认知功能缺陷，以上为正常。

（2）情绪和情感的评估：情绪与情感是个体对客观事物能否满足自身需求的内心体验与反映，人的身心健康和各种心理活动都是在一定的情绪与情感的调节与控制下进行的。老年人易产生消极情绪，情感表达方式内敛含蓄，情感体验比较深刻而持久，不易从不良情绪的困扰中走出来。焦虑和抑郁是老年人最常见也是最需要干预的情绪障碍，评估方法包括会谈法、观察法、测量法和量表评估法等。

科研小提示

老年人的不良心理健康问题——抑郁，已被公认是公共事件中缺乏处理的一个领域。研究发现，在养老院的老年人抑郁风险增加了2倍，而老龄化的加剧，孕育了庞大的养老服务需求，加快了养老院行业的发展。因此，对养老院老人抑郁相关因素及应对措施的研究亟待进一步开展。

4．社会评估

（1）社会支持系统的评估：主要是对老年人社会适应能力、社会关系网或社会支持、社会服务的利用、经济状况、特殊需要、角色、文化背景和老年受虐等方面的评估，所有这些评估都有可能有益于管理计划的制订。在社会评估中，社会工作者应发挥重要的作用，应高度重视老年人的个人价值观、精神寄托和临终护理愿望（如遗嘱）等问题，在任何情况下，都应尊重其文化和宗教信仰问题。老年受虐评估主要从老年人是否被遗弃、被忽视或受不公正待遇以及身心是否受虐待等方面进行评估。

（2）环境的评估：老年人的健康状况与生存的环境有着密切的关系，评估的内容包括物理环境评估和社会环境评估。在物理环境评估中，老年人的居家安全评估是最为主要的，如地面是否平坦、有无管线或杂物放置、厨房设备是否安全等，居家安全评估对预防老年人的跌倒和其他意外事件的发生具有极为重要的意义。社会环境主要包括家庭环境评估和社区环境评估。家庭环境评估可采用 Apgar 家庭功能评估量表，涵盖了家庭功能的五个重要部分：适应度A（adaption）、合作度P（partnership）、成长度G（growth）、情感度A（affection）和亲密度R（resolve），通过评分可了解老年人有无家庭功能障碍及其障碍程度。社区环境评估主要包括了解老年人社区地理环境，注意环境中有无严重污染物，各种配套设施是否安全，老年人在外出活动过程中有无各种不安全饮食等。还应了解社区文化氛围如何，有无可供选择的休闲场所，卫生保健机构是否完善等。

5．生活质量评估　随着医学模式的转变，医学的目标不再单纯是生命的维持和延长，而同时要提高生活的质量。老年人生活质量的评估日益受到人们的重视，对衡量老年人的幸福度具有一定的意义。老年人在生理功能、健康状况、经济状况、社会支持、信仰体系、文化和种族背景、价值观以及个人喜好方面都有非常大的差异，老年医护工作者应该充分考虑到这些问题，以便对老年人作出综合的评价，做好生活质量评估有利于老年人的健康管理和疾病管理。目前生活质量评估最常用的工具是 36 项健康调查简表（short-form 36-item health survey，SF-36）。此外，也有学者应用生活满意度指数（life satisfaction index，LSI）量表、诺丁汉健康量表、世界卫生组织生存质量测定量表（WHOQOL-100）和欧洲五维健康量表（EQ-5D）等工具对老年人进行生活质量评估。

6．常见老年综合征或问题评估　常见的老年综合征有跌倒、痴呆、尿失禁、晕厥、谵妄、帕金森综合征、失眠、抑郁、慢性疼痛和多重用药（polypharmacy）等；常见的老年问题有吞咽障碍、压疮、便秘、吸入性肺炎、深静脉血栓、肢体残疾和临终关怀等。对上述综合征或问题的评估就是要利用老年综合评估的方法，通过多学科整合管理团队的协调，共同为患者制订综合的诊疗、康复和照护计划，尽可能减少老年残疾的发生，最大程度提高老年人的生命质量。

知识链接

ARMOR 法在多重用药评估中的应用

多重用药常见于老年人群，通常指患者持续同时用药达 5 种及以上。ARMOR 工具是国际上应用较多的多重用药评估工具，有助于监控和优化老年患者用药。

ARMOR 采用阶梯式的方法，首先测量老年患者在静息与活动时的心率、血压和血氧饱和度，然后按照以下五个步骤进行评估。

步骤 1：A ＝评估（assess）　评估老年患者的所有用药，尤其注意具有潜在不良反应的药物。

步骤2：R＝审查（review）　审查可能存在的问题，包括药物间的相互作用，药物与疾病间的相互作用，药物与机体的相互作用，功能状态的影响，亚临床药物的不良反应。

步骤3：M＝最大限度地减少不必要的药物（minimize）　①停用缺乏适应证的药物；②停用风险大于受益或对机体主要功能具有高潜在损害的药物。

步骤4：O＝优化治疗方案（optimize）　①去掉重复用药；②通过肾小球滤过率调整经肾代谢的药物剂量；③调整经肝代谢的药物剂量；④通过监测血糖和糖化血红蛋白调整降糖药；⑤考虑逐步减少抗抑郁药的剂量；⑥根据目标心率调整β受体阻滞药；⑦监测心率调整β受体阻滞药的剂量；⑧根据国际标准化比值的指导方针及可能出现的药物相互作用调整抗凝药；⑨根据游离苯妥英钠水平来调整抗惊厥药剂量。

步骤5：R＝再评估（reassess）　重新评估老年患者在休息和活动时的心率、血压、血氧饱和度。同时还需再评估其功能状态、认知状态、用药依从性和用药错误。

（二）注意事项

结合老年人身心变化的特点，在对老年人进行健康评估的过程中，应注意以下事项。

1. 重视主观感觉　随着年龄的增长，老年人机体必然发生全身各种退行性的生理性或病理性变化，这两种变化过程往往在多数老年人身上同时存在，相互影响，有时难以严格区分，使老年人主观感受增强。因此，在采集病史中要注意患者的主观感受，学会辨别生理性与病理性的健康问题。在评估或治疗中应积极给予老年人帮助，使其感受到尊重和关心，体现人文关怀。非必须的情况下，避免谈论死亡话题。

2. 安排适宜的环境及充分的时间　老年人基础代谢下降，感觉功能下降，血流缓慢，体温调节功能降低，在评估过程中要注意保温，室内温度以 22 ～ 24℃ 为宜。环境安静、安全；光线柔和、适度，必要时应在私密的环境下进行，对有坠床或跌倒等风险的老年人应采取保护性措施。同时，老年人思维能力下降，多种慢性疾病并存，因此很容易感到疲劳。护理人员应根据老年人的具体情况，分次进行健康评估，让其有充足的时间回忆过去发生的事件，这样既可以避免老年人疲惫，又能获得详尽的健康史。

3. 合理运用沟通技巧　老年人由于视力、听力等感觉功能下降，智力和思维能力改变，可能出现反应迟钝、语言表达不清等情况，在采集病史资料时，可适当运用有效的沟通技巧。例如，采用关心、体贴的语气提出问题，语速减慢，语音清晰，选用通俗易懂的语言，适时注意停顿和重复，运用倾听、触摸等技巧，注意观察非语言性信息，增进与老人的情感交流，以便收集到完整而准确的资料。

4. 获取客观的资料　老年人往往高估自己的能力，护理人员在评估其身体功能状况时，应细心观察，如通过直接观察老人进食、穿衣、如厕等进行综合判断，获取客观的资料，以避免主观判断的偏差。

5. 选择合适的评估方法和工具　健康评估内容包括躯体评估、心理评估、生活质量评估等，为了较全面的收集评估资料，需要选择针对性的评估量表及工具进行评估。在评估方法上有交谈法、观察法、量表评定法、体格检查及参考辅助检查法等。常用的评估工具有体温计、血压计、听诊器、评估量表、疼痛评估尺及专科特殊评估工具等。

6. 及时准确记录评估结果　老年人入院后的首次评估应及时进行，评估记录在 24 小时内完成。其次，护理评估和及时记录要贯穿于老年人住院全过程，以及技术操作前、中、后，随时反映病情的动态变化并预防潜在问题的发生。

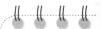

三、相关护理诊断

1. 便秘　与老化、活动减少、不合理饮食、药物副作用等有关。

2. 急性疼痛/慢性疼痛　与组织损伤和反射性肌肉痉挛有关；与继发于骨骼肌疾病、血管疾病、糖尿病、感染、肿瘤等有关。

3. 睡眠型态紊乱　与精神压力、疼痛不适、白天活动减少有关。

4. 健康维护行为无效　与相关知识缺乏有关；与活动能力减弱或丧失有关。

5. 有皮肤完整性受损的危险　与二便刺激局部皮肤有关；与辅助用具使用不当有关；与活动受限长期卧床有关。

小 结

随着年龄的增长，老年人机体的各项功能均发生不同程度的老化。辨别正常老化和异常病变是实施老年人健康管理的重要基础。当老年人身体及相应功能出现退行性变化时，在外形、皮肤、头面部器官、胸部、消化系统、脊柱、四肢、泌尿生殖系统及神经系统等各器官、系统都有明显变化特点。而老年人的心理及社会状况变化体现在感知觉、记忆、思维、智力、情绪、人格类型及角色变更等方面。熟悉老年人机体功能变化特点，可区分其是否属于正常的老化。

此外，本节从老年人健康史收集、躯体功能评估、精神心理评估、社会评估、生活质量评估以及常见老年综合征或问题评估等多个维度系统阐述老年人健康评估的要点，分析其评估的方法和注意事项，有利于正确、及时地发现老年人存在的健康问题，为临床护理决策提供科学、有效的依据。

（陈惜遂）

随堂测 9-4

思考题

1. 简述常用的评估婴幼儿生长发育的指标。

2. 根据所学内容按儿童不同年龄阶段阐述头围变化情况。

3. 根据所学内容总结老年人评估要点包括哪些方面。

4. 案例分析

患儿，男性，7个月，1天前开始呕吐、发热。水样便，每天7~8次。身体评估：体温38.6 ℃，咽部充血，心肺正常，肠鸣音亢进。

（1）该患儿最可能发生了什么问题？可能由什么病因引起？为什么？

（2）对该患儿进行护理评估，还应进一步收集哪些资料？

健康资料的分析与记录

第十章

导学目标

通过本章内容的学习，学生应能够：

◆ **基本目标**

1. 复述护理诊断的概念、基本步骤及诊断性思维的基本原则。
2. 描述护理诊断过程中常用思维方法的特点及注意事项。
3. 复述健康资料记录的格式、内容与基本原则。
4. 说明健康资料记录的作用及意义。

◆ **发展目标**

1. 准确应用护理诊断步骤和适宜思维方法对不同患者的护理需要做出护理诊断。
2. 根据患者的实际情况，按要求撰写健康资料记录。

◆ **思政目标**

　　具有强烈的责任心和医者使命感，敬佑生命，知行合一，切实为患者服务，守护健康。

第一节　护理诊断的步骤

案例 10-1A

　　钟先生，60 岁。旅游登山途中突发左前胸压榨样疼痛，向左臂放射，伴上腹饱胀、烦躁不安、出冷汗，含服硝酸甘油未能缓解而急诊入院。

　　体检：体温 37℃，血压 96/60 mmHg，心率 60 次 / 分，律齐，心音低钝。双肺未闻及啰音。心电图：Ⅱ、Ⅲ、aVF 可见宽而深的 Q 波、S-T 段呈弓背向上抬高、T 波倒置。

　　请回答：

1. 该患者目前存在哪些护理诊断？
2. 现存的护理诊断如何进行排序？

护理诊断（nursing diagnosis）是指护士针对个体、家庭、社区对现存的或潜在的健康问题或生命过程反应所做的护理临床判断，是护士为达到护理预期结果而选择不同护理措施的基础，也是健康评估的基本目的。在进行护理诊断性临床思维的过程中，通常包括收集资料，整理资料，分析资料，确立、修订护理诊断和护理诊断排序五个步骤。

一、收集资料

护士通过问诊、体格检查、查阅实验室及其他辅助检查结果等方法，获取护理对象健康相关问题的资料，内容包括患者的身体、心理与社会等方面状况。资料收集是否全面、真实、准确是确立和保证护理诊断准确与否的基础和关键，为了保证收集资料的质量，不仅需要仔细、认真和负责的态度，同时丰富的专业知识、熟练收集资料的方法和技巧也必不可少，并需要护士在临床护理工作中不断实践和总结。

二、整理资料

1. 资料核实　资料收集的全面、真实、准确是做出正确护理诊断的基础。因此，在完成资料的收集后，首先就是要对资料进行全面的核实。

为了确保资料的全面性，可根据收集资料的不同组织形式的要求，逐项检查有无遗漏。注意有无只重视护理对象的某种征象而忽略了其他的可能，如一位因恶心、呕吐而就医的患者只关注了其消化系统的表现，而忽略了其可能还存在的糖尿病、原发性高血压或其他系统的问题存在。对于缺漏的资料要及时的补充。

在收集资料的过程中，可能因各种因素而影响主观资料和（或）客观资料的真实性和准确性。

造成主观资料不真实、不准确的可能原因有：①护理对象的理解力或语言表达能力差；②护理对象有意夸大病情，以期引起医护人员的重视，或因某种原因而隐瞒病情；③代述者不能真实体验病者的痛苦和感受，或不完全了解病情；④护理人员在收集主观资料时采取主观臆断及先入为主的态度；⑤护理人员沟通能力欠佳。

造成客观资料不真实、不准确的可能原因有：①护理人员对身体评估意义的认识不足，未能为护理对象进行全面、细致的评估，或采取不负责任的态度；②身体评估的方法不正确、不熟练，因而不能发现异常体征；③医学知识及临床经验不足，对异常体征视而不见；④由于各种原因或客观条件不能对护理对象进行满意的检查；⑤实验室及其他检查结果不真实或错误。

2. 资料分类与综合　患者的健康资料收集、整理后，为确立其在哪些方面存在现存的或潜在的健康问题，需将相关资料予以分类与综合。目前常用的分类与综合主要基于以下几种模式：

（1）生理 - 心理 - 社会模式：该模式是在传统的医学模式基础上的补充完善，既可以体现整体护理的理念，又较易掌握，是目前我国临床应用较为广泛的一种。基于此种模式，健康资料通常按主观资料、客观资料进行分类，主观资料常采用生理、心理及社会状况进行逐级、分层分类；客观资料常根据资料的来源进行分类，如体格检查项目、辅助检查项目等。

（2）功能性健康型态模式：该模式是基于 Majory Gordon 提出的 11 项功能性健康型态，根据所涉及的健康感知与健康管理型态、营养与代谢型态、排泄型态、活动与运动型态、睡眠与休息型态、认知与感知型态、自我概念型态、角色与关系型态、性与生殖型态、应对与应激耐受型态及价值与信念型态，将护理对象的健康资料进行分类。此种方法与临床上常用的护理诊断分类法相对应，能够帮助护士顺利找出护理诊断，因而临床应用也较为广泛。

（3）人类反应型态模式：该模式是北美护理诊断协会（NANDA）提出的分类法，这一分类法是基于 Majory Gordon 的 11 项功能性健康型态分类的改进和发展，更具操作性。它包含：健康促进、营养、排泄、活动 / 休息、感知 / 认知、自我感知、角色关系、性、应对 / 应激耐受性、生活准则、安全 / 防护、舒适、生长 / 发展 13 个领域。

将收集的健康资料进行分类与综合，可使资料更加系统化，更有利于护士对患者的健康状况进行分析、推理，并做出护理诊断。上述基于不同模式的健康资料分类与综合方法，各有优势与不足，护士可根据个人从业单位要求，及自身知识基础、临床经验、护理理念而选择不同的资料分类与综合模式。同时，还应根据具体情况对资料的真实性和准确性做出恰当的判断，确认资料无相互矛盾和不真实的情况。一旦发现，一定要采取适当的方式及时予以纠正。对于一些模糊不清、不够确切的资料应进一步询问和补充，以求获得更准确、详实的资料。

三、分析资料

在完成资料的收集、分类与综合后，即需对资料进行分析，找出其相互关系，并进行解释和推理，以判断护理对象可能存在的或潜在的健康问题及可能的原因，为做出相应的护理诊断做准备。

1. 判别正常和异常　对属于健康状况下，不同生命时期、不同地区或环境、不同民族和不同文化背景下，护理对象的生理、心理和社会等方面的标准具有多样性与复杂性，护士须熟悉掌握，如不同生命时期的身高、体重、生命体征、生活自理能力、认知情况等健康标准或正常值存在很大区别；剧烈活动情况下，机体通过代偿使得尿液中可能会暂时出现微量蛋白属于生理性变化等。护士根据所学的基础医学、护理学及人文、社会学科知识同自身的临床经验相结合，对护理对象的健康资料进行解释、推理，以判别健康不同方面正常与否。

2. 建立护理诊断假设　在初步判别护理对象的健康不同方面正常与否后，形成一个或多个护理诊断假设，找出可能的护理诊断及其相关因素。假设形成后，护理人员应继续寻找与护理诊断假设相关联或作出某一护理诊断的更多证据，将其与相关护理诊断的依据进行比较，确认这些证据资料与护理诊断假设主要或次要之间的匹配关系，匹配关系一旦建立，并符合某一护理诊断的定义特征，即确立了初步的护理诊断。

四、确立、修订护理诊断

护理诊断的确立并非一次性就可以完成，需要护士经过反复分析、综合、推理、推断，对所提出的可能护理诊断进行评价和筛选，最后对照相应的护理诊断标准做出恰当的结论。护理诊断正确与否，应在临床实践中加以验证。护士需要在临床实践的过程中进一步收集资料和核实数据，认真、细致地观察病情变化，随时提出质疑，诘问自己，查阅文献寻找证据，基于新发现、新检查结果不断进行反思，予以解释，判别新证据是进一步支持还是不利于原有护理诊断，甚或否定原有诊断？如此不断地验证或修订，直至做出最终护理诊断。此外，随着护理对象健康状况的变化，对其所做出的护理诊断也在不断的更新中，因此需要对护理对象不断地重复评估，获得实时的、准确的健康资料，以保证其护理诊断的真实、准确。

五、护理诊断排序

护理诊断确立后，护理对象若同时存在多个护理诊断，在临床工作中，需要将其按重要性和紧迫性，排出首优、中优和次优顺序，并按此进行分类。

1. 首优护理诊断　是指直接威胁患者生命，与呼吸、循环以及生命体征异常有关的护理诊断，需要护理人员立即采取相应护理措施去解决。需要注意的是急危重症患者在紧急状态下，可能存在多个首优护理诊断。

2. 中优护理诊断　是指虽不直接威胁患者生命，但可引起其病情变化或对患者健康造成严重影响的护理诊断，如意识改变、急性疼痛、体温过高、急性排尿障碍、躯体活动障碍、组织完整性受损等，也需要护士及早采取护理措施加以解决或缓解。

3．次优护理诊断　是指对实施护理措施的及时性要求并不严格，在安排护理工作时，可放在稍后解决的护理诊断，如家庭应对障碍、知识缺乏等。

在对护理诊断进行排序时，要把对患者生命和健康威胁最大的问题放在前面，同时，注意到护理诊断的排序是随着疾病的进展、病情的变化以及患者对健康问题的反应而不断变化的；潜在的护理问题虽目前尚未发生，但绝不能弱化或忽视，如留置尿管的患者应考虑可能有"感染的危险"。在与医疗原则无冲突的情况下，患者主观感受是最为重要参考证据，与之相关的护理诊断应当优先排序。

知识链接

护理诊断的意义

护理专业作为一个独立的专业，应该有自己的语言，而护理诊断是护理学专业术语的重要组成部分，它的出现是护理专业化的一次飞跃，不仅对强化护理知识体系的整体性，改变原有的重医疗、轻护理状况，进而推动护理学科不断向前发展起到关键作用，同时对帮助护理人员不断总结经验，开展护理研究，提高护理质量，培养护理人员科学的、逻辑性的、实事求是的思维方法非常有益。

小　结

护理诊断是护士针对个体、家庭、社区的现存或潜在的健康问题或生命过程反应所做出的护理临床判断，也是健康评估的基本目的，包括收集、整理、分析资料，确立、修订护理诊断和护理诊断排序5个步骤。常通过问诊、体格检查、查阅实验室检查及其他辅助检查结果等方法收集护理对象健康相关资料；整理资料时需要对收集的资料进行核实，并为相关资料予以分类与综合；在此之后，需对资料进行分析，判别正常和异常，并对异常资料建立护理诊断假设；在确立、修订护理诊断时，需要经过护士反复分析、综合推理推断，对所提出的可能护理诊断进行评价和筛选；确定护理诊断后，需按其重要性和紧迫性排出首优、中优和次优顺序，并按此进行分类。

（高井全）

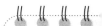

随堂测 10-1

第二节　护理诊断的思维方法

案例 10-1B

你正在给案例 10-1 的患者做出护理诊断。

请回答：

1．你采用了哪些思维方法？

2．能否描述你的思维过程？

护理诊断思维就是将不同的科学思维方法应用于护理领域的诊断性临床思维，是一种将一般规律应用于判断特定护理对象的健康问题的思维过程，这一过程是复杂地、迅速地联系与整合的过程，是任何仪器设备所不能取代的思维活动。由于护理对象的情况各异，护理环境复杂，护理人员必须综合运用所掌握的知识，对复杂的临床现象进行合理质疑、独立思考，及时、准确地判断，才能做出最终的护理诊断。常用护理诊断思维方法有比较与类比、分析与综合、归纳与演绎、评判性思维等。

一、比较与类比

1. 比较（comparison） 是确定对象之间异同关系的一种逻辑思维过程与方法，可以在同类事物之间，也可在同一事物不同方面进行比较。比较是思维运行的基础，通过比较，既有利于对对象进行分类考察和全面分析，也有利于深入研究和探索对象之间的内在联系。例如，将患者护理措施实施前后的评估结果进行比较，以分析护理措施实施的成效。

应用比较思维时需要注意：①被比较的对象需在同一关系上，即比较对象之间需具有可比性；②在同一标准条件下，即比较对象的评价指标具有准确的评价标准；③做本质属性上的比较，即需要透过现象看本质，对比较对象的本质进行比较。

2. 类比（analogy） 是根据两个事物在某些属性上相同或相似，从而推出它们在其他属性上也具有相同或相似性的思维过程和方法。类比是一个由特殊到特殊，由此物到彼物，由此类到彼类的认识过程，能够把一个事物的属性推演到另一个事物，有效地提出新问题和获得新发现。

应用类比思维时需注意，客观事物既有相似的一面，也有差异的一面，在应用时要与其他方法相结合。例如，一位通过腹腔镜手术进行卵巢囊肿剥除术的患者自述睡眠不佳，该患者目前即存在"睡眠型态紊乱"的护理诊断，而其相关因素可能是患者因担心手术是否成功（这类患者术前常担心手术是否会影响生育），但未详细询问患者具体原因前，不能排除家庭或其他原因，所以不要过早盲目下结论。

类比和比较有着密切的联系。类比以比较为基础，通过比较，把一个事物的已知属性推理到另一个事物中去，但其全面性不如比较。类比是相似物的相似性比较，异中求同；比较可以是自我比较，也可以是多元比较，既异中求同，也同中求异。

二、分析与综合

1. 分析（analysis） 是将客观事物的整体分解为各个部分，将复杂的事物或现象分解为简单的要素，然后具体考察各个部分或要素在思维对象的整体中分别具有何种性质、占何种地位、起何种作用等，从而了解这些部分、要素各自具有的哪些特殊本质的思维方法。

2. 综合（synthesis） 是指在思维过程中，将思维对象被分析出来的各个部分或要素进行重新组合，将整合后的对象作为一个整体加以考察的思维过程与方法。只有对事物各要素的本质加以系统综合，才能正确地认识客观对象，才能制订出解决问题的有效方案。

分析与综合互为前提，相互依存，相互转化。从辩证逻辑学看，分析与综合是认识过程中相互联系的两个方面，二者是统一的思维方法，在分析的基础上进行综合，在综合的指导下进行分析。分析 - 综合 - 再分析 - 再综合，反复循环，可使认识不断深化，从而全面深刻地揭示事物的本质和规律。可以说，一切论断都是分析与综合的结果。例如，护理人员根据已收集的临床资料，通过分析提出假设，根据这一假设进一步去分析、评价和收集更多的资料，再将分析出来的各个结果进行组合，以确定护理诊断。

三、归纳与演绎

1. 归纳（induction）　是从若干个别性事物中概括出一般性结论的思维过程和方法。归纳可以从经验中概括出科学规律或原理，也可以使原理逐层升华，因而具有概括性。归纳可以从部分扩展到整体，突破当前情景的局限，扩大人们认识的领域，并获得新的认识，因而具有扩展性。但需要注意，归纳只能根据已把握事物的某些属性进行归纳，无法穷尽同类事物的全部属性，因此，适用于有限对象的不一定适用于所有的，要避免发生"以偏概全"的错误。

2. 演绎（deduction）　是指依据对某事物一定的反映客观规律的理论认识，从已知部分推演到未知部分、由一般到个别的思维过程和方法，也就是从带有共性或普遍性的原理出发，来推论对个别事物的认识并导出新结论的思维过程。它不仅可以使人们原有的知识得到扩充和深化，而且为提出新科学假设、做出新发现提供启示性线索。但必须注意，通过演绎推理得出的结论是否正确，取决于临床资料的真实与全面与否，由于初步线索往往是不全的，所以演绎得出的结论常具有一定的局限性。

归纳是演绎的基础和前提，演绎基础所需要的一般知识来源于经验归纳的结果。护士常可以根据相似患者经常会出现的护理诊断，预判到某患者可能也会出现该问题，例如，对于留置尿管的患者，护理人员应考虑患者"有感染的危险"，这是因为根据既往临床护理经验，长期留置尿管的患者经常会发生尿路感染的问题，进而预判到该患者可能也有发生此问题的风险。但需注意，在演绎推理的过程中，护理对象的个体差异性同样不可忽视，要以客观存在为依据，不能只主观臆断。此外，护士不仅需注意护理对象健康问题发生发展的一般规律，还应关注其特殊性，如护理对象生理、心理、社会等不同方面的不同状况对其会产生不同影响，因此其护理诊断和其产生的相关因素也会存在差别，这就需要护士在对护理对象进行护理评估时，尽可能获取详实、全面的健康资料，以为其做出准确、全面的护理诊断奠定基础。

四、评判性思维

评判性思维（critical thinking）是一种基于理性和客观事实为基础，在反思的基础上加以分析、推理，并做出合理判断、正确取舍的思维过程和方法。它不为感性或无事实根据的事物表象所左右，是以质疑的态度对相信什么或做什么做出合理决定，因此，诊断性思维与评判性思维密不可分。评判性思维是建立在良好的思维品质基础上的，良好思维的品质主要包括：①清晰性，思考问题有层次、有条理，做到思维清晰，避免被太多的混杂因素影响；②相关性，围绕所思考问题收集相关信息，从不同的角度、方向，运用多种方法对问题做出针对性回答，不把不相干问题及个人情感、心理牵扯进来；③一致性，是指思考、语言、行动与之前所思、所言、所行相一致，具有智力或道德的诚实性；④正确性，蕴涵着一个人获得与事实或真理一致性的积极实践，是评判性思维中的一个重要目标，目的是免除过失、错误或失真；⑤预见性，意味着行动的主动性，对信息正确理解并做出迅速判断，能够指导行动方向。

评判性思维能力的培养需要知识、技能、实践和经验的积累，在做出护理诊断的过程中，资料收集、整理、分析，以及确立、修订护理诊断和护理诊断排序，都需要具有评判性思维能力，护士能否做出更加合理的有效决策，评判性思维必不可少。

科研小提示

在临床护理工作中，研究显示，应用评判性思维还能够显著提升患者的临床护理满意度，有助于构建和谐的护患关系，但仍需继续开展更多研究。

此外，在进行诊断性思维的过程需遵循一些基本原则。①早期诊断：护士需熟悉各种疾病的发生、发展规律，关注患者对疾病的各种反应，进行科学假设、动态观察和审慎推导，力图尽早做出正确判断；②动态诊断：以发展、变化的世界观看待患者疾病不同时期的不同反应，护士需认识到护理诊断的确立是一个反复的分析、综合、推理、推断、验证、修订过程，患者的护理需要需进行动态地实时评估，以便能够及时调整或补充护理诊断/护理问题；③综合诊断：在做出护理诊断的临床思维过程中，护士要把疾病的发生、发展与涉及人的生命相关的生理、心理、社会和精神等各方面问题进行综合思考，分析其间的相互关系和内在联系，以便能做出准确判断；④具体诊断：同一种疾病发生在不同人，可显示不同表现与反应，同时，不同护理对象对疾病的反应还受其性别、年龄、职业、经济状况、生活条件等不同因素影响，因此，护士须根据护理对象的具体情况具体分析，全面考虑，做出符合护理对象实际情况的护理诊断。

小　结

1．护理诊断是指护士针对个体、家庭、社区对现存的或潜在的健康问题或生命过程反应所做的护理临床判断，其过程包含收集资料，整理资料，分析资料，确立、修订护理诊断和护理诊断排序五个步骤。

2．确立护理诊断的过程中常用的思维方法有：比较与类比、分析与综合、归纳与演绎以及评判性思维等。需要遵循的基本原则：早期诊断、动态诊断、综合诊断以及具体性诊断等。应熟悉不同思维方法的基本要求和特点，做到灵活、准确地运用。

（高井全）

随堂测 10-2

第三节　健康资料的记录

一、概述

护理病历（nursing records）是对患者的健康状况、所制订的护理计划、所实施的护理措施及其效果等的总结与记录。护理病历反映了护理人员为患者进行护理的全过程，是执行护理程序、实施整体护理必不可少的文件。

随着电子技术的发展及医院管理现代化的需要，电子病历（electronic medical record，EMR）作为医院网络化管理的必然产物，正在被逐步推广和应用。电子病历不仅包括了目前纸质病历的所有内容，还包括了声像、图文等信息，在远程会诊、病例讨论、社区医疗服务等学术、医疗服务中起到了重要作用，其资料的完整性、数据处理、网络传输、诊疗支持的能力是传统的纸质病历无法比拟的，电子病历正逐渐成为医院信息系统的核心。

（一）护理病历的作用与意义

1．护理病历的作用

（1）指导临床护理实践：实时、准确、连续的护理记录能够反映患者病情的动态变化，是护士制订或修订护理计划、评价护理效果的重要依据。同时通过查看护理病历，可以增强医疗护理团队成员之间的沟通与协作，维持护理工作的连续性、完整性，对顺利完成抢救、治疗、护理及促进患者早日康复具有重要意义。

（2）评价临床护理质量：护理病历的好坏不仅体现了护士的业务水平、工作能力和责任心，而且在很大程度上反映了临床护理活动的数量、质量和护理管理水平。

（3）提供护理教学与科研资料：护理病历全面、及时、准确地记录了患者病情发生、发展和转归过程中的临床护理活动，充分体现了理论在实践中的具体应用，是最真实的教学素材。同时护理病历也是护理科研的重要资料。

（4）提供法律依据：在医疗纠纷、医疗事故、伤害案件、保险理赔等方面，护理病历是维护护患双方合法权益，进行举证的客观依据。

2. 护理病历的意义　护理病历的意义在于指导临床护理实践，并通过记录体现护理质量和专业水平，同时护理记录的各项数据又可给护理教学及护理科研提供基础数据以便研究分析，更重要的是作为医疗病历重要组成部分，可为临床的医疗纠纷提供重要的法律依据。护理病历书写既是临床实践中的一项重要工作，又是培养护士临床思维能力的基本方法，更是提高临床护士业务水平的重要途径。护理病历书写涉及护士的专业知识、临床实践经验、书面表达能力、法律意识和责任心。因此，作为护理专业学生，应该重视护理病历书写的学习。

（二）护理病历书写的基本原则

1. 符合国务院颁布的《医疗事故处理条例》《护士条例》及国家卫计委下发的《病历书写基本规范》等法律法规、部门规章，符合医疗护理常规、规范和行业标准。

2. 有利于保护护患双方合法权益，防止医疗护理纠纷。

3. 符合简化、实用的原则，能保证患者安全和履行护士职责。

4. 有利于体现护理行为的科学性、技术性和规范性，体现护理专业的特点和发展水平。

（三）护理病历书写的基本要求

1. 内容要真实、全面　护理病历必须真实、客观地反映患者的健康状态、所采取的护理措施等。要求护士要认真、仔细、全面、系统地收集患者的有关资料，绝不能以主观臆断代替真实而客观的评估。

2. 描述要精练、准确　要使用规范的医学词汇、术语以及缩写进行书写，内容要力求精练、准确、通顺、重点突出、条理清楚。

3. 格式要规范　应按规范的格式、内容和要求书写各种护理文件。

4. 填写要及时、完整　护理病历必须及时填写，因抢救急危患者，未能及时书写护理病历时，应在抢救结束后 6 小时内及时据实补记。护理病历各个项目要填写完整，不可遗漏，应注明日期和时间，并签全名或盖章，以示负责。

5. 字迹要清晰、工整　护理病历书写字迹要规整、清晰，不得随意修改或粘贴。

6. 责任与权限　上级护理人员有审查下级护理人员书写护理记录的责任，修改时，用红色笔在错字上划双横线，并在上方注明修改内容日期、修改人员签全名，以保持原记录清楚、可辨。不得采用刮、粘、涂等方法掩盖或去除原来的字迹。实习护理人员、试用期护理人员、未取得护士资格证书的护理人员书写的病历，应当经过在本医疗机构具有合法执业资格的护士审阅、修改并签全名。

7. 电子病历　电子病历应根据相关规定规范录入护理病历，按有关要求及时打印签名计算机打印的病历应当符合病历保存的要求。电子病历系统应当满足国家信息安全等级保护制度与标准。

二、入院护理病历

目前我国护理病历的书写主要限于住院患者，主要包括入院护理病历、护理计划单、护理记录和健康教育计划等。入院护理病历是由责任护士或值班护士在患者入院后 24 小时内完成。其内容包括患者的一般资料、健康史、身体评估及有关的辅助检查结果等。

（一）记录对象

所有新入院患者。

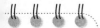

（二）书写要求

由责任护士或值班护士在患者入院后 24 小时内完成。

（三）记录内容

入院护理病历必须以相应的理论框架为指导而设计。目前国内应用较多的是按患者的生理 - 心理 - 社会模式，或 Marjory Gordon 的 11 个功能性健康型态模式，其他的如 Orem 的自理模式、Maslow 的人类基本需要层次论模式、人类健康反应类型模式等也有采用。以生理 - 心理 - 社会模式为例，记录内容应包括以下内容。

1．一般资料 包括姓名、性别、年龄、民族、婚姻状况、文化程度、入院方式、入院诊断等。

2．健康史 包括入院原因（主诉和现病史）、日常生活型态及自理能力、既往史、个人史、家族史和心理社会评估等。

3．体格检查 包括生命体征和各系统生理功能的评估。重点检查与护理工作有关的、有助于发现护理问题的项目，如皮肤、营养、视力、听力等。吸氧、气管插管、鼻饲、留置导尿、引流、牵引等的评估，也应包含在此栏目，可统称为专科评估。

4．实验室及其他检查 包括对医疗和护理诊断有支持意义的实验室、心电图和影像学检查等。

5．初步护理诊断 包括护理诊断及合作性问题，应注意护理诊断名称的准确性，表述要规范，并按首优、中优及次优的优先顺序进行排列。护理诊断属于护理工作的范畴，所涉及的问题要能通过护理干预得以解决。

6．签名 书写入院评估的护士应在初步护理诊断的右下角签全名，字迹应清晰易于辨认。

不同医疗机构常根据以上内容，结合专科特色对评估项目进行调整和增减。例如，"住院患者跌倒 / 坠床危险因素评估""压疮危险因素评估"和"导管滑脱危险因素评估"等内容。

（四）格式

入院护理病历格式分为开放式、表格式及混合式三种，临床上多采用混合式。对于初学者来说，应在掌握入院护理病历书写内容及格式要求的基础上，采用开放式书写方式，以便训练和培养自己独立完成入院护理病历的能力。

目前临床使用的入院护理病历多为混合式，且随着医院信息化建设的快速发展，电子版已日益普及。

三、护理记录

护理记录（nursing progress notes）是患者在整个住院期间健康状况变化及护理过程的全面记录。护理记录可分为一般患者护理记录、危重患者护理记录、护理计划单、健康教育计划单等。

（一）一般患者护理记录

一般患者护理记录适用于危重患者以外的所有住院患者，可分为首次护理记录和日常护理记录。

1．首次护理记录 即患者入院后的第一次护理记录，要求对患者入院时的健康状况、所存在的主要护理诊断及拟实施的主要护理措施等做出简要的描述。记录必须重点突出、简明扼要。

其内容包括：

（1）患者的姓名、年龄、性别、主要的住院原因（包括主诉及医疗诊断）。

（2）目前的主要症状、体征及重要的实验室及其他检查结果。

（3）确立的主要护理诊断及拟实施的主要护理措施

首次护理记录要求必须在当日（夜）负责护士下班前完成（表10-1）。

表10-1　首次护理记录（示例）

科别：消化内科　　病室：7　　床号：5　　姓名：马玉民　　年龄45岁　　住院号：141319

2021-3-14 10：00

　　患者，男性，45岁，主因"腹胀、食欲缺乏3天，双下肢水肿1天"，门诊以"肝硬化失代偿期"于2021年3月14日收入病房。患者3天前无明显诱因出现腹胀、食欲缺乏，进食较前减少，伴乏力、尿黄、尿量减少，于当地医院就诊，查乙肝五项提示HBsAg（+），HBcAb（+），腹部彩超示肝硬化、脾大、腹水，门脉内径1.6 cm。考虑为"肝硬化"，未予治疗，1天前发现下肢水肿。为进一步诊治来我院就诊，门诊以"肝硬化失代偿期"收治入院。患者自述既往体健，否认输血史及乙肝患者接触史。吸烟史20余年，10支/天，已戒烟2年，无饮酒史。患者表示"知道自己得了肝硬化很意外！"，很想了解疾病的相关知识，希望能尽快好转出院。患者经营一家餐馆，生意不错，无经济负担。

　　身体评估：T 36.4℃，P 60次/分，R 18次/分，BP 120/80 mmHg，身高170 cm，体重61 kg，神志清楚，慢性病容，全身皮肤黏膜中度黄染，双侧巩膜黄染，无肝掌及蜘蛛痣，腹部膨隆，全腹压痛，反跳痛可疑，肝、脾触诊不满意，Murphy征阴性，移动性浊音（+），双下肢可凹陷性水肿，余（-）。实验室及其他检查：乙肝五项（2021-3-12）：HBsAg（+），HBcAb（+），余（-）；腹部彩超（2021-3-12）：肝硬化、脾大、腹水，门脉内径1.6 cm；血常规（2021-3-14）：WBC $4.24×10^9$/L，NE 75%，HGB 131 g/L，PLT $59×10^9$/L；肝功能（2021-3-14）：ALT 180.7 U/L，AST 479.5 U/L，TBIL 124.8 μmol/L，DBIL 79.4 μmol/L，ALB 36.5 g/L，A/G 1.1；PTA（2021-3-14）49.2%；便常规（2021-3-14）：褐色成形便，便潜血（-）。入院后的主要治疗原则：保肝、降酶、退黄、抑制肝纤维化、利尿药物治疗。

　　根据患者目前情况拟提出以下主要护理诊断：①体液过多　与肝硬化所致的门静脉压增高及水钠潴留有关；②疲乏　与肝功能受损有关；③潜在并发症：出血；④营养失调：低于机体需要量　与肝功能受损、食欲缺乏等有关；⑤知识缺乏：缺乏肝硬化的病因、预后及自我护理知识；⑥有皮肤完整性受损的危险　与水肿部位皮肤防御能力下降有关。

　　拟实施的主要护理措施：①密切病情观察；②卧床休息；③饮食护理：保证足够的热量、给予富含优质蛋白质及维生素、易消化的低盐饮食，少食多餐，避免食入粗糙及刺激性食物，控制液体入量；④皮肤护理：保持皮肤清洁、干燥，避免长期受压及拖、拉、拽等；⑤保持室内空气新鲜，减少家属探视；⑥健康教育；⑦心理护理：指导患者放松心情，树立战胜疾病的信心；⑧备好抢救药物及用品，发生异常积极配合抢救。

　　　　　　　　　　　　　　　　　　　　　　　　　　签名：×××

2．日常护理记录　主要包括以下内容。

（1）患者的病情变化：包括症状、体征、实验室及其他检查结果等。

（2）所实施的护理措施及效果评价。

（3）特殊检查与治疗的情况。

（4）需特殊注意的问题：如手术患者应注意记录麻醉方式、手术名称、留置管道情况等。

　　记录内容要真实、全面而又应重点突出，对患者的健康问题及护理措施等要有分析、有计划、有总结，前后记录要连贯。新入院患者当天要有记录；手术患者的术前、手术当日及术后第1天要有记录；记录的频率依病情而定，一般要求病情稳定的一级护理患者每周至少记录2～3次，二级、三级护理患者至少每周记录1～2次，若病情有变化随时记录；遇有特殊检查、特殊治疗等应及时记录（表10-2）。

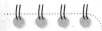

表10-2　日常护理记录（示例）

科别：呼吸内科　　病室：5　　床号：3　　姓名：王淑芬　　年龄：29 岁　　住院号：215314

2021-4-19 14：00

　　患者晨起述夜间睡眠可，仍发热、咳嗽、咳灰白色痰，痰量不多，易于咳出。身体评估：T 38.7℃、P 90 次 / 分、R 20 次 / 分、BP 110/80 mmHg，右下肺可闻及少量湿啰音。血常规：WBC 10.4×10^9/L、RBC 4.5×10^{12}/L、Hb 138 g/L。遵医嘱给予阿奇霉素 0.5 g+0.9% 生理盐水 250 ml，qd，静点。嘱患者多饮水，适当选择自己喜欢的果汁类饮品。患者表示理解，并遵照执行。输液过程顺利。13：00患者诉发热，测体温 39.1℃，遵医嘱给予乙醇溶液擦浴，30 分钟后复测体温 38.2℃。患者自觉咳嗽、咳痰及发热症状有所缓解。

签名：×××

　　（二）危重患者护理记录

　　危重患者护理记录指护士根据医嘱和病情对病重（病危）患者住院期间护理过程的客观记录，适用于生命体征不稳定、随时可能发生生命危险、医嘱告"病危"或"病重"的患者。为了及时准确地记录，简单明了地反映患者的病情变化，临床上多采用表格式，即"危重患者护理记录单"的形式加以记录。记录内容可根据相应专科的护理特点而有所不同，较一般患者护理记录更详细。

　　1．记录对象　生命体征不稳定，随时可能发生生命危险的病危或病重的患者。

　　2．记录内容

　　（1）眉栏内容：患者床号、姓名、性别、科别、住院号或病案号、页码。

　　（2）项目内容：日期、时间、神志、体温、脉搏、呼吸、血压、血氧饱和度、出入量、病情观察、护理措施和效果、护士签名等。

　　3．书写要求

　　（1）记录应当体现专科护理特点，如 ICU 护理记录单。

　　（2）记录时间应当具体到分钟。

　　（3）首页记录内容：新入院、危重、抢救、术后、分娩后患者在首页开始时，应简述病情或者手术情况、经过的处置及效果。

　　（4）体温（℃）、脉搏（次 / 分）、呼吸（次 / 分）、血压（mmHg）和血氧饱和度（%）直接填写实测值；意识状态应根据患者实际状态，选填清楚、嗜睡、意识模糊、昏睡、浅昏迷、深昏迷或谵妄。

　　（5）吸氧（L/min）根据实际情况在相应栏内填写数值，或在记录里描述，并记录吸氧方式，如鼻导管、面罩等。

　　（6）出入量记录

　　入量：包括输液量、输血量、鼻饲量、口服饮食量及饮水量等，输液量应注明液体名称，并记录加入药物后的总量。

　　出量：包括尿量、粪便、痰量、各种引流量、出血量、呕吐量等，必要时还应记录颜色、性状。

　　每班小结：大夜班交班前总结 24 小时出入量，并记录于体温单的"出入量"栏内。

　　（7）皮肤情况：可用完好、破损、压疮等描述，破损及压疮应在护理措施栏内详细记录部位、范围、深度、局部处理措施及效果等。

　　（8）管路护理：根据患者置管情况填写，如静脉置管、尿管、引流管等。

　　（9）可根据专科情况，增加瞳孔大小（mm）和对光反射（灵敏、迟钝、消失）、心率（次 / 分）、中心静脉压（cmH$_2$O）、血糖（mmol/L）、肢体循环状况等。

　　（10）病情观察、护理措施及效果：包括患者的病情变化、药物反应、异常实验室检查结果等方面的异常情况，针对异常情况采取的措施以及措施效果。

（11）患者接受特殊检查、治疗、用药、手术前后有相应内容记录。

（12）记录频次：病情变化随时记录；病情稳定者，每小时记录一次。

（13）因抢救急危患者未能及时书写护理记录，在抢救结束后6小时内据实补记，并注明补记的时间，补记时间具体到分钟。

（三）护理计划单

护理计划单是护士为患者住院期间所制订的个体化护理计划及效果评价的全面、系统的记录。通过护理计划单可了解患者在整个住院期间存在的所有护理问题、实施的护理措施和实施后的效果，提示已经解决的护理问题、出院时仍然存在的护理问题，以及需在出院后进一步采取的措施。在护理计划单的使用过程中，目前主要用于危重患者，称为"危重患者特护计划"。

1．记录内容 包括确立护理诊断／合作性问题的时间、名称、预期目标（护理目标）、护理措施、效果评价、停止时间和护士签名（表10-3）。

表10-3 护理计划单

科室　　　　床号　　　　姓名　　　　性别：□男 □女　年龄　　　　岁　住院号

入院日期　　　医疗诊断

日期	护理诊断／合作性问题	护理目标	护理措施	签名	停止时间	效果评价	签名

2．书写要求

（1）护理诊断应建立在各种资料的全面评估上，并进一步查找相关因素和诊断依据。

（2）同时存在多个护理诊断时，应按其重要性和紧迫性排序，通常可按照以下顺序排列。

首优问题：是指会威胁患者生命，需立即行动去解决的问题。

中优问题：是指虽不威胁患者生命，但能导致身体上的不健康或情绪上变化的问题。

次优问题：是指人们在应对发展和生活变化时产生的问题。

（3）预期目标：包括短期目标和长期目标，短期目标是指在一周内即可达到的目标，适用于病情变化快，住院时间短的患者；长期目标是指一周以上甚至数月之久才能实现的目标。制订危重患者护理记录单预期目标时应切实可行，目标陈述的行为标准应具体，以便于评价。

（4）护理措施应有针对性、可行性、配合性和安全性。

（5）护士应经常注意效果评价，并停止已完成的项目；对效果不好的护理措施应予以修订。

（四）健康教育计划单

健康教育（health education）是通过有计划、有组织、有系统的社会和教育活动，促使人们自愿地改变不良的健康行为和影响健康行为的相关因素，消除或减轻影响健康的危险因素，预防疾病，促进健康和提高生活质量。健康教育是护理工作的重要组成部分，是促进病患者康复、恢复其健康水平的重要环节。通过向患者及其家属提供与患者有关的健康状况、治疗、护理、预防和康复等方面的知识，不仅能增进患者对医护活动的理解和支持，提高其参与健康决策的意识和能力，还能有效发挥家庭等支持系统的作用，共同促进患者早日康复。

1．记录对象 所有住院患者和（或）家属。

2．记录内容

（1）入院教育：包括住院环境和设施介绍、规章制度、住院期间安全教育、主管医生和责任护士、标本留取方法等介绍。

（2）住院教育：包括疾病相关知识、用药指导、预防跌倒及压疮相关措施、特殊检查（操作）指导、术后指导、术后康复指导等。

（3）出院教育：包括营养和饮食指导、药物指导、功能锻炼方法、预防疾病复发和预约复诊指导等。

3．书写要求

（1）入院教育由当班护士在本班内完成。

（2）眉栏填写清楚，对患者或家属所做的健康教育，在相应的项目栏内划"√"，并让患者或家属签名，当班护士签名。

（3）标准健康教育计划单中未涉及但需要对患者进行健康教育的项目、重复进行的项目，以及由于某种原因导致中止的项目，应在"其他"项目栏内填写清楚。

（4）每位住院患者健康教育内容不得少于3次，即入院、住院和出院各一次。

（5）手术患者或特殊检查（或操作）前、后都应有一次健康教育。

（6）记录频次：各医院要求不同，但一级护理患者至少3天一次，二级护理患者至少一周一次。

（7）健康教育的内容应该是基本、简单、重要、有用，并多次重复，以加深患者理解或熟知某些知识或技能。

健康教育的内容应具有针对性、科学性和可行性，宣教时语言要通俗易懂，针对不同患者的文化程度、嗜好、习惯，采取有效的个体化教育方式。在实际临床工作中，为了便于操作，制订了标准健康教育计划单，护士可以参照其为患者提供健康教育（表10-4）。

表10-4　内科健康教育计划单

科室　　　　床号　　　　姓名　　　　性别　　　　年龄　　　　住院号　　　　诊断

教育内容		患者	家属	效果评价			护士签名	健康教育指导日期
				掌握	部分掌握	未掌握		
入院宣教	医院设施环境、住院制度							
	责任医生、主管护士							
	防火、防盗安全							
	标本留取方法							
	其他：							
住院期间宣教	疾病发生的相关因素							
	疾病的主要特征及表现							
	饮食及营养指导							
	目前采取的治疗方式							
	目前采取的护理措施							
	所用药物的名称及作用							
	相关检查的名称及目的							
	特殊治疗的目的及注意事项							
	其他：							
出院宣教	出院后的康复护理							
	预防疾病的自我保健知识							
	饮食营养与活动							
	出院后用药方法及注意事项							
	随诊与复查注意事项							
	其他：							

注：本表仅为参考表。

小 结

护理病历是对患者的健康状况所制订的护理计划、所实施的护理措施及其效果等的总结与记录。它不仅是工作记录，也是教学和科研资料，又可以作为法律依据。护理病历的书写应严格遵循病历书写原则和要求进行书写，主要包括入院护理病历、护理计划单、护理记录和健康教育计划等。书写形式可分为开放式、表格式及混合式。目前电子病历已日益普及，电子病历应根据相关规定规范录入护理病历，病历系统应当满足国家信息安全等级保护制度与标准。

随堂测 10-3

（李晓慧）

思考题

1. 不同的护理诊断思维方法都有哪些优缺点？在应用不同思维方法时需注意哪些问题？

2. 请阐述评判性思维对护士确立护理诊断的重要性。

3. 案例分析

王某，男性，25 岁。因突发畏寒、高热，咳嗽无力、咳痰就诊。值班护士体检发现其体温：40 ℃，心率：120 次 / 分，呼吸：28 次 / 分，血压：110/70 mmHg，右下肺呼吸音减弱，可闻及湿啰音。实验室检查：白细胞 20.0×10^9/L，中性粒细胞 0.9。

（1）该患者可能存在哪些护理诊断？依据是什么？

（2）在做出护理诊断的过程中，你采取了哪些思维方法？请描述你的思维过程。

主要参考文献

[1] 中华人民共和国中央人民政府．中华人民共和国基本医疗卫生与健康促进法［A/OL］（2019-12-29）［2023-12-1］．http://www.npc.gov.cn/npc/c2/c30834/201912/t20191231_304414.html.

[2] 孙玉梅，张立力，张彩虹．健康评估［M］．5版．北京：人民卫生出版社，2021.

[3] 万学红，卢雪峰．诊断学［M］．9版．北京：人民卫生出版社，2018.

[4] 孙志岭，李壮苗．健康评估［M］．3版．北京：人民卫生出版社，2021.

[5] 刘成玉．健康评估［M］．4版．北京：人民卫生出版社，2018.

[6] 周郁秋，张会君．老年健康照护与促进［M］．北京：人民卫生出版社，2019.

[7] 吴光煜．健康评估学习指导［M］．2版．北京：北京大学医学出版社，2015.

[8] 肖云武，陈敏，穆亚敏．健康评估［M］．天津：天津科学技术出版社，2018.

[9] 桂莉，金静芬．急危重症护理学［M］．5版．北京：人民卫生出版社，2022.

[10] 刘国梁，何权瀛．呼吸困难诊断、评估与处理的专家共识［J］．中华内科杂志，2014，53（4）：337-341.

[11] 王庭槐．心血管系统：基础与临床［M］．2版．北京：北京大学医学出版社，2019.

[12] 汪芝碧，魏映红，佟玉荣．健康评估［M］．武汉：华中科技大学出版社，2018.

[13] 王卫平，孙锟，常立文．儿科学［M］．9版．北京：人民卫生出版社，2018.

[14] 尤黎明，吴瑛．内科护理学［M］．7版．北京：人民卫生出版社，2022.

[15] 宋岳涛．老年综合评估［M］．2版．北京：中国协和医科大学出版社，2012.

[16] 李真林，于兹喜．医学影像检查技术学［M］．5版．北京：人民卫生出版社，2022.

[17] 姚树桥，杨艳杰．医学心理学［M］．7版．北京：人民卫生出版社，2018.

[18] 桂永浩，薛辛东．儿科学［M］．3版．北京：人民卫生出版社，2015.

[19] 杨艳杰，曹枫林．护理心理学［M］．5版．北京：人民卫生出版社，2022.

[20] 史小慧．健康评估［M］．上海：上海交通大学出版社，2019.

[21] 尚红，王兰兰．实验诊断学［M］．3版．北京：人民卫生出版社，2016.

[22] 胡秀英，肖惠敏．老年护理学［M］．5版．北京：人民卫生出版社，2022.

[23] 张立力．健康评估［M］．北京：中国协和医科大学出版社，2013.

[24] 徐克，龚启勇，韩萍．医学影像学［M］．8版．北京：人民卫生出版社，2018.

[25] 中国医师协会耳鼻咽喉头颈外科医师分会．儿童扁桃体腺样体低温等离子射频消融术规范化治疗临床实践指南［J］．临床耳鼻咽喉头颈外科杂志，2021，35（3）：193-199.

[26] 李现红，任安霁．互联网+护理服务：探索与展望［M］．长沙：中南大学出版社，2021.

[27] 王欣，康熙雄．诊断学［M］．北京：北京大学医学出版社，2018.

[28] 孙玉梅，章雅青．高级健康评估［M］．北京：人民卫生出版社，2018.

[29] 桂庆军．健康评估［M］．3版．北京：人民卫生出版社，2019.

[30] 谢幸，孔北华．妇产科学［M］．9版．北京：人民卫生出版社，2018.

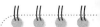

［31］安力彬，陆虹．妇产科护理学［M］．7版．北京：人民卫生出版社，2022．

［32］崔焱，张玉侠．儿科护理学［M］．7版．北京：人民卫生出版社，2021．

［33］张彩虹．健康评估［M］．3版．北京：人民卫生出版社，2018．

［34］中国高血压防治指南修订委员会．中国高血压防治指南（2018年修订版）［J］．中国心血管杂志，2019，24（1）：24-56．

［35］Debbie Tolson，Joanne Booth，Irene Schofield．老年循证护理［M］．张萌萌，张兰凤，主译．北京：人民军医出版社，2015．

［36］Jarvis C. Physical examination and health assessment［M］．6th ed. St Louis：Saunders，2012．

中英文专业词汇索引

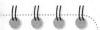

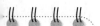